缺氧预适应：
一种缺氧防治的新理念与新策略

主　编　吕国蔚
副主编　崔秀玉
　　　　高翠英
　　　　邵　国

北京大学医学出版社

QUEYANG YUSHIYING：YIZHONG QUEYANG FANGZHI DE
XINLINIAN YU XINCELÜE

图书在版编目（CIP）数据

缺氧预适应：一种缺氧防治的新理念与新策略/吕国蔚主编．—北京：北京大学医学出版社，2005.1
ISBN 7-81071-741-3

Ⅰ．缺…　Ⅱ．吕…　Ⅲ．缺氧－防治　Ⅳ．R594.3

中国版本图书馆 CIP 数据核字（2004）第 113036 号

缺氧预适应：一种缺氧防治的新理念与新策略

主　　编：吕国蔚
出版发行：北京大学医学出版社（电话：010－82802230）
地　　址：(100083) 北京市海淀区学院路 38 号　北京大学医学部院内
网　　址：http://www.pumpress.com.cn
E－mail：booksale@bjmu.edu.cn
印　　刷：北京东方圣雅印刷有限公司
经　　销：新华书店
责任编辑：药蓉　责任校对：周励　责任印制：张京生
开　　本：787 mm×1 092 mm　1/16　印张：20.5　字数：515 千字
版　　次：2005 年 1 月第 1 版　2005 年 1 月第 1 次印刷　印数：1－2 000 册
书　　号：ISBN 7-81071-741-3/R·741
定　　价：53.50 元

版权所有，违者必究
（凡属质量问题请与本社发行部联系退换）

Hypoxic Preconditioning:

A Novel Principle and Strategy for Prevention and Treatment of Hypoxia

Editor-in-chief   Guo-Wei Lu
Associate editors   Xiu-Yu Cui
                     Cui-Ying Gao
                     Guo Shao

Peking University Medical Press

序

缺氧所引起的机体的一系列变化及其机理是一个重要的科学问题。缺氧的防治尤具重大的实际意义。吕国蔚教授实验室长期以来对缺氧预适应进行了系统的研究。他们早在1963年就曾提出假设：重复性暴露于低氧，可使机体的组织和细胞获得对缺氧的高度耐受性。在相应的动物模型上，他们从生化、生理等多个侧面所进行的一系列原创性研究提示，重复性低氧暴露所致的低氧预适应，有可能为缺氧的防治提供一种有别于传统吸氧疗法的新策略。在本专著中，吕国蔚教授及其同事总结了他们多年的研究成果，这些成果翔实地反映了他们在这一领域所做的巨大努力。不仅如此，本书还提供了这项研究的背景知识，这使对此领域不太熟悉的读者有可能对研究主题有更好的把握。

我认识吕教授多年，对于他在研究上的坚持不懈和对科学的执着热情深表敬佩。1995年我和吕国蔚教授一起应邀出席中国台湾的神经科学年会。在会上他对其研究成果的系统介绍，以及中国台湾同行的良好反响都给我留下了深刻的印象。本书的问世固然是吕教授多年研究的一个总结，更重要的是，它为一次更漫长的征程设定了新的起点。我们可以期待它对这一领域研究的重要推动作用。

杨雄里
二〇〇四年秋

Preface

Changes in an organism induced by hypoxia and the underlying mechanisms are of great interest in life science, and prevention and cure of hypoxia is in particular of important significance. The laboratory headed by Prof. G.W. Lu has extensively studies hypoxia preconditioning in the past several decades. As early as in 1963, Prof. Lu proposed that a variety of tissues and cells in an organism could achieve high tolerance to hypoxia following a repetitive exposure to hypoxia. As a result of a series of biochemical and physiological studies in animal models, Prof. Lu and his colleagues suggest that preconditioning produced by repetitive exposure to hypoxia may provide a new strategy for prevention and cure of hypoxia, distinct from the traditional therapy of oxygen inspiration. In this monograph, Prof. Lu and colleagues summarize the achievements they have obtained in this research field using multidisciplinary approaches in the past years, which fully reflect the great endeavors they have made for reaching the goals. Moreover, relevant background information is also provided in this monograph, which enables readers to understand the theme of the monograph easier.

I have known Prof. Lu for many years and highly admire his high perseverance in research and unflagging enthusiasm to science. I still have a most vivid memory of the enthusiastic responses from Taiwan province's colleagues to his lecture given in the Annual Conference of Neuroscience of Taiwan province in the fall of 1995 he and I were both invited. While this monograph is a summary of the research work in the past, more importantly, it will definitely set a new starting point for a longer exploration in the future. Needless to say, it may be highly expected that publication of this monograph will give a substantial impetus to the research in this field.

前　言

缺氧是临床医学最常见的一个基本病理过程和特殊环境医学最常见的一个基本环境课题。为了征服、防治缺氧，长期以来人们主要研究了缺氧对机体的影响和机体器官系统对缺氧的代偿，迄今人们所能采取的抗缺氧对策仍只限于吸氧疗法。

1963年我们发表了一篇题为《缺氧适应的组织机制》的综述，提出通过重复的缺氧暴露，机体的组织细胞可以获得对缺氧的高度耐受性的论断，随即建立了相应的动物模型，并进行了一系列的原创性观察，看来已为人类征服和防治缺氧提供了一种完全不同于缺氧适应传统观念的全新理念和一种完全有别于传统吸氧疗法的全新策略。本专著总结了我们在《中华医学杂志》、《J Appl Physiol》等国内外刊物上发表的86篇原著论文的结果，初步反映了我们的这些努力。

本专著由1. 氧供与氧耗的生理过程、2. 氧供与氧耗的病理过程、3. 缺氧预适应的研究背景、4. 缺氧预适应的研究结果和5. 缺氧预适应的理论与机制等5部分组成。其中第1、2部分简要复习氧供与氧需的基础知识，第3、4、5部分为本专著的主体，系统介绍我们的一系列原创性研究成果与对这些成果的理性思考。第5部分的最后两篇论文用中英文写的《缺氧耐受极限与缺氧预适应》和《Hypoxic preconditioning: A novel intrinsic cytoprotective strategy》，可以作为本专著的摘要来阅读。

值此专著面世之际，特向杨雄里院士表示深深的谢忱，衷心感谢他在百忙中为本专著作序所给予的鼓励；向曾参与过本项研究的各位同事和研究生、向本专著及其原著论文曾涉及的国内外各位学者，表示由衷的谢意，感谢他们所付出的辛勤劳动和卓越贡献；还谨向国家自然科学基金会、北京市自然科学基金会、北京市教委和北京大学医学出版社表示深切的谢忱，感谢他们对本项研究所给予的慷慨资助和对本专著出版所给予的热情支持。

如果说上面提到的《缺氧适应的组织机制》曾被国内同道誉为先驱性文献，那么这部专著的出版也许可以喻为有关领域零的突破。但愿它能受到读者的首肯，能为临床医学、高原医学、航天医学、运动医学以及基础医学界的专家、学者、教授、医师、研究生和大学生提供一些新鲜的缺氧防治理念，并在实践中予以验测，让本专著的一些理念受到实践的检验，尤其欢迎各位读者对本专著给予积极的反馈，提出您们的宝贵建议和意见。

吕国蔚
2004 年 5 月
于首都医科大学低氧医学研究所

Foreword

Hypoxia is a basic pathological process seen commonly in clinical medicine as well as a subject of great importance in special environmental medicine. To prevent and cure hypoxia-caused symptoms has long been studied. Nevertheless, common strategy adopted for antihypoxia has still been limited to the treatment of oxygen inspiration till now.

In a review article entitled *"Tissue-cell mechanism underlying hypoxic adaptation"* published in 1963, we proposed that high tolerance to hypoxia may be achieved at tissue-cell level by repetitive exposure to hypoxia. A corresponding animal model was then developed and a series of original observations have been made on the model. Abundant experimental evidence suggests that this novel strategy is radically different from the traditional oxygen inspiration in regards to the prevention and cure of hypoxia. The present monograph is a summary of our results described in 86 original and review articles published in the past four decades.

The monograph is composed of 5 parts: 1. physiological process of oxygen supply and consumption, 2. pathological process of oxygen supply and consumption, 3. research background of hypoxic preconditioning, 4. research results of hypoxic preconditioning, and 5. mechanism underlying hypoxic preconditioning. Basal knowledge regarding oxygen supply and consumption is briefly reviewed in the part 1 and 2, and the part 3, 4 and 5, major parts of the monograph, introduce a series of original research achievements and theoretical thinking on them done by us. The final two papers in the 5th part entitled *"Hypoxic preconditioning: a novel strategy for fighting against hypoxia"* written in both Chinese and English could be read as an abstract of the monograph.

Upon publication of the monograph, the authors would like to express their special thanks to Academician Xiongli Yang for his encouragement by writing the preface. Our gratitude is extended to all colleagues and graduates who have engaged in the study on the project on hypoxic preconditioning and all authors whose publications have been referred and cited in the monograph for their industrious work and excellent contribution. Our gratitude is also extended to National Natural Science Foundation of China and Beijing Natural Science Foundation, Municipal Education Committee of Beijing and Peking University Medical Press for their financial and enthusiastic support to our experimental research projects on which the monograph is based and the publication of the monograph.

Guo-Wei Lu, M.D.
Professor and Director
Institute for Hypoxia Medicine,
Capital University of Medical Science
May, 2004

目 录

1. 氧供与氧耗的生理过程 (1)
   1.1. 空气进、出肺的运动 (1)
   1.2. 气体在肺泡与血液间的运动 (4)
   1.3. 血液通过肺的运动 (5)
   1.4. 肺通气与肺血流灌注平衡 (5)
   1.5. 氧与二氧化碳的血液运输 (6)
   1.6. 肺通气的调控 (7)
   1.7. 肺在调节酸碱平衡中的作用 (8)
   1.8. 生物能量学 (9)
   1.9. 血氧指标 (11)
2. 氧供与氧耗的病理过程 (13)
   2.1. 缺氧病理过程 (13)
   2.2. 低氧特殊环境 (14)
   2.3. 低氧的即刻效应 (16)
   2.4. 低氧的长期效应 (16)
   2.5. 缺氧损伤效应 (16)
   2.6. 缺氧适应反应 (18)
3. 缺氧预适应的研究背景 (20)
   3.1. 低氧的反应通路 (20)
   3.2. 低氧适应的进化 (23)
   3.3. 低氧耐受动物细胞的耐低氧策略 (30)
   3.4. 缺氧适应的组织细胞机制 (33)
   3.5. 缺氧预适应研究的现状与前景 (52)
   3.6. 低氧/缺血性预适应的脑机制 (57)
   3.7. 缺氧损伤及耐受的细胞机制 (63)
4. 缺氧预适应的研究结果 (67)
   4.1. 缺氧预适应的保护效应 (67)
   4.2. 缺氧预适应的形态学 (94)
   4.3. 缺氧预适应的生理学 (102)
   4.4. 缺氧预适应的神经化学变化（一）(137)
   4.5. 缺氧预适应的神经化学变化（二）(198)
   4.6. 缺氧预适应的分子神经生物学 (234)
5. 缺氧预适应的理论机制 (276)
   5.1. 缺氧的防治策略与措施 (276)
   5.2. 吸氧疗法的适用性与局限性 (277)
   5.3. 缺氧预适应的脑机制 (277)
   5.4. 低氧耐受极限与低氧预适应 (285)
   5.5. Hypoxic preconditioning: A novel intrinsic cytoprotective strategy (293)

附录：已发表的论文（第3、4、5部分）(310)

Contents

1. **Physiological Process of Oxygen Supply and Consumption** (1)
    1.1. Moving air into and out the lung (1)
    1.2. Movement of gas between alveolar air and blood (4)
    1.3. Movement of blood through the lung (5)
    1.4. Balancing pulmonary ventilation and blood perfusion (5)
    1.5. Oxygen and carbon dioxide transport by the blood (6)
    1.6. Control of pulmonary ventilation (7)
    1.7. Role of the lungs in regulation of acid-base balance (8)
    1.8. Bioenergetics (9)
    1.9. Indexes of blood oxygen (11)
2. **Pathological Process of Oxygen Supply and Consumption** (13)
    2.1. Pathological process of hypoxia (13)
    2.2. Special enviroment of hypoxia (14)
    2.3. Immediate effects of hypoxia (16)
    2.4. Long-term effects of hypoxia (16)
    2.5. Injury response to hypoxia (16)
    2.6. Adaptive response to hypoxia (18)
3. **Research Background of Hypoxic Preconditioning** (20)
    3.1. Response pathway of hypoxia (20)
    3.2. Evolution of hypoxic adaptation (23)
    3.3. Hypoxia-tolerant strategy of hypoxia-tolerant animals' cells (30)
    3.4. Histocellular mechanism of hypoxic adaptation (33)
    3.5. Status quo and prospective of hypoxic preconditioning (52)
    3.6. Cerebral mechanisms of hypoxic/ischemic preconditioning (57)
    3.7. Cellular mechanisms of hypoxic damage and tolerance (63)
4. **Research Results of Hypoxic Preconditioning** (67)
    4.1. Protective effects of hypoxic preconditioning (67)
    4.2. Morphology of hypoxic preconditioning (94)
    4.3. Physiology of hypoxic preconditioning (102)
    4.4. Neurochemistry of hypoxic preconditioning (Ⅰ) (137)
    4.5. Neurochemistry of hypoxic preconditioning (Ⅱ) (198)
    4.6. Molecular neurobiology of hypoxic preconditioning (234)
5. **Theoretical Mechanisms underlying Hypoxic Preconditioning** (276)
    5.1. Strategy and method for prevention and treatment of hypoxia (276)
    5.2. Application and limitation of oxygen inspiration therapy (277)
    5.3. Cerebral mechanisms underlying hypoxic preconditioning (277)
    5.4. Tolerant limit to hypoxia and hypoxic preconditioning (285)
    5.5. Hypoxic preconditioning: A novel intrinsic cytoprotective strategy (293)

Appendix: List of publications (part 3, 4 and 5) (310)

1. 氧供与氧耗的生理过程

肺是外环境和身体相交通的一个部位。肺的表面积约有一个网球场那么大，因而与外环境的交接面积非常之大。这样大面积的交接既有优点也有不足。优点是利于交换，身体所需要的氧气可从吸入气中得到，身体所产生的二氧化碳可释入呼出气。肺通气的变动使氧供与机体的需求相匹配。此外，通气的变化可改变血中二氧化碳的水平，从而改变体内的酸碱平衡。

与外环境相交通的缺点是肺向外界物质的暴露，因而肺也是一处防御部位。肺的防御系统有两个水平。首先是对付吸入颗粒。不同大小的颗粒不是直接从呼吸道排除，就是被吞噬细胞所消化。防御的第二个水平涉及免疫系统。外源性有机体启动身体的免疫反应，白细胞介入和产生抗体。

肺也是血液的一种贮库，血量减少时可将血液从肺动员出来。正常约有总血量的20%在肺，随左心室输出量的不同而有所增减。肺也有生物合成功能，从花生四烯酸合成白三烯，将血管紧张素Ⅰ转换成有活性的血管紧张素Ⅱ，将去甲肾上腺素和5-羟色胺转换成无活性的形式。

空气通过气管进入身体，气管不是气体交换的场所，但使吸入气温暖和湿润。小支气管止于由单层上皮细胞组成的肺泡，通过肺泡进行气体交换。肺泡的总面积相当于一个网球场。气管和肺泡的血液供应，为温湿吸入气提供热量和湿度，并为肺组织供应所需的营养物质。肺泡周围器官的毛细血管网使肺泡内气体与血液中的气体相交换。

1.1. 空气进、出肺的运动

肺胸相互作用

肺悬于密闭的胸腔，借一薄层液体（称为胸液 pleural fluid）的表面张力固定于胸腔壁。由于肺和胸腔壁各自的弹性，胸腔壁倾向于向外扩张，肺泡倾向于向内收缩。这两种相对应的力量平衡的容量称为功能性残余容量（functional residual capacity，FRC），此时胸腔壁和肺处于"静息"位置，肺内的压力与大气压相等。吸气活动从 FRC 开始。

胸腔壁和肺的这两种相对立的力在胸腔壁和肺之间的空间（胸内空间 intrapleural space）内产生一种次大气压（subatmospheric pressure）。胸内空间是一个与外界空气不相通的密闭空间，所以胸腔容量变动时，肺被牵拉，肺容量也随之变动。

肺、胸内压

肺内和胸内的压力很小，只能以厘米水柱或毫米汞柱来计量。肺内压称为肺泡压（alveolar pressure），胸内空间的压力称为胸内压（intrapleural pressure）。

吸气与呼气

静息条件下，膈肌是主要的呼吸肌。舒张时，膈肌呈穹隆形，收缩时，膈肌下降、穹隆扁平引起胸腔容量增加。由于胸腔内部与大气隔绝，胸内容量的增加，使胸内压降低，胸廓膨胀，肺内压降低，低于大气压，空气被吸入肺。吸气结束时，肺泡压再与大气压相等，气流停止。膈肌舒张时，形成穹隆，胸腔容量降低，胸内压增高，使肺泡压高于大气压，将空气由肺逐出。因此，呼气是一个被动的过程。

肺通气需要增加时，胸壁肌肉协助，使胸腔容量增大，超过仅膈肌收缩和舒张时的胸腔容量。肋间外肌收缩，胸腔容量增大，肋间内肌收缩时，胸腔容量减少。

气流阻力

中等大小的支气管是形成气流阻力的主要场所。支气管平滑肌的收缩能力受自主神经系统影响。交感神经兴奋使其舒张，阻力降低；副交感神经兴奋的作用与其相反。吸烟刺激使阻力增加。

由于支气管由周围肺组织支持，肺容量的变化改变气道阻力。肺容量增加时，由于气管被牵开，阻力降低。气道阻力增大的病人经常从增高的 FRC 基础上呼吸，以降低阻力。

肺量与肺容量

肺可测量的各种量均被冠以特别的名字。空气出入肺需要的肺量称为潮气量（tidal volume，TV）。安静呼吸过程中，潮气量由膈肌舒张引起。可以达到的高于潮气量的最大肺量称为吸气贮备量（inspiratory reserve volume，IRV）。可以达到的低于潮气量的最小肺量称为呼气贮备量（expiratory reserve volume，ERV）。像心脏那样，肺是不能完全排空的。强力呼气后肺内残留的空气量称为残余量（RV）。

这 4 种肺量通过不同方式组合可算出 4 种肺容量：

ERV + RV = 功能性残余容量（FRC）

TV + IRV = 吸气容量（IC）

ERV + TV + IRV = 肺活量（VC）

RV + ERV + TV + IRV = 肺总容量（TLC）

死腔量

并非所有的吸入气都能够到达发生气体交换的肺区。这些空气量称为死腔量（DS），有两种成分。一种是解剖性死腔，由于气道的设计和气体交换无关。气道的量决定解剖性死腔量。死腔量的第二种成分是肺泡性死腔，即到达不被血液灌注的肺泡的气体量。解剖性死腔和肺泡性死腔的总和即生理性死腔。

肺内通气的不均匀性

不是所有的肺泡都能同等程度地充气。表面活化剂不存在时，这种差别会更加恶化。肺有如一个悬在胸腔壁上的湿海绵。人直立时，肺的重量将肺尖部从胸腔壁向下拉，挤压肺底部，这使胸内压在肺尖部更负，在肺底部则使胸内负压降低。如前所述，肺泡量取决于肺泡压与胸内压之间的差值。肺泡压在肺各部均相同，但由于不同肺区胸内压的不同，肺尖部肺泡量比肺底部大（胸内压更负），以致呼吸开始时有些肺泡量比其他肺泡大。

如在谈到血管时所说，当肺泡量改变时，肺泡也表现出顺应性的变化。小量时，对量的增加所致的压力变化较小（顺应性大）；量大时压力变化较大（顺应性小）。呼吸开始时，各部胸内压降低的量相同。然而，由于肺尖部肺泡从较大的量开始，肺泡的顺应性较小，在同等程度的胸内压降低的情况下，肺泡量的变化较小。相反，肺底部的肺泡，由于它们在较小量上开始，顺应性较大。同等程度的胸内压降低，肺底部的肺泡的量比肺尖部增加得更多。因此，肺重量使肺泡处于不同的起始量，影响呼吸过程中不同部位的肺泡量能增加多少，肺底部肺泡比肺尖部肺泡通气多。

肺泡的表面张力会使肺泡排空成为大肺泡，假如肺泡有表面活化剂的作用的话。肺泡内表面覆有一薄层液体，起表面张力作用，使肺泡变小些。如果这种液体只是水，不管肺泡起始量大小，所有肺泡的表面张力都能相同。由于表面张力令肺泡变小，使肺泡产生一种压力。根据下述的 Laplace 定律，压力（P）和半径（r）、表面张力（T）之间的数学关系为：

$$P = T/r$$

由上式可见，如所有肺泡的表面张力相等，较小的肺泡（小 r）将产生比大肺泡更大的压力。结果较小肺泡中气体将排空到较大肺泡，顺应性会变小，更难于充气。幸而肺泡表面的液体含有表面活化剂（一种由 II 型肺细胞分泌的磷脂），能降低肺泡表面张力，使表面张力随量而变化。量小的肺泡的表面张力小，量大的肺泡表面张力大，使不同大小的肺泡并存。

通气量公式

每一肺泡的个别通气量难以测定，而只能测定所有肺泡的平均通气量，其大小以每分通气量和肺泡通气量两种方式来表示通气量的不同方面。

不同时间进入肺的空气量可用每一呼吸不同的量或不同时间的呼吸数予以调整，其关系的数学表达即每分通气量：每分通气量（MV）＝潮气量（TV）×呼吸频率（F）。

这一关系如同心输出量的计算：心输出量（CO）＝每搏输出量（SV）×心率（HR）。

然而，由于解剖性死腔的存在，并非所有吸入的空气都能到达肺泡。为扣除死腔量，肺泡通气量由下式得到：肺泡通气量（V_a）＝（潮气量－死腔量）× F ＝（TV-DS）× F。

根据这两个公式提示，不同的潮气量和不同的呼吸频率可产生同一每分通气量，但非同一肺泡通气量。假定死腔量为 150ml 时可见如表 1-1 所示的量。

表 1-1 设死腔量为 150ml 时每分通气量与肺泡通气量的比较

潮气量（ml）	F（每分呼吸次数）	MV（ml/min）	V_a（ml/min）
300	20	6000	3000
500	12	6000	4200
600	10	6000	4500
150	40	6000	0

由表 1-1 可见，潮气量越大，成为死腔量的潮气量相对越小，在极端情况下，不管呼吸多快，如果潮气量不能超过死腔量，肺泡通气量都是零，不可能进行气体交换。当气喘

时，浅而快的呼吸，只能使热量通过气道向外环境辐射，但不能改变血液中的气体成分，因不能发生肺泡通气。

1.2. 气体在肺泡与血液间的运动

肺泡气与血液之间的气体运动是一种被动运动，决定于各种气体各自的浓度梯度。混合气体如空气中，每一种气体都呈现一种压力，即与各该气体在混合气体中所占的比例有关的压力。在海平面水平，空气中各种气体呈现760mmHg的总压力。氧占空气的21%，所呈现的压力是160mmHg（760mmHg的21%）。这一压力称为分压，对氧来说可缩写为PO_2。在海平面空气中每一种气体的分压和等于760mmHg。

气体从分压高的区域流向分压低的区域。在一种气体和一种液体之间的分界面上，该气体在这两种介质之间运动，直到其分压相等。肺泡气与血液之间的气体在各自分压的基础上运动。如肺泡气中的分压高于血液，该气体即从肺泡移向血液，反之如该气体在血液中的分压高于肺泡，则向肺泡运动。通常肺泡中的氧分压高，二氧化碳分压低。在血液中这两种气体的分压是相反的。当血液流经肺毛细血管床时，正是由于这种分压差产生氧进入血液和二氧化碳离开血液的驱动力。

气体分压提供驱动力，但这种驱动力效益由以下两因素决定。首先是各种气体在两个分隔间之间的扩散速率的快慢。各种气体的扩散速率并不相同。第二个决定气体运动量的因素是血流速率。扩散不受限制时，血流速率决定有多少量的气体出入肺泡和血液。

肺泡气组成

在海平面（760mmHg），空气主要由氮和氧组成，二氧化碳极少或无。空气入肺，通过气道时被湿化，水蒸气成为吸入气的一部分，在体温水平，水蒸气的分压为47mmHg。PO_2降为150mmHg［21%×（760-47）］。吸入气到达肺泡，由于氧被血液摄取，PO_2进一步降至100mmHg，任何时刻肺泡气的PO_2都由通气速率决定，氧被肺血液移除。身体氧耗增加时，通气与肺血流之间的平衡并不匹配得很完善，失衡时将产生PO_2的区域差。

吸入气中PCO_2是零，但肺泡气是40mmHg。通气与血流间的平衡也决定肺泡气PCO_2。活动增加时，组织产生较多的二氧化碳，通气和肺血流均增加，以排出多余的二氧化碳。

物理因素影响气体扩散

决定气体扩散的4个因素有表面积、气体在组织表面两侧的分压差、组织的厚度和扩散常数。表面积或分压差增加时，扩散气体量增加。但如组织厚度增大，扩散即减少。扩散常数与气体的可溶度和分子量有关。可溶度越大，分子量越小，扩散常数越大，气体扩散量越多。

正常条件下只有其中一个因素——气体分压变化。表面积和组织厚度只在疾病时改变。运动时氧分压降低，静脉血中二氧化碳分压增高。这些变化加强肺泡气中氧向血液扩散和血二氧化碳向肺泡气扩散。这些因素的数学表达为Fick定律：

$$气体扩散 = \frac{表面积 \times 扩散常数 \times 分压梯度}{组织厚度}$$

血流量影响血液中的气体量

除扩散外，血流量能限制血液中的气体量。血液流经肺毛细血管约需 3/4 秒，肺泡气中的氧在 1/4 秒内与血液中的氧平衡。这意味着，在其余的 2/4 秒，肺泡毛细血管血液不再摄取更多的氧；静息时被血液带走的氧量取决于血液流经肺毛细血管有多快。由于血液已与肺泡氧平衡，通过肺毛细血管的血量越多，移入身体其他部位的氧量越多。由于这个理由，氧被说成是有限灌注的。二氧化碳从血液清除也被认为是有限灌注的。只有在血流通过肺毛细血管快到小于 1/4 秒时氧或二氧化碳的扩散才会影响这两种气体在血液中的量。

1.3. 血液通过肺的运动

左右心室平均每搏输出量相等，通过肺的血流量与通过全身的血流量一样多。然而，肺血管的阻力只是体循环阻力的 1/10。右心室与左心房之间的压差仅约 10mmHg。

肺血管床的神经支配缺乏，以致其阻力主要由循环血液中的化学因子调节。去甲肾上腺素、5-羟色胺和组胺均增加阻力，而腺苷、乙酰胆碱和一氧化氮则降低阻力。缺氧时肺泡氧低却引起阻力增加，与对全身血管的影响相反。缺氧引起全身血管阻力升高的机制是血管收缩，其原因不明。

肺量影响肺血管阻力

肺泡血管和供应肺组织的其他肺泡外血管的阻力受肺量改变的影响不同。由于肺泡毛细血管不受结缔组织支持，其直径受肺泡量影响。肺量也即肺泡量大时，肺泡毛细血管受压，对血流的阻力增大。肺泡外毛细血管壁厚，其自然弹性使其直径减小，肺结缔组织保持其直径较大。肺量大时，结缔组织被牵拉，与肺泡外毛细血管缩窄的趋势相反。肺量小时，结缔组织不受牵拉，允许肺泡外血管缩小。肺量小时，由于肺泡外血管变窄，阻力增大；肺量大时，因肺泡血管变窄，阻力增大。

肺内血流量不均匀

由于重力引起不同区域的差别，肺泡充盈时也使不同区域的血流量有所不同。直立时，由于血液的重力，肺尖部到肺底部的压差约为 20mmHg。这一附加的压力增加肺底部的血流量。因此，重力引致血流量区域性差异，由肺尖部到肺底部的血流量差异逐次增加。

1.4. 肺通气与肺血流灌注平衡

正常的通气–灌注失衡

肺泡通气（V_a）对心输出量（CO 或 Q）的比值（通气–灌注比 V_a/Q）约为 1。由于上述重力的影响，由肺尖到肺底部的通气与灌注有所不同。与肺尖部相比，肺底部的通气和灌注分别约为肺尖部的 3 和 19 倍。由于从肺尖到肺底的通气变化不如血流量变化那样大，由肺尖到肺底的 V_a/Q 值降低约 5 倍。这意味着肺尖通气过度，肺底灌注过度，即肺尖部 V_a/Q 高，肺底部 V_a/Q 低，这种失衡现象也称为 V-Q 失匹配（mismatch）。

由于 V_a/Q 的区域差,由肺尖到肺底的气体交换也有差别。高 V_a/Q 增加肺泡毛细血管的氧分压,降低其中的二氧化碳分压,结果导致通气-灌注比下降,离开肺尖毛细血管的血液会有较高的氧分压和较低的二氧化碳分压。所有肺区的血液汇合成混合的静脉血离开肺时,血液的氧分压低于肺泡气的氧分压。这一差别称为肺泡-动脉氧差。正常时这一氧分压差极小,约 4mmHg,但在肺疾患时增高。

短路

短路指因无通路而致的 V_a/Q 是零的一种状态。通气缺如发生在两种情况,即血管床接触不到肺泡或肺泡不能进行气体交换。后一情况是由于物理阻塞(不通气)或者对气体不通透。

正常也存在短路,例如,有些灌注小支气管的动脉血直接流入肺静脉而不灌注肺。这型短路称为解剖性短路。另一方面,如肺泡不能交换气体,则称之为肺泡性短路。解剖性短路和肺泡性短路合称为生理性短路。

生理性短路的净效应主要是没有机会进行肺泡气体交换的静脉血与已进行肺泡气体交换的动脉血相混合,结果导致动脉血的 PO_2 低、PCO_2 高,使肺泡-动脉氧差增大。

短路和死腔相关并代表 V_a/Q 的极限

如上述,短路指因无通气所致的 V_a/Q 为零,死腔则指因血流为零而致的 V_a/Q 为无限的两种极端状况。

在 V_a/Q 比值连线上,短路和死腔是两个极端,可以想像为该比值是由通气为零的一个极端向血流为零的另一个极端运行的系列值。短路存在时,肺泡气因未与外界空气交换,其气体成分是静脉血的成分($PCO_2 = 46mmHg$,$PO_2 = 40mmHg$)。而在死腔,肺泡气因未与静脉血交换,其成分是吸入气体的成分($PO_2 = 150mmHg$,$PCO_2 = 0mmHg$),在这两种极端之间,存在某种程度的通气与灌注,肺通气、肺血液的 PCO_2 和 PO_2 的数值介于这两个极端之间。

1.5. 氧和二氧化碳的血液运输

动脉血和静脉血的气体组成

肺泡气中的 PO_2 高,PCO_2 低,与入肺(肺动脉)血液相比,血液离开肺(静脉血)时,血中氧高、二氧化碳低。肺静脉血流入左心房、左心室,成体循环动脉血。到达各组织的毛细血管床,氧离出,得二氧化碳,回到右心房的体循环的静脉血 PO_2 降低,PCO_2 升高。右心室泵出这些血液(肺动脉血)通过肺,血液中的 PO_2 和 PCO_2 有利于氧入血、二氧化碳入肺。

氧的血液运输

血液携带氧的方式有两种:溶解和与血红蛋白结合。动脉血中可溶解的量与暴露于肺的 PO_2 直接有关。正常肺泡 PO_2 为 100mmHg,每 100ml 血中有 0.3ml 的溶解氧。血液到达组织时,氧耗使血中解离氧降到 0.12ml/100ml($PO_2 = 40mmHg$),即释出 0.18ml O_2/100ml 血。静息血流量为5L/min，有9ml O_2/min，以解离形式释入组织。然而静息氧耗量为250ml/min。所以身体需有更有效的方式释出氧来应答组织代谢的需要。

血红蛋白能携带大量氧。氧与血红蛋白的4个铁原子结合，因血红蛋白有4个铁原子可结合4个氧分子，其量决定于PO_2。正常PO_2 100mmHg，95%以上的血红蛋白饱和，即使在静脉血PO_2 40mmHg，仍有75%血红蛋白饱和。由于血红蛋白的存在，100ml动脉血含有19ml氧，100ml静脉血含14ml氧。即每100ml血有5ml的氧释入组织，是溶解形式的氧的10倍以上。

氧含量指血中氧的总量，即溶解氧和与血红蛋白结合的氧的总和。氧容量指能与血红蛋白结合的最大量。氧饱和度即被占据的氧结合位点与总数的比例。三者均受生理与病理因素的影响，动脉血流经代谢活跃的组织时，血中氢离子浓度、PO_2和温度升高，使血红蛋白结合氧的能力降低（血氧饱和度和血氧容量下降），释出氧量增多。血流到达肺时，氧离子浓度和PO_2降低，血红蛋白与氧结合增强。

吸入一氧化碳（CO）时，CO与血红蛋白亲和力比氧高240倍，极少量的CO即可占据大量的血红蛋白结合位点，降低血红蛋白的氧容量与氧饱和，以致只有极少量的氧可供释出和利用。总的效果是肺泡PO_2正常，血液溶解氧正常，但血氧含量、血氧容量大为降低。

二氧化碳的血液运输

二氧化碳以溶解气体、碳酸氢盐离子和与血红蛋白结合3种形式被血液携带，以碳酸氢盐离子的形式为主。二氧化碳扩散入红细胞，在碳酸酐酶影响下，与水结合形成碳酸。碳酸自动解离成氢和碳酸氢盐离子。氢离子与血红蛋白结合，碳酸氢盐离子从红细胞扩散到血浆。根据PCO_2的不同，有60%～90%的二氧化碳借这一机制转变成碳酸氢盐。另外，红细胞内5%～30%的二氧化碳与血红蛋白的球蛋白分子结合生成氨基甲酰化合物。

在肺部PO_2高，使二氧化碳与血红蛋白的结合减少，促进其释入肺泡气；在组织细胞，PO_2低，使二氧化碳与血红蛋白的结合增加，促进其从组织细胞移出。

1.6. 肺通气的调控

呼吸节律的控制

延髓和脑桥含足以保持呼吸节律的神经成分——腹侧和背侧呼吸神经元群。脑桥以上横断脑不会改变呼吸的基本节律，但在延髓以下横断，节律即停止。

呼吸的基本节律受高级中枢及胸壁和肺的感受器的调制。迷走神经将感受器的传入信号传送到脑。延髓通过膈神经兴奋膈肌，改变呼吸的深度和频率。在大量空气运动时，胸髓的运动神经激动肋间肌。

肺通气受PO_2、PCO_2和pH影响

延髓和颈动脉体、主动脉弓的化学感受器对血流中的不同物质敏感。延髓化学感受器或中枢化学感受器对pH敏感，外周化学感受器对动脉血中的pH、PO_2和PCO_2均敏感。

由于血脑屏障不能通透H^+，延髓化学感受器不直接感受血液pH。然而CO_2能从血液扩

散到脑脊液,并转变成 H^+ 和 HCO_3^-。H^+ 刺激延髓化学感受器,从而监测动脉血 PCO_2。pH 降低（PCO_2 升高）刺激感受器,增加通气,呼出 CO_2,降低动脉血 PCO_2 和脑脊液中的 H^+ 浓度。由于需要由 CO_2 转化为 H^+,感受器对动脉 pH 变化反应不快。

外周化学感受器位于颈动脉体和主动脉体,对血液 pH、PO_2 和 PCO_2 直接反应。颈动脉体对三者均敏感,但主动脉体对 PO_2 不敏感。这些感受器在正常水平的动脉 pH、PO_2 和 PCO_2 时激活,其活性在 pH 或 PO_2 降低和 PCO_2 增高时增强,pH、PO_2 和 PCO_2 相反变化时活性减低。外周化学感受器对动脉 PCO_2 最敏感。

pH、PO_2 和 PCO_2 的相对水平影响外周化学感受器对 pH、PO_2 和 PCO_2 的敏感性。PO_2 和 pH 低时,颈动脉体对 PCO_2 的敏感性增高；PCO_2 升高时主动脉体对氧的敏感性增高。但是在高山 PO_2 因大气压低而降低时刺激通气也降低 PCO_2,因 CO_2 呼出多。PCO_2 降低使通气的主要驱动力和主动脉体对动脉氧的敏感性下降。这进一步导致动脉 PCO_2 的下降,增强氧对通气的刺激效应。最终在对低氧的兴奋效应和低二氧化碳的抑制效应之间达到一种平衡。

1.7. 肺在调节酸碱平衡中的作用

通气对酸碱变化的反应

通气的变化影响 CO_2 – 碳酸氢盐缓冲系统,从而影响动脉血 pH。CO_2 在血液中的反应为:

$$CO_2 + H_2O \rightleftharpoons H_2CO_3 \rightleftharpoons H^+ + HCO_3^- \tag{1}$$

应用 Henderson-Hasselbach 方程,此反应可表达为:

$$pH = 6.1 + \lg([HCO_3^-]/PCO_2) \tag{2}$$

PCO_2 的 mmHg 乘以 0.03 转变为 mEq/L PCO_2:

$$7.4 = 6.1 + \lg[(24mEq/L)/(0.03 \times 40mmHg)]$$
$$= 6.1 + \lg(20/1) \tag{3}$$

此式表明,只要 HCO_3^-/CO_2 的比值为 20:1,pH 即为 7.4。为保持这一正常的 pH,身体需要调整 HCO_3^- 和 CO_2 两者的量。

动脉血 H^+ 浓度,除肺功能外,可因代谢而改变,可分别造成呼吸性酸中毒/碱中毒和代谢性酸/碱中毒。代谢性酸中毒时（酸血症）,PCO_2 因反应（1）向左驱动而升高。如上述,通气增加,PCO_2 降低,驱使反应（1）进一步左移,降低 H^+ 浓度。此外肾将产生碳酸氢盐和分泌 H^+。

同样,如因代谢性碱中毒,动脉血 H^+ 浓度降低（碱血症）时,将使反应（1）式向右移,降低 PCO_2,降低的 PCO_2 和 H^+ 浓度,将降低通气使 PCO_2 积聚,产生附加的 H^+,帮助 pH 恢复正常。

改变了的通气引起酸碱变化

肺既能代偿酸碱失衡,也可以引起酸碱失衡。肺不能移出 CO_2 将导致动脉血 PCO_2 升高和酸血症。这是因为 PCO_2 升高导致酸生成增多[反应（1）式]。同样,不适当地移除 CO_2 将减低动脉血的 PCO_2,引起碱血症。

1.8. 生物能量学

生物体必须不断获取能量以维持生命活动。所有生物能量的源泉都是太阳能。植物能直接利用太阳能合成糖、脂质和蛋白质等物质，人与动物只能通过酶促反应进行氧化分解，从食物中取得所蕴藏的化学能。

活细胞是一个能量转换系统。物质在细胞内氧化生成 H_2O 和 CO_2 等氧化产物，能量的释放过程为生物氧化。人体只能利用 ATP、GTP、CTP 等少数高能化合物作为直接的能源，其中 ATP 是生物细胞最主要的直接能源，被比为细胞能量的"通用货币"，是细胞内主要的即刻自由能供体；糖、脂类物质虽习惯上被称为能源物质，但这些物质所含的化学能均需转化为含有高能键的 ATP 等才能发挥作用。葡萄糖在体内通过氧化分解的酶促反应，生成 CO_2、NADH 和 $FADH_2$；后二者均为高能分子，含有可转移的高电位电子，当它们被传递给 O_2 并生成 H_2O 时，逐步释放能量，使 ADP 磷酸化为 ATP。脂肪酸、甘油、氨基酸等通过各自不同的分解途径，最后也均有 NADH 和 $FADH_2$ 生成。

可供细胞利用的能量指在正常温度下能够做功可转变为化学能、机械能的自由能。化学反应中通常计算底物转变为产物时自由能的变化 $\triangle G$；$\triangle G$ 指一个系统总能量变化中可用于做功的那一部分能量。$\triangle G$ 表示非标准状况或实际状况下自由能的变化，是个变量，随底物浓度的变化而变化。

物质代谢进行过程中必定伴有能量代谢，能量的转移通常以体内产生与消耗 ATP 的形式体现，通过 ATP/ADP 循环实现能量的释放、储存与利用。

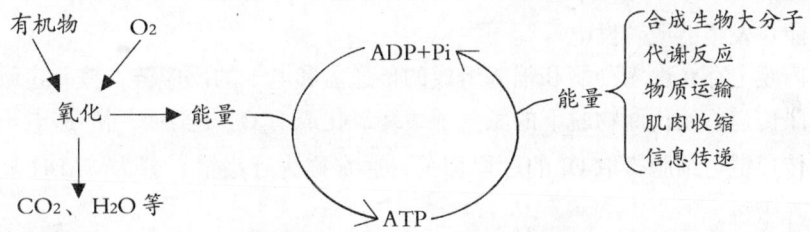

ATP、ADP 均为带有高负电荷的离子。ATP 为单核苷酸，分子上有 α、β、γ 3 个磷酸基团。一般将水解时释放的自由能在 5kcal/mol 以上的化学键称为高能键。ATP 末端的 β 或 γ 键为高能磷酸键，以符号 ~P 表示，α 键则仅以 –P 表示。

人体内 ATP 高能磷酸键主要来自线粒体氧化磷酸化过程，即在 NADH 或 $FADH_2$ 的电子传递给 O_2 的过程中释放的能量伴随着 ADP 的 ~P，也可来自底物磷酸化，在糖无氧酵解和三羧酸循环的某些反应步骤中，分子内部能量重新分配，形成高能磷酸化合物，如 1,3-二磷酸甘油酸、磷酸烯醇或丙酮酸和琥珀酰辅酶等各含有一个高能基，可供给 ADP 形成 ATP。

完整细胞中 ATP、ADP、AMP 3 种腺苷酸的浓度保持相对稳定，但以 ATP 浓度为最高，占腺苷酸总浓度的 80% 左右。细胞活动消耗能量时，胞内 ATP 浓度下降，ADP 浓度升高，[ATP]/[ADP] 比值下降，加速物质氧化以补充 ATP。胞内 ATP 的转换率极高，几乎在其合成后 1 分钟之内即被消耗掉，ATP 的生成速率与其被利用的速率通常相等。正常成人静息状态24小时ATP的累积生成量约为40kg，剧烈运动时ATP的利用率可高达0.5kg/min。

ATP在胞内的含量有限，需及时补充，才能供给细胞长时间的需要。肌肉中的高能磷酸化合物——磷酸肌酸（CP），含量为ATP的3~4倍，具有储存~P的作用，为ATP的储存形式。肌肉活动增加时，ATP的消耗超过ATP的合成时，储存的CP通过肌酸激酶作用，使ADP变为ATP，以保持胞内ATP水平。胞内ATP供过于需时，ATP的~P转移给肌酸，合成CP，CP从而被视为~P的贮库。

ATP的其他同类物GTP、UTP、CTP等除作为合成核酸的原料外，也参与细胞能量转移。在一些生物合成反应中，不同的三磷酸核苷（NTP）各有其特异功能，UTP参与寡糖或多糖合成，CTP参与磷脂合成，GTP参与蛋白质合成。这些NTP的~P均来自ATP，通过核苷二磷酸激酶的作用，ATP分子中的~P转移给三磷酸核苷（NDP），生成相应的NTP。

有机物在生物体内的氧化还原方式，除O_2的直接参与外，更常见的是电子或氢原子的转移。化学反应中失电子（正价增加）、脱氢、加氧均属于氧化反应；得电子（正价减少）、加氢或脱氧属于还原反应；亚铁离子失去电子成为高铁离子为氧化反应，反之，高铁离子得电子成为亚铁离子为还原反应：

$$Fe^{2+} \underset{+e}{\overset{-e}{\rightleftharpoons}} Fe^{3+}$$

供给电子或氢原子的物质为供电子体或供氢体，是还原剂（如Fe^{2+}）；接受电子或氢原子的物质为受电子体或受氢体，为氧化剂（如Fe^{3+}）。一些酶或辅酶在电子或氢原子转移过程中既可作为受电子体、受氢体，亦可作为供电子体、供氢体，被称为递电子体或递氢体。

糖、脂质、氨基酸氧化后产生的NADH、$FADH_2$等只有在线粒体内通过一系列酶的作用，将还原当量传递给O_2生成H_2O时，释放的能量才能被截获，形成ATP，线粒体因而被比作细胞内能量发生器或"发电厂"。

线粒体内膜上存在由多种酶和辅酶组成的传递氢和电子的反应链，按一定顺序排列，将还原当量顺序传递，使代谢物脱下的氢离子最终氧化成H_2O。这一系列的递电子体和递氢体组成的电子传递链与细胞摄取O_2的过程相关，通常称为呼吸链，分为NADH氧化呼吸链和琥珀酸氧化呼吸链。

```
NADH ──→ Ⅰ  FMN
           (Fe-S)↘
                  CoQ ──→ Ⅲ  Cytb, c1 ──→ Cytc ──→ Ⅳ  Cyta1, a3 ──→ O₂
           ↗              (Fe-S)                    (Cu²⁺)
琥珀酸 ──→ Ⅱ  FAD
           (Fe-S)
```

图中Ⅰ~Ⅳ代表复合物。组成呼吸链的递氢体有10余种，主要有尼克酰胺腺嘌呤二核苷酸（NAD^+）、黄素核苷酸（FMN和FAD）、铁硫蛋白（Fe-S）、辅酶Q（CoQ）以及细胞色素（Cyt）等，在线粒体内膜上按氧化还原电位组成有序的反应链。各电子供体与受体具有一定特异性。一些功能相关的传递体相互结合形成有一定结构的复合物，分别为复合物Ⅰ（NADH-CoQ还原酶），含NADH脱氢酶和铁硫蛋白；复合物Ⅱ（琥珀酸-CoQ还原酶），含琥珀酸脱氢酶和铁硫蛋白；复合物Ⅲ（CoQ-细胞色素c还原酶），含Cytb, c1及其特异铁硫蛋白；复合物Ⅳ（细胞色素c氧化酶），含Cyta1, a3。

不同的有机物在线粒体内通过不同的氧化分解途径，如三羧酸循环、β氧化等脱下的氢形成 NADH 和 FADH$_2$，最后通过共同氧化途径——NADH 氧化呼吸链或琥珀酸氧化呼吸链，将电子传递到 O$_2$，生成水，同时释放出相应的能量。

所释放的能量中，40% 左右由 ADP 吸收，以 ~P 形式保存在 ATP 分子中，称为氧化磷酸化，是需氧生物维持生命获取有用能量的主要源泉。1 对电子经 NADH 氧化呼吸链传递给 1 个原子 O$_2$ 的过程中，产生 3 分子 ATP；经琥珀酸氧化呼吸链生成 2 分子 ATP。

有机物氧化是多步骤的级联式反应过程，电子经呼吸链传递时，能量逐步释放，其中有 3 个部位释放的 △G，被 ADP 捕获并被磷酸化为 ATP：部位 1 是 NADH 和辅酶 Q 之间，部位 2 在细胞色素 b 与细胞色素 c 之间，部位 3 在 Cyta 与 O$_2$ 之间。

ATP 的转换不仅迅速而且可被调节。线粒体膜上转运核苷酸的载体，可将胞液中的 ADP 转运到线粒体基质，同时将 ATP 转运到线粒体外。当 ADP 和 Pi 进入线粒体增多时，氧化磷酸化速度加快。由于呼吸链氧化加快，NADH 逐渐减少，NAD$^+$ 增多，间接促进三羧酸循环的氧化过程，产生更多的 NADH，使氧化磷酸化进一步加强。反之，如 ATP 过多而 ADP 不足，则氧化磷酸化进度减慢，NADH 因氧化减弱而堆积，使三羧酸循环延缓，ATP 合成减少。这种调节使机体适应生理需要，合理利用能源。

甲状腺激素是调节氧化磷酸化的重要激素。一些化合物对氧化磷酸化有抑制作用，依作用部位不同，分为：①呼吸链抑制剂，②解偶联剂和③氧化磷酸化抑制剂等 3 种。①鱼藤酮和阿米妥阻断部位 1 的电子流动，也称为电子传递抑制剂；抗霉素 A 阻断部位 2；氰化物（CN$^-$）、叠氮化物（N$_3^{2-}$）、CO 及 H$_2$S 等阻断部位 3。②典型的解偶联剂如 2,4-二硝基酚，使电子传递时产生的能量不能用于 ADP 磷酸化，使释能过程和取能过程脱离，解除氧化与磷酸化之间的偶联。③中的寡霉素通过抑制 ATP 合成酶，使 ADP 不能磷酸化为 ATP，阻断完整线粒体的氧化磷酸化作用。

NADH 必须通过线粒体内膜上的呼吸链被氧化。在胞液中生成的 NADH（如糖无氧酵解过程 3-磷酸甘油醛脱氢产生的 NADH）需通过磷酸甘油穿梭系统和苹果酸穿梭系统，将氢转移到线粒体内，重新生成 NADH 和 FADH$_2$ 后，再参加氧化磷酸化作用。

1.9. 血氧指标

氧供与氧耗，氧的摄取与利用是一个复杂的生理生化过程。一般，组织细胞的供氧量为动脉血氧含量与组织血流量的乘积，组织细胞耗氧量为动脉血氧含量与静脉血氧含量的差值乘以组织血流量。临床上通过测定下述的一些血氧指标来了解或判断组织细胞获氧与耗氧的情况（表 1-2）。

表 1-2 常用血氧指标

名称	概念	影响因素	正常值
血氧分压 (PO_2)	以物理状态溶解于血浆中的氧分子产生的张力，PaO_2 影响血氧饱和度以及血氧含量。PvO_2 反映内呼吸功能	吸入空气中的氧分压与肺呼吸功能	动脉血(PaO_2)≈13.3kPa(100mmHg) 静脉血(PvO_2)≈5.32kPa(40mmHg)
血氧容量 (cO_{2max})	PaO_2 19.95kPa(150mmHg)，$PaCO_2$ 40mmHg，38℃条件下，100ml 血中血红蛋白能结合的最大氧量，反映血液携带氧的能力	血红蛋白的质与量	动脉血(caO_{2max})≈8.92mmol/L(20ml%)
血氧饱和度 (sO_2)	血红蛋白与氧结合的程度，1g 血红蛋白实际结合的氧量与最大结合氧能力(1.34 ml)之间的百分比	PO_2	动脉血(saO_2)≈93%~98%，静脉血(svO_2)≈70%~75%
氧含量 (cO_2)	100ml 血液实际含有的氧量，包括血浆溶解的氧及与血红蛋白结合的氧，以后者为主	PaO_2 及血红蛋白的质与量(cO_{2max})	动脉血(caO_2)≈8.47mmol/L(19ml%)，静脉血(cvO_2)≈5.35~6.24mmol/L(12ml%~14ml%)
动-静脉氧差 (A-VdO$_2$)	动脉血氧含量减去静脉血氧含量的差值($caO_2 - cvO_2$)，反映组织从血液摄取氧量的多少，组织对氧的利用能力的大小	组织细胞利用氧的能力，氧合血红蛋白释放氧的能力	2.68~3.57mmol/L (6ml%~8ml%)
P_{50}	在一定体温和血液 pH 条件下，血红蛋白饱和度为 50% 时的血氧分压，反映血红蛋白与氧的亲和力	血红细胞内 2,3-DPG 浓度	3.47~3.60kPa(26~27mmHg)

2. 氧供与氧耗的病理过程

生物体必须不断获取能量才能维持生命活动。所有生物所需的能量来源均是太阳能。植物能直接利用太阳能合成糖、脂质和蛋白质等物质；人与动物则只能通过酶促反应进行氧化分解获取食物所蕴藏的化学能。生物学的燃烧或生物学能量的生成过程需要在许多的燃烧地点有足够的氧供。某一部位的一部分或全部可以因环境条件和病理过程导致机体缺氧。低氧或缺氧一词本身仅指氧低于正常，而未指明哪一个部位（如大气、动脉血或大脑皮质）与哪一个指标（如氧分压、氧含量或氧合血红蛋白饱和度）低于正常。

低氧或缺氧是心、肺、脑血管病等临床常见病患的基本病理过程，又是高原、深海、航天等特殊环境医学的基本课题，更是各种死亡的基本死因。百余年来，人们起初主要研究缺氧对机体的损害以及机体器官系统对缺氧的代偿与适应。20世纪90年代以来，缺氧的组织适应或预适应的研究已日益成为缺氧研究领域的前沿或热点。2002年是联合国的"国际高山年"，法国、意大利等国和我国先后召开有关低氧的国际学术会议。为开发大西北，我国曾先后召开"青藏高原环境、资源和发展"会议和两次有关低氧研究的香山科学会议，以及3次海峡两岸低氧学术会，低氧或缺氧研究已成为全球和我国全社会关注的重大课题。

2.1. 缺氧病理过程

上述氧供应与氧消耗的任一环节的障碍均可导致机体组织细胞氧的缺乏，引起机体器官系统和组织细胞功能变化，即缺氧性病理过程。缺氧所致的功能变化包括缺氧导致的代谢、功能乃至形态障碍等损伤性反应和机体对缺氧的代偿适应性反应。一般来说，临床或较慢发生的缺氧主要引起适应或代偿反应；重度或较急发生的缺氧主要导致适应或代偿不足而发生损伤性反应。依据缺氧发生的环节或原因，通常将缺氧过程分为4种基本的类型（表2-1、2-2）。

表2-1　4型缺氧过程的原因与机制

类型	基本概念	主要原因	一般机制
低张性缺氧（低氧性缺氧）	动脉血氧分压↓血氧饱和度和血氧含量↓亦称低张性缺氧或低张性低氧血症	1. 吸入气氧分压↓（高原或大气性缺氧）2. 外呼吸功能障碍（呼吸性缺氧）3. 动静脉短路	动脉血氧分压过低，氧向组织细胞扩散减慢
血液性缺氧	因血红蛋白量不足或性质改变导致血氧含量下降	1. 贫血2. 一氧化碳中毒3. 高铁血红蛋白4. 血红蛋白氧亲和力异常增强	血红蛋白携氧或释氧能力减低

续表

类型	基本概念	主要原因	一般机制
循环性缺氧	组织细胞血流量↓导致组织细胞氧供↓	全身或局部循环障碍	全身或局部血流过缓、血供不足
组织性缺氧	组织细胞氧利用障碍	1. 组织细胞中毒（中毒性缺氧） 2. 维生素缺乏 3. 线粒体损伤 4. 组织水肿	组织细胞氧化磷酸化障碍

表2-2 4型缺氧的血氧指标变化

类型	PaO_2	saO_2	caO_{2max}	caO_2	$A\text{-}VdO_2$
低张性缺氧	↓	↓	-*	↓	↓ or -
血液性缺氧	-	-	↓ or -	↓ or -	↓
循环性缺氧	-	-	-	-	↑
组织性缺氧	-	-	-	-	↓

*："-"表示正常

2.2. 低氧特殊环境

高原低氧

人类和其他动物只能在地球表面生存、呼吸一个大气压的空气。只有在攀登高山、移居或世居高原、深海潜水和航天时才会体验到空气中的最大变动——氧气不足或氧分压下降。在这样的低氧条件下需借助人工呼吸装置来维持生命和活动。这一事实直到18世纪才有所认识。被誉为宇宙医学的奠基人的法国科学家Bert被气球驾驶员在4575米死亡的现象所震惊，他在《La pression barometrique》上发表的长篇经典论文中强调指出"氧是一切，大气压本身无关紧要"。

登山时，随登山高度的增加，大气压和氧分压在降低，肺泡氧分压、动脉血氧饱和度均随之降低，此时如呼吸纯氧，肺泡气氧分压和动脉血氧分压才可得到提高（表2-3）。

表2-3 急性低气压暴露对肺泡氧分压和动脉血氧饱和度的影响

高度 （m）	大气压 （mmHg）	空气中 PO_2 （mmHg）	呼吸空气		呼吸纯氧	
			肺泡 PO_2 （mmHg）	动脉血氧饱和度 （%）	肺泡 PO_2 （mmHg）	动脉血氧饱和度 （%）
0	760	159	104	97	673	100
3050	523	110	62	90	436	100
6100	349	73	40	70	262	100
9150	226	47	21	20	139	99
12 200	141	29	8	5	58	87
15 250	87	18	1	1	36	15

深水低氧

在水下，潜水员周围的压力因水重增加而增加，每下沉10米，压力增加一个大气压，如带着一个气球潜水下降，气球将被压瘪，球内空气分子被压缩，潜水员体内的空气也将被压缩。借助于人工装置可为潜水员提供呼吸相当于5.5米深度的呼吸条件。如低于这一深度，水压将使潜水员难以扩张胸部来吸入新鲜空气，装置的通气管死腔也将增大，吸入的空气只在死腔内前后运动从而呼吸不到新鲜空气。潜艇中的海员或海军在潜艇下潜时也将遭遇同样的问题。中东地区的珍珠采集工人仅吸一口气即能在15.25~18.3米深度工作1、2分钟。海豹、海豚和鲸鱼等潜水动物发育有许多的潜水反射，能在很深的海底1133.7米处生存1小时以上。

非寻常环境中的低氧

二氧化碳 正常空气PCO_2为0.3mmHg（0.04%）可忽略。但在潜水装置和密闭环境（潜艇，宇宙飞船），CO_2可升高并被重吸，刺激通气。肺泡PCO_2 80mmHg为正常的2倍，是个体耐受的最高值，通气最大，可导致严重酸中毒。PCO_2高于80mmHg不可耐受，呼吸中枢不再被激动反而被抑制，呼吸开始衰竭。事实上CO_2作用像麻醉剂，机体变得昏睡和意识丧失。

一氧化碳 CO不刺激呼吸，无味、无色、不易被察觉，是来自燃烧不全。CO竞争性地与Hb分子同O_2结合部位结合，形成COHb影响O_2传输可致死。$Hb + CO \leftrightarrow HbCO$是可逆的，是CO分压的函数。其与Hb的亲和力为$O_2$的210倍，即使呼吸空气中有少量CO也极其危险。如0.5mmHg（1/210肺泡PO_2）会引起1/2的Hb与其结合，另1/2与O_2结合。这时血液携O_2量少了一半。PCO 0.7 mmHg（空气的0.1%）即是致死性的，因细胞无氧，最敏感的是脑。视觉变化、反应时间慢和协调障碍是CO中毒的最先症状，接着有紫绀，血液深蓝。化学受体能觉察CO。化学感受器可感受PO_2变化，但不被兴奋，因CO中毒时血PO_2正常，尽管O_2不能与Hb结合。

麻醉气体 NO（笑气）和氯仿等气体麻醉均经呼吸吸入。

宇宙旅行 宇宙飞船和超音速飞机经加速达40 225千米/小时的速度才能逃离地心引力离开大气。起飞时是正加速（因力从头到足），飞行结束降落时是负加速（因力从足到头）。

高G力 由于地心引力（G力）、离心力和加速力随时起作用。1G力为1倍重心引力。如力低于体重即为负G力。俯冲时飞行员经受正G力（因力作用从头到足）。翻筋斗时，飞行员体验负G力（因力作用从足到头）。

加速力通过有些组织特别是血液与身体而产生效应。正G力时血液被拉向身体下部。飞行员"拉4G"，腿部静脉的静脉压为正常的4倍。心脏不能泵出血液，除非静脉血回流。4G力时，动脉压下降，相当心脏水平为40mmHg，到脑的血流几乎停止，结果视力丧失、眩晕。3G~4G时飞行员或宇航员肌肉活动困难，面部组织和眼睑下垂。5G时身体几乎不能动，同时呼吸肌不工作和停止呼吸。5G~9G，下肢充血，小腿抽筋，因肺底静脉充血而肺水肿，视力和听力丧失，最后因脑缺血而丧失意识。负G达-3G时眼窝加压，颈静脉扩张，脸膨胀、耳鸣、头痛。比-3G更负时视网膜血管充血与视力损害、幻视，视网膜和脑部发生出血。负G的效应长于正G的效应，负G作用后视力障碍和头痛可持续数小时。

失重 一旦飞行离开地心引力，宇航员脱离加速力但面临失重。失重时因静脉水压下降，使血量红细胞和心输出量下降。由于运动只需很小肌肉收缩，因此体力活动下降、骨骼失钙。

飞船中的人工大气 宇宙空间没有大气，宇航员必须备有压缩的人工大气。

辐射 地球的上层大气不断受来自太阳的宇宙辐射攻击。这些辐射粒子陷入地球磁场称为 Van Allen 辐射带，内层带始于 483 千米并扩张到 4827 千米，外层带始于约 966 千米并扩张到 32 180 千米。由于两带有大量辐射，宇宙航船不在其间飞行因宇航员会受到致死量的辐射。有时所有飞船轨迹均在 322 千米以下以避免辐射损伤。

高氧 临床伴有缺氧的患者、飞行员或航天员呼吸 100% 纯氧的条件下，也可发生缺氧。这种危险来自肺泡萎缩。呼吸正常空气时，由于氮气不被利用和吸收，从而防止肺泡萎缩；吸纯氧时因既不存在氮气，氧气又被不断地吸收，从而导致肺泡萎缩。呼吸高压氧时，由于重力作用而出现的肺膨胀不全（肺不张）也是造成有关人员缺氧的一个因素。

2.3. 低氧的即刻效应

飞行员如在 8848 米高度失去氧供 1 分钟即可丧失意识，经过适应的登山运动员却可不借助仪器供氧而登顶 8848 米的珠穆朗玛峰，低氧的效应因低氧暴露的速度和频率而改变。

随着高度的增加，机体需做巨大努力来加强通气，从而向组织提供常量的氧供。但如通气过度，吸入氧的张力将降低导致肺泡氧分压、动脉氧分压降低，外周化学感受器放电增多，肺泡和动脉氧分压增高。登山初期通气加强可维持数周，心输出量同时增加。有时新登山人员发生急性高山病，在快速登越 2135 或 2440 米时最常发生，此时大量二氧化碳因过度通气被呼出，出现头痛、恶心、呕吐和呼吸困难。高于 2705～3050 米可发生少见的高山肺水肿，引起呼吸困难、咳嗽、肌肉共济失调、无力、昏迷乃至死亡（罕见）。

2.4. 低氧的长期效应

长期低氧的一个重要适应反应是产生较多的红细胞，血容量增大。在一定程度上会给组织细胞带去较多的氧。然而，血容量越大，血黏度越高，以致心脏泵血负担越重。有些高原居民发生红细胞增多症，红细胞压积可高达 70%（正常为 45%），需要抽取血液予以降低，以使心脏能有效地搏出血液。

数周和数月的高山低氧环境下，机体通气、血输出量和循环血中血红蛋白量增高，随后通气与心输出量降低到平原水平，但血容量仍继续升高，线粒体数量增多，组织细胞的代谢活动更为有效。即使如此，机体的最大工作能力也从未达到海平面水平。美国科罗拉多高原居民 60 岁以上老年人的比例远低于平原老年居民。高原居民多因健康原因、心肺疾患移居平原而使健康有所改善，但适应最佳的高原居民的登山技艺和能力惊人。

2.5. 缺氧损伤效应

缺氧过程中，呼吸、循环功能的变化，较之脑功能的变化更易于觉察和定量。空气中的氧含量由 20% 降至 18% 或 16% 时，呼吸、循环的变化即可显现。在常压下，14%～16% 的氧含量分别使80%到90%的人的心率以每分钟2~8次的速率增加，每分通气量也逐步显著地增加。但是神经细胞对缺氧最为敏感，当神经细胞完全失去氧供后十几秒内即开始显现变化，90秒后即可完全丧失一切电活动，并出现意识与感觉等功能的变化。

意识与感觉功能障碍

复杂的信息加工和学习记忆功能对缺氧最敏感。2440米（相当于吸入气中氧张力108 mmHg和15%的氧含量）时，空间认识和数字转换功能即明显降低。3660米时，相当于脑灰质的氧张力为4~5mmHg，短时记忆逐渐丧失，脑静脉氧张力为17~19mmHg。

视觉和色觉的阈值随缺氧加重而升高，4500米的模拟高度，需有海平面两倍的光强度，才能看见刺激物。CO中毒时，人的光阈值、视力、暗适应和闪光融合频率皆发生明显改变。

自发与诱发脑电变化

缺氧导致EEG频率减慢，并引起δ波，最后丧失一切脑电活动。10%的氧使30%年轻人和10%老年人的EEG由8~12Hz减到5~7Hz。诱发电位比EEG还敏感，9%~13%氧时，脑干听觉诱发电位虽尚未见变化，但视觉诱发电位的振幅降低。中度CO暴露时与注意、预期和运动准备有关的晚慢电位降低，碳氧血红蛋白超过20%时，脑电70ms成分的幅度降低，出现晚期负向漂移。贫血性缺氧过程中，碳氧血红蛋白超过20%时，视觉诱发电位降低；贫血严重时，听觉诱发电位负相反应成分变大、正成分减少。

脑血流量、脑葡萄糖与氧代谢率的变化

低氧性缺氧时，脑葡萄糖利用和乳酸生成增加，但脑氧摄取与EEG均未见改变。10%氧条件下15~30min，脑血管扩张，脑血流量增加35%，但脑氧代谢率未出现变化。呼吸6.9%~7.5%氧15min，动脉氧张力由98.4%降至34.6%，脑葡萄糖提高9%，但动脉乳酸和丙酮酸正常，脑血流增加75%，脑血管阻力降低44%，脑代谢率正常，葡萄糖利用增加25%，氧/糖指数从91%降到76%，乳酸/糖指数从4.5%增到18.9%，提示缺氧降低葡萄糖比例，葡萄糖被完全氧化。CO中毒引起的缺氧也增加脑血流量。

神经化学变化

脑氧代谢率和氧耗随缺氧的严重程度的不同，发生先增后降的变化，脑葡萄糖利用与乳酸生成加速，但细胞中的ATP、ADP和AMP水平仍维持正常，在脑氧耗率降低之前，未出现降低，甚至在葡萄糖、糖原含量降低40%时，脑中ATP浓度仍正常。暴露于2%氧30min时，ATP降低，ADP和AMP增多。

氧化还原状态比ATP水平对缺氧更敏感。跨线粒体氧化还原电位比线粒体或胞内氧化还原电位对缺氧敏感，与生物合成活性更密切地相关，在ATP变化之前即出现改变。缺氧引起的细胞氧化还原状态和跨线粒体膜电位变化，刺激线粒体钙漏出、减少钙依赖性乙酰胆碱释放，影响钙稳态。缺氧时，细胞外钾浓度升高与氧供成反比，组织氧张力降低时，胞外钾从2mmol升高达50mmol。

尽管多数人认为，神经递质对缺氧敏感，但究竟哪一个递质更敏感，意见尚未一致。钙摄取减少，对神经递质代谢影响不一。突触体在缺氧条件孵育下，多巴胺和5-羟色胺摄取不可逆地降低，但脑中GABA、谷氨酸、丙氨酸（alanine）浓度升高。腺苷对缺氧敏感，缺氧

时腺苷水平加倍,作为神经递质的第二信使,环核苷酸 cAMP 升高,但 cGMP 降低,7%氧时脑游离脂肪酸增多。

神经结构的变化

缺氧严重时,脑细胞代谢障碍,ATP 生成减少,Na-K 泵功能障碍,脑细胞内 Na^+ 浓度升高,细胞渗透压增高引起脑细胞水肿,乃至细胞变性和坏死。脑微血管通透性增高,血脑屏障功能降低,平时不易通透的大分子物质进入脑组织,引起间质水肿和颅内压升高。

呼吸循环功能障碍

缺氧时,肺血管紧张性增高,肺血管阻力增大导致肺动脉高压。另一方面,不同区域肺血管紧张性高低不一,血管紧张性偏低的肺区,肺毛细血管血流增多,流体静压增大,导致压力性肺水肿。

肺动脉压增高,右心室后负荷增大导致右心室肥大乃至失代偿或心力衰竭。缺氧所致的红细胞增多和血液黏滞度增高,也使肺血流阻力增大,增加肺动脉压。缺氧严重时,动脉血氧分压降低,刺激颈动脉体和主动脉体化学感受器,迷走神经反射性兴奋可导致心动过缓、心律失常乃至心室纤颤。

组织细胞损伤

缺氧时,组织细胞氧供与氧耗的障碍,主要损伤细胞内线粒体,导致线粒体利用氧障碍,细胞缺少赖以生存的能量供应,ATP 含量减少,Na-K 泵功能失灵,细胞内 Na^+ 浓度增高,导致细胞水肿,线粒体、溶酶体肿胀。另一方面,细胞膜对离子的通透性增大,Ca^{2+} 内流和超载,氧自由基生成增多,进一步加重细胞损伤。

2.6. 缺氧适应反应

通常动脉血氧分压降到 8kPa(60mmHg)引起组织细胞缺氧时,可引起一系列代偿适应性反应,首先是呼吸循环功能的代偿性适应反应。

呼吸循环适应反应

缺氧特别是低张性缺氧,动脉血氧分压降低,刺激颈动脉体和主动脉体化学感受器,反射性引起呼吸加深加快,增加肺泡通气量,改善肺泡氧分压和动脉血氧分压。缺氧时如伴有动脉血二氧化碳分压增高,直接刺激延髓呼吸中枢也导致上述效果。

呼吸运动增强加快也增加胸内负压,促进静脉血回流,增加心输出量和肺血流量,促进氧的摄取与运输。缺氧时因通气增强,导致肺膨胀刺激肺牵张感受器,反射性地刺激交感神经兴奋,引起心率加快,增加心输出量,外周血管收缩,引起血液重新分配,增加重要器官的血流量。长期慢性缺氧促进心、脑等器官组织的毛细血管增生,增加氧扩散面积和细胞氧供。

血液与组织细胞适应

缺氧主要是慢性的,肾缺氧导致红细胞生成素生成与释放增多,促进骨髓干细胞分化,原始红细胞增殖、成熟和释放，促进红细胞的合成，增加血液携氧能力；同时氧合血红蛋白解离曲线右移，血红蛋白释氧过程增强，改善组织细胞的氧供。

慢性缺氧时细胞内线粒体的数量和表面积增加，生物氧化酶系活性增强，肌红蛋白增加。增加组织细胞有氧代谢，增强组织细胞氧利用能力；无氧酵解增强；补偿组织细胞能量（详见组织适应或预适应）。

参考文献

1. 张香桐. 关于缺氧性脑瘫的生理学. 神经外科通讯, 1973, 3: 52-57
2. 张香桐. 特殊环境生理学与四化建设. 海军医学, 1983, 1 (1): 49-51
3. 张启良. 新编病理生理学教程. 上海：上海科技出版社, 2000
4. Carpenter MB. Core Text of Neuroanatomy. Baltimore/London: Williams & Wibkins, 1978
5. McCandless DW. Cerebral Energy Metabolism and Metabolic Encephalopathy. New York: Plenum Press, 1985
6. Rhoads R, Pflanzer R. Human Physiology. 2nd ed. Orlando: Saunders College Publishing, 1992
7. Walz W. Cerebral Ischemia: Molecular and Cellular Pathophysiology. New Jersey: Humana Press, 1999
8. Longstaff A. Instant Notes Neuroscience. England: BIOS Scientific Publishers, 2000
9. Roach RC, Wagner PD, Hackett PH. Hypoxia: from Gene to the Bedside. New York: Kluwer Academic/Plenum Publishers, 2001
10. Guiton AC, Hall JE. Textbook of Medical Physiology. 10th ed. Singapore: Health Science Asia, Elsevier Science, 2002
11. Scidel C. Basic Concepts in Physiology. New York: McGraw-Hill, 2002
12. Randall D, Burggren W, French K. Animal Physiology. New York: WH Freeman, 2002
13. Levitan IB, Kaczmarek. The Neuron: Cell and Molecular Biology. 3rd ed. New York: Oxford University Press, 2002
14. Matthews GG. Cellular Physiology of Nerve Cell and Muscle. 4th ed. Malden: Blackwall Publishing, 2003
15. Squire LR, Bloom FE, McConnell SK, et al. Fundamental Neuroscience. 2nd ed. San Diego: Academic Press, 2003
16. Ganong WF. Review of Medical Physiology. 21th ed. New York: McGraw-Hill, 2003
17. Frackowiak RSJ, Friston KJ, Frith CD, et al. Human Brain Function. 2nd ed. San Diego: Academic Press, 2004

3. 缺氧预适应的研究背景

3.1. 低氧的反应通路

摘要 自从氧对生命活动的重要性被发现以来，人们对低氧作用的研究，先后经历了由经典低氧反应效应到红细胞生成素（EPO），由 EPO 到低氧诱导因子-1（HIF-1），由 HIF-1 到一系列低氧反应基因，再到氧感受，历时 200 余年。直到 20 世纪 90 年代，人们才初步勾画出一条由氧感受器－信号转导－效应基因的低氧反应通路的现代轮廓，为进一步研究既提供了重要基础，也提出了诸多关键课题。随着这一通路研究的深入，人们可望在 21 世纪得到新的理论概括和实际应用。
关键词 低氧；氧感受；红细胞生成素；低氧诱导因子-1；低氧反应基因

Response pathway to hypoxia Actions of hypoxia have long been studied for more than 200 years since the importance of oxygen to life activity was found. It has gone through classic response effects of hypoxia to EPO, EPO to HIF-1, HIF-1 to a serious hypoxic response genes and oxygen sensing. A modern frame of response pathway to hypoxia: oxygen sensor-signal transduction-effector genes was primarily outlined until 1990s. An important basis was provided for further study and many key projects were also raised. A novel theoretical generalization and practical application is expected in the 21st century.
Key words hypoxia; oxygen sensing; EPO; HIF-1; hypoxic response genes

人们了解氧对动物生命的至关重要性始自 1774 年，然而直到 20 世纪 90 年代，人们才开始探索动物细胞如何感知氧缺乏并对之发生反应的通路。

经典低氧反应效应

一个多世纪以来，人们已知机体对低氧具有各种反应效应，如加强通气、促进循环、增加红细胞和血红蛋白以及毛细血管增生。这些反应中有些是所有低氧细胞所固有的，提示机体每一细胞均具有其自己的氧感受系统（假低氧感受器），另一些则由中枢化的低氧感受器（真低氧感受器）所介导，引起增加组织氧供的多系统变化（Richalet，1997）。经典的组织性低氧反应即 Pasteur 效应：显著增加糖消耗以补偿有氧代谢之不足；组织呼吸链的最终受体——氧不可被利用时，组织取消氧化磷酸化，只靠糖酵解产生能量。有氧代谢向无氧代谢的切换由作用于糖酵解酶的能量代谢通路的代谢产物调节，如磷酸果糖激酶被 ATP 变构抑制以及 AMP 对抑制的反转。但是，这只是细胞对低氧反应的一小部分。实际上，细胞在 ATP 减少之前即已能感受氧水平的降低，并以自身装备的节能程序，停止不必要的细胞功能来减少氧利用[1]；低氧还不只是一个简单的节能信号，而且可选择性地触发某些基因的表达[2]，特别是红细胞生成素基因（EPO）的表达，使低氧反应通路研究得以向纵深发展。

EPO

1890年Viault高山滑雪后发现自己的红细胞密度增高,认为是他对高山低氧的一种反应。一个世纪之后,人们才发现该反应的分子基因,并发现低氧主要在转录水平调节 *EPO* 的表达。*EPO* 主要在肝细胞系由低氧诱导,并提示诱导有一特化的细胞氧感受器参与[3]。这一诱导对 CN^- 等电子传递毒物不敏感,提示细胞并非简单地通过呼吸链的故障来测量氧水平的变动;CO^{2+} 等可模拟 Fe^{2+} 的二价金属离子,诱导 *EPO* 表达,并可被 CO 阻断,因而提示含血红素的蛋白质参与氧的感受和信号发送;*EPO* 的低氧诱导可能被翻译抑制剂环己酰亚胺取消,提示这一低氧反应通路需要蛋白质重新合成。

通过在肝细胞和转基因动物上进行的 *EPO* 报道基因的研究,Semenza 等在 *EPO* 的 3′端,发现一个由 50 个左右核苷酸组成的增强子序列,并进一步发现只有低氧细胞才存在通过这一序列发生作用的一种转录因子——低氧诱导因子-1(HIF-1),HIF-1α 部分缺如小鼠对慢性低氧的多系统显著受损(Yu 等,1999)。HIF-1 与 *EPO* 增强子的 5′-TACGTGCT-3′序列结合促进 HIF-1 的纯化及其基因的克隆(Wang 等,1995)。HIF 是一个 α/β 二聚体,其 α、β 亚基均含有一种 basic-helix-loop-helix(bHLH)基序和一个 PAS 蛋白–蛋白相互作用功能域,广泛存在于各种已知或待定的转录因子和哺乳类蛋白质芳香烃受体(aryl hydrocarbon receptor,AHR)和芳香烃受体核转运子(AHR nuclear translocator,ARNT)。事实上,HIF-1β 亚单位与先前发现的 ARNT 相同,后者只是作为一种异二聚体与 AHR 一起参与细胞对芳香烃等环境毒物的反应。

HIF-1

HIF-1 作为一个总的调节子,不限于调节 *EPO*,在许多不表达 *EPO* 的不同细胞系也存在(Wang 等,1995)。这一论点首先基于许多糖酵解基因 HIF-1 结合位点的鉴定和 HIF-1 对其他基因进行低氧调节的证明(Semenza 等,1994);HIF-1 位点还见于编码血管内皮生长因子(VEGF)基因[4]。VEGF 与血管内皮组织的酪氨酸受体 fik、fit-1 和 fit-4 结合,刺激局部毛细血管增生,以增加局部氧供,克服各种氧供之不足。编码调节血管 NO 的 i-NOS 基因也均为 HIF 的靶基因。HIF-1 位点在编码调节呼吸的酪氨酸羟化酶(TH)的基因上也存在。因此包括适应性无氧代谢、红细胞生成、血管增生、血管舒张,以及加强呼吸等全身性或细胞性多种低氧反应均处于一个单一的转录因子 HIF-1 调节之下。这些 HIF-1 靶基因中的许多基因具有与 EPO 诱导相同药理学特性,提示它们均由一种由 HIF-1 介导的共同氧感受通路调控。

新近发现不具有 ARNT 活性和不存在 ARNT/HIF-1β 蛋白的肝细胞系能产生 HIF-1β 转录本(transcript),进一步确认 HIF-1 在低氧反应中的关键性作用(Wood 等,1996)。这类细胞对乳酸脱氢酶-A、磷酸甘油激酶-1、葡萄糖转运体-1,以及 VEGF 等一系列基因的低氧诱导均有缺陷。

在体实验也进一步支持 HIF-1 的关键性作用:HIF-1 的诱导与细胞对氧水平的生理反应十分一致,HIF-1 蛋白的表达与 HIF-1 DNA 结合活性随氧水平由 5%(35mmHg)向 0% 下降而指数式地增加,半数最大反应为 1.5%,与在体测定的氧分压的临界范围符合[5]。

氧感受器

上述氧诱导的 HIF 变化曲线使人想起经典的血红蛋白氧解离曲线,再加上上述有关 HIF-1

药理学和有关效应基因的观察，均提示氧感受过程涉及血红蛋白。最简单的一种可能性是氧感受器本身即是一种氧结合的血红蛋白，并像血红蛋白那样发生氧依赖性构象变化[6]。一种与豆类共生的细菌通过二成分调节系统对宿主根结的无氧环境发生反应；该菌的氧感受器 Fix L 是一种整合在膜上的含血红素激酶，其活性由与氧的结合来调节；处于脱氧合构象时，该激酶使转录因子 Fix J 磷酸化，磷酸化的 Fix J 再引起最终导致氮固定基因表达的基因调节过程[7]。

有关线索提示，由哺乳动物氧感受器到 HIF-1 诱导之间的信号转导包括上述细菌那样的蛋白磷酸化过程。酪氨酸激酶抑制剂阻断 HIF-1 诱导，而酪氨酸磷酸酶的抑制剂则提高 HIF-1 蛋白的基础水平和 HIF-1 的活性（Wang 等，1995）。HIF-1 上游的一种候选酪氨酸激酶 c-Src 在低氧时激活，而 c-Src-细胞 VEGF 的低氧诱导则明显降低[8]。

ARNT/HIF-1β 缺如的细胞系为低氧反应通路提供另一因子存在的证据。由于 HIF-1α 和 HIF-1β 转录本的低氧诱导在 ARNT/HIF-1β 细胞仍可发生（Wood 等，1996），在有关通路 HIF-1 上游必定有另一不同于 HIF-1 的低氧调节因子（X）。与此类似，有些 HIF-1 靶基因的诱导在 ARNT/HIF-1β 细胞也部分地减弱，提示这种非 HIF-1 的因子 X 参与低氧诱导。葡萄糖转运体-1 基因的低氧诱导对 CN^- 敏感，也为另一种氧感受系统的存在提供证据（Ebert 等，1995）。有些缺失的成分可在 HIF-1 以外的受低氧调节的转录因子（如 AP-1、NF-κB 和 P53）中找到，尽管这些因子的作用不限于低氧反应。也还有一些低氧调节因子作用于翻译后水平，如稳定低氧诱导的 RNA 水平[7]。

现代低氧反应通路

综上所述，可以认为 HIF-1 是诱导低氧基因和修复细胞氧内环境稳定的一个核心调节因子[9]。氧直接与细胞氧感受器相互作用（与线粒体呼吸无关），保持氧感受器处于失活的氧合状态；氧减少时，氧合形式的氧感受器激活一种信号，经蛋白磷酸化及/或氧化还原（redox）状态（Wang 等，1995），转导到因子 X，导致 HIF-1α/β 表达升高。HIF-1 异二聚体再引起一系列基因表达，参与机体对低氧的细胞性和全身性反应，包括无氧代谢、红细胞生成、血管增生和呼吸增强，从而使细胞在低氧条件下生存乃至恢复正常氧水平。

虽然所有细胞均曾有同样的通路，但每一细胞的反应终点却有所不同。因此，低氧时，大多数细胞诱导酵解基因和各种血管发生因子，但肝和肾的细胞却诱导 *EPO*。HIF-1 因而也必定与细胞特异性调节因子，如孤儿受体（orphan receptor）HIF-4 联合作用，以控制有关的特异反应。由于 HIF-1 转录本和蛋白的转换对低氧敏感，HIF-1 活性又受 HIF-1 的磷酸化与氧化还原状态影响，进一步的调控与反馈将由 HIF-1 的翻译后调节来提供。

上述有关低氧反应通路的现代理解仍存在不少的关键性问题：例如细胞氧感受器与因子 X 的实体究竟是什么？二者之间的信号是如何传递的？独立的或与 HIF-1 合作的其他低氧调节因子还有哪些？一个细胞如何协调 HIF-1 通路与 Pasteur 效应，如何停掉不需要的细胞功能以及如何由 P53 介导细胞自杀等均有待进一步研究。

鉴于低氧反应及其适应对临床医学、航天医学和运动医学的重要性，鉴于已有的经典研究成果不足以证明动物对低氧特别是无氧的潜在耐受性，作者在 30 余年前曾综述过低氧适应的组织机制，并预言将在细胞水平或分子水平取得新的重要进展[10]。尽管尚有如上的一些待解决问题，但这一进展已成事实。可以设想，继续应用现代的生物医学和分子生物学技术，获得有关问题的快速回答的同时，似亦需要其他研究路线对所获数据进行整合或比较。

酵母基因组中不存在与 HIF-1 相似的基因，它的低氧反应通路与 HIF-1 通路有许多的不同。果蝇和其他昆虫对低氧发生酵解基因诱导和运输氧的支气管增生等特征性反应，果蝇细胞提取物含有一种 HIF-1 样 DNA 结合活化。某些人类遗传性疾患也有可能对低氧信号传送提供信息，如一些家族 EPO 水平高，有 HIF-1 通路活性。这些侧面的研究将有助于低氧反应通路的进一步完善。

临床医疗对了解低氧反应通路的迫切需要，无疑将为有关研究提供巨大动力或推力。1985 年 EPO 基因克隆成功之后，重组 EPO 已可广泛用于贫血患者和运动员，人们也已注意到低氧反应中的血管增生对促进生长的不利影响，上述有关问题的进一步解决将为抢救和治疗缺血组织和破坏肿瘤细胞开拓新的策略和措施。

参考文献

1. Hochachka PW, Buck LT, Doli CJ, et al. Unifying theory of hypoxia tolerance: molecular/metabolic defense and rescue mechanisms for surviving oxygen lack. Proc Natl Acad Sci USA, 1996, 93: 9493-9496
2. Fandrey J. Hypoxia-inducible gene expression. Respir Physiol, 1995, 101: 1-10
3. Goldberg MA, Dunning SP, Bunn HF. Regulation of the erythropoietin gene: evidence that the oxygen sensor is a heme protein. Science, 1998, 242: 1412-1415
4. Shweiki D, Itin A, Soffer D, et al. Vascular endothelial growth factor induced by hypoxia-initiated angiogenesis. Nature, 1992, 359: 843-845
5. Jiang BJ, Semenza GL, Bauer C, et al. Hypoxia-inducible factor 1 levels vary exponentially over a physiologically relevant range of O_2 tension. Am J Physiol, 1996, 271: C1172-C1180
6. Bunn HF, Poyton RC. Oxygen sensing and molecular adaptation to hypoxia. Physiol Rev, 1996, 76: 839-885
7. Gilles-Gonzalez MA, Ditta GS, Helinski DR. A hemoprotein with kinase activity encoded by the oxygen sensor of Rhizobium meliloti. Nature, 1991, 350: 170-172
8. Mukhopahyay D, Tsiokas L, Zhou XM, et al. Hypoxia induction of human vascular endothelial growth factor expression through c-Src activation. Nature, 1995, 375: 577-581
9. Guillemin K, Krasnow MA. The hypoxic response: Huffing and HIFing. Cell, 1997, 89: 9-12
10. 吕国蔚. 缺氧适应的组织机制. 见: 潘世威主编. 病理生理学进展（一）. 北京: 人民卫生出版社, 1963. 196-237

3.2. 低氧适应的进化

摘要 低氧适应进化设计的焦点在于开拓氧分子的多功能性与防御有机体免受活性氧化物的损害。为在氧缺乏和氧毒性之间建立一条安全通道，有机体需要有对胞内氧分压作出适宜反应的遗传程序。细菌、酵母和人类对氧的感受很相似，血红蛋白看来是感受氧的受体分子。细菌和酵母转移电子可能需结合到一个单肽的黄素基，人类主要候选氧感受器为 NAD(P)H 氧化酶，把氧还原成过氧化物，形成一种分级化学信号，随氧分压的降低，通过 HIF-1 磷酸化或氧化还原状态从受体转导到胞核产生分级反应，编码 *EPO*、*TH*、*LDH*、*GLUT-1* 基因。

关键词 氧感受与信号传递；信号转导；原核细胞；真核细胞；多细胞有机体；单细胞有机体

Evolution of hypoxic adaptation The design of hypoxic adaptation is focused on expolarization of multifunction of oxygen and protection of organism from injury of reactive oxides. A genetic program is needed to give adequate response to decrease in intracellular partial pressure of oxygen in order to set up a safe path between oxygen deficiency and oxygen toxicity. It is very similar in sensing oxygen between bacteria, yeast and human. Hemoglobin seems to be the receptor molecular of sensing oxygen. It is needed to combine to a single peptide, a group of flavine for bacteria and yeast to transfer electrons. The candidate oxygen sensor of human is NAD(P)H oxygenase reducing oxygen to peroxide and formatting a graded chemical signal. The signal is transducted from receptor to nucleus via phosphorylation of HIF-1 or redox state and encodes gene *EPO*, *TH*, *LDH* and *GLUT-1*.

Key words　oxygen sensing and signaling; signal transduction; prokaryocyte; eukaryocyte; multicellular organism; monocellular organism

氧是生命过程赖以维持的中心支点。光合成的进化使地球大气层由氧构成。进化设计的焦点在于参与代谢过程的调节与开拓氧分子的多功能性。氧接受电子的能力，使其能参与有机物燃烧所需的氧化还原反应，从而获得代谢能。同等重要的还有防御有机体免受活性氧化物（如过氧化氢）损害的进化。为在氧缺乏和氧毒性之间建立一条安全的通道，有机体细胞需要有对胞内氧分压作出适宜反应的遗传程序。

原核与真核细胞的生物能学

原核细胞（如细菌）有别于真核细胞，能在完全无氧的环境中生存。这一区别是二者进化时间不同的一种反映。原核细胞产生于25亿~35亿年前，地球只浸浴很少的大气[1]，不需氧的存在即能合成其构成成分，其代谢也比真核细胞更具可塑性。许多原核细胞既有有氧呼吸链，也有无氧呼吸链，在没有适宜的电子接受体的情况下，可靠发酵生存。相反，真核细胞可能产生于14亿年前，地球大气层转为有氧时，主要具有1条有氧呼吸链，并利用氧作为其终末氧化剂，只有少数真核细胞能靠无氧呼吸和发酵生存。

血红素（heme）生物合成通路中的粪卟啉原氧化酶（coproporphrinogen oxidase）与原卟啉氧化酶（protoporphrinogen oxidase）催化原核与真核细胞的同一个反应，但利用不同的电子接受体。真核细胞的电子接受体为分子氧，在无氧条件下不产生原卟啉原Ⅸ和卟啉原Ⅸ。原核细胞在有、无氧条件下均可生成这两种化合物。有氧时，原核细胞利用分子氧为接受体，无氧时，粪卟啉原氧化酶与细胞的无氧呼吸链偶联，任一终末电子接受体（如硝酸盐或延胡索酸盐）均可使卟啉原氧化。

原核与真核细胞之间尽管在代谢上有这样的差异，但氧对这两类有机体的能储效率均有深刻的影响。氧张力本身即能影响是主要由有氧呼吸链连接的磷酸化或由无氧呼吸链连接的磷酸化产生ATP、还是在底物水平上产生ATP的催化反应。由于氧化磷酸化远比底物水平的磷酸化有效，因而产生ATP率对所产生的生物产物（biomass）的量、细胞生长的速率、所释放的热量以及所积累的代谢终产物的量均有所影响。因此氧张力对调节大多数有机体细胞的生长和分化均是一种重要的环境和发育信号。

有些微生物尽管能利用各种不同的电子接受体，但仍优先利用氧作为电子接受体。氧作为电子接受体具有许多理想的热力学和动力学特性，如中点氧化还原电位高、化学惰性大以及在水相介质中的适宜溶解度。这些理想的特性，使氧成为生物圈内最重要的氧化剂。在有氧呼吸链中，分子氧通常被4个电子还原，生成水。偶尔有些氧分子在呼吸过程中未能完全还原成水，而部分地还原成高反应性的中间产物，如 O_2^-、H_2O 与 OH^-，即活性氧族（reactive oxygen species，ROS），并随着氧分压的增高而成比例地增多。这些高度不稳定的 ROS 能使 DNA 突变、氧化蛋白质、损伤膜。这类损伤总称为氧毒性或氧应激。

考虑到氧对能储备的有益作用及其在氧应激时的毒性作用，微生物以及真核细胞生物均需进化出精练而复杂的调节网络，才能保证在呼吸链中优先利用氧、有机体的终末氧化酶与环境氧张力相匹配，以及需要时能产生抗氧化物以对抗氧应激。

单细胞有机体对氧的感受与反应

（1）呼吸链

以大肠杆菌为例，它具有几种不同类型的呼吸链，利用不同的电子接受体和终末氧化还原酶（表 3-1）。有氧时，利用两个有氧呼吸链之一，由 cyoABCDE 操作子编码的细胞色素 bo 氧化酶氧化还原食物，最终生成 CO_2 和 H_2O；氧浓度减少时，利用由 cyoAB 操作子编码的细胞色素 bd 氧化酶，其水平可升高 3 倍，而细胞色素 bo 氧化酶则降低 99.3%[2]；氧完全缺如但有 1 种适宜的电子接受体（延胡索酸、硝酸、二甲亚砜、氧化三甲胺）时，大肠杆菌即至少能利用 5 种氧化还原酶中的 1 种，进行无氧呼吸。

表 3-1 大肠杆菌终末氧化还原酶的基因酶

电子接受体	终末呼吸链	操作子
O_2	细胞色素 bo 氧化酶	cyo ABCDE
O_2	细胞色素 bd 氧化酶	cyo AB
NO_3	硝酸盐还原酶	nar GHJ
NO_3	硝酸盐还原酶	nar ZYWV
延胡索酸	延胡索酸还原酶	frd ABCD
二甲亚砜（DMSO）	DMSO/TMAO 还原酶	dms ABC
氧化三甲胺（TMAO）	TMAO 还原酶	tor A

（2）转录网络

细菌的进化涉及几种感受氧与氧应激的蛋白质，其中主要有 Fnr、SoxR、OxyR 等 3 个转录因子参与可逆的氧化还原反应[3]。Fnr 和 SoxR 参与的氧化还原反应中包括 1 个 Fe-S 中心。Fnr 在无氧时发挥作用，当 Fe^{3+} 被还原为 Fe^{2+} 时激活。SoxR 在 Fe-S 中心被氧化时激活。OxyR 在细菌暴露于 H_2O_2 时激活，似不含金属离子，可能通过半胱氨酸氧化成磺酸（sulfonic acid）而激活。

推测细胞的氧化还原状态参与 Fnr 和 SoxR 激活，细菌的黄素血红蛋白（flavohemoglobin）参与此过程。黄素起电子门控作用，将电子从 NAD(P)H 转移到自身的血红素或其他蛋白质的 Fe-S 簇。有氧细胞的电子通过分子内转移到血红素，无氧细胞的电子则通过分子间转移到 Fnr 和 SoxR 等其他蛋白质的 Fe-S 簇。

已知的对氧反应的上游感受器是细菌的双成分信号转导系统 ArcB 和 ArcA[4]。ArcB 是使自身和 ArcA 磷酸化的激酶，还具有磷酸酶的活性，能使其自身脱磷酸化，在氧感受中具有重要作用。氧缺乏导致无氧细胞 ArcB 磷酸化加强。ArcB 磷酸化在有氧和无氧条件下均可发生，但在无氧时 ArcB 内在的磷酸酶活性受抑，从而 ArcB 磷酸化得以加强。

Fix L 也是一种双成分系统的感受器[5]。无氧时，Fix L 自磷酸化成磷酸 Fix L，其磷酸再被转移到 Fix J。Fix J 的激活由血红素中 Fe 离子的旋转状态决定，并受与其结合配体的影响。Fix L 是迄今细菌感受氧本身的唯一细菌蛋白质。该蛋白质确定以血红素为基础的感受器血红素蛋白质。作为一种双结构域的血红素蛋白质，Fix L 是一种感受氧的理想分子，通过其激活活性转导氧的存在。作为一种酶，该蛋白质也能放大有关信号。黄素血红蛋白也可是这类感受器的成员。与血红素结合的氧的有无决定其黄素是否将血红素或其他蛋白质 Fe-S 中心还原。这类蛋白质的血红蛋白在真核细胞也存在，如酵母的黄素血红蛋白和哺乳类 NAD（P）H 氧化酶。

氧浓度变化时，ArcA 和 Fnr 均抑制 cyoABCD 表达，ArcA 则激活 cyoAB 的表达。这两个转录因子表达不大受氧存在的影响，二者在有、无氧的细胞均存在。ArcA 是一个比 Fnr 更强的转录因子，当细胞由有氧转为无氧时，功能变弱。据认为 ArcA 和 Fnr 的作用在于相互竞争 cyoAB 的启动子。因此，有氧时 ArcA 应超过 Fnr，而无氧时 Fnr 则超过 ArcA。

细菌的有些氧应激反应基因由一些大的控制系统所调节，其中以 SodA 研究最为广泛，无氧时不表达，但能被空气或产生超氧化物歧化酶（SOD）的氧化物所诱导。转录因子中的 ArcA、Fnr、SoxR 和 Fur（一种调节细菌铁同化基因的蛋白质）参与诱导。

Fnr 调节 SOD 表达，对细胞内 Fe 浓度反应。Fnr 和 ArcA 在无氧条件下抑制有氧呼吸基因。Fnr 和 ArcA 对 SOD 的作用类似，将 SodA 的表达同呼吸和（或）细胞氧化还原态相偶联。其生理意义在于不存在呼吸时有少数 ROS 产生。如果细胞处于产生过氧化物的化学物质的作用下，无氧细胞中的 Fnr 和 ArcA 对 SodA 的抑制即可被 SoxR 所克服。

多细胞有机体对氧的感受与反应

由于高等有机体异细胞构筑与多系统的设计，氧内环境恒定的调节变得更为复杂。哺乳动物及其他脊椎动物整体水平的氧运输由通气和血红细胞调节。哺乳类颈动脉体对缺氧的反应决定于钾通道电导的快速抑制和编码酪氨酸羟化酶的快速诱导。细胞水平氧张力的变化主要影响中间代谢的调节，编码葡萄糖转运体、糖酵解及糖原异生的基因。此外，对缺氧的酶适应取决于解毒 ROS 相应基因的上调。这些细胞性反应是对上述低等简单有机体反应的模拟。

（1）氧感受

哺乳动物氧感受的分子机制主要在生成红细胞生成素（EPO）的肝细胞[6]和颈动脉体的Ⅰ型细胞。大量研究证明 EPO 的生成在低氧和 $CoCl_2$、$NiCl_2$ 作用时加强，EPOmRNA 的表达对低氧和 $CoCl_2$ 作用也呈剂量依赖性，$NiCl_2$ 共同孵育 24h 后，Hep3B 细胞亦按剂量依赖方式刺激 EPO 生成。Mg、Zn、Fe、Cd 和 Ti 等过渡元素中只有 Mg 可轻度增加 EPO 生成，Zn 则抑制 EPO 生成。进一步研究证明，Co、Ni、Mg 原子可代替血红素中的 Fe 原子。*EPO* 的 3′加强子负责许多不同细胞系或不同组织对低氧和 Co 的反应。

CO 实验研究支持血红蛋白是低氧感受器。CO 能与血红蛋白中的含铁血红素特异结合，10%CO 即显著抑制 Hep3B 细胞 *EPO* 的诱导，但与低氧作用有别，CO 不抑制 Co、Ni 引起的 *EPO* 诱导，与由 Co、Ni 所代替的血红素不能与 CO 结合的结果一致。CO 对 *EPO* 基因的作用在于其对血红蛋白的亲和力，借以将四聚体锁于"氧"构象状态，增加氧亲和力，降低氧向组织的解离。在低氧气体内加入少量 CO 可显著反转颈动脉体Ⅰ型细胞的细胞色素 b 对低氧的反应。

过氧化物 生成 EPO 的氧感受器还取决于细胞色素 P450 与细胞色素 P450 还原酶之间的相互作用。低氧引起的 EPO 生成可被 H_2O_2 取消，提示氧分子被感受器还原成过氧化物和超氧化物，从而提供一种似是而非的化学信号调节氧反应基因[7]。含有 H_2O_2 的细胞能生成更多的活性氧的中间代谢产物（reactive oxygen intermediates，ROI）。这些 ROI 被游离铁分解，低氧所诱导的许多基因也被去铁胺（desferrioxamine）和其他铁的螯合物调制。

NAD(P)H 氧化酶 有实验证明细胞色素 b 参与氧感受器。Co 处理能取消 HepG2 细胞对低氧的反应，但不影响线粒体的细胞色素 c 和 aa3 的氧化还原状态。已知 CO 具有还原细胞色素 c 的能力，并可将 CO 的这种能力扩展到各种血红素蛋白质乃至游离血红素。细胞色素 b 样 NAD(P)H 氧化酶及其后续的经 ROI 的信号转导可表述为：

$$Cyt\ Fe^{2+} + O_2 \longrightarrow Cyt\ Fe^{2+}\ O_2$$
$$Cyt\ Fe^{2+}\ O_2 \longrightarrow Cyt\ Fe^{3+} + O_2^-$$
$$Cyt\ Fe^{3+} + NAD(P)H \longrightarrow Cyt\ Fe^{2+} + NAD(P)$$

线粒体 由于大量氧代谢发生在线粒体，有理由认为线粒体是感受和开始信号转导的场所，但该处氧张力过低，以至难以成为可利用的氧感受部位。参与线粒体主要功能的核基因和线粒体基因均不能被低氧和 CO 所调节。由于线粒体呼吸链不能有效地转移电子，该处成为产生超氧负离子（O_2^-）的主要场所，但过氧化物的生成决定于代谢功能的强弱。而且线粒体中丰富的超氧化物歧化酶能显著抑制超氧负离子外出到胞质。可见线粒体内的过氧化物不会是信号传送的候选对象。

但是，大量证据表明颈动脉体内的线粒体参与氧感受。CN^- 以及其他线粒体呼吸抑制剂均阻断Ⅰ型细胞由低氧诱导的传入发放。高 CO 既引起颈动脉体线粒体的化学感受性发放，也降低其氧耗。这一高度特化的器官具有双重的或多重的氧感受机制：颈动脉体质膜上的血红蛋白对氧有低亲和力，对 CO 有高亲和力，线粒体另一种血红素蛋白质对氧的亲和力高，对 CO 的亲和力低。

综上所述，大多数多细胞有机体均似有共同氧感受装置。它可能是一种胞质的、膜结合的多亚单位 b 样细胞色素，与氧结合，使氧还原为过氧化物，产生 ROI。ROI 作为化学信号，影响调节氧反应基因的 HIF-1，对广范围的细胞内氧张力提供连续性的监控。

低氧引起的基因看来都具有一种共同的感受机制，一种共同的信号转导模式，也许还有一种共同的信号转导装置。但这一理解不易被 CO 实验证实，其可能的解释有：①多亚单位的氧感受器表现合作行为，与 CO 结合可引起有利于结合氧和过氧化物的构象；② CO 通过其还原已氧化的血红素的能力产生活化的氧化合物；③ CO 对氧感受可能具有一种间接作用，通过高亲和力结合，抑制呼吸链中细胞色素氧化酶，引起 NADPH 和 NADH 更快地产生感受器亚铁血红素基，从而使过氧化物能不断地流出。

（2）信号转导

对低氧诱导基因表达的机制目前了解甚少，但日益增多的证据说明，由低氧转导的信号包括蛋白质磷酸化和氧化还原化学反应。

蛋白质磷酸化 固氮细胞的氧感受器有一个血红蛋白结合域和一个激酶域。氧从血红蛋白解离后，激酶被激活，使转录因子磷酸化，从而触发一种基因表达的相应程序。目前尚无证据表明高等动物氧感受器有激酶活动，但中性粒细胞的 NAD(P)H 氧化酶如同酵母的血红蛋白,也是一种黄素血红蛋白,活化后其2个附加的亚基被磷酸化,提示高等真核动物的氧感受部分也决定于磷酸化偶联过程[8]。

转录因子氧化还原状态 真核细胞的ROI,作为电子转移反应的副产物在不断生成。ROI过多对细胞有毒,引起脂质过氧化、DNA损伤、蛋白质交联和SH基氧化。毒性浓度的ROI诱导许多基因,其中有一些能帮助细胞抵御氧化剂损害。ROI作为信号分子,在细胞氧浓度变化与有关转录因子结构与功能的反应性变化之间,提供一种化学连接。这种信号传递的最佳方式是对蛋白质SH基氧化还原的调制。氧化还原态的化学调制包括AP-1、NF-κB以及HIF-1等许多重要的转录因子[9]。

HIF-1 HIF-1是低氧诱导的DNA结合蛋白,是一种碱基-螺旋-环袢-螺旋PAS异二聚蛋白质,由α、β亚基构成。低氧时,HIF-1含量增多,作为转录因子,与效应基因上的结合位点结合,促使EPO、VEGF、糖酵解相关酶、血红蛋白氧化酶-1等效应基因转录,在细胞内大量表达。HIF-1α的部分缺失,显著影响低氧的多系统反应[10]并诱导NOS。这些效应基因表达产物或能增加缺氧组织氧供,或能降低细胞氧耗,从而缓解组织细胞氧的供需矛盾,维持内环境稳定。

HIF-1是广泛存在于细胞中参与低氧诱导基因转录的关键性转录因子或环节[11]。与糖酵解有关的6种酶的基因均可被低氧或$CoCl_2$诱导,这些酶基因中的5′或3′序列中有与HIF-1结合的位点,其序列与 *EPO* 3′增强子第一部分的序列几乎完全一致。低氧诱导 *VEGF* 或酪氨酸羟化酶的转录中也有HIF-1参与。

总之,真核细胞的一种类似于血红蛋白的血红素蛋白质被视为细胞的氧感受器,具有与铁离子结合的氧合构象和与铁离子脱离的脱氧合构象。低氧时氧合态的氧感受器转为脱氧合态,并以此构象感受低氧,再经信号转导,导致 *EPO* 及各种效应基因转录。$CoCl_2$的作用与低氧一致,因Co离子可替代血红素中的Fe离子,使血红蛋白成为脱氧合态,相当于细胞氧感受器受到低氧刺激。这种血红蛋白可能是一种激酶或黄素血红蛋白或NAD(P)H氧化酶。HIF-1可被低氧和$CoCl_2$激活,同时需要新蛋白质合成与磷酸化,很可能是低氧诱导因子转录的一个共同通路[12]。结合氧分子的血红蛋白具有氧化酶的作用,能将O_2还原成超氧阴离子,形成ROI,将HIF-1-SH氧化为HIF-1-SS,影响HIF-1的活性,调节相关基因的转录。

(3) 生理性基因的低氧诱导

低氧条件下,通常细胞的总RNA合成减少达50%~70%,但有些基因的数量却显著增多。20世纪90年代先后报道的缺氧诱导的哺乳类细胞基因表达主要有内皮素、EPO、血小板生长因子、*VEGF*、白介素-1、Ornithin脱羧酶、酪氨酸脱氢酶、葡萄糖转运体-1(*GLUT-1*)、磷酸果糖激酶、醛缩酶、磷酸甘油激酶、烯醇酶-1、丙酮酸脱氢酶、乳酸脱氢酶(*LDH*)等,其中以 *EPO* 最为显著[13]。

EPO 缺氧时EPO可升高1000倍,到达造血组织与祖代血红细胞上的受体结合,防止其程序性死亡,增加红细胞量,增加组织氧供[14]。肾是EPO生成的主要场所。*EPO* 基因表达的低氧诱导在肾和Hep3B细胞均可见到。与HIF-1结合的 *EPO* 3′增强子在低氧诱导表达时至关重要。与大多数基因不同,*EPO* 基因的启动子缺少典型TATA或CAAT序列,与增强子合作,低氧可诱导其表达高达40倍。HIF-1结合位点 *EPO* 3′增强子有2个相隔2 bp的相同类固醇激素反应元件。*EPO* 启动子也具有核受体反应元件,可代替 *EPO* 增强子与HIF-1结合。*EPO* mRNA的稳定性与 *TH* 和 *VEGF* mRNA不同,不受低氧调节。

TH 已知低氧引起的颈动脉体 I 型细胞去极化，其低氧信号通过多巴胺释放并传递到窦神经传入纤维的初级末梢，低氧信号被放大后再通过窦神经传向脑干[15]。10%氧即可刺激颈动脉窦，增加通气，I 型细胞 *TH*mRNA 可增加 2～3 倍。与 I 型细胞相似的 PC12 细胞，低氧时其膜去极化和胞内 Ca^{2+} 增加同时伴有钾电流受抑。*TH* 基因低氧诱导所需的序列位于 $-272\sim+27$ 碱基之间，对低氧敏感的位置在 $-284\sim-150$ 之间，该区含有 HIF-1、AP-1 和 AP-2 位点。

VEGF 血小板源性生长因子 A、B，*VEGF* 均可被低氧诱导，特别是 *VEGF* 几乎在所有的细胞和组织均表达[16]。低氧时 *VEGF*mRNA 可上调 5～25 倍。与 *EPO* 相似，*VEGF* 的诱导也被 CO 减弱、被 Co 上调，也可在转录和转录后水平上被调节，低氧使其转录增高 3 倍。与 *EPO* 基因相似，*VEGF* 基因也缺 TATA 或 CAAT，与 HIF-1 结合的位点可能在 5′端。低氧时，PC12 细胞的 *VEGF*mRNA 的稳定性升高 12 倍，但转录只增加 3 倍，强烈提示 *VEGF* 有转录后调节。

参与葡萄糖代谢的基因 细胞的能量代谢决定于营养物质的利用，特别是糖和脂肪酸。低氧时刺激各种细胞通过非氧途径利用葡萄糖，如众所周知的巴斯德效应（增加糖酵解、抑制线粒体呼吸）。由于糖酵解 ATP 产量比有氧分解时低 87.5%，低氧时葡萄糖的消耗速率需显著增加。葡萄糖利用的限速因素是其转运。因此，低氧适应的模式是葡萄糖转运体的诱导。

1) 葡萄糖转运体：哺乳动物细胞有两种葡萄糖转运体：GLUT-1 和 GLUT-3（脑），GLUT-1 的异构体几乎见于所有细胞。低氧时肌细胞葡萄糖利用和乳酸生成增高 6.5 倍，GLUT-1 蛋白增高 14 倍，GLUT-1 mRNA 增加 2～3 倍[17]。

2) 糖酵解酶：低氧对糖酵解酶的表达的影响因细胞而异。磷酸甘油醛脱氢酶、醛缩酶、乳酸脱氢酶、磷酸丙糖异构酶等糖酵解酶在常氧条件下均较多存在，与 EPO、TH 和 VEGF 相似，这些酶被 Co 上调，而不被 CN^- 上调。

编码这些酶的基因的低氧诱导看来是特异的同工异构酶[18]。磷酸果糖激酶 L 与 C 型同工酶 mRNA 的表达，在低氧和 Co 作用下增加 2 倍，但其 M 型不发生反应。其他糖酵解酶的同工酶也有类似的变化。

3) 糖原异生酶：糖酵解与糖原异生之间的平衡决定于代谢干扰的显著与否。低氧诱导磷酸烯醇丙酮酸羧基酶（*PCK*）表达抑制并可被 Co 模拟，被 CO 取消。*PCK* 基因的启动子有 2 个糖皮质醇受体位点，糖皮质醇通过 HNF-4 和 COUP 两个孤儿受体位点激活 *PCK* 转录。

小结

细菌、酵母和人对氧的感受很相似，血红素蛋白质看来是氧感受的受体分子。细菌和酵母转移电子可能需结合到 1 个单肽的黄素基，人的主要候选氧感受器为 4 个不同亚单位构成的 NAD（P）H 氧化酶。高等有机体的氧感受器的作用像一种氧化酶，把氧还原成过氧化物，借以形成一种化学信号。

氧感受器的输出信号是一种分级或分段的信号。颈动脉体 I 型细胞似有 2 种氧感受器或者是 1 种感受器能随氧分压的降低而产生分级反应。单细胞和多细胞有机体可能具有相似的机制，将氧分压降低的信号通过 HIF-1 磷酸化或氧化还原状态，从受体转导到胞核。编码 *EPO*、*TH*、*LDH* 和 *GLUT-1* 基因的低氧诱导似决定于 HIF 与结合在附近部位的几种不同转录因子的合作。

低氧及其适应的研究几乎经历了2个世纪,并主要集中于器官与系统水平。30多年前曾有专文评述过缺氧的组织细胞适应[19]。20世纪70年代以来,随着分子生物学的发展,缺氧适应的细胞与分子研究正日益增多。作者期望本文有关低氧适应进化的评述既有利于深化低氧适应的细胞与分子机制,也有助于预适应机制研究的纵深发展。

参考文献

1. Graham JB, Dudley R, Aguilar NM, et al. Implications of the late palaozonic oxygen pulse for physiology and evolution. Nature Loud. 1995, 375: 117-120
2. Fu HA, Iuchi S, Lin ECC. The requirement of Arc A and Fur peak expression of the cyd operon in Escherichia coli under microscobic conditions. Mol Gen Genet, 1991, 226: 200-213
3. Gunsalus RP. Control of electron flow in Escherichia coli coordinated transcription of respiratory pathway genes. J Bacterial. 1992, 174: 7069-7074
4. Parkinson S, Kofoid EC. Communication molecules in bacterial signaling proteins. Ann Rev Genet. 1992, 26: 71-112
5. Gong W, Hao B, Mansy SS, et al. Structure of a biological oxygen sensor: a new mechanism for heme-driven signal transduction. Proc Nath Acad Sci USA, 1998, 95 (26): 15 177-15 182
6. Zhu H, Bunn HF. Oxygen sensing and signaling: impact on the regulation of physiologically important genes. Respir Physiol, 1999, 115 (2): 239-247
7. Bon HF, Poyton RO. Oxygen sensing and molecular adaptation to hypoxia. Physiol Rev, 1996, 76 (3): 839-885
8. Wang GL, Semenza GL. Characterization of hypoxia-inducible factor and regulation of DNA binding activity by hypoxia. J Biol Chem, 1993, 268: 21 513-21 518
9. Wang GL, Jiang BH, Semenza ZL. Effect of altered redox states on expression and DNA binding activity of hypoxia-inducible factor 1. Biochem Biophys Res Comm, 1995, 212 (2): 550-556
10. Yu AY, Shimoda LA, Iyer NV, et al. Impaired physiological responses to chronic hypoxia in mice partially deficient for hypoxia-inducible factor 1 α. J Cin Invest, 1999, 103 (5): 691-696
11. Czyzk-Kyzeska MF. Molecular aspects of oxygen sensing in physiological adaptation to hypoxia. Respir Physiol, 1997, 110: 99-111
12. Beck IS, Weininann R, Caro J. Enhancer element at the 3′ flanking region controls transcription response to hypoxia in the human erythropoietin gene. J Biol Chem, 1991, 266: 15 563-15 566
13. Fandry J. Hypoxia-inducible gene expression. Res Pir Physial, 1995, 101: 1-10
14. Jelkinann W. Erythropoietin stucture, control of production, and function. Physiol Rev, 1992, 72: 449-489
15. Richalet JP. Oxygen sensors in the organism: examples of regulation under altitude hypoxia in mammals. Comp Biochem Physiol, 1997, 118A (1): 9-14
16. Leung DW, Cachlanes G, Kuag WJ, et al. Vascular endothelial growth factor is a secreted angiogenic mitogen. Science, 1998, 246: 1396-1399
17. Bashan N, Burdtt E, Hundal HS, et al. Regulation of glucose transport and GLUT-1 glucose transport expression by O_2 in muscle cells in culture. Am J Physiol, 1992, 262: C682-C690
18. Ebert BL, Gleade JM, O'Rourke JF, et al. Isoenzyme-specific regulation of genes involved in energy metabolism by hypoxia: similarities with the regulation of erythropoietin. Biochem J, 1996, 313: 809-814
19. 吕国蔚. 缺氧适应的组织机制. 见:潘世崴主编. 病理生理学进展(一). 北京:人民卫生出版社, 1963. 196-234

3.3. 低氧耐受动物细胞的耐低氧策略

摘要 通过进化,龟等兼性耐低氧生物的神经元与肝细胞通过ATP供需平衡,代谢与膜功能整合，蛋白质合成的上、下调，氧感受与信号转导通路激活等策略耐受低氧，减少低氧的损害效应。

关键词　能量转换；ATP生成；蛋白质合成；氧感受与信号转导；防御时相；"抢救"时相

Hypoxic tolerant strategy of cells of hypoxic resistant animals　Facultative anaerobes such as turtle tolerate hypoxia and decrease hypoxic injury by way of balancing ATP production and requirement, integrating metabolism and membrane function, up/down regulation of protein synthesis, activation of oxygen sensing and signal transduction through evolution.

Key words　energy transduction; ATP production; protein production; oxygen sensing and signal transduction; defence phase; rescue phase

　　一些脊椎动物通过进化可以耐受长期低氧，龟作为一种所谓的兼性耐低氧生物（facultative anaerobes）能通过多种机制对低氧适应。其中最为重要的是急剧下调能量转换和上调ATP生成通路的能效[1]，后一机制是在低氧条件下从每摩尔O_2最大限度地获取ATP，而在无氧条件下，则通过无氧代谢通路，从发酵形成的每摩尔H^+最大限度地获取ATP[2-9]。主要根据近年对龟的神经元与肝细胞的研究，可以列出以下的几种策略或机制。

ATP供需的平衡

　　实验表明，低氧时肝细胞的能量转换低达1/10[2-3]，在其他条件等同的条件下，这样低的能量转换意味着1摩尔ATP能支持比常氧下肝细胞活10倍长的时间。现已发现，常氧下，龟的能量主要用于蛋白质合成与降解，Na^+-K^+泵活动，尿素与葡萄糖的生物合成。这些过程所需的能量实际相当于由耗氧所生成的全部ATP。但在低氧条件下，这些过程所耗能量分别降至常氧下的7%（蛋白质合成）、6%（蛋白质降解），尿素合成与糖原异生几乎降为零。但Na^+-K^+泵活动降至常氧下的25%，为低氧下的主要耗能过程。机体通过无氧糖酵解所生成的ATP即可满足这些能耗。

代谢与膜功能的整合

　　尽管低氧下ATP酶活性或泵活动是主要的耗能过程，只占常氧下的1/4，但此时肝细胞的跨膜电化学电位却与常氧时相同[2]。在肝细胞上证明，这种ATP酶活性下降与正常膜电位的维持状态，可能与耐低氧动物肝细胞固有的离子通道密度低或活动弱以及低氧时通道通透性的进一步降低有关[4]。但在龟的皮层神经元却发现，其膜电导只相当于低氧敏感动物（大鼠）皮层神经元的1/25，并在长达几小时的低氧条件下未见进一步的降低[5]。因而看来，龟脑的节能机制主要是下调神经元发放速率或突触传递[6]，并可与腺苷中介的兴奋性氨基酸释放的减少与抑制性氨基酸释放的增多有关，这一理解似可解释龟脑代谢降低的程度（常氧下的50%）低于龟肝细胞（常氧下的10%），并意味着低氧时龟脑神经元的ATP转换率高于龟肝细胞[7]。

蛋白质合成上、下调的契合

　　常氧下龟肝细胞比泵活动更耗能的过程是蛋白质转换，低氧时这一耗能大户——蛋白质合成迅速大幅度降低，其降低速度快到用现时可用的技术难以测出。在理论上，这种代谢活动的抑制可发生在转录过程，也可发生在翻译过程；既可发生在翻译的起始阶段也可发生在翻译的延伸阶段，并与延伸因子-1（elongation factor-1，ET-1）有关；ET-1 在 pH 值低时与多核糖体相关的 mRNA 形成非功能性复合物[8]。研究表明，实际的过程更为复杂，在蛋白质合成总的降低过程中，除一些蛋白质表达下调外，尚有另一些蛋白质表达上调[9-11]，并显然与低氧下有关不同基因的选择性优先表达有关。

氧感受与信号转导通路的激活

通过对红细胞生成素（EPO）的研究发现，氧感受与调节通路具有如下的有别于氧依赖性代谢的特征：① 该通路的反应应被常氧所取消，即使在氰化物等代谢毒物存在条件下也如此；② Co^{2+} 或 Ni^{2+} 等能将血红素蛋白质锁于脱氧合构象的物质可模拟低氧效应；③ 能将血红素蛋白质锁于氧合构象的 CO 能反转低氧效应；④ 血红素合成抑制剂能取消 Co^{2+} 或 Ni^{2+} 引起的效应[8-9]。

具有上述特征的氧感受与信号转导系统除诱导 EPO[12,13]合成外，还诱导糖酵解酶、三羧酸循环酶、磷酸甘油激酶（PGK）、乳酸脱氢酶（LDH）[11,14]，以及低氧诱导因子-1（HIF-1）[12,14]。EPO、PGK、LDH 和 HIF-1 之间除分子结构上有所关联外，它们的低氧敏感反应看来是经由两个阶段或周期：首先是诱导 HIF-1，然后 HIF-1 再中介 EPO、PGK、LDH 和糖酵解[15]。

经低氧诱导而表达上调的基因还有 *c-fos*、*c-jun*、血红素加氧酶、热休克蛋白以及 *EF-1α* 等[16,17]。

龟作为耐低氧动物，其细胞的一系列上述低氧适应机制的总后果是随着低氧的发展，其腺苷酸的浓度总能在不同的状态下保持稳定，其对 ATP 的需求与其无氧酵解通路所提供的 ATP 之间保持平衡。有些耐低氧动物的腺苷酸或高能磷酸代谢物的浓度可有轻度甚至剧烈的降低，然后达到一种新的稳态[7]。低氧耐受细胞在低氧条件下保持能量平衡的机制和后果似可人为地归纳为防御和"抢救"两个阶段，见表 3-2。

表 3-2 低氧耐受动物细胞的耐低氧时相

防御时相	"抢救"时相
蛋白质合成↓	HIF-1↑
蛋白质降解↓	EF-1α↑
尿素合成↓	EPO↑
糖原异生↓	PGK↑
Na^+-K^+ 泵活动↓	LDH↑
离子通道活动↓	糖酵解酶↑
神经元活动↓	*c-fos*↑
突触活动↓	*c-jun*↑
ATP 需 = ATP 供	三羧酸循环↓
ATP 转换率↓	ATP 需 = ATP 供
	ATP 转换率↓↓

在无氧条件下低氧敏感的哺乳动物细胞蛋白质合成的"抢救"现时看来还是不现实的，但低氧耐受动物细胞却属可行，因其可有 EF-1α 的过度表达和积累。至于低氧耐受细胞的这些机制是否能被转移到低氧敏感动物细胞中去这一诱人而又令人望而生畏的课题一直吸引着低氧研究人员，解决这一课题更是他们梦寐以求的愿望。笔者 30 年前也曾有过这样的考虑[18]，但愿有关低氧/缺血预适应的研究[19,20]会给这一问题带来新的希望。

参考文献

1. Hand SC, Hardwig. Downregulation of cellular metabolism during environmental stress: mechanisms and implications. Annu Rev Physiol, 1996, 58: 539-563
2. Land SC, Buck LT, Hochachka PW. Response of protein synthesis to anoxia and recovery in anoxia-tolerant hepato-

cytes. Am J Physiol, 1993, 265: 41 – 48
3. Buck LT, Hochachka PW. Anoxic suppression of Na^+-K^+ ATPase and constant membrane potential in hepatocytes: support for channel arrest. Am J Physiol, 1993, 265: 1020 – 1025
4. Pek-Scott M, Lutz PL. ATP-sensitive K^+ channel activation provides transient protection to the anoxic brain. Am J Physiol, 1998, 275: 2023 – 2027
5. Kaumschnabel GP, Biasi C, Schwartbaum PJ, et al. Membrane metabolic coupling and ion homeostasis in anoxia tolerant and anoxia intolerant hepatocytes. Am J Physiol, 1996, 270: 614 – 620
6. Doll CJ, Hochachka PW, Reniner PB. Reduced ionic conductance in turtle brain. Am J Physiol, 1993, 265: 929 – 933
7. Lutz PL. Mechanisms for anoxic survival in the vertebrate brain. Annu Rev Physiol, 1992, 54 : 601 – 618
8. Hofman GE, Hand SC. Global arrest of translation during invertebrate quiescence. Proc Natl Acad Sci USA, 1994, 91: 8492 – 8496
9. Land SC, Hochachka PW. Protein turnover during metabolic arrest in turtle hepatocytes: Role and energy dependence of proteolysis. Am J Physiol, 1994, 266: 1028 – 1036
10. Land SC, Hochachka PW. A heme protein based oxygen sensing mechanism controls the expression and suppression of multiple proteins in anoxia tolerant turtle hepatocytes. Proc Natl Acad Sci USA, 1995, 92: 7505 – 7509
11. Murphy BJ, Robin ED, Japper DP, et al. Hypoxic coordinate regulation of mitochondrial enzyme in mammalian cells. Science, 1984, 223: 707 – 709
12. Wang GL, Semenza GL. General involvement of hypoxia inducible factor 1 in transcriptional response to hypoxia. Proc Natl Acad Sci USA, 1993, 90: 4304 – 4308
13. Webster KA, Murphy BJ. Regulation of tissue specific glycolytic isozyme genes : Coordinate response to oxygen availability in myogenic cells. Can J Zool, 1998, 66: 1046 – 1058
14. Firth JD, Ebert BL, Ratcliffe PJ. Hypoxic regulation of lactate dehydrogenase A: Interaction between hypoxia inducible factor-1, and cAMP response elements. J Biol Chem, 1995, 270: 21 021 – 21 027
15. Wang GL, Semenza GL. Purification and characterization of hypoxia inducible factor-1. J Biol Chem, 1995, 270: 123 – 237
16. Murphy BJ, Ladeeroute KR, Short SM, et al. The identification of heme oxygenase as a major hypoxic stress protein in Chinese hamster ovary cells. Br J Cancer, 1991, 63: 69 – 73
17. Graeber TG, Osmanian C, Jacks T, et al. Hypoxia mediated selection of cells with diminished apoptotic potential in solid tumours. Nature (London), 1996, 379: 88 – 91
18. 吕国蔚. 缺氧适应的组织机制. 见：潘世崴主编. 病理生理学进展（一）. 北京：人民卫生出版社, 1963. 196 – 234
19. 吕国蔚. 预适应研究的现状与前景. 神经科学, 1996, 3 (2): 92 – 96
20. 吕国蔚. 脑低氧/缺血性预适应的机制. 基础医学与临床, 1997, 17 (1): 7 – 12

3.4. 缺氧适应的组织细胞机制

摘要 长期以来缺氧适应机制的研究主要限于机体器官系统的适应反应，但缺氧适应能力的高低却与器官系统水平的适应反应的强弱之间不存在严格的平衡关系。有证据提示缺氧适应能力的高低主要取决于组织细胞特别是脑组织对缺氧的耐受能力。设想主要以脑组织为靶标，对其细胞与分子水平缺氧适应过程的变化进行重点研究，将会给缺氧适应领域带来新的理念和重要进展。

关键词 缺氧适应；器官系统水平；组织细胞水平；脑

Tissue-cell mechanisms underlying hypoxic adaptation The subject of hypoxic adaptation has long been studied and limited mainly to the adaptive response at organ-system level. However, no strict correlation is found between the adapt ability of organism to and the adaptive response at organ-system level. Evidence is shown for that the ability of organism to adapt to hypoxia is mainly determined to tolerance of tissue cells, and brain cells in particular. It thus is expected that a novel insight into and an important progress of hypoxic adaptation would be expected when the brain is studied as a main target and adaptive changes in its cellular and molecular level are focused.

Key words   hypoxic adaptation; organ-system level; tissue-cell level; brain

研究缺氧适应机制，对航空医学、临床医学和运动医学等学科，均有重要的理论意义和实践意义。因此，缺氧适应问题，长期以来，一直是一个重要的研究课题。目前，关于缺氧时机能系统的适应变化，已经获得比较一致的看法。然而，关于组织机制，只是在近些年来才积累了一些资料，还缺乏系统的介绍。因此，我们准备通过下述3个部分，直接或间接地阐述一下这个问题。

缺氧适应时系统与器官水平的机能变化

机体对缺氧发生适应，同机体对其他条件发生适应一样，需要机体长期接触相应的环境。一般，动物或人，连续或间断地，在高山或假拟的高山（减压舱或低氧间等）上长期生活或经久训练，即可形成对缺氧的适应。主要用生理学的方法，在器官水平上长期研究，已经积累了极其丰富的资料。据1960年的估计，这方面的文献已有七千余篇，其主要内容已经在许多的综述或专著中作了详细总结[1-3]，本文不拟重复。我们只限于叙述那些能够间接说明组织机制的材料。

现在公认，缺氧时在器官水平发生下列变化。诸如：通气增强；红细胞数增多，血红蛋白量增加，血红蛋白表面积增大；血液容积速度加快；以及肺泡壁的血管变化等。这些呼吸、血液和循环系统的机能变化的适应意义是不言而喻的。这些变化，无疑会给机体提供较多的氧，有助于血氧分压的相对恒定。因此，这些变化，是与"适应是机体在特殊应激原（particular stressor）影响下发生的机能改变"[4]，"适应即机体能维持内环境恒定的适应反应能力"[5]等一般概念相符合的。

然而，许多工作指出事实并不完全如此。实际上，缺氧适应并非一定伴有上述的机能变化；即或伴有这些变化，也不一定能使血氧分压总是恒定于正常或接近正常的水平。

例如，Clinton等[6]证明，健康人在相当于3996米高度训练2~4周后，其"高山耐受性"是提高了，但此时并未发现红细胞和血红蛋白的增加，以及心脏体积的增大。Ольнянская[7]，Ольнянская和Соболь[8]发现，久居高山的动物，其红细胞数和肺通气量不仅不升高，反而有降低的倾向。Слоним等[9]在人体上亦见到类似的现象。Monge等证明[10]高山土著居民的血液循环时间不是短而是延长。Hurtado等[11,12,13]曾对血液系统的适应变化作过系统研究。他们也发现，高山居民的红细胞数、血红蛋白量以及其他血液指标，不少是与海平面上的居民一致的[12]；高山居民的血红蛋白、血氧饱和度以及肺泡氧分压的水平同适应程度之间亦不总是平行的[14]。Criscuolo等[15]认为血红蛋白增加不是缺氧适应的必要因素。因为，在缺氧训练前6周开始并在整个缺氧作用过程中，分别以高铁和低铁食物喂饲两组大鼠，虽然在训练结束时高铁组血红蛋白明显增多，低铁组血红蛋白显著降低，但两个组的存活率却是一致的。他们[16]使动物在不同温度下适应假拟高山的实验证明。动物的氧气运输系统的机能（包括血红蛋白、红细胞、心与肾的重量等指标）在高山兼寒冷组是正常的，在高山兼高温组还有所降低。Barron 等[17]发现，高山病的发生与动脉血氧饱和度及肺泡氧分压之间没有严格的关系，有的人血氧饱和度低至 65.4% 可以不发病，而血氧饱和度为 81.7% 的人却发病。Houston 及 Riley[18]亦曾见到适应中血氧分压和血氧饱和度有明显下降的现象。

由上可见，适应可不伴有机能系统活动的加强，适应与血氧水平不是严格一致的，即血氧水平低于正常也可以形成适应。进一步，甚至有人证明，事先消除或控制机能系统的反应也能形成适应。

例如 Ардашникова[19]证明，家兔去颈动脉窦及主动脉弓化学感受器后，再在低压舱进行训练，虽无通气增强亦可发生适应，亦能耐受更低水平氧的作用。为了再消除血红蛋白的影响，将这些已去化学感受器的动物，在训练结束时，予以放血，使其血红蛋白回复到训练前的水平的情况下，动物仍然对更低氧分压的作用具有较高的耐受性。其他学者[21,22]分别用去化学感受器动物和反复放血动物进行实验，得到类似的结果。Hrúza[22]证明，每次训练时处于麻醉状态的动物，亦能对损伤作用发生适应，只是过程较慢一点，Волохов 及 Образцова[23]发现，在麻醉、切除皮层或在丘脑部断脑后，动物的急性缺氧经过与对照动物无明显区别。Барбашова[3]在其专著中说过，谁也未曾证明过长期缺氧的适应必须有皮层存在。同时她证明，切除小脑的狗，经过月余的低压舱训练，仍可形成适应，仍对更高的"高度"具有抵抗性。至于，切除颈交感节及切断颈交感神经，则既不致改变动物的急性缺氧反应，又不致影响其对慢性缺氧的适应。该学者[24]亦报告过，切除颈或腹交感节或切除肾上腺髓质的动物，其适应的程度与对照动物无实质差别。可是该学者[25]发现，切断两侧大内脏神经及腹交感链后，后果相反，虽然机能反应非常明显，但不能形成适应，并在训练过程中即已大部分死亡，尚生存者亦不能耐受更苛的低氧作用。

因此，看来神经系统的调节作用以及在其调节下的机能反应也许不是形成适应所绝对必需的；机能系统反射性反应的加强并不一定有助于适应的形成。

此外，在下述的情况下，即或机能活动再加强也显然无济于事。例如，Bell 及 Northrup[26]证明，在氰化物的反复作用下，机体可对其发生适应。Барбашова[27,28]发现，对 2531 米高处的环境适应了的动物，能耐受中毒量的氰化物的作用；能在 4329 米"高度"下，即在氧分压仅为 24 毫米汞柱（如考虑到 CO_2 分压及水蒸气压，则进入肺泡的氧就微乎其微了）的极限下，仍能存活达 10 分钟之久。而正常动物是绝不能超过 1 分钟的。该学者等[29]还证明，适应动物的离体组织，也较对照能耐受低氧、咖啡因、酒精等的损伤作用。Velásquez[30]以长期住在 4962 米高山的土著居民为对象，测定其在相当于 9990 米到 13 320 米"高度"范围的低压间维持意识活动的时间，将其结果与其他学者[31,32]的地面居民的结果进行比较，发现在各种"高度"下，高山居民的"意识时间（time of consciousness）"均极明显地长于地面居民。有 1 例高山居民，甚至能在 13 320 米这样高的"高度"下，维持 2 分钟的意识活动。这是已有的知识难以理解的。其他学者也发现。高山土著居民对更高的"高度"[33]、经过训练的运动员对更严重的负荷[34]反应稳定。

因此，可见适应不只是特殊条件下的机能变化；不限于维持内环境恒定的反应能力，而且还应该将它理解为"在长期低氧环境中保持生命的可能性"[3]，理解为"保存自己是生命的主要任务"[35]。下面的材料也有助于说明这一点。

研究不同种系、不同年龄，特别是初生动物对缺氧耐受性的大量工作表明[36-56]，种系和个体发育的水平越低,对缺氧的耐受性越高,即在低氧下保持生命活动的可能性越大,虽然他们的代偿反应并不强烈[57,58]。例如,Даузр[47]证明,成年犬夹闭气管时呼吸及循环反应虽极其明显,但仅经5分钟,血压即骤降至零;生后3天的犬,虽无明显反应,但血压下降甚缓,至17分钟,才降至原水平的50%。Аршавский[5,54]报告了相似的结果。他认为成年动物适应固然明显,但适应能力迅速衰竭;幼年虽反应不强烈,但能在适应"脱逸"(escape)的情况下维持长时间的低水平的生命活动。Образцова[48]在减压实验中也证实了类似的年龄差异。Fazekas[56]曾介绍过一个有趣的现象,妊娠猫在一氧化碳或氰化物的作用下死亡了,但开腹取出的胎儿还继续活着,呼吸着。Дошобровская[50,51]在不同年龄的患儿身上,Moore[52]、Dehaan及Field[53]在不同年龄的动物身上,都证明了耐受缺氧存在着这种年龄的差异。所以Adolph及Hoy[55]说,从对缺氧反应的角度来看,也许初生或幼年比成年更合格些,因为幼年能耐受,而成年不能耐受,虽然成年可以发生肾上腺能的反应。

根据上述,初生动物对缺氧的高度抵抗性显然不是借助机能系统的活动加强。机能系统的无能为力的状况,在以下的离体器官的活动中,显得更加突出。

Reiss[37]发现,初生动物的心脏在断头之后仍能持续跳动1小时左右,成年动物则很快停止。Selle及Witten[59]也证明,幼年动物在断头后,其离体的心脏、离体的下颌呼吸以及脊髓动物的躯干反射等活动的持续时间,均较成年为长。更值得注意的是,Opitz及Saathoff[60]在适应了缺氧的成年动物身上,也见到了类似的现象。他们将动物先在2500～4000米"高度"后在6000～8000米"高度"进行数十天的训练后,予以断头,其离体头下颌的"喘息"呼吸的持续时间以及"喘息"呼吸的总数,居然均比对照延长和增多,"喘息"呼吸的总数甚至比对照高1倍之多。Kopecký[61,62]证明适应动物离体心脏的活动与对照也有所不同,高山适应的大鼠,恢复其在急性缺氧过程中所消失的心脏收缩性的程度较对照大鼠高。

综上所述,不难看出,机体对缺氧的适应不可能只在系统与器官水平上进行。因为,第一,缺氧适应与器官水平的变化之间的关系不总是平行的;第二,在长期低氧作用下,器官水平变化不能保证血氧水平相对恒定于正常水平;第三,器官水平的变化根本不能解释适应动物对极限"高度"、适应动物离体器官对完全无氧条件的高度耐受性。

因此,势必存在另外的机制,这就是人们长期推测的组织机制。

缺氧适应时组织细胞水平的生化变化

早在1878年Paul Bert[63]即提出了组织适应的可能性。以后,Haldane(1924)[64]认为在低血氧分压下发生了一种组织的获得性耐受(acquired toleration of the tissues),认为这是一种用理化头脑难以理解的生物学现象。不久,该学者[1]强调了由Bohr在1905年所提出的肺组织在适应时能分泌氧气的主张。但是在同年,Campbell(1927)[65]证明,对低氧的适应并非由于组织水平的改善,而实际上是组织迅速习惯于其直接的低氧环境。Dill(1931)[66]也证明肺组织分泌氧是不可能的。但同时指出,所谓毛细血管床的变化以及肌红蛋白增多的说法也是缺少根据的。Hurtado等(1937)[14]则认为组织水平的机制之一即肌红蛋白的增多,认为这种增多,在真正的意义上代表适应。Houston及Riley(1947)[18]认为缺氧适应是各种(主要是呼吸和循环系统)促使组织氧分压恢复正常的整合的适应(integrated adaption)。Барбашова(1952)[27]则证明,适应后既有组织本身细胞的变化,也有无氧酵解及细胞原浆对损伤作用的抵抗性的变化。而Albaumn及Chinn(1935)[67]则否定细胞代谢的变化,但不排除发生某种另外的代谢途径的可能性。同年,Stickuey及Van Liere[2]在其关于缺氧适应的长篇综述中认为，如果血管形成（vascularization）加强是事实，那么它就是组织机制的一个方面；组织适应的另一个方面，可能是该时还不知道的细胞代谢的性质变化。直到近年，Барбашова (1960)[3]才在她的专著中，总结了较多的在细胞水平上所做的工作，主要是近年的工作，并从肯定组织机制的角度作了叙述。但是最近，也还有人对组织机制持怀疑态度，如 Frehn 和 Anthony（1961）[68]，Strickland 等（1962）[69]认为组织适应的意义不大，许多事实用器官水平的变化即足以解释。

由上述可见，关于组织机制，关于缺氧过程中细胞水平变化的适应意义，长时期来是处于推测和争论之中，只是近些年来，才有了些比较肯定的进展。因此，在以下所介绍的材料中，自然会有许多矛盾和分歧。

为了叙述方便，下面，我们准备围绕缺氧适应时组织细胞氧分压能否改善、细胞代谢的量及质变化、细胞能量代谢产物的变化等几个问题予以展开。

(1) 第一个问题是，在低氧条件下，缺氧适应的发展是否伴有组织细胞氧分压的改善。已知，除机能系统外，在组织细胞方面，血管形成的状况影响组织氧分压的变化。

不少学者已经证明，缺氧适应伴有血管形成的加强。这些材料在 Stickuey 及 Van Liere[2]的综述中，已经作了详细总结，不需一一重复。可以概括地说，几乎全身各处的组织都有这种改变。如 Huerkamp 及 Opitz（1950）[70]则在眼底上看到这种改变。他们看到视网膜上的血管数、血管长度和口径等，在适应后都有增加，用组织学方法，证明其血管数比对照高约两倍。近年，Жукова（1959）[71]证明适应动物的脑组织的血管扩张。原来关闭的毛细血管开放，脑血管数增多，但未见到新生血管。Opitz 及 Saathoff（1952）[60]用生理学的方法，也间接地说明了血管形成的改变。他们发现，适应了的小鼠，以弧形断头及开胸切断主动脉等两种方法杀死者，其残体头的生存时间及"喘息"呼吸的持续时间，均比按用完全断头法杀死者长。这种差别在正常小鼠是不存在的。因此认为这是因为适应动物血管形成增加，在弧形断头及开胸切断主动脉法杀死后脑血氧的侧支供应增强的结果。

看来，这种变化还是比较肯定的。如此，自然会改善组织，特别是脑等重要器官的组织的血氧水平，改善其氧的供应。因为血管数的增多、血管直径的加大等变化，无疑会缩短氧的弥散距离。减少单位毛细血管所负担的组织量，从而即使在低血氧下，组织细胞的氧水平也能有一定改善，从而有助于细胞的氧化作用。

但这种变化及其解释对初生动物的缺氧耐受性是不适用的。与此相反，Kabat 及 Dennis（1939）[40]，Kabat（1940）[41]是以新生动物脑血管少来解释新生动物对缺氧的较高的耐受性。例如，Craige（1925）证明，如以初生动物脑血管的相对水平为1000，成年则为4000。这种比例与 Kabat 所发现的，初生动物对缺氧的耐受能力为成年的400%是非常吻合的。

因此，血管形成增强，对适应动物的缺氧耐受性的作用，可能不是最为重要的。

除血管因素外，影响组织氧水平的另一因素是肌红蛋白的含量。

1937年 Hurtado 等[14]将肌肉事先灌流除去血红蛋白后用压力法及比色法证明，在高山出生并长大的狗，其膈肌、胸肌、心肌和后肢的肌肉中，肌红蛋白的含量显著增多。其后，Vannotti（1946）[73]在豚鼠身上得到相似结果。De Langen（1957）[74]证明，在7000米高处逗留的大鼠，其后肢肌肉的肌红蛋白也增多，他认为这就是对低血氧的一种适应。Criscuolo 等（1955）[15]证明，不论是高山适应大鼠或低铁的高山适应大鼠，其肺、心和腓肠肌等组织的肌红蛋白含量都增高。Tappan 及 Reynafarjie（1957）[75]亦曾证明，不论是高山的土著豚鼠或在高山逗留数十天的大鼠其心、肝及各骨骼肌的肌红蛋白，均有明显升高。Duokworth

(1961)[76]在大鼠身上，Reynafarjie（1962）[77]在人体上亦相继证明了这种变化。

但是，与以上有所不同，Poel（1949）[78]用分光光度计在未经灌流的含有血红蛋白的肌肉提取液上测定结果，证明并非各种肌肉的肌红蛋白都一样增多，只有心肌的含量和浓度显著升高，其他各骨骼肌不仅不升高，在暴露较久时发生下降。他认为，肌红蛋白的变化与高山适应过程中组织器官的活动有关。Clark（1952）[79]认为适应时肌红蛋白的变化与缺氧及运动两个因素有关。他证明只有在高山停留同时兼行一定运动时，心肌和骨骼肌的肌红蛋白含量才有明显的增多，甚至达到对照的200%。Anthony等（1959）[80]证明，适应大鼠的心肌和骨骼肌，按单位重量比较，肌红蛋白量都增多，但按整个器官所含的总量比较，骨骼肌不增加，只有心肌增加。

看来，适应后心肌的肌红蛋白增加的材料比较一致，但也不尽如此。例如 Крепс 等（1956）[81]证明，在10.5%氧中连续生活4代的大鼠，其心肌、膈肌和骨骼肌的肌红蛋白含量与对照没有区别。Clark（1955）[82]，Criscuolo（1958）[16]也报告了，与各该作者以前报告不同的结果，即包括心肌在内的横纹肌的肌红蛋白含量不是增多而是不变。此外，Bowen（1949）[83]还曾证明，同一只犬在适应后其前斜方肌的肌红蛋白含量低于适应前。Strother等（1958）[84]证明，高山适应对骨骼肌的肌红蛋白－氧反应速率没有影响，但降低心肌的反应速率。

总之，关于肌红蛋白含量的变化，意见还不一致。看来，证明其含量增高的材料，特别是心肌，一般偏多。如果真是如此，那么，肌红蛋白作为储氧机构或者可能还是氧化过程的一种催化剂，其含量的增加，显然有利于缺氧适应的形成和缺氧耐受性的升高。这种理解，在 Robinson（1939）[85]的论文中，作了最为典型的运用。他先证明，海豹的肌红蛋白含量极其丰富，为牛的7倍，随后作了一系列的运算。运算结果，全身肌红蛋白所含氧量加上其他组织所含氧量的总和除以海豹的每分钟的耗氧量得商值14.4。即在完全断绝供氧的情况下，海豹的存氧量经14.4分钟才能耗尽。这个数据与海豹最长的潜水时间（15分钟）极其接近。这样，机体的存氧量，主要是肌红蛋白所储氧量，决定了该动物的缺氧耐受时间。

但是，这种解释，未免过于理想。实际根据 Scholander（1959）[86]的估计，海豹的大量的肌红蛋白所储氧量，只够其1/5潜水时间之用，认为其余4/5的时间的耐受机制，尚需求助于其他方面。

因此，肌红蛋白增加固然对适应有利，但不宜夸大，实际上，尽管肌红蛋白增加，尽管血管形成加强，如果缺氧长期作用，如果缺氧的程度更高，那么它们的供氧作用，显然会受限制，组织的正常水平显然也难以持久维持。

因此，在长期低氧条件下，组织的氧分压总是要趋于降低的。这种看法，是在所谓"氧分泌"[1]学说被反复推翻后，比较普遍的看法。

所以，现在的问题是，处于低氧分压下的组织细胞将会发生何种其他变化，以维持适应的发展的问题。

(2) 第二个问题是，在组织氧分压低于正常的情况下，细胞如何利用可以利用的氧的问题，即此种情况下，细胞的有氧代谢过程如何进行的问题。

首先，参与氧化过程的含铁呼吸酶－细胞色素体系，同血红蛋白一样，受到许多学者的注意。

还在1946年时，Vannotti 即曾在高山暴露以及患有实验性肺结核的豚鼠、慢性实验性贫血的家兔以及肺结核病人身上发现，他们的心肌其他肌肉中的细胞色素 C 含量明显增多，在高山暴露适应后，动物肌肉中含量可升至对照的 200% ~ 300%。Tappan 等（1957）[75]证明，高山适应豚鼠的心、肝和骨骼肌的细胞色素 C 的浓度轻度升高。接着他们又证明，适应动物心、膈肌、肾、肝和骨骼肌等组织的细胞色素氧化酶的活性也升高。

与上不同，Harnischffger 及 Opitz（1950）[88]证明，在 6000 ~ 9000 米"高度"受过 40 ~ 140 天训练的家兔，其心、脑、舌、肾等组织的细胞色素 c 含量增加，骨骼肌的含量不变，而在肝、肺则减少。Крепс（1956）[89]证明在低氧条件下生活并繁殖的大鼠，其第一及第二代的脑组织的细胞色素 c 和细胞色素氧化酶的活性不变，但到了第三代就发生了变化（低于同代对照）。

Варбшова（1956）[28]也证明适应动物后肢肌肉的细胞色素 c 含量不变，纯氧及空气中测定时，心、肾、膈及骨骼肌的细胞色素氧化酶也未见改变。但如果在 11 毫米汞柱的条件下测定时，则发现各组织的细胞色素氧化酶的活性都有升高。作者认为，这说明适应后该酶的效率（эффективность）的变化只有在低氧下才能显示出来。但是，Керпс（1956）[81]未证明这一点，他证明在适应动物的心、膈及骨骼肌中的细胞色素酶的活性，不论在正常的氧含量或者在 1.2% ~ 1.5% 的氧含量下测定都没有变化。

与上不同，Vest 及 Wang（1950）[90]证明，适应动物的红细胞数可以加倍，但其后肢肌肉的细胞色素 c 含量却明显减少，为对照的一半左右。作者并且指出，这种改变可以减少氧耗，所以是机体对缺氧的一个适应机制。最近，Duckworth（1961）[76]在经过 10 周至 10 个月低氧训练的大鼠身上也发现同样结果，其膈肌的细胞色素 c 浓度显著少于对照。并且也认为，假如全身肌组织均如此改变，则整个动物的耗氧即减少，从而增加动物对缺氧的耐受性。

如此，关于细胞色素体系的变化趋势，目前还难以明确，评论这些变化的意义也有困难。

关于呼吸传递体，Reynafarjie 及 Green（1950）[91]发现，适应动物肝的全匀浆部分、线粒体部分和微粒体部分的 DPNH-细胞色素还原酶明显增高，几乎两倍于正常，但 TPNH-细胞色素还原酶未见明显变化。随后，Reynafarjie（1961）（1962）[77][92]又先后在高山土著豚鼠的心、肝和肌肉，高山土著青年人的缝匠肌上证明上述的发现。并且也见到对这两种呼吸传递体有特异影响的转氢酶的活性也明显升高，DPNH-细胞色素还原酶的活性仍然没有改变。

如此，呼吸传递体在适应过程中发生了选择性的变化。这种变化，从理论上来说，对适应过程有利。因为，虽然这两种呼吸传递体都是以氧为最终受体，但只有 DPNH-细胞色素还原酶能生成高能磷酸键，因此其活性的增加意味着高能生成系统（high energy generating system）的活性加强，因而能够优先形成高能物质。

关于有氧分解过程，Criscuolo 等（1955）[15]（1958）[16]先后证明，适应大鼠肝匀浆的琥珀酸脱氢酶活性升高，肝切片的琥珀酸氧化酶的活性也明显升高。Clark 等（1955）[15]，Mefferd 等（1958）[93]亦报告类似结果。Tappan（1957）[87]证明，适应豚鼠的心、肝、肾，以及许多骨骼肌的琥珀酸氧化酶的活性显著地高于对照。

根据这些少数材料看来，适应时有氧分解过程有所加强。

关于氧化磷酸化过程的材料很少。Strickland 等（1962）[69]发现，大鼠适应高山条件 2 ~ 7 周后，心和肝的线粒体的 P:O 没有变化，但是，肝线粒体的底物-ADP 呼吸（substrate-ADP respiration）则降低。这表明，适应后心和肝的氧化磷酸化效率没有改变，但肝线粒体的机能性的呼吸链单位（functional respiratory chain units）数有所减少。而 Leipert（1960）[94]认为缺氧过程伴有组织呼吸和磷酸化的偶联加强。

联系到三磷酸腺苷酶的活性变化材料亦不多。Tappan（1957）[87]证明此酶活性加强，但同时高能磷酸化合物的水平亦高。Strickland（1962）[69]在上述关于氧化磷酸化的同一报告中，证明肝线粒体的底物呼吸不变，从而说明肝三磷酸腺苷酶的活性未变。但心的变化与肝不同，其 Rs 值（α-酮戊二酸 – ADP 呼吸对 α-酮戊二酸呼吸的比值）较对照升高 20%，这证明心线粒体的机能性的呼吸链单位有轻度增加及三磷酸腺苷酶活性有轻度降低，结果将使用于主要化学反应的可用的三磷酸腺苷量增多。看来，这也是对高山的一种适应。

关于组织呼吸，对离体组织耗氧量的研究最多，分歧亦大。

鉴于缺氧过程中，细胞的直接环境很可能处于低氧分压之下，因此更多的工作，是在低氧的环境下用 Warburg 技术进行体外测定的。1952 年 Барбшова[27]是首先应用这种测法作出结果的。她证明，适应大鼠的脑、小脑、心、肾和膈肌的组织块，只有在 1.5%～1.7% 的低氧环境中测定，其耗氧量才明显地高于对照，高达 200%。而在 20%、100% 的 O_2 下测定，没有发现组织的耗氧量有什么变化。后来该学者[28]又在 1956 年用均匀的球形组织块证明了这个发现，并且详细地分析了应用这种组织块及应用低氧环境的好处。她认为球形组织块上测得的耗氧量虽是一个条件值，但它能真正地反映出氧化还原酶体系的效率。因此，该学者根据自己的结果，作出适应时伴有组织氧化还原酶体系效率升高的结论。Крепс（1956）[95]在相似的条件下测定整体动物的耗氧量也得到相似的结果。Ulbrick 等（1956）[96]，在气相为纯氧时测定表明，适应动物的脑、心、小肠、膈、肝和骨骼肌等大多数器官和组织切片的耗氧量与对照也是没有区别的，其肾上腺的耗氧量有轻度增加，肾切片的呼吸则明显降低。

有些学者报告另外的结果。Whitehorn 等（1953）[97]证明，在 100%、20% 以及 2% 的氧含量中测定，心、肝等组织的耗氧量也不变，肾仍降低，肾上腺仍增加。Frehn 及 Anthony（1961）[68]在 100%、20% 及 1% 的氧气气相下测定适应动物肝的耗氧量也未看到改变。

与以上结果又有所不同的是 Duckworth（1961）[76]证明，在氧含量为 100%、21%、14%、12%、10%、5%、3.3% 以及 2.3% 等 8 个不同的气相下测定适应动物的膈肌的耗氧量。结果不论在哪一种条件下都比对照低。由此，作者坚持认为，这是一种适应变化，并且认为这种变化与甲状腺机能降低有关[98,99]。

Clark 等（1954）[100]报告了一项与众不同的结果。他们证明适应动物的肝切片的耗氧量，只在 100% 氧中才显著地低于对照，而在 12.5% 以及 21% 的氧中测定时与对照没有不同。他认为，经过适应呼吸酶发生改变，以致能在 100% 的高氧环境中较经济地利用氧。

Criscuolo（1958）[16]曾报告过，在高温及高山的长期作用下，大鼠的肝及肾上腺匀浆的耗氧量在普通条件下测定时增加。

不难看出，上述有关离体组织的耗氧量的材料是十分矛盾的。关于整体下动物的耗氧量虽比较一致，但也有争论。多数学者认为，在安静的适应情况下，基础代谢是不变的[2,18,65,101]。但有些学者证明，高山适应时基础代谢下降[7,8,102]。其中 Picón-Reátegui[102]认为基础代谢率的变化与比较标准有关。按体表面积计算，适应后基础代谢低。如按细胞质量（cell mass）、去脂肪身体质量（fat-free body mass）等比较，则适应后基础代谢升高，他认为这种升高是机体对缺氧适应的机制之一。

总之，关于缺氧适应时组织有氧过程的材料分歧很大，特别是报告较多的有关细胞色素体系、组织耗氧量这两个部分。应该如何理解这些分歧呢？

除了方法本身的误差外，分歧的来源可能首先与适应的程度有关。由于适应发展的程度取决于刺激强度、刺激作用时间及刺激频率三者的乘积[4]，因此，缺氧的"高度"、缺氧持续的时间、缺氧训练的程序——连续地或反复间断地暴露等的不同，对缺氧的适应程度显然会有很大的影响。在同一适应过程的不同阶段取材测定的变化就是例子，Петров（1953）[103]曾指出，缺氧的短期作用，除大脑外，大多数组织的氧化活动先加强，而当缺氧继续长期作用时则全部组织的氧化过程均发生抑制。

其次，可能与所采用的方法各有不同有关。由于方法不同，其处死动物的步骤、取材的程序、提取步骤、测定条件等就有所不同。这些不同会对实验结果发生影响[3,76]。

再次，细胞代谢的变化可能因组织、部位而异。不能设想全身各组织会同时发生同一方向同一程度的变化。实际上，特别参与适应过程的组织，同一般的组织有所不同[88,96]。同时，适应时发生血液或氧的重新分配，以利于重要生命器官活动的观点也是值得注意的[86]。

在理论上，学者们根据自己的结果有各自的解释，发现有氧过程加强的人，认为这是适应机制。因为有氧代谢加强，能提供较多的能量，对维持在低氧环境中进行正常活动有利[3]。发现有氧代谢降低的学者，认为这种变化才是适应机制。因为，这样可以降低氧耗，对耐受更苛的或更长期的缺氧有利。Wright（1946）[104]在神经纤维上所做的工作有助于说明这一点。他证明神经在氮中的生存时间与其氧耗量成反比，二者的乘积系一常量。另外，下述的比较生理学研究也有助于说明这一点。

Himwich（1951）[43]（1958）[44]证明，同是初生动物，大鼠所以比豚鼠对缺氧耐受强，是因为大鼠初生时脑的细胞色素氧化酶、琥珀酸脱氢酶以及三磷酸腺苷酶等的活性均比豚鼠低。同一种系不同年龄间的差别，也与其脑组织的上述酶类的活性有关。例如豚鼠初生后，上述各酶的活性很快即发展到最高水平，因此其对缺氧耐受的年龄差异就很小，而大鼠的各酶是随年龄增加而增加的，所以其对缺氧的耐受性也就随年龄的增长而下降。从组织耗氧来看也是如此。许多学者证明，初生或幼年动物对缺氧耐受能力强与其组织的氧耗较少有关，因为按单位新鲜组织重量的氧耗量比较，幼年总是低于成年的[43,44,105-108]。

另外，有些学者证明初生或幼年动物维持内环境恒定的能力弱[5,54]，特别是维持恒温的能力不强[44,49]，因此，在缺氧作用下容易成为相对的变温动物，发生体温下降，就是这种能力较强的成年动物，缺氧作用初期，体温下降也是常见的[112-119]。这种"自然低温"[118]一旦发生，其结果将降低代谢速率，降低氧需，利于耐受缺氧是很自然的。这点，在缺氧前，事先用各种方法所引起的人工低温实验中，得到了反复的证实[119-134]。但是，近来有人证明新生动物耐受缺氧与其低体温无关，因为使新生动物的体温，在整个缺氧过程中始终被维持在成年体温水平时，仍然对缺氧有高度的耐受性[53]。至于成年动物的缺氧适应和耐受，恐怕与低体温的发生关系很小[135-136]。

根据上述，氧耗量低无疑有助于解释机体对缺氧的适应，特别是对缺氧的耐受性。但是以此点去理解，适应机体对无氧或接近无氧的条件下仍能生存和活动，还存在着不少的困难。例如，难以解释为什么适应动物能耐受中毒量的氰化物，能耐受13 000米的极限"高度"[27]；为什么海拔4545米高的高山上的居民能在12 200米高的低氧间维持正常意识活动达两分钟之久[30]；又为什么对缺氧适应了的动物或初生动物的离体器官能生存较长时间[59,61]；为什么初生小犬在血中已完全无氧的情况下仍然生存。

为了解释这些适应动物对无氧或接近无氧条件的耐受性，自然会提出下面的问题。

(3) 第三个问题是，在无氧或厌氧条件下，适应动物能以耐受的机制，亦即动物在缺氧适应过程中无氧代谢过程有什么变化的问题。

首先，如果适应伴有无氧酵解加强，则按 Embden-Meyerhof 途径，乳酸应增加。虽然乳酸的变化还决定于氧化过程和糖原异生过程，但人们还是常常根据它的变化来判断无氧过程的变化。如，Reiss（1931）[38]证明初生动物缺氧后，其全身的乳酸量增加很多，可由 159% 增至 486%，并且根据这个事实，认为 3 年前他所发现的空前未见的严格的生物学规律（初生及幼年耐受缺氧能力总是大于成年）的机制就是无氧酵解加强[37]。Kabat（1940）[41]也引用这个事实及其解释来解释对缺氧耐受的年龄差异。Mandel 及 Weill（1954）[137]证明幼年大鼠脑比成年脑耗氧少，但生成乳酸多，认为幼年动物能在无氧酵解所提供的低能量下活动是其对缺氧耐受的基础。Himwich（1939，1941，1951）[42,43,106]也证明，初生动物整体和脑的乳酸量在缺氧时显著增高。Dawes 等（1960）[138]发现，开腹取出的妊娠 74~90 天的胎儿，经注入碳酸钠及葡萄糖后，缺氧下的生存时间则延长，认为这是由于无氧酵解得以加强的结果。Scholander（1969）[86]证明，海豹潜水过程中，其肌肉的血管收缩和闭锁，肌肉实际上是在无血流或无氧情况下进行活动的，其结果生成了大量的乳酸。当潜水结束，肌肉血管开放时，这些乳酸即大量地涌入血流，此时血中乳酸量则空前增多。Van Fossan 及 Biddulph（1959）[139]证明，高山暴露的成年犬，脑组织的乳酸量也增加。

但对缺氧适应来说，结果与上述有所不同。Edwards（1936）[140]发现，只是在高山暴露初期进行活动时血乳酸才增加，而在适应之后再进行活动，其增加并不显著。Домонтович（1952）[141]证明动物适应后，以及在适应形成后进行急性缺氧时，乳酸都未见明显升高。Albaum 及 Chinn（1956）[67]亦未见到适应动物脑组织的乳酸及无机磷的含量有任何明显变化。Крепс（1956）[95]证明连续适应的各代动物的脑无机磷含量都低于相应的同代对照动物。

可是，Барбашова[3,27,28]报告，她们先后在 1948、1955 年曾两度证明，适应动物的离体脑组织的乳酸生成量较对照增加 75% 和 32%。Крепс 等（1956）[89]证明，第一及第二代的适应动物，其脑乳酸生成量虽无变化，但第三代却有增高。Tappan（1957）[87]也认为适应后心、膈以及各骨骼肌的无氧酵解能力加强。

因此，关于乳酸的变化，学者们的意见尚未一致。

至于催化乳酸和丙酮酸相互转化的乳酸脱氢酶的活性，报告尚少。Vacca 及 Boeri（1995）[142]证明适应后，在肌肉中此酶活性显著降低。而 Highman 及 Altland（1961）[143]则见到适应后血中此酶活性升高。Reynafarjie（1962）[77]证明，高原居住的年轻人的缝匠肌匀浆的上清液部分中，乳酸脱氢酶及 TPN-异柠檬酸脱氢酶均与平原青年没有区别，因此认为酵解酶体系并不参与对缺氧的适应过程。

此外，因为一碘醋酸能抑制磷酸甘油醛脱氢酶以阻断无氧酵解，氟化钠可在磷酸甘油酸处中断无氧酵解，以及丙二酸能抑制琥珀酸脱氢酶从而阻断有氧分解，因此人们常利用这些抑制剂的作用来了解代谢过程的变化。如 Himwich 等（1941~1942）[144]证明，在一碘醋酸封闭后，初生动物在氮中的生存时间即由 50 分钟缩至 3 分钟；注氟化钠后，则由 50 分钟缩至 16 分钟，并证明，此时离体头的"喘息"呼吸的持续时间也相应缩短，同时抑制了通常的乳酸增加。Tyler（1942）[145]比较两侧大脑被分别加入一碘醋酸及丙二酸处理后耗氧变化表明，幼年的加一碘醋酸侧的脑组织的耗氧量显著减少，而成年的被加入丙二酸侧的脑组织的耗氧被明显抑制，可见幼年脑主要以无氧代谢，成年脑主要以有氧代谢为主。这种差别与不同年龄的缺氧耐受性有关。Trogan 及 Jilek（1962）[146]也报告过类似的结果。Jilek 等[147]证明，实验前注射丙二酸后，能显著地缩短成年动物在氮中的存活时间及其离体头"喘息"呼吸时间和脊髓动物的反射时间，但是这种处理对幼年动物的上述时间不仅不缩短，甚至有所延长。

由此可见，初生或幼年动物对缺氧的耐受与其无氧酵解能力间的关系比较明确。但如上述，适应动物的变化尚未取得一致结果。应该如何考虑无氧代谢在适应上的意义及其变化的可能性呢？是否动物经适应后其代谢发生了向进化上较低的代谢途径转化呢？

这个问题，在 Барбшова 看来是相当肯定的。她认为，在细胞直接环境中氧分压的降低，特别是无氧的情况下，无氧酵解的活化，作为一种紧急措施，其意义是没有疑问的，如果有氧代谢过程的变化，由于缺氧过苛，以致来不及改变的情况下，无氧酵解作为一种稳定的适应机制，可以维持机体的低水平的生命活动，虽然这种代谢的经济效益较差。

与此同时，她对缺氧适应时无氧酵解加强的可能性也作了相当肯定的理解。她进一步地发展了 Орбели（1940）[148]"在低氧条件下，可能出现在发生上较古老的活动形式"的观点，认为无氧酵解作为古老而原始的途径[43,149]，经过适应训练可以重新活动起来。

另外，根据前苏联比较生理学者 Коштоянц（1961）[150]的观点，"神经的出现并不意味着先前的无神经机体的调节方式被破坏，而是将这种方式包括到新的机制中来了"；"代谢，作为无神经机体的适应反应基础，在神经出现后仍保持其重要的机能，只是处于一个新的水平上"，可见种系和个体的进化阶梯间并不是截然分开的。

此外，关于缺氧适应，特别是关于缺氧耐受性的机制，也可以提出另外的理解。如最近美国的比较生理学家 Adolph[136]指出，如果普通的无氧酵解加强不出现，或者意义不大，那么也许可能与①机体通过无氧酵解获取更多的能量；②细胞可以在无能量下活动的能力，这两个因素有关。作者认为①很难说，但②是可能的。

再有，根据 Коштоянц（1961）[151]的意见，认为细胞的敏感性（sensitivity）是由蛋白结构的机能族——自由-SH 基决定的，认为任何因素，只要影响了这个物质基质（material substance）即可以改变细胞的抵抗性。还有捷克学者 Paupa（1961）[152]曾在其"内环境恒定，进化和适应"的报告中指出，核酸以及在微生物界已被确认并已在动物界被反复证明了的酶的诱导作用（enzymatic induction）可能是形成细胞适应的机制之一。如此，则所谓在低能量下，甚至在无能量下的细胞工作能力，也许与这两种推测有关也未可知。

总的来看，关于细胞适应机制，特别是关于细胞的生理特性可以在缺氧适应中发生改变的问题，距离最终阐明还有很长的时间。除推测外，至今已经进行的工作，还没有更多地接触到细胞的生理特性的变化，主要的细胞水平上的研究，还是围绕着细胞活动需要在有能量供给的前提下进行的。有关这个领域的研究材料，大部分在上面已经作了介绍。

最后，鉴于细胞的能量需要，主要是由能源物质经过有氧或无氧的代谢过程提供的高能磷酸化合物来满足的，因此，关于细胞的能量代谢状况，既可以通过以上所述的"生产"过程了解，也可以通过"原料"和"产品"的变化来了解。

（4）所以第四个问题是，关于适应过程中高能磷酸化合物等物质的变化。

首先关于三磷酸腺苷及磷酸肌酸含量的变化，Tappan 等（1957）[87]报告有所增加。但较多的学者证明其量不变。如 Albaum & Chinn（1953）[67]证明，在动物对"高度"进行逐级的适应过程中，在任何阶段杀死动物测定其脑中这些物质以及有机磷总量等成分，都未见到有何改变，而且 P^{32} 参入脑三磷酸腺苷的速率也没有改变。Домонтович（1952）[141]证明，适应家兔的脑、心和肝的三磷酸腺苷、磷酸肌酸也是不变的，并且这种适应动物经过急性缺氧的作用后，其脑中的高能物质亦很少发生明显的变化。Крепс（1956）[89]报告了与此十分相似的结果。他也证明，动物适应后再予以急性缺氧时，脑组织中这些物质的变化轻微。因此，适应后组织中的高能物质水平似乎没有受到影响，并且对更急而重的缺氧作用的反应也极其稳定，即不发生正常动物急性缺氧时所出现的高能物质的急剧分解的变化[153-155]。

作为能源物质，糖原的含量同三磷酸腺苷的变化一致，适应后大多没有改变[67,87,89,141]。但 Timiras 等（1958）[156]证明，适应后肝糖原先减少，而后心肌糖原增加。此外，Van Middlesworth 等（1944）[157]报告，高山适应后血糖水平不变，且对急性缺氧作用稳定，一般不出现正常动物的低血糖时相。另外，不少学者证明了高血糖的阳性作用和低血糖的阴性作用[43,99,158-169]。并且，还有人指出，不同种系的动物（包括狗、大鼠、小鼠和金鱼）对缺氧的耐受性取决于各该动物的心肌糖原的含量，如金鱼的单位重量的糖原量最多，耐受能力最强，而小鼠相反，其心肌糖原最少，所以其对缺氧的耐受亦最差[161]。与此相反，有人也用心肌糖原的含量解释同一种动物不同年龄间缺氧耐受性的差异[162,163]。Himwich（1949,1951）[164,43]还曾证明，中枢神经系统的各级中枢对缺氧的耐受差异也与各该中枢的糖原量有关。

因此，看来，经过适应，动物不但维持其高能物质、糖原等物质相对恒定在正常水平，并且，这些物质，在急性缺氧的条件下，也很少变动，这也应视为一个适应变化。另外，糖原和糖的阳性作用的材料也较为一致。

总之，与能量代谢有关的能源物质及其产物的水平是比较稳定的，说明适应过程中，能量代谢或糖代谢的变化能很好地适应环境的变化，不致过早或过剧地变动，这无疑有助于细胞能在一定能量下进行活动。

缺氧适应时器官水平与细胞水平变化的关系

缺氧适应时，在两个水平上所发生的变化是统一的。许多学者认为它们是统一的适应过程的两个阶段或两个方面。

例如 Campbell（1927）[165]即指出，对低氧的快速适应的主要因素是生命器官的活动加强，之后是血红蛋白增加，再后则组织能对缺氧发生习惯成为主要因素。Петров（1953）[103]强调，在长期缺氧下，首先是呼吸、心血管的适应反应增强，随后随着这种反应的逐渐消失，组织内的"改造"（перестройка）过程建立和发展起来。Барбашова（1960）[3]将缺氧适应过程划分成如下的 4 个阶段：首先机能系统活动增加，尽力维持足够高的血氧水平；其后，则出现有关的细胞酶类变化，以期在低血氧下保持细胞的代谢率接近正常；再后则缓缓地发生组织的化学的（хим изм）改造，无氧酵解加强；最后，发生组织一般抵抗性的变化。Paupa（1961）[152]认为，适应是在外环境变化的长期影响下，机能（在先）的结构（在后）的改变，并以图解说明二者之间的关系。他认为，处于某一稳态（steady state）中的机体，当其暴露于一个改变的环境中时，首先发生最容易出现适应的，即控制机能调节的机构的调整（此为第一阶段——调节阶段）；以后，如果暴露时间足够长，则出现机能的改造（functional transformations）并最后将其固定于靶组织（target tissue）本身（此为细胞阶段或第二阶段）。这样，机体经过这两个阶段的适应过程，即由稳态甲过渡到稳态乙。我国学者蔡翘（1963）[166]也认为，适应本质不外乎是，一方面提高或降低感官、神经系统以及其他组织对刺激的反应阈；另一方面又增强了机体的代偿机能。并以缺氧适应为例，认为，第一是因为感受器、神经细胞及其他组织对缺氧的耐受性提高；第二是由于增加红细胞数量、血液循环、肺通气量、氧利用率和碱性电解物的排出，从而提高了对缺氧的代偿机能。

另外，关于二者的关系，Барбашова[3]还指出，器官活动加强，在初期无疑是有益的，但处于低氧下长期的加强活动,则会发生不利的后果。通气的持续加强可导致无碳酸血症(acapnia)和呼吸中枢、呼吸肌的疲劳;心脏的持久和过度活动可导致疲劳、心肌过度肥大和扩张。因此,这些机能活动并不是长期加强,而是逐渐地抑制并在大多数情况下回到正常或接近正常的水平。她同时认为,机能系统能够由增强活动回复到正常的过程本身,就是因为在各该系统内发生了细胞水平上的适应变化的结果,因此强调细胞代谢变化及组织适应机制研究的重要性。Коштоянц 1960 年在讨论 Paupa[152]的报告时也曾指出,"一切类型的适应,都是在生化的代谢的水平上发生的"。如此,实际上,器官水平变化与细胞水平变化之间的关系,是机能与代谢的关系。而机能与代谢关系的紧密程度是众所周知的。

结语

缺氧适应的组织机制问题的研究,至今已有 80 余年的历史了。在这个时期内,通过生理学的观察,已经在器官水平上积累了不少有关这个机制的间接证据。概括地说,这些证据主要包括两点:①缺氧适应与器官水平的变化与主要由器官活动所维持的血氧水平之间没有严格的依赖关系。②缺氧适应的动物对更严苛的低氧,甚至接近无氧的条件具有较高的耐受性;缺氧适应动物的器官在离体条件下仍能活动较长时间。

与此同时,主要是在近些年来,借助生化方法,也已经在细胞水平上,发掘了一些直接的证明。

因此,目前可以说,组织机制已不再是推测,而是有了一定了解的客观过程。这个过程中,细胞水平的变化可能主要是:增加血管形成,增加肌红蛋白含量,从而改善组织氧水平;改变组织中氧化还原酶体系的活性,有效地利用可以利用的氧,给细胞提供较多的能量;降低有氧代谢过程,加强无氧酵解过程,给细胞提供较低的能量;以及组织细胞获得了在低能量,甚至无能量(?)下,进行活动的能力等等。

但是,由于有关材料还很少,分歧亦很多,特别是关于组织细胞生理特性的变化,几乎还是空白,因此,现在还不能说,这个问题已被最后阐明了。

最后,鉴于组织适应很可能是分子水平上的细微变化[152];鉴于脑组织,作为适应的调节结构,作为耐受缺氧的最主要的限制因素[43],可以设想,如以精细的生化技术,对以组织为主的细胞水平或分子水平进行重点研究,可能会给这一领域带来新的重要的进展。

参考文献

1. Haldane JS. Acclimatization to high altitudes. Physiol Rev, 1927, 7: 363 – 384
2. Stickuey JC, Van Liere EJ. Acclimatization to low oxygen tension. Ibid, 1953, 33: 13 – 34
3. БарбашоваЗИ. Акклоиматизация К гипоксии и ее Физио ло гические механизмы. Изд АН СССР М Л Ленингр Отдние, 1960
4. Adolph EF. General and special characteristics of physiological adaptations. Amer J Physiol, 1956, 184: 18 – 28
5. Аршавский ИА. Механизмы адаптапии и устойчивости организм в различие возрас тные пер иоды. Востн Акад Мед Наук, 1959, 4: 18
6. Clinton M Jr. Studies on altitude tolerance, I. Studies on normal human subjects —— Effect of repeated short exposures to reduced atmospheric pressure. Bull Johns' hopkins Hosp, 1946, 79: 70 – 89
7. Ольнянская ПК. Физиологии длит ельнойакклиматизации уовецк пониженно му атмосферному давлению, В кн:"Опыт изучении регулящий физиоло гических функпй в естетвенных усло виях сушет вования организмов". Изд АН СССР М Д Стр, 1949, 156 – 163

8. Ольнянская РП, и Соболь ЕМ. леяочное дыхание и газовойобмен у овец вгорах Тянь-шаня на розличных высотах. Там же Стр, 1949, 146 – 155
9. Слоним АД, и др. Опыт изучения физиоло гни высотной акклимат нзацни че ло века в горах Тян-Шаня. Там же Стр, 1949, 180 – 192
10. Monge C Jr. A description of the circulatory dynamics in the heart and lungs of people at sea level and at high altitude by means of the dye dilution technique. Acta Physiol Latinoarn, 1955, 5: 198
11. Hurtado A. Studies at high altitude, Blood observation on the indian natives of the peruvian Andes. Amer J Physiol, 1932, 100: 487 – 505
12. Hurtado A. Influence of anoxemia on the hemopoietic activity. Arch Int Med, 1945, 75: 284 – 323
13. Hurtado A, Aste-Salazar H. Aterial blood gases and acid-base balance at sea level and at high altitudes. J Appl Physiol, 1948, 1: 304 – 325
14. Hurtado A. Studies of myohemoglobin at high altitude. Amer J Med Sci, 1937, 194: 708 – 713
15. Criscuolo D. Effects of high and low iron supplementation on hypoxia rats. Amer J Physiol, 1955, 180: 215 – 218
16. Criscuolo D. Oxygen transport, utilization and storage in rats acclimated to altitude at different temperature. J Appl Physiol, 1958, 13: 353 – 356
17. Barron ESG. Acute mountain sickness: the effect of ammonium chloride. J Clin Invest, 1937, 16: 541
18. Houston C, Riley RL. Respiratory and circulatory changes during acclimatization to high altitude. Amer J Physiol, 1947, 149: 565 – 588
19. Ардашникова ЛИ. Омеханизмах приспособ ления ккратков еменной кисородной недостаточности, В ки: "Кислородная терапия и кис лородная недостаточность". Изд АНУ СССР Киев Стр, 1952, 77 – 84
20. Grant WC. Influence of carotid body removal on polycythemia and arterial oxygen saturation during discontinues anoxia. Amer J Physiol, 1951, 164: 226 – 233
21. Trávnicková E. The effect of repeated blood losses on resistance to nitrogen and stagnation anoxia during post-natal development of the rat. Physiol Bohemoslov, 1961, 11: 231 – 235
22. Hráza Z. The effect of heparin and anesthesia on resistance to trauma in the Noble-Collip. Drum Ibid, 1960, 9: 251 – 255
23. Волохов АА, и Образцова ГА. Влияние удаления коры и подкорковых образований моэга на протекание гипоксических явлений в различные периоды онтогенеза. Магер по Зволюц Физиол, 1960, 4: 100
24. Варбашова ЗИ, и др к. Вопросу о влиянии нервной системы ва гипоксический эрнтроцитоэ. Физиол Жур СССР, 1959, 45: 856 – 864
25. Барбшава ЗИ. Ролъ чревных нервов и брюшныхснмпатических цепочек в реакцин крыса на острую н хроническую гипоксию. Ibid, 1959, 45: 163
26. Bell Jr R, Northrup DW. Adaptation to histotoxic anoxia. Amer J Physiol, 1950, 163: 125 – 128
27. Барбашова ЗИ. Новые данные о механизме акклиматизации к гипоксни, В кн: " Кислородная терапия и кислордная недостаточность". Иэд АНУСССР Киев Стр, 1952, 85 – 92
28. Барбашова ЗИ. Тканевые процесы при акклиматизации к кислородному голоданию. Матер по Эволюц Физиол, 1956, 1: 12 – 35
29. Барбашова ЗИ, и Гинецинский АГ. Влияние акклиматицации иа прижизненную окрашиваемость тканей. Ibid, 1956, 1: 36 – 40
30. Velásquez T. Tolerance to acute anoxia in high altitude natives. J Appl Physiol, 1959, 14: 357 – 362
31. Mackenzie CG. Duration of consciousness in anoxia at high altitudes. J Aviat Med, 1945, 16: 156 – 162
32. Hoffman CE. Blood oxygen saturation and duration of consciousness in anoxia at high altitudes. Amer J Physiol, 1946, 145: 685 – 692
33. Marrison P, Elsner R. Influence of altitude on heart and breathing rates in some Peruvian rodents. J Appl Physiol,

1962, 17: 467 – 470

34. Гандельсман АБ. и др Адаптация человека к гипоксемии при мышечной деятельности. физиол Жур СССР, 1960, 46: 851 – 859

35. Давыдоский ИВ. Компенсаторно-приспособительные процеы (Биологический аспект проблемы). Арх Патол, 1962, 8: 7 – 18

36. Crile G, Dolley DH. An experimental research into the resuscitation of dogs killed by anesthetics and asphyxia. J Exper Med, 1906, 8: 713

37. Reiss M, und Haurowitz H. Über das Verhalten Junger und alter Tier bei Erstickung, Klin. Wochenschr, 1929, 8: 743 – 744

38. Reiss M. Das Verhalten des Stoffwechsels bei der Erstickung neugeborener Rátten und Mäuse, Ztschr. Ges Exper Med, 1931, 79: 345 – 359

39. Avery RC, Johlin JM. Relative suscesptibility of adult and young mice to asphyxiation. Proc Soc Exp Biol Med, 1932, 29: 1184

40. Kabat H, Dennis C. Resistance of young dogs to acute arrest of the cephalic circulation. Ibid, 1939, 42: 534

41. Kabat H. The greater resistance of very young animals to arrest of the brain circulation. Amer J Physiol, 1940, 130: 588

42. Hiatich H, Fazekas F. Tolerance of the newborn to hypoxia and anoxia. Ibid, 1941, 133: 327 – 328

43. Himwich HE. Brain metabolism and cerebral disorders. Baltimore Willims & Wilkins, 1951, 124 – 276

44. Himwich HE. Introduction to the second round table discussion. In: Charles C Thomas. Neurological and psychological deficiency of asphyxia neonatorum. Illinois: Springfied, 1958, 141 – 155

45. Glass HG. The rate of decline in resistance to anoxia of rabbits, dogs, and guinea pigs from the onset of viability to adult life. Amer J Physiol, 1944, 146: 609 – 615

46. Болохов АА, и Образова ГА. Влияние пониженного парциальнопо нав ления кислорода на деятельности нервной системы в онтогенезе. Физиол Жур СССР, 1950, 36: 294

47. Лаузр НВ. О возрастных особенностях резкций со стороны кровянного лав ления на асфиксию, В кн "Кислородная терапия и кислородная терапия нелостатояность" изд. АНУССР Киев Сгр, 1952, 47 – 52

48. Образцова ГА. Особенности нарущений функций нервной системы при гипоксии в онтогенезе. Физиол Жур СССР, 1953, 39: 339

49. Mourek J. The effect of hypoxia on oxygen consumption and body temperature during ontogenesis in normal and decorticated rats. Physiol Bohemoslov, 1958, 7: 399 – 408

50. Дошобровская ЮФ, и лр. Возрастная реактивности при гипоксемических состояниях. Вестн Акад Наук СССР, 1959, 3: 18

51. Дошобровская ЮФ. Вопросы реактивности и компенсации в клинике и исходе пневмонии раннего детского возраста. Педиатрия, 1960, 11: 3

52. Moore RE. Oxygen consumption and body temperature in neo-born kittens subjected to hypoxia and reoxygenation. J Physiol, 1959, 149: 500 – 518

53. Dehaan RL, Field J. Anoxic endurance of cardiac and respiratory function in the adult and infant rat. Amer J Physiol, 1959, 197: 445 – 448

54. Arshavsky IA (Аршавский ИА). The homeostatic mechanisms characteristic of various periods of growth. In: "The development of homeostasis". Prague, 1961, 199 – 204

55. Adolph EF, Hoy PA. Ventilation of lungs in infant and adult rats and its responses to hypoxia, J Appl Physiol, 1960, 15: 1075 – 1086

56. Fazekas JF, Alexander FAD, Himpich HE. Tolerance of the newborn to anoxia. Amer J Physil, 1941, 134: 281

57. Франкштейи СН. О Закономерностяк нарушемия и востановления функции в процесе зволюции. Патол Физиол Экспер Терп, 1957, 1: 36
58. Сиротинин НН. Некоторые итоги изучения гипоксии. Ibid, 1957, 5: 13
59. Selle WA, Witten TA. Survival of the respiratory (gasping) mechanism in young animals subjected to anoxia. Proc Soc Exp Biol Med, 1941, 47: 495 – 497
60. Opitz E, und Saathoff J. über-lebenszeit des primitiven Schnappatmungs-zentrums bei verschiedenen Warmblüter Species vor und nach Höhenakklimatization. Pflug Arch Ges Physiol, 255: 485 – 491
61. Kopecký M, Daum S. Tkánöé adaptacena anoxii v myokardu Krys, Čs. Fysial, Cited from Paupa (152). 1958, 7: 518 – 519
62. Kopecký M, Daum S. Adaptace myokardu na Výškovon anoxii. Ibid, Cited from Paupa (152). 1958, 7: 218 – 219
63. Bert P. La pression barometrique; recherches de physiologie experimentale. Paris, Cited from Барбашова (3). 1878
64. Haldane JS. Acclimatization to high altitudes. Brit Med J, 1924, 2: 885
65. Campbell J A. Further observations on oxygen acclimatization. J Physiol, 1927, 63: 325 – 342
66. Dill DB. Adaptations of the organism to changes in oxygen pressure. Ibid. 1931, 71: 47 – 63
67. Albaumh HG, Chinn HI. Brain metabolism during acclimatization to high altitude. Amer J Physiol, 1953, 174: 141 – 145
68. Frehn JL, Anthony A. Respiration of liver slices from normal and altitude-acclimatized rats. Ibid, 1961, 200: 527 – 529
69. Strickland EH. Respiration and phosphorylation in liver and heart mitochondria from altitude exposed rats. J Appl Physiol, 1962, 17: 535 – 538
70. Huerkamp B, Opitz E. Die Blutgefässe des Augenhintergrundes bei höhenangepussten Kaninchen. Pflug Arch Ges Physiol, 1950, 252: 129 – 144
71. Жукова ТП. Влияние хрониееской кислородной недостаточности на сосудистую систему мозга взрослых крыс. Арх Патол, 1959, 4: 46
72. Craigie EH. Posnatal changes in vascularity in the cerebral cortex of the male albino rats. J Comp Neural, 1925, 29: 301
73. Vannotti A. The adaptation of the cell to effort, altitude and to pathological oxygen deficiency. Schweiz Med Wochenschr, 1946, 76: 899 – 903
74. De Langen CD. Hypoxemia and myoglobin. Aeromed Acta (Soesterberg), 1957, 5: 355 – 358
75. Tappan DV, Reynafarjie BD. Tissue pigment manifestation of adaptation to high altitudes. Amer J Physiol, 1957, 190: 99 – 103
76. Duckworth MW. Tissue changes accompanying acclimatization to low atmospheric oxygen in the rat. J Physiol, 1961, 156: 603 – 610
77. Reynafarjie B. Myoglobin content and enzymatic activity of muscle and altitude adaptation. J Appl Physiol, 1962, 17: 301 – 305
78. Poel WE. Effect of anoxia on myoglobin concentration in striated muscle. Amer J Physiol, 1949, 156: 44 – 51
79. Clark Jr RT, Criscualo D, Coulson CK. Effects of 20 000 feets simulated altitude on myoglobin content of animals with and without exercise. Fed Proc, 1952, 11: 25
80. Anthony A, Ackerman E, Strother GK. Effects of altitude acclimatization on rat myoglobin. Changes in myoglobin content of skeletal and cardiac muscle. Amer J Physiol, 1959, 196: 512 – 516
81. Крепс ЕМ, и др. О приспособление животных к хронической гипоксии, Влияние хронической гипоксии на

содержение гемоглобина цитохрома и на активность цитохромоксндкидазы и карозангидразы крови и тканей. Физиол Жур СССР, 1956, 42: 148 – 158

82. Clark RT Jr. Metabolism of rats chronically and acutely expose to various environmental conditions. Fed Proc, 1955, 14: 28

83. Bowen WJ, Eads HG. Effect of 18 000 feets simulated altitude on the myoglobin content of dogs. Amer J Physiol, 1949, 159: 77 – 82

84. Strother GK. Effect of altitude acclimatization on rats myoglobin (Effects of viscosity and acclimatization on myoglobin reaction rats). Ibid, 1958, 196: 517 – 519

85. Robinson D. The muscle hemoglobin of seals as an oxygen store in diving. Science, 1939, 90: 276 – 277

86. Scholander PF. Experimental studies on asphyxia in animals. In: "Oxygen supply to the human foetus". Oxford: Blackwell Scientific Publications, 1959, 267 – 274

87. Tappan DV. Alterations in enzymes and metabolities resulting from adaptation to low oxygen tensions. Amer J Physiol, 1957, 190: 93 – 98

88. Harnischffger E, und Opitz E. Über den Cytochromgehalt verschiedener Kaninchenorgane nach HÖ henanpassung. Pflug Arch Ges Physiol, 1950, 252: 627 – 635

89. Крепс ЕМ, и др. О приспособлении животныхк хронической гипоксии, Влияние гипоксии на интенсивность дыхания и анаэробного гликолиза на активность цитохромной системы и содержание макроэргическнх фосфорных соединенийв головной мозгу. Физиол Жур СССР, 1956, 42: 454 – 463

90. Vest M, Wang SJ. Veränderung des Cytochrom-C-Gehaltes der Musnulatur in grossen Höhen. Helvet Physiol Pharmacol Acta, 1950, 8: 180 – 184

91. Reynafarjie B, Green J. Pyridine nucleotide-cytochrome C reductases in rats exposed to low oxygen tensions. Proc Soc Exp Biol Med, 1960, 103: 224 – 225

92. Reynafarjie B. Pyridine nucleotide oxidases and transhydrogenase in acclimatization to high altitude. Amer J Physiol, 1961, 200: 351 – 354

93. Mefferd Jr RB, Nyman MA, Webster WW. Whole body lipid metabolism of rats after chronic exposure to adverse environments. Ibid, 1958, 195: 744 – 746

94. Leipert Th. Adaptive Mechanismen des Stoffwechsels in Sauerstoffrnangel. Acta Neuroveg (wien), 1960, 20: 541 – 556

95. Крепс ЕМ и др. О приспособлении животных к хронической гипоксии, Влияние приспособлення к хронической гипоксии на "потолок" и на высоту газообмена при пониженном содержании кислорода. Физиол Жур СССР, 1956, 42: 67 – 77

96. Ulbrick WC. Tissue respiration of rats acclimatized to low barometric pressure. J Appl Physiol, 1956, 9: 49

97. Whitehorn WV. Influence of low oxygen tensions on respiration of tissues or acclimatized. Fed Proc, 1953, 12: 154

98. Bollman JL. Some factors influencing the effects of anoxic anoxia. Anesth, 1951, 12: 420 – 430

99. Zarrow MX. Comparison of effects of experimental hyperthyroidism and hypothyroidism on resistance to anoxia in rats and mice. Amer J Physiol, 1951, 167: 171 – 175.

100. Clark RT. Tissue respiratory studies during altitude and cold exposure. Ibid, 1954, 177: 207

101. Clark RT Jr, Otis AB. Comparative studies on acclimatization of mice to carbon monooxide and to low oxygen. Ibid, 1952, 169: 285 – 294

102. Picón-Reátegui E. Basal metabolic rate and body composition at high altitudes. J Appl Physiol, 1961, 16: 431 – 434

103. Петров ИР. Некоторые вопросы кислоролной недостаточности в свете учения. И П Павлова Арх Патол, 1953, 2: 3 – 14

104. Wright EB. A comparative study of the effects of oxygen lack on peripheral nerve. Amer J Physiol, 1946, 2:

105. Himwich HE. The respiratory metabolism of infant brain. Ibid, 1939, 125: 601-606
106. Hiatich HE, Fazekas JP. Comparative studies of the metabolism of the brain of infant and adult dogs. Ibid, 1941, 132: 454-459
107. Weill JD, et Mandel P. Etude sur la consummation d'oxygène du cerveau à divers ages chez le Rat blanc. Comp Rend Soc Biol, 1953, 147: 1818
108. Mourek J. Changes in impedance of the cerebral cortex during hypoxia. Physiol Bohemoslov, 1961, 101: 154-159
109. Mourek J. Oxgen consumption during ontogenesis in rats in environments with a high and low oxygen content. Ibid, 1959, 8: 106-111
110. Adamsons Jr K. Breathing and the thermal environment in young rabbits. J Physiol, 1959, 149: 144-153
111. Hill JR. The oxygen consumption of newborn and adult mammals, its dependence on the oxygen tension in the inspired air and on the environmental temperature. Ibid, 1959, 149: 346-373
112. Chevillard L, et Mayer A. Recherches sur l'influence de la tension d'oxygène sur les échanges, III, Influence de la tension de l'oxygène contenue dans l'air inspire sur les échanges gazeux de la Souris. Ann Physiol Physiochem Biol, 1935, 11: 225-230
113. Giaja Mm J, et Andjus R. Sur l'emploi de l'anesthésic hypoxique en physiologic opérature. Compt Rend Acad Sci, Paris, 1949, 229: 1170-1172
114. Иванов КП. О потреблении кислорода и терморегуляции при гипоксии. Физиол Жур СССР, 1959, 3: 320
115. Коростовцева НВ. О посстоновлении жизненно важных функций у охлажденных белых крых и режиме выведения из глубокой гипо-термии. Арх Патол, 1959, 8: 54-56
116. Коростовцева НВ. Глубокая гипоксическо-гиперкапническая гипотермия и повышенне устойчвности к ней. Физиол Жур СССР, 1960, 46: 1188
117. 万木良平, 秋山明子. Hypoxia による体温下とガス代謝とのス関系. 日本生理学杂志, 1962, 24: 372
118. Гублер ЕВ. О роль естественной гипотермии при кислоданои ио влияние на его течине низкой температуры внешной среды. Усп Совр Биол, 1952, 53: 306
119. Adolph EF. Tolerance to cold and anoxia in infant rats. Amer J Physiol, 1948, 155: 366-377
120. Bigelow WC, Lindsay WK. Hypothermia, its possible role in cardiac surgery. Ann Surgery, 1950, 132: 849-66
121. Phillips NE. Effect of humidity and temperature on the survival of albino mice exposed to low atmospheric pressure. Amer J Physiol, 1950, 161: 307-311
122. Константинов ВА. Об удлинении продолжительности жизни белых мышей в герметически закрытом сосуде. В кн.: "Механизмы патологических реакций". Медгиз Стр, 1950, 165
123. Майстрах ЕВ. Угнетение обмена и чувствительность к аноксии, В кн: "Механизмы патологических реакций". Медгиз Стр, 1955, 245-257
124. Miller Jr JA. Factors influencing survival after asphyxia neonatorum. In: Charles C Thomas. "Neurological and psychological deficients of asphyxia neonatorum". Illinois: Springfied, 1958, 105-122
125. Davidovic J, Wesley I. Tolerance of cooled animals to acute hypoxia during rewarming. Amer J Physiol, 1959, 197: 1357-1358
126. Levy JV, Richards V. Effect of oxygen at high pressure on asphyxial survival time of rats. Proc Soc Exp Biol Med, 1962, 109: 941-944
127. Emerson GA, Van Liere EJ, James L. Drug prophylaxis against lethal effects of severe anoxia. Ibid, 1942, 49: 376-379
128. Шапот ВС, О роль возбуждения ЦНС. в повышении чувствительности организма к кислородной

недостаточновти. Физиол Жур СССР, 1953, 5: 614

129. Бихляев ЮИ, и Уловкч АИ. Влияние наркоти-ческих веществ на выживаемость мышей при кислородном голодзнии. Фармакол Токсикол, 1955, 18: 27 - 29

130. Козлов ВА, и Константинов ВА. К вопрсу о влиянии наркоза на течение кислородного голодания. В кн.: "Механизмы патологических реакций". Медгиз Стр, 1955, 71

131. Маркова ЕА. О влиянии наркоза на дыхание н биоэлектрическую активность мозга при развитии острой асфиксни и восстановления функций организма. Патол Физиол Экспер Терп, 1957, 1: 19

132. Антонов ВБ, и Пухов ВА. О роли центральной нервной снстемы и надпочечников в приспособительных реакциях при кислородном голодании. Ibid, 1962, 4: 25 - 27

133. Giaja J, et Markovic L. L'hypothermic et la toxicité du gaz carbonique. CR Acad Sci Paris, 1953, 236: 2437 - 2439

134. Kline RF. Increased tolerance to severe anoxia on carbon dioxide administration. Amer J Physiol, 1947, 151: 538 - 546

135. Hall FG. Physiologic factors which limit the minimal utilizable oxygen for rats in a microenvironment. Aerospace Med, 1960, 31: 649 - 653

136. Adolph EF. Ontogeny of some physiological regulations manifested as influences of hypoxia. In: "The development of homeostasis". Prague, 1961, 31 - 38

137. Mandel P, et Weill JD. La consummation d'oxygène et de glucose et la production al'acide lactique du cerveau de Rat au cours de son developpement. Compt Rend Soc Biol, 1954, 148: 1117

138. Dawes GS, Mott JC, Stafford A. Prolongation of survival in the anoxia foetal lamb. J Physiol, 1960, 153: 16

139. Van Fossan DP, Biddulph C. Effects of altitude and anesthesia on brain electrolytic and lactic acid. Amer J Physiol, 1959, 196: 1063 - 1066

140. Edwards HT. Lactic acid in rest and work at high altitude. Ibid, 1936, 116: 367 - 375

141. Домонтович ЕН. Изменения некоторых строн обмена веществ в мозговой ткани при кислородном голодании и роль фактора адаптации, В кн: "Кислородная терапия и кислородная недостаточность". Изд АНУССР Киев Стр, 1952, 14 - 20

142. Vacca C, et Boeri E. Variations de l'activité de déshydrogenase lactique musculasire chez la rat soumis à l'hypòxie prolongée. Med Aeronaut, 1955, 10: 47 - 49

143. Highman B, Altland PD. Serum enzyme changes in dogs exposed repeatedly to severe altitude hypoxia. Amer J Physiol, 1961, 201: 603 - 606

144. Himwich HE. Mechanisms for the maintenance of life in newborn during anoxia. Ibid, 1941 - 1942, 135: 387 - 391

145. Tyler DB. Effects of malonate and iodoacetate on respiration of brains of rats of various ages. Proc Soc Exp Biol Med, 1942, 49: 537 - 539

146. Trogan S, Jilek L. The effect of monoiodoacetic acid on resistance to stagnant anoxia during development of the rat. Physiol Bohemoslov, 1952, 11: 142 - 148

147. Jilek L, Mourek J, Trogan S. The influence of malonate on resistance to nitrogen anoxia and on the persistence of certain reflex during ontogeny of the rat. Ibid, 1961, 10: 267 - 275

148. Орбели ЛА. Нервная система при пониженном давлении. Сов. Наука, Цит. от Вохолов и Образцова (23), 1940

149. Вержбинская НА. О соотношении дыхания и аназробного гликолиза мозга в филогенезе позвоночных животных. Докл Акад Наук СССР, 1952, 84: 555

150. Koshtoyants Ch S (Коштоянц ХС). Some facts and conclusions of comparative physiology as related to the problem of homeostasis. In: "The development of homeostasis". Prague, 1961, 13 - 21

151. Koshtoyants Ch S (Коштоянц ХС). General discussion. In: "The development of homeostasis". Prague, 1961, 75 – 76
152. Paupa O. Homeostasis, evolution and adaptation. In: "The development of homeostasis". Prague, 1961, 23 – 30
153. Stone WE. Chemical changes in the brain produced by injury and by anoxia. Amer J Physiol, 1941, 132: 770 – 775
154. Benson ES. Myocardial creatine phosphate and nucleotides in anoxia cardiac arrest and recovery. Ibid, 1961, 201: 687 – 693
155. Lolly RN, Samson FE Jr. Cerebral high-energy compounds changes in anoxia. Ibid, 1962, 202: 77 – 79
156. Timiras PS. Carbohydrate metabolism in fed and fasted rats exposed to an altitude of 12 470 feets. Ibid, 1958, 193: 415 – 424
157. Van Middlesworth L. Carbohydrate regulation under severe anoxic conditions. Ibid, 140: 474 – 482
158. Hiestand WA, Miller HR. Further observation on factors influencing hypoxic resistance of mice. Ibid, 1944, 142: 310 – 314
159. Britton SW, Kline RF. Age, sex, carbohydrate, adrenal cortex and after factors in anoxia. Ibid, 1945, 145: 190 – 202
160. Hiestand WA, Tschirgi RD, Miller HR. The influence of glycolytic substances on survival of the primitive respiratory center in the ischemic rat head. Ibid, 1944, 142: 153
161. Merrick AW, Meyer DK. Glycogen fractions of cardiac muscle in the normal and anoxic heart. Ibid, 1954, 177: 441
162. Stafford A, Weatherall JAC. The survival of young rats in nitrogen. J Physiol, 1960, 150: 8
163. Stafford A, Weatherall JAC. The survival of young rats in nitrogen. Ibid, 1960, 153: 457 – 472
164. Himwich HE. The brain and the symptomatology of the anoxia. Anesth, 1949, 10: 663 – 672
165. Campbell JA. Prolonged alterations of oxygen pressure in the inspired air with special reference to tissue oxygen tension, tissue CO_2 tension and hemoglobin. J Physiol, 1927, 62: 211 – 231
166. 蔡翘. Selye应激学说与生理应激. 生理科学进展, 1963, 5: 1 – 10

3.5. 缺氧预适应研究的现状与前景

摘要 事先短暂的缺血或轻度重复低氧处理可触发或动员机体内在的防护能力，从而对随后的重度缺血或低氧损伤产生强大的防御和保护作用。本文综述了有关这种预适应的效应和机制。在进一步揭示预处理机制的基础上，可望对缺血性或低氧性疾患的防治提出新的策略和措施。

关键词 预适应；耐受性；缺血；低氧

Status quo and prospects of research on preconditioning An inner ability of organism to protect itself can be triggered or motivated by pretreatment of brief intermittent ischemia or repetitive slight hypoxia and a powerful defence and protection from severe injury of successive ischemia or hypoxia can thus be achieved. Effects of the preconditioning and its mechanisms are reviewed in the present article. A kind of novel strategy and method, based on the further insight into the preconditioning, is highly expected in the future in prevention and cure of ischemic or hypoxic diseases.

Key words preconditioning; tolerance; ischemia; hypoxia

缺血/低氧性心脑疾患极为常见，但其防治尚少有效对策。缺血或低氧的预适应（pre-conditioning），作为一种与传统有别的防治手段，近年来已开始越来越多地引起人们的兴趣与关注[1]，并有可能像免疫疗法那样，形成一种新的防治缺血/低氧性心脑血管疾患的策略与手段。

预适应的效果

1986年Murry等首次报告了一项出乎人们想像的观察：事先重复阻断犬冠状动脉5min与再灌5min，重复4次之后，再阻断冠状动脉40min所致的心肌梗死的范围比对照动物减少了75%[2]。类似的观察在其他种系动物甚至人也得到证实。Ryasina等（1988）报告，遗传性自发癫痫易发大鼠，事先在5000 m低压舱中暴露2h后，连同对照非暴露动物一起再置于12 000 m低压舱并以铃声诱发癫痫发作达70min时，所有10只对照动物均死亡，但预适应的10只动物均存活；与对照动物相比预适应动物硬膜下和蛛网膜下出血的频率少3倍，出血面积少8.5倍。1989年，Rising与D'Alecy报告，小白鼠事先经90s、120s、150s 4.5%低氧3次预处理后，在致死量低氧作用下的存活时间由对照的108s延长到403s，几乎达4倍。Uemura等（1989）、Li G等（1990）、Thornton等（1991）分别在小猎犬、猪和兔上也均得到了与Murry（1986）相似的结果。

值得提出的是，我室（即首都医科大学神经生物学研究室）早在1963年即发现，小鼠经重复间断密闭低氧的作用后，对低氧的耐受性逐次线性递增，第5次密闭低氧的耐受时间为第1次的8倍；第4或第5次重复低氧小鼠在低压舱和氰化钾中毒下的存活时间分别为未经低氧作用的对照小鼠的10和4倍[3,4]。我们在不完全脑缺血的家兔模型上，也见到了近似的效应[5]。

除在体实验外，20世纪60年代我们还发现，重复4、5次缺氧动物断头后，其离体头的下颌呼吸时间和离体脊髓的感觉反射时间，分别比对照小鼠长5和3倍（吕国蔚等，未发表资料）。1986年Schurr等发现，事先低氧5min作用的大鼠海马脑片的诱发电活动在随后长期低氧作用后仍能恢复，而对照动物则不能[6]。Chene等（1994）报告2min预低氧2次作用后的沙鼠海马CA1神经元可抵抗随后的重复低氧作用，但对照沙鼠的CA1神经元全部被破坏。

不论是在体或离体观察，低氧预适应导致的低氧耐受性均存在一种时间依赖性或反应阈的现象。一方面缺血或低氧预处理需有一定的持续时间，另一方面各次预处理之间又需有一个较短的复灌或常氧的阶段。在我们的实验条件下，各次低氧预处理的持续时间需达到动物出现喘呼吸，各次之间的常氧阶段一般不长于15s；只有在满足这两个时限的条件下，才能实现低氧耐受性的增加[4]。Schurr的观察也表明，低氧耐受性的增加随重复低氧作用之间间隔的延长而减低[6]。Lawson和Downey（1993）报告每次缺血预处理的持续时间最短需达到5min，如短至2.5 min的预处理则不出现保护作用；各次缺血预处理之间的复灌时间需短至1min，如长至1h，保护作用即随之消失。

缺血或低氧预适应的另一特点是年龄依赖性。我们的观察表明，体重低于17g的年轻小鼠在重复间断低氧作用下的低氧耐受性的增加幅度较体重高于17g的年长小鼠的高（吕国蔚等，未发表资料）。Laferriere和Moss（1994）报告，3~11 d新生猪，在慢性低氧（10% O_2）的重复作用下，更易发生适应，皮层电图抑制的发生时间延迟，持续时间缩短。

预适应的机制

预适应的效果极其肯定，迄今尚未见到任何失败的报道，但其机制却众说纷纭，莫衷一是。

起初，有人认为预适应可以导致晕厥（stun），降低心肌能需，从而减少随后缺血所致的心肌损伤（Walker & Yellon，1992），但不伴有晕厥的预适应以及发生晕厥而不进行预适应时，也均可诱导出对缺血或低氧的耐受性，此说法似不攻自破。另一说法是，预适应导致侧支血管开放，为随后的缺血提供充分的血供，从而起保护作用[1]，但与不伴有侧支血管开放的预适应仍可产生保护作用的事实不符。现时，我国学者认为低氧适应的产生与不同区域脑毛细血管密度或不同脑区血液重新分配有关[7,8]。多数学者主张，预适应可生成某种物质，调节机体对缺血或低氧的反应。

Kimberly 等（1992）根据纳洛酮可完全阻断低氧适应而外源性吗啡却对之无任何作用的事实，认为内源性阿片肽类物质参与预适应所致的低氧保护效应。刘新峰等（1991）根据临床检测，推测 β 内啡肽和强啡肽-β 分别具有促进和保护脑损伤的作用。Rising 等（1989）根据低氧耐受时血中酮体浓度升高，外源性 β-羟基丁酸注射又有助于低氧耐受，认为预适应通过改变代谢，增加内源性酮体，以提高低氧耐受。

目前最为流行的一个学说是腺苷说（Liu et al，1991）认为，缺血或低氧预处理时，ATP 降解，所生成的腺苷与腺苷受体（主要是 A_1）结合，再激活蛋白激酶 C（PKC），从而抑制随后严苛处理所致的钙内流和兴奋性氨基酸的突触前释放，并直接通过增加 K^+、Cl^- 电导，稳定神经元膜电位，降低脑能需，改善神经元微环境，从而引起组织对缺血和低氧的耐受。腺苷说的主要实验依据是，微透析证明预处理时，脑内组织间液中的腺苷含量显著升高；腺苷受体的阻断剂和激活剂分别降低和增加预处理所诱导的耐受效果；用 Staurosporine 或多黏菌素等阻断 PKC 通路时，预处理的保护效应即不复出现。

腺苷说的一个更新的提法是"记忆"假说[1]，认为通过预适应，PKC 由胞浆内向膜内转位，心脑组织"记着"它们曾经被处理过。A_1 受体激活磷脂酶 C（PLC），使膜内甘油二酯（DAG）增多，触发转位并激活已移位于膜内的 PKC。胞浆内无活性的 PKC 只有当其转位到膜内时才具有活性，使蛋白质磷酸化。因此，预处理首先使 PKC 转入膜内并在那里停留约 1h，随后的缺血或低氧导致的腺苷受体活动即可引起蛋白质磷酸化，介导保护作用。秋水仙碱破坏将 PKC 拉入膜内的微管，可完全阻断保护作用；反之，用 phorbol myristate acetate 启动 PKC 转位则可致保护效应[1,9,10]。

当前，另一热点是预适应与 NMDA 受体的关系，但说法不一。有人观察到，脑缺血前脑室内注射微量 NMDA，激活 NMDA 受体可在很大程度上防止随后脑缺血所致的损伤（Himori, et al, 1991）。但在软体动物皮层培养神经元上，NMDA 拮抗剂却降低神经元死亡（Kaku, et al, 1983）。根据在新皮层脑片 II/III 层上的观察，维拉帕米和 D-APV 可防止第 2 次低氧所致的低氧性去极化潜伏期延长，而不影响其振幅，认为 Ca^{2+} 系通过电压门控通道进入胞内，而与 NMDA 通道无关（Karl, et al, 1993）。根据微透析测定，低氧预处理并不改变脑内包括兴奋性氨基酸在内的任何氨基酸的含量，从而认为预处理所致的低氧耐受与兴奋性及/或抑制性氨基酸无关（Nakata, et al, 1994）。

胶质细胞在预处理诱导的适应或耐受形成中的作用亦颇引人注意。与胶质细胞共培养的神经元远较无胶质细胞共培养的神经元在低氧条件下存活率高（Vibulsreth, et al, 1987）。胶质细胞对神经细胞具有保护作用几乎已属公认。Qi 和 Dawson 还发现，3 天新生大鼠的单层培养少突细胞在低氧作用下产生一种分子量为 22kDa，他们称为低氧素（hypoxin）的蛋白质，认为其功能与热休克蛋白相似，对神经元具有保护作用（Qi Y, et al, 1992）。周萌等

(1991)用 HPLC 从脑梗死患者脑脊液分离到亮氨酸脑啡肽和一种未知成分。美国 NIH 中风实验室报告，处于人工冬眠的松鼠对脑缺血的抵抗力明显增高，认为机体存在一种自然力，在特殊条件下可以被动员，产生一种代谢抑制物——antabolone，可降低代谢和低温，导致对低氧或缺血耐受（Frerichs, et al, 1994）。

我们的工作表明，小鼠经反复密闭进行重复低氧后，相继各次的耐受时间逐次递增的同时，自主活动与翻正反射的恢复时间、离体头与延髓的存活时间逐次延长（吕国蔚等，未发表资料）；4 次缺氧后脑中 Ca^{2+}-ATP 酶，Na^+-K^+ ATP 酶，游离脂肪酸，磷脂，磷脂过氧化物与儿茶酚胺以及必需常、微量元素的含量或水平不仅不随低氧重复次数增加而增加，反而向正常水平恢复[11-19]；4 次缺氧鼠脑提取液增加正常动物对缺氧的耐受性[4]，HPLC 图谱出现新组分（吕国蔚等，未发表资料）。结果提示，小鼠可通过活动下调和产生新的神经化学物质，对缺氧产生急性耐受。

预适应的应用

预适应是否可推广到人类疾病的防治？通过对心肌梗死前反复发作的心绞痛患者，经皮冠状动脉血管成形术以及冠状动脉搭桥患者有关情况的观察，回答看来是肯定的。

观察表明，急性心肌梗死指征出现前有过多次胸痛发作的患者的死亡率较低[20]。人们也注意到：经皮冠状动脉成形术中，第二次气囊扩张所致的胸痛、ST 段变化、乳酸生成和反应性充血等缺血反应轻于第 1 次气囊扩张（Cribier, et al, 1992），在冠状动脉搭桥术前如有 2~3min 缺血，可显著减少搭桥术所致的 ATP 浓度变化[21,22]。与动物实验中的预适应相似，人类预适应也具有时间依赖性和反应阈的特征；由于伦理的限制，人类预适应的强度和持续时间不允许达到动物实验那样强。但是，至为重要的是，人类和动物的预适应的效应均提示，人和动物的心脑组织均具有自身保护的能力，医务工作者有可能并有必要去揭示、促进和发展这种能力。

在理论上，与任何 PLC 和 PKC 偶联的受体结合因子均可导致预适应。已有证据表明，毒蕈碱样激动剂——碳酰胆碱以及肾上腺素能激动剂——去甲肾上腺素，作为预处理因子，可分别通过 M_2 受体和 α_1 受体引起与腺苷同等的预适应效果[23]。可以设想，如果抗梗死的磷酸化蛋白质被鉴定出来，将有可能为预适应的临床药物研制提供新的可能性。同理，前述的低氧因子或抗低氧因子的分离、提取与合成如能实现，将为缺血/低氧性疾患的防治和抢救，提供崭新的策略和手段。

就对缺血或低氧的耐受来说，人与大多数哺乳动物对低氧敏感，而龟等少数动物则对低氧具有相当强的抵抗力。人们也曾想到，缺血或低氧预处理低氧敏感动物有可能触发或动员低氧耐受动物的有关抗低氧作用的机制。研究发现，与大鼠等低氧敏感动物比较，龟等低氧耐受动物具有一系列防御低氧作用的机制，如代谢途径由有氧向无氧的转移、与氧供相应的能量代谢降低，生理活动下调的节省能耗[24-26]等。低氧耐受动物与低氧敏感动物一样也具有 NMDA 受体和钠离子通道，但分布密度与活动几率均显著低于低氧敏感动物（Wilson, et al, 1991; Edwards, et al, 1989; Cummins, et al, 1991）。因此，如何将低氧耐受动物自然存在的低氧适应或耐受的机理和策略转移给处于缺血或低氧条件下的低氧敏感动物，也有可能为缺血/低氧性疾患的防治与抢救，提供某种新的思路和措施。

人和动物生活在一个极其复杂的自然环境里。这个环境既是保证人和动物赖以存在和生活的条件，又是危害人和动物存在和生活的来源。通过长期进化，人和动物机体既发生和发展用以抵御各种有害环境因素作用的防御机制，也产生和形成抗衡必要环境因素缺如的保护能力。抗御微生物和病毒感染的免疫疗法已对有关疾病防治作出了巨大贡献，人们未尝不可以企盼动员机体保护能力的预适应，这将会给有关疾病的防治提供新的应用前景。

参考文献

1. Cohen MV, Dawney JM. Ischemic preconditioning: Can the protection be bottled? Lancet, 1993, 342: 6
2. Murry CE, Jennings RB, Reimer KA. Preconditioning with ischemia: a delay of lethal cell injury in ischemic myocardium. Circulation. 1986, 74: 1124-36
3. 吕国蔚. 缺氧适应的组织机制. 见：潘世威主编. 病理生理学进展（一）. 北京：人民卫生出版社，1963, 196-237
4. 吕国蔚, 史美棠, 李凌等. 急性重复缺氧对小鼠耐受性的影响及其机制的初步探讨. 中国病理生理杂志, 1992, 8 (4): 425-429
5. 赵兰峰, 吕国蔚. 重复脑缺血对缺氧耐受性的影响. 中国应用生理学杂志, 1992, 8 (2): 163-164
6. Schurr A, Reld KH, Tseng MT, et al. Adaptation of adult brain tissue to anoxia and hypoxia in vitro. Brain Res, 1986, 374: 244-248
7. 吕占平. 低氧和低氧适应对家兔脑深部微血管某些参数的影响. 中国应用生理学杂志, 1989, 5 (3): 266-269
8. 刘昭荣, 普俊平, 南文考. 低氧适应对家兔脑血流调节的影响. 中国应用生理学杂志, 1991, 7 (3): 117-120
9. Rudolphi KA, Schubert P, Parkinso FE, et al. Adenosine and brain ischemia. Cerebrovasc Brain Metab & Rev, 1992, 4 (4): 346-269
10. Martter M, Walker D, Yellon D. Ischemic preconditioning: new insight into myocardial protection. BMJ, 1994, 308: 1-2
11. 崔秀玉, 吕国蔚. 麻醉与兴奋小鼠急性重复缺氧耐受性的变化. 首都医学院学报, 1994, 15 (1): 1-4
12. 刘慧敏, 朱冬生, 李鸿筠等. 急性重复低氧对小鼠脑游离脂肪酸的影响. 基础医学与临床, 1993, 13 (5): 62-64
13. 史美棠, 吕国蔚, 李凌等. 急性重复缺氧小鼠脑组织中必需微量元素含量的变化. 中国病理生理杂志, 1993, 9 (3): 426-429
14. 史美棠, 李凌, 安仰原等. 急性重复缺氧动物脑中常、微量元素含量的变化. 基础医学与临床, 1994, 14 (1): 40-44
15. 徐瑞兴, 周玉兰, 吕国蔚. 急性重复缺氧对小鼠脑脂质过氧化水平的影响. 基础医学与临床, 1994, 14 (6): 65-67
16. 张锦楠, 阎淑莲, 刘永利等. 急性缺氧小鼠脑组织 Na^+、K^+-ATP 酶和 Ca^{2+}-ATP 酶活性的变化. 中国应用生理学杂志, 1994, 10 (3): 237
17. 史美棠, 李凌, 安仰原等. 急性重复缺氧动物脑组织中单胺类神经递质含量的对比研究. 首都医学院学报, 1994, 15 (4): 251-253
18. 燕福生, 宋学英, 刘建辉等. 急性缺氧小鼠脑组织磷脂组分的变化. 中国病理生理杂志, 1995, 11 (4): 370-376
19. 崔秀玉, 吕国蔚. 急性重复缺氧对小鼠能量代谢的影响. 首都医学院学报, 1994, 15 (4): 247-250
20. Muller DW, Topol EJ, Califf RM, et al. Relationship between antecedent angina pectoris and short-term prognosis after thrombolytic therapy for acute myocardial infarction. Am Heart J, 1990, 119: 224-231
21. Deutsch E, Berger M, Kussmaul WG, et al. Adaptation to ischemia during percutaneous transluminal coronary angioplasty: clinical hemodynamic and metabolic features. Circulation, 1990, 82: 2044-2051

22. Yellon DM, Alkhulaifi AM, Pugsley WB. Preconditioning the human myocardium. Lancet, 1993, 342: 276-277
23. Thornton JD, Liu GS, Downey JM. Pretreatment with pertusis toxin blocks the protective effects of preconditioning: evidence for a G-protein mechanism. J Mol Cell Cardiol, 1993, 25: 311-320
24. Hochacka PW, Lutz PL, Sick T, et al. Hypoxia defence and adaptation strategies. In: Hochacka PW, Lutz PL, Sick T, et al, eds. Boca Raton: Surviving hypoxia CRC press, 1993
25. 李海涛, 吕国蔚. 缺氧耐受的细胞机制. 中风与神经疾病杂志, 1996, 13 (5): 316-318
26. 吕国蔚. 关于脑缺血的分子生物学研究. 生理科学进展, 1996, 27 (2): 157-160

3.6. 低氧/缺血性预适应的脑机制

摘要 通过重复缺血或缺氧,可触发或动员机体的一种内在能力,强有力地防御和保护机体免受随后更严重缺氧的损害。通过缺氧预适应所产生的神经保护作用看起来与一些神经活性物质的上/下调及/或一些未知的抗缺氧化学物质的生成有关。

关键词 缺血/缺氧预适应;神经保护;神经活性物质

Mechanisms of cerebral ischemic/hypoxic preconditioning An inner ability of organism to protect itself can be triggered or motivated by pretreatment of brief intermittent ischemia or repetitive slight hypoxia and a powerful defence and protection from severe injury of successive ischemia or hypoxia can thus be achieved. The neuroprotective action exerted by preconditioning seems to be related to up/down regulation of contents or activity of some known neuroactive chemicals and/or generation of some unknown antihypoxic/ischemic neuroactive chemicals or mechanisms in the brain.

Key words ischemia/hypoxia preconditioning; neuroprotection; neuroactive substances

各种原因导致机体氧供不足及/或机体氧利用障碍,皆可导致缺氧或低氧性病理过程,缺氧或低氧性心、脑、肺疾患尤为常见。研究和克服缺氧既是临床医学,也是航空航天医学、高原医学以及运动医学等面临的重大课题。

克服与战胜缺氧的一个主要策略是对之进行习服或适应。人或动物通过间断或连续地处于高原或低氧环境,可以产生或形成对缺氧的适应。事先短暂的缺血或轻度低氧的重复预处理或预适应(preconditioning)亦可触发或动员机体内在的防护能力,从而对随后的严重缺氧或缺血损伤产生强大的防御和保护作用,已是当前抗缺氧、缺血研究的一大热点[1],特别是通过缺血/缺氧性预适应触发或提高心肌保护的报道日益增多。但关于缺血/缺氧性预适应对神经和脑的保护作用的报道尚不多见[2]。

预适应的保护效应

1986年Murry等首次报告了一项出乎人们想像的观察:事先重复阻断犬冠状动脉5min与再灌5min,重复4次之后,再阻断冠状动脉40min所致的心肌梗死的范围比对照动物减少了75%。类似的观察在其他种系动物甚至人也得到证实。Ryasina等(1988)报告,遗传性自发癫痫易发大鼠,事先在5000m低压舱中置留2h后,连同对照非置留动物一起再置于12 000m低压舱并以铃声诱发癫痫发作达70min时,所有10只对照动物均死亡,但预适应的10只动物均存活;与对照动物相比预适应动物硬膜下和蛛网膜下出血的发生率少3倍。出血面积少 8.5 倍。1989 年，Rising 与 D'alecy 报告，小白鼠事先经 90s、120s、150s 4.5% 低氧 3 次预处理后，在致死量低氧作用下的存活时间由对照的 108s 延长到 403s，几乎达 4 倍。Uemura 等（1989）、Li G 等（1990）、Thornton 等（1991）分别在小猎犬、猪和兔上也均得到了与 Murry（1986）相似的结果。

值得提出的是，我们早在 1963 年即发现，小鼠经重复间断密闭低氧的作用后，对低氧的耐受性逐次线性递增，第 2、3、4、5 次重复低氧的耐受时间分别为第 1 次缺氧耐受时间的 2、4、6、8 倍；第 4 次、第 5 次重复低氧小鼠在低压舱和氰化钾中毒下的存活时间分别为未经低氧作用的对照小鼠的 10 和 4 倍；在配对设计的实验条件下，经过 5 次重复缺氧的动物在低压舱中的存活时间比未经缺氧的对照动物长达 146 倍。我们在不完全脑缺血的家兔和重复密闭缺氧的大鼠模型上，也见到了近似的效应[5,6]。

除在体实验外，20 世纪 60 年代我们还发现，重复 4、5 次缺氧动物断头后，其离体头的下颌呼吸时间和离体脊髓的感觉反射时间，分别比对照小鼠长 5 倍和 3 倍（吕国蔚等，未发表资料）。1986 年 Schurr 等发现，事先低氧 5min 作用的大鼠海马脑片的诱发电活动在随后长期低氧作用后仍能恢复，而对照动物则不能。Chene 等（1994）报告 2min 预低氧 2 次作用后的沙鼠海马 CA1 神经元可抵抗随后的重复低氧作用，但对照沙鼠的 CA1 神经元全部被破坏。

预适应的时间和年龄依赖性

不论是在体或离体观察，低氧预适应导致的低氧耐受性均存在一种时间依赖性或反应阈的现象。一方面缺血或低氧预处理需有一定的持续时间，另一方面各次预处理之间又需有一个较短的复灌或常氧的阶段。在我们的实验条件下，各次低氧预处理的持续时间需达到动物出现喘呼吸，各次之间的常氧阶段一般不长于 15s；只有在满足这两个时限的条件下，才能实现低氧耐受性的增加[4]。Schurr 等的观察也表明，低氧耐受性的增加随重复低氧作用之间间隔的延长而减低。Lawson 和 Downe（1993）报告每次缺血预处理的持续时间最短需达到 5min，如短至 2.5min 的预处理则不出现保护作用；各次缺血预处理之间的复灌时间需短至 1min，如长至 1h，保护作用即随之消失。

缺血或低氧预适应的另一特点是年龄依赖性。我们的观察表明，体重低于 17g 的年轻小鼠在重复间断低氧作用下的低氧耐受性的增加幅度较体重高于 17g 的年长小鼠的高（吕国蔚等，未发表资料）。Laferriere 和 Moss（1994）报告，3～11d 新生猪，在慢性低氧（10%，O_2）的重复作用下，更易发生适应，皮层电图抑制的发生时间延迟，持续时间缩短。

预适应的组织机制[7]

主要应用生理学的手段在系统与器官水平上所进行的大量研究已经证明，缺氧时发生的诸如通气增强、红细胞增多、血红蛋白量增加和表面积增大、血液容积速度加快等变化有助于提供较多的氧和维持血氧分压的相对恒定，是一种机体在特殊应激原（stressor）作用下出现的具有适应意义的机能变化。这种变化还被概括成一种模式：缺氧作用与机体监测装置（D）并通过传递系统（T）作用于效应装置（E），再由 E 作出适应性变化，同时 D 发出的前馈信息和 E 的反馈信息再作用于调节系统（R），由 R 发出信息再对 E 实行调整[8]。

然而，事实并非全部如此。实际上，缺氧适应并非必定伴有这些变化；即或伴有这些变化也不一定能使血氧分压总是恒定于正常或接近正常水平。甚至，在有些情况下，机能系统的活动即使再加强也显然无济于事。例如，正常动物在 13 000m "高度"下存活绝不会超过

1min，但在7000m高度适应后的动物却能存活10min。因此，缺氧适应不只限于维持内环境恒定的反应能力，而且还应将这种适应理解为在长期低氧环境中保持自己和保持生命活动的一种在组织细胞水平上发生的应变能力。

实际上早在1878年Bert即提出过这种组织适应的可能性，1924年Haldane甚至认为有如免疫那样，在低氧作用下，组织细胞产生了获得性耐受（acquired toleration of the tissues），并认为这是一种物理化学思维难以理解的一种生物学现象，甚至同意Bohr所说的肺组织缺氧时能分泌氧的主张。到了20世纪60年代，对缺氧的组织适应已不再是推测，而是有了一定了解的客观过程。这个过程主要涉及血管形成增多、肌红蛋白含量增加，借以改善组织细胞的氧水平；细胞氧化还原酶体系活性增强，借以有效地利用可以利用的氧，给细胞提供尽可能多的能量；有氧代谢降低、无氧酵解加强，借以给细胞特别是脑细胞提供可能提供的能量，以及组织细胞，特别是脑细胞获得在低能量，甚至能量等于零的条件下，保护和进行生命活动的能力。

在应用氰化钾（KCN）、碘乙酸（IA）、丙二酸（MA），分别阻断供能的呼吸链、糖酵解和三羧酸循环的条件下，重复缺氧3次动物的存活时间分别为3.8min（KCN）、25.3min（IA）、12.3min（MA）和1.8min（IA+KCN），均显著长于未经缺氧动物的存活时间，这提示在重复缺氧作用下，供能途径中的呼吸链、三羧酸循环和糖酵解的能力均有所加强[9,10]。

预适应的脑机制

鉴于脑作为适应的调节机构和缺氧适应的最主要限制因子，以脑组织为主的细胞或分子水平的变化对预适应的形成与发展无疑会具有至关重要的作用。有人观察到，脑缺血前脑室内注射微量NMDA，激活NMDA受体可在很大程度上防止随后脑缺血所致的损伤（Himori，et al，1991）。但在软体动物皮层培养神经元上，NMDA拮抗剂却降低神经元死亡（Kaku，et al，1983）。根据在新皮层脑片Ⅰ/Ⅱ层上的观察，维拉帕米（verapamil）和D-APV可防止第2次低氧所致的低氧性去极化潜伏期延长，而不影响其振幅，认为Ca^{2+}系通过电压门控通道进入胞内，而与NMDA通道无关（Kral，et al，1993）。根据微透析测定，低氧预处理并不改变脑内包括兴奋性氨基酸在内的任何氨基酸的含量，从而认为预处理可致的低氧耐受与兴奋性及/或抑制性氨基酸无关（Nakata，et al，1994）。

胶质细胞在预处理诱导的适应或耐受形成中的作用亦颇引人注意。与胶质细胞共培养的神经元远较无胶质细胞共培养的神经元在低氧条件下存活率高（Vibulsreth，et al，1987）。胶质细胞对神经细胞具有保护作用几乎已属公认。Qi和Dawson还发现，3天新生大鼠的单层培养少突胶质细胞在低氧作用下产生一种分子量为22kD，他们称为低氧素（hypoxin）的蛋白质，认为其功能与热休克蛋白相似，对神经元具有保护作用（Qi Y，et al，1992）。周萌等（1991）用HPLC从脑梗死患者脑脊液分离到亮氨酸脑啡肽和一种未知成分。美国NIH中风实验室报告，处于人工冬眠的松鼠对脑缺血的抵抗力明显增高，认为机体存在一种自然力，在特殊条件下可以被动员，产生一种代谢抑制物——antabolone，可降低代谢和体温，导致对低氧或缺血耐受（Frerichs，et al，1994）。

我们的工作表明，小鼠经反复密闭进行重复低氧后，相继各次的耐受时间逐次递增的同时，自主活动与翻正反射的恢复时间、离体头与延髓的存活时间逐次延长（吕国蔚等，未发表资料）。戊巴比妥钠麻醉和咖啡因兴奋动物第1次缺氧的平均耐受时间分别为42min和9min，分别显著长于和短于对照动物第1次缺氧的平均耐受时间（13min）；麻醉与兴奋动物第 2、3、4 次重复缺氧的平均耐受时间分别为其各自第 1 次缺氧平均耐受时间的 1.6、1.8、2 倍，均显著低于对照 3、5、7 倍的递增幅度，提示 CNS 的麻醉与兴奋均无助于缺氧适应或耐受的发展[11]。然而，腹腔注入 4 次重复缺氧动物脑匀浆提取液的正常动物在低压舱中的存活时间比注入等体积生理盐水或正常动物脑匀浆提取液的正常动物分别延长 1.8 或 2.1 倍，提示重复缺氧动物脑中出现已知及/或未知的神经保护物质或抗缺氧物质[4]。

细胞外场电位的记录表明，海马 1、3 区（CA1、CA3）的群锋电位（PS），随重复缺氧次数的增加和耐受时间的延长，CA1-PS 和 CA3-PS 的幅度均逐次降低，第 4 次缺氧时达最低水平；CA1-PS 于缺氧 14min 时消失，该时 CA3-PS 为缺氧前的 5%，并直到缺氧 16~18min 时才消失；CA1 区海马脑电图经常表现为自发放电，但 CA3 区则表现低幅低频慢波，提示海马电活动的抑制与缺氧耐受性的增高相关。随重复缺氧次数的增加，CA1 和 CA3 区对重复缺氧的耐受性差异增大[6]。

预适应的分子机制

预适应的效果极其肯定，迄今尚未见到任何失败的报道，但其机理却众说纷纭、莫衷一是。

起初，有人认为预适应可以导致顿挫（stun）、降低心肌能需，从而减少随后缺血所致的心肌损伤（Walker & Yellon，1992），但不伴有顿挫的预适应以及发生顿挫而不进行预适应时，也均可诱导出对缺血或低氧的耐受性，此说法似不攻自破。另一说法是，预适应导致侧支血管开放，为随后的缺血提供充分的血供，从而起保护作用，但与不伴有侧支血管开放的预适应仍可产生保护作用的事实不符。现时，我国学者认为低氧适应的产生与不同区域脑毛细血管密度或不同脑区血液重新分配有关。多数学者主张，预适应可生成某种物质，调节机体对缺血或低氧的反应。

Kimberly 等（1992）根据纳洛酮可完全阻断低氧适应而外源性吗啡却对之无任何作用的事实，认为内源性阿片肽类物质参与预适应所致的低氧保护效应。刘新峰等（1991）根据临床检测，推测 β-内啡肽和强啡肽-β 分别具有促进和保护脑损伤的作用。Rising 等（1989）根据低氧耐受时血中酮体浓度升高，外源性 β-羟基丁酸注射又有助于低氧耐受，认为预适应通过改变代谢，增加内源性酮体，以提高低氧耐受。

目前最为流行的一个学说是腺苷说，它认为，缺氧或低氧预处理时，ATP 降低，所生成的腺苷与腺苷受体（主要是 A_1）结合，再激活蛋白激酶 C（PKC），从而抑制随后严苛处理所致的钙内流和兴奋性氨基酸的突触前释放，并直接通过增加 K^+、Cl^- 电导，稳定神经元膜电位，降低脑能需，改善神经元微环境，从而引起组织对缺血和低氧的耐受。腺苷说的主要实验依据是，微透析证明预处理时，脑内组织间液中的腺苷含量显著升高；腺苷受体的阻断剂和激活剂分别降低和增加预处理所诱导的耐受效果；用 Staurosporine 或多黏菌素等阻断 PKC 通路时，预处理的保护效应即不复出现。我们的研究表明，5-环己腺苷和氨茶碱分别显著延长和缩短各次重复缺氧耐受时间和低氧下的存活时间，提示腺苷及其类似物通过其 A_1 受体保护脑细胞[13]。

腺苷说的一个更新的提法是"记忆"假说，认为通过预适应时，PKC 由胞浆内向膜内转位，心脑组织"记着"它们曾经被处理过。A_1 受体激活磷脂酶 C（PLC），使膜内甘油二酯（DAG）增多，触发转位并激活已移位于膜内的 PKC。胞浆内无活性的 PKC 只有当其转位到膜内时才具有活性，使蛋白质磷酸化。因此，预处理首先使 PKC 转入膜内并在那里停留约

1h，随后的缺血或低氧导致的腺苷受体活动即可引起蛋白质磷酸化。秋水仙碱破坏将 PKC 拉入膜内的微管，可完全阻断保护作用；反之，用 phorbol myristate acetate 启动 PKC 转位则可致保护效应。

另一神经保护物质是热休克蛋白（HSP）[12]。沙鼠经 2min 缺血后，其 CA1 神经元可耐受随后 5min 缺血并与 CA1 有关神经元 70kD HSP 表达增强明显相关，足以引起 HSP70 表达的热休克预处理明显降低培养神经元对谷氨酸毒性作用的敏感性[22]。脑匀浆儿茶酚胺含量测定表明，缺氧 1 次动物脑中的 DA、5-HT、5-HIAA、NE 与空白对照组相比，未见明显改变；但重复缺氧 4 次动物中的 DA、5-HT 和 5-HIAA 均较空白对照或缺氧 1 次动物显著升高，NE 显著降低，提示 DA 和 5-HT 的升高和 NE 的降低与缺氧适应或耐受的形成有关[14,15]。

气相色谱测定表明，缺氧 1 次动物脑游离脂肪酸（FFA）各组分的含量均显著升高。但重复 4 次缺氧动物脑的 FFA 不仅不继续升高却反向对照水平回落。缺氧 1、2 次动物脑的脂质过氧化水平有逐次增加趋势，但重复缺氧 4 次后，不仅不继续升高，也反向对照水平回降，提示与自由基形成有关的 FFA 含量和脂质过氧化水平的回落有助于缺氧适应或耐受的形成发展[16,17]。

磷脂组分的含量测定表明，缺氧 1 次动物脑磷脂酰乙醇胺（PE）、磷脂酰丝氨酸（PS）的含量显著升高，磷脂酰胆碱（PC）、鞘磷脂（SM）含量显著下降，但经 4 次重复缺氧后，除 SM 继续下降外，PE、PS 不仅不继续升高，反而向正常水平显著回降，PC 显著回升，三者均趋于正常对照水平，提示脑磷脂的这些变化与动物耐缺氧能力的提高有关[18]。

Na^+、K^+-ATP 酶和 Ca^{2+}-ATP 酶活性测定表明，缺氧 1 次时二者分别显著降低到对照水平的 1/2 和 1/3，但重复缺氧 4 次动物脑中这两种 ATP 酶的活性，不仅不继续下降，反而向正常水平回升；钙离子选择性电极测定表明，1、2、3、4 次缺氧动物脑每克鲜脑组织的 Ca^{2+} 含量分别为 3.1、5.3、4.5、4.3μg，均显著高于正常对照动物（1.1μg），保持相对恒定，未随缺氧次数的增多而升高，提示随着重复缺氧的进行，脑中可能产生类似 Ca^{2+} 抑制或拮抗剂的物质，减少 Ca^{2+} 内流[19,20]。

等离子光量计测定表明：缺氧 1、2 次动物脑中的非溶解态 As 含量显著下降，溶解态 V 含量显著升高，重复缺氧 4 次并饲养 2 天后，As、Fe、Cu、Mo、Co、V 等元素出现显著或非常显著的变化；缺氧 1、2、4 次以及缺氧 4 次后饲养 2 天动物脑中 P、K、Ca、Mg 等 4 种宏量元素和 Pb、Al、Ag 等 16 种微量元素也随重复缺氧的进行发生不同的变化，可能也对缺氧适应或耐受的形成与发展有一定关系[21-23]。

预适应的应用前景

预适应是否可推广到人类疾病的防治？通过对心肌梗死前反复发作的心绞痛患者，经皮冠状动脉血管成形术以及冠状动脉搭桥患者有关情况的观察，回答是肯定的。

观察表明，急性心肌梗死指征出现前有过多次胸痛发作的患者的死亡率较低。人们也注意到，经皮冠状动脉成形术中，第 2 次气囊扩张所致的胸痛、ST 段变化、乳酸生成和反应性充血等缺血反应轻于第 1 次气囊扩张，在冠状动脉搭桥术前如有 2～3min 缺血，可显著减少搭桥所致的 ATP 浓度变化。与动物实验中的预适应相似，人类预适应也具有时间依赖性和反应阈的特征；由于伦理的限制，人类预适应的强度和持续时间不允许达到动物实验那样强。但是，至为重要的是，人类和动物的预适应的效应均提示，人和动物的心脑组织均具自身保护的能力，医务工作者有可能并有必要去揭示、促进和发展这种能力。

在理论上，与任何 PLC 和 PKC 偶联的受体结合因子均可导致预适应。已有证据表明，毒蕈碱样激动剂——碳酰胆碱以及肾上腺素能激动剂——去甲肾上腺素，作为预处理因子，可分别通过 M_2 受体和 α_1 受体引起可与腺苷同等的预适应效果。可以设想，如果抗梗死的磷酸化蛋白质被鉴定出来，将有可能为预适应的临床药物研制提供新的可能性。同理，前述的低氧因子或抗低氧因子的分离、提取与合成如能实现，将为缺血/低氧性疾患的防治和抢救，提供崭新的策略和手段。

就对缺血或低氧的耐受来说，人与大多数哺乳动物对低氧敏感，而龟等少数动物则对低氧具有相当强的抵抗力。人们也曾想到，缺血或低氧预处理低氧敏感动物有可能触发或动员低氧耐受动物的有关抗低氧作用的机制。研究发现，与大鼠等低氧敏感动物比较，龟等低氧耐受动物具有一系列防御低氧作用的机制，如代谢途径由有氧向无氧的转移、与氧供相应的能量代谢降低、生理活动下调的节省能耗等。低氧耐受动物与低氧敏感动物一样也具有 NMDA 受体和钠离子通道，但分布密度与活动几率均显著低于低氧敏感动物（Wilson, et al, 1991; Edwards, et al, 1989; Cummins, et al, 1991）。因此，如何将低氧耐受动物自然存在的低氧适应或耐受的机理和策略转移给处于缺血或低氧条件下的低氧敏感动物，也有可能为缺血/低氧性疾患的防治与抢救，提供某种新的思路和措施。

人和动物生活在一个极其复杂的自然环境里，这个环境既是保证人和动物赖以生存和生活的条件，又是危害人和动物生存和生活的来源。通过长期进化，人和动物机体既发生和发展用以抵御各种有害环境因素作用的防御机制，也产生和形成抗衡必要环境因素缺如的保护能力。抗御微生物和病毒感染的免疫疗法已对有关疾病防治作出了巨大贡献，人们未尝不可以企盼动员抗体保护能力的预适应，这将会给有关疾病的防治提供新的应用前景。

参考文献

1. 吕国蔚．预适应研究的现状与前景．中国神经科学杂志，1996, 3 (2): 92-96
2. Lu GW. Neurochemical mechanism of hypoxic preconditioning. J Neurochem, 1996, 67 (Suppl): 30
3. 吕国蔚．病理生理学论文集．北京：人民卫生出版社，1964. 67
4. 吕国蔚, 史美棠, 李凌等．急性重复缺氧对小鼠缺氧耐受性的影响及其机制的初步探讨．中国病理生理杂志，1992, 8 (4): 425-429
5. 赵兰峰, 吕国蔚．重复脑缺血对缺氧耐受性的影响．中国应用生理学杂志，1992, 8 (2): 163
6. 李海涛, 吕国蔚．急性重复缺氧对大鼠海马电活动的影响．中国应用生理学杂志，1996, 12 (2): 124-128
7. 吕国蔚．缺氧适应的组织机制．见：潘世威主编．病理生理学进展（一）．北京：人民卫生出版社，1963. 196-237
8. Bouverot P. Adaptation to altitude hypoxia in vertebrates. Berlin: Springer-Verlag, 1985. 1-17
9. 崔秀玉, 吕国蔚．急性重复缺氧对小鼠能量代谢的影响．首都医学院学报，1994, 15 (4): 247-250
10. 崔秀玉, 吕国蔚．脑缺氧和脑缺氧适应时能量代谢的变化．首都医科大学学报，1996, 17 (2): 153-155
11. 崔秀玉, 吕国蔚．麻醉与兴奋小鼠急性重复缺氧耐受性的变化．首都医学院学报，1994, 15 (1): 1-4
12. 吕国蔚．关于脑缺血的分子生物学研究．生理科学进展，1996, 27 (2): 157-160
13. 张伟丽, 吕国蔚．腺苷对小鼠急性重复缺氧耐受性的影响．基础医学与临床，1996, 16 (2): 149-152
14. 史美棠, 李凌, 安仰原等．急性重复缺氧动物脑组织中单胺类神经递质含量的对比研究．首都医学院学报，1994, 15 (4): 251-253
15. 黄如彬, 杨典洱, 李爱华等．急性重复性缺氧小鼠脑神经节苷脂含量的研究．生物化学与生物物理进

展，1995，22 (3)：253-256

16. 刘慧敏，朱冬生，李鸿筠等. 急性重复缺氧对小鼠脑游离脂肪酸的影响. 基础医学与临床，1993，13 (5)：62-64
17. 徐瑞兴，周玉兰，吕国蔚. 急性重复缺氧对小鼠脑脂质过氧化水平的影响. 基础医学与临床，1994，14 (6)：65-67
18. 燕福生，宋学宗，刘建辉等. 急性缺氧小鼠脑组织磷脂组分的变化. 中国病理生理杂志，11 (4)：375-378，1995
19. 张锦楠，阎淑莲，刘永利等. 急性缺氧小鼠脑组织 Na^+、K^+-ATP酶和 Ca^{2+}-ATP酶活性的变化. 中国应用生理学杂志，1994，10 (3)：237
20. 赵光，吕国蔚. 急性重复缺氧对小鼠脑游离钙含量的影响. 首都医科大学学报，1996，17 (2)：135-137
21. 史美棠，吕国蔚，李凌等. 急性重复缺氧小鼠脑组织中必需微量元素含量的变化. 中国病理生理杂志，1993，9 (3)：426-429
22. 史美棠，李凌，安仰原. 小鼠脑中32种元素含量正常参考值的测定. 动物学报，1994，40：216-217
23. 史美棠，李凌，安仰原等. 急性重复缺氧动物脑中常量、微量元素含量的变化. 基础医学与临床，1994，14 (1)：40-44

3.7. 缺氧损伤及耐受的细胞机制

摘要 本论文复习了缺氧敏感动物的缺氧损伤机制和缺氧耐受动物缺氧适应机制及其能量代谢特点、离子通道调节和神经递质变化。

关键词 缺氧损伤；缺氧适应

Cellular mechanisms of hypoxic injury/resistance Mechanisms of hypoxic injury in hypoxic sensitive animals, hypoxic adaptation and its energy metabolism as well regulation of ionic channels on hypoxic tolerant animals are reviewed in the article.

Key words hypoxic injury; hypoxic adaptation

  脑卒中是严重威胁人类健康的重大疾病之一，可将其治疗措施简单总结为：改善脑血液循环和细胞保护两大方面。20世纪80年代后至90年代随着对缺氧损伤机制的不断探索，钙拮抗剂、谷氨酸拮抗剂、自由基清除剂等新药逐渐问世，对预防和治疗脑卒中起到肯定的疗效；同样，对缺氧耐受或适应缺氧保护机制的研究，也将有助于脑血管疾病机制的探索。本文拟在简介缺氧损伤机制的基础上，侧重阐述近年来有关缺氧耐受或适应机制的研究进展。

  决定缺氧动物赖以生存的关键在于缺氧时能量代谢方式的转换降低了ATP的合成能力和已降低的ATP合成速度能否满足已经抑制的能量需求。缺氧敏感动物缺氧时能量供求失去平衡，相继发生离子梯度消失、无氧去极化和细胞死亡。缺氧耐受动物在缺氧期间，通过自身的生理、生化机制维持能量供求平衡，细胞的代谢与功能相互匹配，因而能对缺氧有较高耐受性。对此早在20世纪60年代就有了较为系统的论述[1]。

缺氧敏感动物的缺氧损伤机制

  氧是生命活动的基本物质，作为生命活动高级中枢的大脑对缺氧十分敏感。完全性脑缺氧（血）15~25s后，脑电图消失，随后大量的钾流出神经细胞，大量的钠流入神经细胞，其原因在于缺氧时有氧氧化过渡为无氧糖酵解，ATP的供给不能满足缺氧时低能量需要的膜泵功能。

ATP浓度下降，使ATP敏感的K^+通道开放，并且Na^+-K^+-ATP酶因底物不足，不能将细胞外的K^+与细胞内的Na^+进行交换。缺氧时星形胶质细胞对钾的缓冲能力下降，细胞外的K^+的浓度可由正常3mmol/L增加到50~100mmol/L，引起神经元去极化。此时膜电位水平足以激活电压依赖性Ca^{2+}通道，导致大量的Ca^{2+}涌入细胞，同时细胞外的高K^+和神经末梢去极化引起神经末梢兴奋性神经递质谷氨酸的释放。此外，神经胶质细胞和神经末梢的质膜存在依赖Na^+高亲和性谷氨酸摄取系统，能迅速地摄取神经元兴奋时释放到突触间隙的谷氨酸，终止其作用，缺氧时此系统活动逆转，将大量的谷氨酸从胞浆释放到细胞外引起所谓的非囊性释放[2]，细胞间隙中大量的谷氨酸作用于相应的AMPA、KA和NMDA受体，离子通道开放，Ca^{2+}、Na^+进入细胞[3]，当其浓度高于细胞浆正常水平时，使许多受体细胞内钙调节的生化反应发生紊乱。激活神经元蛋白酶裂解神经元的"骨架"；激活各种磷脂酶破坏细胞膜；生成超氧化自由基，使神经元溃变死亡。脑缺氧损伤过程极为复杂，目前已提出氧自由基学说、钙超载学说、兴奋性氨基酸学说及酸中毒学说，这些学说起因于一个最基本的问题，即缺氧时ATP供给能否满足细胞膜功能的需要。看来，缺氧耐受动物较好地解决了这一能量供求问题。

缺氧耐受动物的缺氧适应机制

哺乳动物缺氧几秒内，在ATP储备下降之前，电活动即迅速抑制，削减能量的需求。K^+通道开放产生缺氧超极化，脑组织兴奋性下降，有利于能量供求平衡。在缺氧早期哺乳动物脑组织释放腺苷，它具有减少能量消耗、增加能量供给和保护缺氧敏感动物大脑的作用[4]。此外，细胞膜的离子泵将优先使用磷酸肌酸水解和与膜相连的糖酵解产生的ATP，维持细胞内外离子平衡。然而缺氧敏感动物这种能力是有限的，1~2min后，细胞外的K^+将增至1.0mmol/L，启动上述细胞损伤的连锁反应，而缺氧耐受动物（如海龟）在长达48h缺氧过程中，细胞外的K^+只有轻度的升高（3~6mmol/L），6h内ATP浓度仍维持在正常水平，对缺氧有极好的耐受性。当然，这与其自身代谢特点、细胞膜在缺氧期间维持低通透水平以及缺氧时抑制性神经递质水平增高有关。

（1）缺氧耐受动物缺氧时能量代谢的特点

缺氧促进糖酵解。海龟线粒体中细胞色素氧化酶aa3对氧的亲和力低，有利于糖酵解反应进行，使ATP的浓度在缺氧早期得以维持正常，随着缺氧程度加深，磷酸激酶的活性降低，糖原磷酸化反应受到抑制[5]，而且糖酵解调节酶磷酸化失去活性。此外，调节酶还可以和亚细胞结构的某一特定部位结合，使糖酵解反应速度与无氧状态下细胞能量代谢水平相协调，糖酵解产生大量有机酸，抑制糖酵解速度减慢或维持原水平，甚至逆转经典巴氏效应，意义在于抑制组织储存糖原的大量消耗，有利于长期供能，同时也是转换大量堆积的终产物的最佳方式。其结果抑制代谢，增加缺氧耐受力。研究发现，虾在最佳耐受过程中常常是无代谢状态[6]。

在无氧早期，AMP、ADP、ATP浓度均有下降[6]，这意味着脑组织从低氧到无氧转变时能量产生不足，同时ATP的下降也作为一种信号触发组织的能量代谢大幅度下降，与无氧糖酵解供能建立新的平衡，使ATP浓度正常。

与缺氧敏感动物相似，一旦组织缺氧，细胞间隙的腺苷浓度暂时升高。腺苷可增加脑血流量，促进糖原的分解[7,8]，抑制突触功能和神经元电活动。腺苷作为能量衰竭的应激物质，降低能量消耗，增加能量供给，但对脑的保护作用主要通过抑制脑组织能量代谢这一机制而实现。

（2）缺氧耐受动物对离子通道活动的调节

离子泵要消耗大量的ATP来维持细胞内外离子平衡，但缺氧造成ATP生成下降。离子梯度的维持只能依赖于降低膜通透水平，减少离子流动和耗能转运，这也许是缺氧敏感动物与耐受动物在细胞水平上的差异。

Suare报道，大鼠脑神经细胞膜上电压依赖性Na^+通道的密度比龟脑神经细胞高40%~50%，Na-K泵活性也高于龟脑，龟脑神经细胞离子顺离子梯度流动量少，用于维持离子梯度Na-K泵耗能也较低，因此龟脑的代谢水平只有鼠脑的1/5（在各自的生理温度）。缺氧时，龟脑神经细胞因低密度的电压依赖性Na^+、Ca^{2+}通道，低活性Na-K泵，以及低水平枸橼酸合成能力，使细胞离子流动和耗能转运减慢，神经元自发性电活动减少，使削减的能量供给满足最基本的细胞活动的能量需要[9]。

在代谢环境和生理环境发生转变时，可暂时通过调节离子通道的功能状态和单位膜离子通道的数量来满足特殊离子通透性的需要。缺氧期间缺氧耐受动物可以调节离子通道的活性与密度，减少离子流动，抑制细胞的电活动，降低能量需要，以匹配低水平能量供给，同时维持生存必需的低密度通道的功能，避免细胞损伤的发生[10]。

Feng等研究发现，龟脑在无氧早期突触功能迅速抑制，自发性电活动明显减少，诱发电位抑制在较低水平；而大鼠脑片电活动消失可降低氧耗，并认为无氧早期的这种变化是节能的主要措施，当然这些能量活动的变动有其自身的离子基础[11]。

Eward用河豚毒（tetrodotoxin，TTX）和藜芦次碱（veratroidine）分别抑制和激活龟脑游离突触小体Na^+通道，突触小体的代谢水平明显不同。用河豚毒阻断Na^+通道的突触小体耗能迅速下降，相反用藜芦次碱激活Na^+通道，能量代谢明显升高。用哇巴因抑制Na-K泵活动也降低耗能。因此对离子通道的活动调节可能直接影响能量代谢水平[12]。另一方面，离子通道密度的变化也与能量代谢密切相关。新生大鼠对缺氧有一定的耐受能力，原因之一是其神经细胞膜上电压依赖性Na^+通道是可调节的[13]，缺氧时Na^+流入细胞引起细胞膜Na^+通道活动数量减少，可能由于Na^+通道的α、β亚单位分离所致。Na^+通道的减少抑制了细胞的电活动。龟小脑可能通过类似的机制使P细胞锋电位的阈值提高15mV，抑制了与P细胞相连的、多突触易化作用，同时缺氧化还原抑制主要传入途径的突触后电位，减少了P细胞锋电位的发放，抑制能量消耗[14]。

（3）缺氧耐受动物缺氧时神经递质的变化

龟脑在缺氧期间，抑制性神经递质GABA突触间隙浓度维持在较高水平，而兴奋性神经递质谷氨酸维持稳定或降低；对大多数神经元有抑制作用的NE和5-HT长时间维持稳定；减少细胞Ca^{2+}内流的牛磺酸中等程度下降；对Na-K泵有抑制作用的DA升高[15]。神经递质的这些变化的总结果是降低脑组织能量消耗。

缺氧时哺乳动物能量供应下降，立即通过抑制突触传递及电活动削减能量需要，同时也通过增加血流量和糖酵解维持能量的供给，但仍不满足最基本的能量需求，几分钟后发生缺氧损伤；虽然缺氧耐受动物抑制能量代谢的方式与敏感动物相同，但能通过调节离子通道，维持高水平抑制性神经递质，保持能量供求平衡，维持ATP浓度稳定，避免无氧去极化和大量兴奋性神经递质释放，以致细胞在严重缺氧时得以生存。

参考文献

1. 吕国蔚．缺氧适应的组织机制．见：潘世崴主编．病理生理学进展（一）．北京：人民卫生出版社，1963．196 - 234
2. 王光建，萧信生．谷氨酸的神经毒性．生理科学进展，1988，19：209
3. 李触仙．钙离子、兴奋性氨基酸与脑缺血损伤．生理科学进展，1992，23：131
4. Newby AC, Wouku Y, Meghji P, et al. Adenosine: A retaliatory metabolite or not? News Physiol Sci, 1990, 5: 60
5. Lutz P, Rosenthenal M, Sick TJ. Living without oxygen: turtle brain as a model of anaerobic metabolism. Mol Physiol, 1995, 8: 411
6. Hochchks, PW. Defense strategies against hypoxia and hypothermia. Science, 1988, 231: 234
7. Mori S, Ngai AC, Ko KR, et al. Role of adenosine in regulation of cerebral blood flow: effects of theophyline during normoxia and hypoxia. An J Physiol, 1987, 253: 165
8. Magstretti PL, Hof PR, Mrtin JL, et al. Adenosine stimulated glycogenolysis in mouse cerebral cortex: a possible coupling mechanism between neuronal activity and energy metabolism. J Neurosi, 1986, 6: 2553
9. Suare RK, Doll CJ, Buie AE, et al. Turtles and rats: a biochemical comparision of anoxia tolerance and anoxia sensitive brains. Am J Physlol, 1989, 26: 1083
10. Sick TJ, Rosenthal M, Lemma JC. Brain potassium ion homeostasis, anoxia, and metabolic inhibition in turtle and rats. Am J physiol, 1982, 253: 281
11. Feng ZC, Rosenthal M, Sick JI. Suppression of evoked potentials with continued ion transport during anoxia in turtle brain. Am J physiol, 1988, 255: 24
12. Edward R, Lutz PL, Baden D. Relationship between energy expenditure and ion channel function in the rat and turtle brain. Am J Physiol, 1989, 255: 1345
13. Dargent B, Corand F. Down regulation of voltage dependent sodium channel in initiated by sodium influx in developing neurons. Proc Natl Acad Sci, USA, 1990, 87: 5907
14. Perez MA, Chan CY, Rosenthal M. Membrane and synaptic activity during anoxia in the isolated turtle cerebellum. Am J Phyliol, 1991, 267: 1074
15. Lutz PL. Mechanism for survival in the vertebrate brain. Annu Rev Physiol, 1992, 54: 601

4. 缺氧预适应的研究结果

4.1. 缺氧预适应的保护效应

4.1.1. 急性重复缺氧对小鼠缺氧耐受性的影响及其机制的初步探讨

摘要 小鼠在密闭缺氧的重复作用下，对缺氧的耐受性逐次递增，第 2、3、4、5 次的耐受时间分别较第 1 次增加 1.8、2.5、3.0 和 3.6 倍；第 4 次重复缺氧后的动物在更低氧分压下的存活时间较正常对照动物延长 10 倍；其氰化钾中毒致死时间较正常动物推迟 4 倍。腹腔注入缺氧耐受小鼠脑匀浆提取液，可显著延长小鼠在低氧分压下的存活时间，与腹腔注入等体积生理盐水和注入等体积正常小鼠脑匀浆提取液组相比较，分别延长 1.8 和 2.1 倍。结果提示，急性重复缺氧，可能使组织细胞，特别是脑细胞发生某种可塑的或适应的变化，从而导致动物对缺氧具有非常高的耐受水平；急性重复缺氧小鼠脑中的一种或多种可提取并可通过血脑屏障的水溶性物质可能为该适应变化的一部分。

关键词 缺氧症；氰化物类；小鼠

Effects of repeated exposure to hypoxia on hypoxia tolerance in mice The hypoxia tolerance of mice was significantly increased by repetitive action of auto-hypoxia. The tolerance duration of the 2nd, 3rd, 4th and 5th run was 1.8, 2.5, 3.0 and 3.6 times longer than that of the 1st one. The survival time of mice that had been exposed to repeatedly for four runs was 10 times longer than that of the control animals when both of them were placed in the same low pressure chamber and was 4 times longer while KCN was administrated. The survival time under low oxygen pressure in mice injected with brain extract of resistant mice was 1.8 and 2.1 times longer than that of the saline-injected and normal mice's brain extract injected animals respectively. These results indicate that some plastic or adapted changes might occur in the tissue cells particularly in the brain cells during acute and repeated hypoxia. They lead the animals' hypoxia tolerance to a very high level. Water-soluble antihypoxia or hypoxia-resistant elements might exit in the brain of hypoxia resistant animals, which was extractable, transferable, and permeable to the blood brain barrier.

Key words anoxia; cyanides; mice

研究缺氧及其适应机制对临床医学、运动医学和航天医学均具有重要的理论和实际意义。长期以来，人们主要研究了机体对长期、慢性缺氧的主动适应过程，但对短期、急性缺氧的适应过程的研究，尚为数不多[1]。近年来有报道认为，大鼠预先在"高山"停留 2 小时[2]、大鼠的海马脑片预先经 5 分钟缺氧[3]，甚至大鼠预先经进行性缺氧仅 3 分钟[4]，均可获得对更严苛缺氧的耐受性。本工作在重复我们先前的缺氧急性适应实验的基础上，进一步用低压舱和氰化钾中毒实验对重复缺氧小鼠耐受性进行了检验,并对其机理做了初步探讨。

【材料与方法】

实验在 173 只、体重 16.0~22.0 克、不拘性别的昆明小鼠上进行。各组实验动物按随机原则选取,对照与实验组的雌雄动物各半。实验时室温为 26~29℃。

(1) 实验过程与耐受时间

将小鼠置于含有新鲜空气、经过标定的 125ml 广口瓶内,以橡皮塞密闭、记时,一旦出现喘呼吸,立即取出,并随即转移到另一相似体积的、含有新鲜空气的广口瓶内,密闭、记时,如此重复 4 或 5 次。各次倒瓶中,从密闭开始到喘呼吸出现的时间为原始耐受时间,再依下式算出相当于 100ml 有效空气量下的标准耐受时间,比较各次的耐受水平。

$$T = \frac{T_0}{V_e} \times 100 = \frac{t_1 - t_0}{V_0 - V_a} \times 100 = \frac{t_1 - t_0}{V_0 - \frac{W_a}{D_a}} \times 100 = \frac{t_1 - t_0}{V_0 - \frac{W_a}{0.94}} \times 100$$

式中,T:标准耐受时间,T_0:原始耐受时间,t_1:喘呼吸出现时间,t_0:密闭开始时间,V_e:有效瓶容积,V_0:原始瓶容积,V_a:小鼠体积,W_a:小鼠体重,D_a:小鼠密度。

注:乙醚麻醉后,测定小鼠 W_a,再用排水法测定小鼠 V_a。算出 $D_a = \left(\frac{W_a}{V_a}\right)$;15 只小鼠测定的结果,平均 D_a 为 0.94(0.92~1.00)。

(2) 低氧分压和氰化钾中毒下的存活时间

将重复缺氧的小鼠,按体重与未经任何处理的正常小鼠配对,第 4 次缺氧结束时,立即同时放进 PO_2 为 2.7kPa(20 mmHg)的恒定低压舱内,记录低压开始到小鼠死亡的时间——存活时间。

另一批重复缺氧动物于第 4 次缺氧结束时,与配对的正常动物一起,立即同时腹腔注射致死量氰化钾(50 mg/kg),记录其存活时间。

(3) 给予缺氧耐受小鼠脑匀浆提取液对低氧分压条件下存活时间的影响

实验分 3 组进行:A 组为生理盐水对照组,腹腔注射生理盐水 1.0ml;B 组为脑匀浆提取液对照组,腹腔注射正常动物的脑匀浆提取液 1.0ml;C 组为实验组,腹腔注射经 5 次连续重复缺氧的动物脑匀浆提取液 1.0 ml。

(4) 数据处理

实验数据经方差分析或配对 t 检验进行统计处理。显著性水平为 0.05。

【结果】

(1) 各次缺氧过程中的表现与耐受时间

第 1 次缺氧过程中,动物呼吸逐渐加快,逐渐出现紫绀,自主活动减少。7~8 分钟时,动物开始出现不安、挣扎,呼吸加深加快,紫绀更为明显,出现翻正反射消失,痉挛样动作和喘呼吸。第 2 次的一般表现与第 1 次相似。但第 3 次后,动物大多数处于安静状态,呼吸深慢而有规律,紫绀较前更为明显,眼球呈黑紫色。外观状态表明,随着缺氧次数的增加,动物的生命活动处于逐次降低至稳定水平。其耐受时间如表 4-1、图 4-1。

(2) 低氧分压与氰化钾中毒时的表现与存活时间

未经任何处理的正常动物,在低氧分压条件下,立即猛烈挣扎、蹿跳,明显紫绀、痉

表4-1 1~5与1~4次重复缺氧的耐受时间($\bar{x} \pm s_{\bar{x}}$)(min)

	1	2	3	4	5
1~5	16.0 ± 1.0	29.7 ± 1.6	40.4 ± 2.2	48.8 ± 3.2	58.8 ± 3.9
($n=43$)	(1.0)	(1.8)	(2.5)	(3.0)	(3.6)
1~4	15.1 ± 0.5	27.6 ± 0.9	37.8 ± 1.4	44.2 ± 1.7	
($n=127$)	(1.0)	(1.8)	(2.5)	(2.9)	

注：括弧内数值为定基比

挛、深喘呼吸、大小便失禁，平均于 1.60 ± 0.36 分（$\bar{x} \pm s$）（$n=15$）死亡；在同样条件下，经4次重复缺氧的动物开始比较平静，7~8分钟后出现上述表现，其平均存活时间为 15.33 ± 2.94 分（$\bar{x} \pm s$）（$n=15$），较对照组延长近10倍，个别动物存活近50分钟（图4-2左）。

正常对照动物注射氰化钾后亦出现上述变化，平均于 2.25 ± 0.31 分（$\bar{x} \pm s$）（$n=8$）死亡；经4次重复缺氧的动物，在氰化钾注射后，能维持较长时间，其中毒表现比对照组减轻，平均于 9.38 ± 2.43 分死亡，较对照组存活时间延长了4.1倍，与对照相比，$P<0.025$，几乎达到非常显著的差异（图4-2右）。

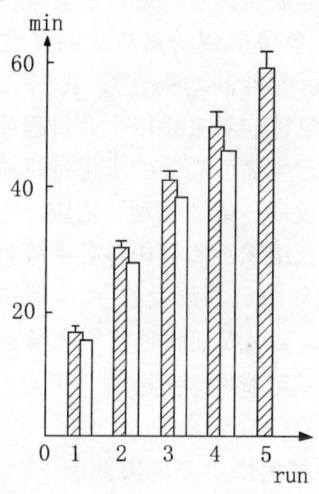

图4-1 1~5次（斜纹柱）与1~4次（空白柱）重复缺氧耐受时间的比较

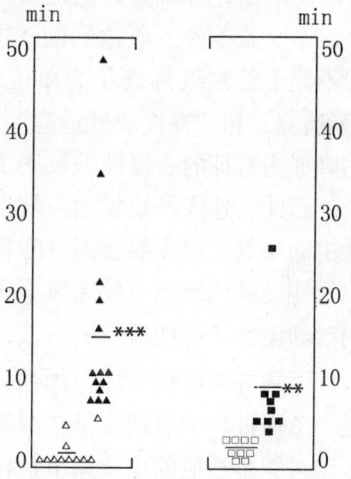

图4-2 4次重复缺氧动物在低氧分压下（左）和氰化钾中毒下（右）的存活时间

注：空白三角与方块：未经缺氧的正常动物；实心三角与方块：经4次重复缺氧的动物；——：均数；＊＊：$P<0.05$；＊＊＊：$P<0.01$

(3) 注入缺氧耐受小鼠脑匀浆提取液的动物在低氧分压下的存活时间

3组动物的存活时间如表4-2所示。经方差分析两两比较表明，实验组（C）与两种对照组（A、B）之间均有显著差异（C:A $P<0.05$；C:B $P<0.05$）；A、B对照组之间耐受时间相近，未见显著差异（表4-2，图4-3）。

表4-2 3组动物在低氧分压下的存活时间 (min)

	A	B	C
n	15	15	15
$\bar{x} \pm s_{\bar{x}}$	13.2±4.8	11.6±3.5	24.2±6.2
ratio	1	0.88	1.83
		1	2.09

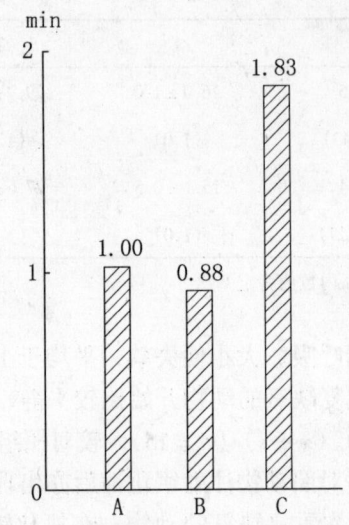

图4-3 3组动物在低压条件下的相对存活时间,以A组存活时间为1

【讨论】

在上述实验条件下,虽至少存在低氧、高二氧化碳和低气压等因素的作用,但一般认为以缺氧因素为主,并被明确地称为进行性缺氧或自家缺氧[4,5]。我们在吸收瓶中的二氧化碳和保持瓶内气压平衡条件下进行预实验时,亦见到动物对缺氧耐受性的逐次递增。低氧分压和阻断呼吸链的氰化钾试验,也说明本结果是动物对重复缺氧的一种急性适应过程。

前人和本实验条件下所达到的,这种以分或小时为单位形成的对缺氧耐受性的急剧升高,显然不同于通常以月或年为单位才能形成的缺氧耐受性的增高[1,6],我们分别称之为"急性缺氧适应"和"慢性缺氧适应"。本实验的急性缺氧适应看来是以生命过程或维持内环境能力的降低为特征的;慢性缺氧则主要表现为积极进行生命活动或力求保持机体内环境的相对稳定。因此,这两种缺氧适应过程又可分别称为"被动"或"主动"适应。

慢性主动缺氧适应主要是通过呼吸、循环、血液以及组织细胞等机体各系统组织活动的加强,以保持动脉或细胞中较高氧分压水平,借以增加对缺氧的耐受性[1,6]。但是,这些机能系统的活动无助于急性适应的形成;由于PO_2仅为2.7 kPa或细胞色素氧化酶被氰化物阻断,呼吸、循环等系统活动即使加强,急性缺氧适应亦不可能有多大改善。因此,一个合理的推测是,急性被动缺氧适应是在组织细胞水平上发生的。

鉴于脑组织是适应的主要调节机构,特别是耐受缺氧的最主要的限制因子[7,8],中枢神经系统的机能或物质变化可能是缺氧适应的主要机制。根据自主活动和翻正反射可以分别代表大脑和脑干的活动,喘呼吸的发生表示延髓处于孤立活动的状态[9,10],本实验中喘呼吸的出现的逐次推迟,提示延髓以上中枢机构抑制虽逐次加深,但却推迟向延髓扩散。这不能不使人想到,高级脑部的神经细胞可能在分子水平上发生了由有氧代谢向无氧酵解的转化及/或生成某种抗缺氧的物质分子。否则,很难解释本实验中适应动物对更低氧分压和氰化物的耐受能力分别较对照动物高达10和4倍之多。注射重复缺氧鼠脑匀浆提取液的实验组动物对低氧分压的耐受显著高于对照组的事实,更加提示重复缺氧鼠脑中确实生成了某种神经化学物质,从而直接帮助动物耐受低氧分压。这种或这类物质至少具有可提取性、可转移性以及水溶性和可通过血脑屏障等特性。

急性被动缺氧适应的提出,提示人们在与环境缺氧作斗争和缺氧性疾患的防治中,除注意发展那种能维持机体内环境和生命活动水平的慢性主动缺氧适应外,也应发挥这种虽不能保持内环境恒定，但却能显著提高机体对缺氧耐受能力的急性被动缺氧适应。从理论的观点看来，这种为了从根本上恢复罹病机体的内环境恒定和生命活动水平而暂时地人为地"破坏"内环境的恒定性，不一定是无道理的。

参 考 文 献

1. 吕国蔚. 缺氧适应的组织机制. 见：潘世崴主编. 病理生理学进展（一）. 北京：人民卫生出版社，1963. 196
2. Ryasina TV. The role of short-term hypobaric hypoxia in prevention of disorders of the cerebral circulation in rats during caustic stress. Brain Res, 1988, 473: 153
3. Schurr A. Adaptation of adult rat brain tissue to anoxia and hypoxia in vitro. Brain Res, 1986, 374: 244
4. Cartheuser CF. Progressive hypoxia until brain electrical silence: A useful model for studying protective interventions. Can J Physiol Pharmacol, 1988, 66: 1308
5. Loiseleur J. Resistance du rat enautoanoala contra l'admhatration dune dose mortally de rayon's XCR. Acad Sci (France), 1959, 249: 323
6. Барьашова ЭИ. Акклцйатиацйя. К Гипоксия И её фцэиологическке механицмы. ИЭД, Ан СССРМ-Л, 1960
7. Gibson GE. Hypoxia. In: McCandless DW, eds. Cerebral energy metabolism and encephalopathy. New York: Plenum Press, 1985. 43
8. Flyn CJ. Ischemia and hypoxia. In: Siegel GJ (Editor-in-Chief). Basic neurochemistry. New York: Raven Press, 1989. 783
9. Kessler M. Studies on the effect of anoxia on the central nervous system. Am J Physiol, 1943, 3140: 291
10. Hansen AJ. Effects of anoxia on nerve function. In: Somjen G, eds. Mechanisms of cerebral anoxia and stroke. New York: Plenum Press, 1988. 165

4.1.2. 急性重复缺氧对 BALB/C 小鼠缺氧耐受性的影响

摘要 观察重复缺氧对 BALB/C 小鼠缺氧耐受性的影响。结果在密闭缺氧的重复作用下，BALB/C 小鼠第 1 次缺氧的耐受时间平均为 17.3 min，第 2、3、4 次缺氧的耐受时间分别为第 1 次的 3、6、7 倍。第 4 次重复缺氧后，小鼠在低氧分压和氰化钾作用下的存活时间分别较正常对照小鼠增加 26 倍与 2.6 倍。结果提示，急性重复缺氧显著增加 BALB/C 小鼠对缺氧的耐受性。

关键词 重复缺氧；低压舱；氰化钾中毒；BALB/C 小鼠

Effects of acute repeated hypoxia on hypoxia tolerance of BALB/C mice With repeated exposure of BALB/C mice to hypobaric hypoxia, the tolerance time of the mice in the first run of exposure was 17.3 min in average and those of the subsequent 2nd, 3rd and 4th runs were 3.6 and 7.0 times longer than that of 1st run respectively, the animals' survival times in hypobaric chamber and after cyanide intoxication were 26 and 2.6 times longer respectively than that of the control without exposure to hypoxia. These results indicate that the BALB/C mice's tolerance to hypoxia is significantly increased through acute and repetitive exposure to hypoxia.

Key words repeated hypoxia; hypobaric chamber; cyanide intoxication; BALB/C mice

百余年来，人们主要研究了缺氧引起的损伤性变化，而较少关注缺氧所致的耐缺氧性变化[1]。我们通过重复缺氧曾用昆明小鼠成功地复制了急性缺氧耐受模型，并对其耐受机制进行了较系统的研究[2-6]。本研究以BALB/C小鼠为实验对象，观察重复缺氧对其缺氧耐受性的影响，借以探讨近交系纯种动物缺氧耐受形成的规律与特点。

【材料和方法】

随机选取体重15.0~19.0 g的BALB/C小鼠，雌雄不限，分成A、B、C 3组。A组21只、B组20只、C组20只小鼠。在室温17~23℃的条件下进行实验。

A组：按我室的急性重复缺氧方法[2]，将小鼠称重后放入经过标定的约150 ml的广口瓶内，盖上橡皮塞密闭，立即计时，至动物出现喘呼吸时立即将小鼠取出；迅速放入另一含有新鲜空气的广口瓶内，密闭，计时；依次重复4次，计算并比较同等空气量下各次缺氧的耐受时间。

B组：低氧分压下小鼠的存活时间：按小鼠体重与未经缺氧的正常小鼠配对，第4次缺氧结束后立即同时放进PO_2为2.7 kPa（20 mmHg）的恒定低压舱内，记录低压开始到小鼠死亡的存活时间。

C组：氰化钾（KCN）中毒下存活时间：按小鼠体重与未经缺氧的正常小鼠配对，第4次缺氧结束后，立即同时腹腔注射致死量KCN（50 mg/kg），记录存活时间。

实验数据以$\bar{x} \pm s_{\bar{x}}$表示，用方差分析或配对t检验进行显著性检验，显著性水平为$P < 0.05$。

【结果】

(1) 重复缺氧过程中的表现和耐受时间

A组小鼠第1次缺氧过程中，呼吸逐渐加快，逐渐出现紫绀，随着缺氧时间的延长，小鼠开始出现不安、呼吸加深加快、挣扎、紫绀严重、眼球呈黑色；第2次与第1次相似；第3、4次小鼠处于安静状态，呼吸深慢有规律，偶尔挣扎一下，紫绀较前2次明显，眼球呈黑色而凸出，尾静脉变紫。1~4次缺氧耐受时间分别平均为17.3 ± 0.8 min、43.5 ± 5.0 min、100.8 ± 7.1 min、112.7 ± 3.9 min，第2、3、4次缺氧耐受时间分别为第1次缺氧的2.5、5.8、6.5倍，递增差异非常显著（图4-4）。

(2) 低氧分压条件下的表现与存活时间

未经任何处理的B组正常小鼠在低氧分压条件下立即猛烈挣扎、蹦跳、喘呼吸、明显紫绀，最后大小便失禁。平均1.21 ± 0.09 min（$\bar{x} \pm s_{\bar{x}}$，$n = 10$）死亡。在同样条件下，经4次重复缺氧的B组小鼠开始比较安静，经过数分钟或数十分钟后出现上述表现，平均存活时间显著地延长到30.93 ± 11.7 min（$n = 10$），为正常对照动物的26倍（图4-5）。

(3) 氰化钾中毒时的表现与存活时间

C组正常对照小鼠注射KCN后，立即出现剧烈挣扎、喘呼吸、蹦跳、痉挛、大小便失禁，平均存活1.36 ± 0.12 min（$\bar{x} \pm s_{\bar{x}}$，$n = 10$）；经4次缺氧的C组小鼠注射KCN后约1 min才出现上述表现，存活时间非常显著地延长至3.49 ± 0.70 min（$\bar{x} \pm s_{\bar{x}}$，$n = 10$），为对照组的2.6倍（图4-5）。

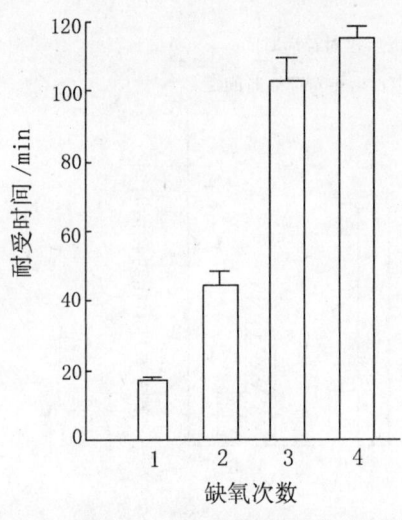
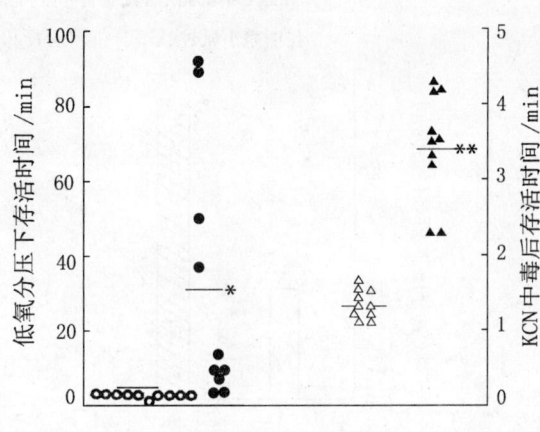

图 4-4 A 组小鼠 1~4 次重复缺氧的耐受时间　图 4-5 B、C 组小鼠低氧分压与 KCN 中毒下的存活时间

$n=21$，图中数值为 $\bar{x} \pm s$

○、△：分别为正常对照动物低氧分压和 KCN 中毒的存活时间；
●、▲：分别为 4 次缺氧动物低氧分压和 KCN 中毒的存活时间；
——：均数；*：$P<0.05$；**：$P<0.01$

【讨论】

与昆明小鼠缺氧耐受形成与发展的规律[2]基本相似，在重复缺氧作用下，BALB/C 小鼠缺氧的耐受性也逐次递增，但第 1 次缺氧的耐受时间较昆明鼠长，为 4min，其后各次缺氧耐受时间的递增幅度也均较昆明小鼠大（图 4-6）。未经缺氧处理的正常 BALB/C 小鼠在低氧分压下的存活时间相差无几，但经 4 次重复缺氧后 BALB/C 小鼠的存活时间却较对照小鼠增加 26 倍，明显高于昆明小鼠增加的幅度（9.6 倍，图 4-7）。与上述结果有所不同，正常 BALB/C 小鼠氰化钾中毒后的存活时间短于昆明小鼠，4 次重复缺氧后仅较对照组增加 2.6 倍，也明显低于昆明小鼠增加的幅度（4.2 倍，图 4-7）。

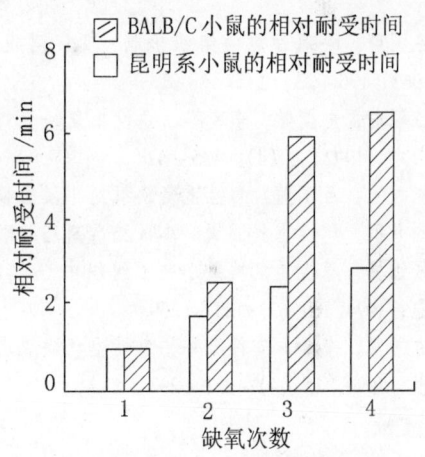

图 4-6　BALB/C 小鼠与昆明小鼠重复缺氧相对耐受时间的比较

2 组动物均以第 1 次缺氧的耐受时间为 1

这些比较提示，BALB/C 小鼠缺氧耐受形成与发展的机制与昆明小鼠有着某些区别。我们以前的研究表明，昆明小鼠缺氧耐受的形成与中枢神经系统抑制、机能系统活动下调，能量代谢降低，以及耐缺氧物质生成等有关[2-6]。通常对各种刺激均较敏感的纯种 BALB/C 小鼠，其缺氧耐受性的递增和在低氧分压下的存活时间的延长不仅不低于昆明系小鼠，反而高于昆明小鼠，提示其形成缺氧耐受的上述有关机制可能比昆明鼠发达，但能量代谢的呼吸链途径参与缺氧耐受的比重可能比昆明小鼠高，对呼吸链活性的依赖性大，以致其在氰化钾阻断呼吸链后的存活时间明显短于昆明小鼠，但其确切的机制尚待进一步研究。

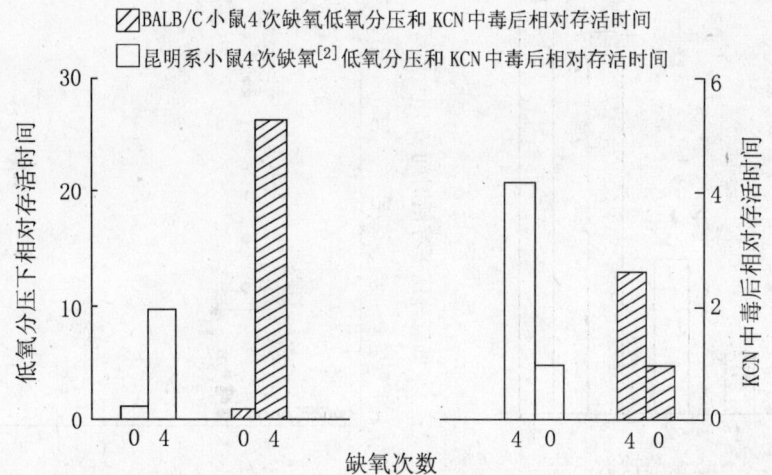

图4-7　BALB/C小鼠与昆明小鼠低氧分压和KCN中毒后相对存活时间的比较
2组动物均以对照组0的耐受时间为1

参考文献

1. 吕国蔚．缺氧适应的组织机制．见：潘世威主编．病理生理学进展（一）．北京：人民卫生出版社，1963．196-234
2. 吕国蔚，史美棠，李凌等．急性重复缺氧对小鼠缺氧耐受性的影响及其机制的初步探讨．中国病理生理杂志，1992，8（4）：425-428
3. 崔秀玉，吕国蔚．急性重复缺氧对小鼠能量代谢的影响．首都医学院学报，1994，15（41）：247-250
4. 刘慧敏．急性重复低氧对小鼠脑游离脂肪酸的影响．基础医学与临床，1993，13（5）：62-64
5. 张锦楠．急性重复缺氧小鼠脑组织中Na^+-K^+-ATP酶和Ca^{2+}-ATP酶的活性的变化．中国应用生理学杂志，1994，10（3）：237-239
6. 史美棠，李凌，安仰原等．急性重复缺氧动物脑组织中单胺类神经递质含量的对比研究．首都医学院学报，1994，15（4）：251-293

4.1.3. 性别和环境温度对小鼠急性缺氧耐受性的影响

摘要　目的：探讨性别和环境温度对小鼠急性重复缺氧耐受性的影响。方法：在相同条件下，比较雌、雄小鼠1、2、3、4重复缺氧标准耐受时间；分别在5±1℃、13±1℃、18±1℃、23±1℃、28±1℃时，进行急性重复缺氧实验。结果：雌、雄小鼠1~4次重复缺氧标准耐受时间无明显差异（$P>0.05$）；在13±1℃、18±1℃、23±1℃、28±1℃时第1次缺氧耐受时间分别为14、13、12、12min，第2、3、4次重复缺氧的耐受时间分别为其第1次耐受时间的3.2、5.7、6.6倍；2.3、3.4、5.0倍；2.2、3.1、3.6倍；1.8、2.2、2.3倍。在5±1℃时第1次缺氧耐受时间为40min，但无法观察2、3、4次缺氧耐受时间。结论：小鼠急性重复缺氧耐受性无性别差异；小鼠急性缺氧耐受性随环境温度的升高而降低。

关键词　小鼠；缺氧耐受性；性别；温度

Influence of sex and environmental temperature on tolerance to acute hypoxia in mouse Objective: To explore influence of sex and environmental temperature on mouse tolerance to hypoxia. Methods: Standard tolerant time of female mouse exposed to hypoxia for one to four times, was compared with that of male on same condition; actual hypoxic experiments were performed at $5\pm1℃$、$13\pm1℃$、$18\pm1℃$、$23\pm1℃$、$28\pm1℃$. Results: No significant difference of standard tolerance time exposed to hypoxia for one to four times was seen between female and male mouse ($P>0.05$). The hypoxia tolerance time of the first run in group $13\pm1℃$、$18\pm1℃$、$23\pm1℃$ and $28\pm1℃$ was 14min、13min、12min、12min respectively, but the change was very little within the range of room temperature. The tolerance time of 2nd, 3rd and 4th run hypoxia in group $13\pm1℃$、$18\pm1℃$、$23\pm1℃$ and $28\pm1℃$ was 3.2、5.7、6.6; 2.3、3.4、5.0; 2.2、3.1、3.6; 1.8、2.2、2.3 times longer than that of their own first run respectively. The hypoxia tolerance time of the first time in $5\pm1℃$ group was 40min. Conclusion: Hypoxic tolerance time of female and male mice was not significantly different. The increment in hypoxia tolerance was negatively correlated to temperature change.

Key words mouse; hypoxic tolerance; sex; temperature

近年来，研究小鼠急性重复缺氧耐受性的研究报道逐渐增多，将对临床医学、运动医学和航空医学的发展起着巨大的推动作用。既往实验[1,2]中，通常在室温下进行，缺氧耐受时间的递增幅度很大。本实验在小鼠急性重复缺氧耐受性的研究中，发现温度对重复缺氧耐受性的增加具有重大影响，并探讨了小鼠性别与重复缺氧耐受性的关系。

【材料和方法】

(1) 缺氧耐受模型

按急性重复缺氧方法[1]，将小鼠置于含有新鲜空气，经过标定的 150ml 广口瓶内，以橡皮塞密闭，记时，一旦出现喘呼吸，立即取出，并随即转移到另一相似体积、含有新鲜空气的广口瓶内，密闭，记时。以此类推至 4 次。各次倒瓶中，从密闭开始到喘呼吸出现时间为原始耐受时间，再依下式算出相当于 100ml 有效空气量下的标准耐受时间。

$$T=\frac{t_1-t_0}{V_0-\frac{W_a}{0.94}}\times 100$$

T：标准耐受时间（standard tolerance time）；t_1：喘呼吸出现时间（time of beginning asthma respiration）；t_0：密闭开始时间（time of airtight beginning time）；V_0：原始瓶容积（bottle volume）；W_a：小鼠体重（mouse weight）。

(2) 性别对重复缺氧耐受的影响

选体重十分接近（$19\pm1g$）的雌、雄小鼠各 15 只，每日选数目相等的雌、雄小鼠同时进行急性耐缺氧实验。

(3) 温度对重复缺氧耐受的影响

雄雌小鼠不限，随机分成 5 组，每组 15～19 只不等，分别在 $5\pm1℃$、$13\pm1℃$、$18\pm1℃$、$23\pm1℃$、$28\pm1℃$，进行急性重复缺氧实验。

(4) 统计学处理

实验数据用 SPSS 统计软件包处理，数据以均数±标准差（$\bar{x}\pm s$）表示，组间比较采用单因数方差分析检验。

【结果】

(1) 小鼠性别与其急性重复缺氧耐受性的关系

小鼠在各次急性重复缺氧时的行为表现与以前报道相似[1]，雌、雄小鼠未见明显差别。第1次缺氧过程中小鼠烦躁不安，上下蹿动，呼吸浅快，逐渐紫绀，最后出现痉挛和喘呼吸。第2次缺氧过程中，小鼠自由活动明显减少，烦躁不安减轻，呼吸变慢，紫绀明显。第3、4次缺氧过程中，小鼠紫绀更加严重，活动更加减少，甚至出现喘呼吸时，也不出现烦躁不安。雌、雄小鼠第1、2、3、4次缺氧标准耐受时间也未见差别（$P > 0.05$）（表4-3）。

表4-3 雌、雄小鼠缺氧1~4次的标准耐受时间（$\bar{x} \pm s$, $n = 15$, t/min）

组别	缺氧耐受时间			
	1	2	3	4
雌	10.66 ± 2.61	23.48 ± 3.84	36.71 ± 9.12	50.86 ± 14.67
雄	10.40 ± 1.58	25.74 ± 7.22	39.13 ± 13.69	47.41 ± 16.33

(2) 环境温度与小鼠急性重复缺氧耐受性的关系

不同室温下，小鼠在各次急性重复缺氧时的行为表现与以前报道相似[1]。温度越低，小鼠相对越安静，喘呼吸出现较晚，紫绀相对较轻。温度为5±1℃时，小鼠在第2次缺氧过程中，呼吸越来越慢，甚至1~2min内未见呼吸，如此时从瓶中取出，呼吸很难恢复，如移至室温下，20min左右可恢复呼吸，至1h以上肢体可恢复正常功能，故此温度时，无法观察缺氧耐受时间。

随着温度的降低，第1次缺氧的平均耐受时间增加。但室温时（15~30℃）变化不大。第2、3、4次重复缺氧平均耐受时间的递增幅度随着温度的降低而增加，随着温度的升高而降低。与第1次缺氧的平均耐受时间的定基比随着温度增加而逐渐降低。13±1℃、18±1℃、23±1℃、28±1℃时，第1次缺氧耐受时间分别为14、13、12、12min，第2、3、4次重复缺氧的耐受时间分别为其第1次耐受时间的3.2、5.7、6.6倍；2.3、3.4、5.0倍；2.2、3.1、3.6倍；1.8、2.2、2.3倍（表4-4）。

表4-4 缺氧1~4次小鼠标准耐受时间（$\bar{x} \pm s$, $n = 15$, t/min）

温度	n	缺氧耐受时间			
		1	2	3	4
5 ± 1℃	15	40.5 ± 2.2	—	—	—
13 ± 1℃	15	14.1 ± 2.7	44.6 ± 8.4*	80.27 ± 8.9*	93.0 ± 6.1*
18 ± 1℃	15	12.6 ± 4.3	28.3 ± 10.4*	43.6 ± 15.8*	63.3 ± 16.5*
23 ± 1℃	15	12.1 ± 2.4	26.5 ± 5.3*	37.4 ± 10.6*	43.3 ± 11.4
28 ± 1℃	15	12.2 ± 1.8	21.5 ± 3.7*	26.4 ± 3.3*	27.7 ± 4.5

*: $P < 0.05$

【讨论】

低温可减少脑氧耗及降低代谢率,从而可增加小鼠的缺氧耐受时间,但小鼠第 1 次缺氧耐受时间在室温下变化不大,而第 2、3、4 次缺氧耐受时间增加幅度差异显著,故低温导致代谢抑制很难完全解释此现象。低温导致的代谢抑制看来不一定是低温脑保护的主要机理。Busto 等在局限性脑缺血 20min 模型中,虽然发现以脑温 33℃动物脑损伤最轻,但 3 种脑温(36℃、33℃和 30℃)下脑组织的能量储存、ATP 浓度及乳酸含量均无差异,脑组织内游离脂肪酸浓度也无差异[3]。Sutton[4]发现低温使脑代谢降低 4/5 倍时,保护作用却增加了 10～30 倍,即使在 ATP 池完全耗竭时,低温仍有脑保护作用。异氟醚亦可导致脑代谢率下降和脑电图抑制,但动物实验未能证明异氟醚对脑缺血所致的损伤有任何的保护作用[5]。有人提出,麻醉药的脑保护作用不是由于药物诱发的代谢活动的抑制,而是预防脑缺血时反应性大脑高温的结果[6]。许多实验证实,轻度低温可减少缺血后脑损伤[7],低温抑制脑缺血过程中兴奋性氨基酸(EAA)释放。在不同种属、不同方法所诱导的全脑或局限脑缺血缺氧模型中,应用微透析技术均发现缺血缺氧区或脑组织中 EAA 尤其是谷氨酸(GLU)大量释放[8],而低温可完全或部分地抑制该效应。Busto[3]等报道大鼠局限性脑缺血 20min 模型中,脑温维持于 36℃时,缺血开始后 10、20min 和重新灌流后 10min,纹状体组织中 GLU 浓度较缺血前分别升高 6、10 和 7 倍,而维持于 33℃和 30℃脑温的动物在上述时间点纹状体中 GLU 并无明显升高。兔全脑缺血 10min 过程中,缺血开始 5min,脑温维持于 37℃,兔海马组织内 GLU 已明显升高并持续至再灌流后 10min,而脑温维持于 29℃时,GLU 浓度未见升高,海马在组织学上得到完全的保护[8]。温度升高促进 GLU 的释放在许多实验中得到证实[6,9,10]。本研究组证实,EAA 的降低有助于小鼠急性缺氧预适应的形成,故有理由认为抑制 EAA 的释放是小鼠急性缺氧耐受随温度降低而增加的原因之一。

参考文献

1. 吕国蔚,史美棠,李凌等.急性重复缺氧对小鼠耐受的影响及机制的初步探讨.中国病理生理杂志,1992,8(4):425－429
2. 崔秀玉,吕国蔚.麻醉与兴奋小鼠急性重复缺氧耐受性的变化.首都医科大学学报,1994,15(1):1－4
3. Busto R, Globue MY, Dietrich WD, et al. Effect of mild hypothermia on ischemia-induced release of neurotransmitters and free fatty acids in rat brain. Stroke, 1989, 20(7): 904－910
4. Stutton, LN, Clark, BJ, Norwood, CR, et al. Global cerebral ischemia in piglets under conditions of mild and deep hypothermia. Stroke, 1991, 22: 1567－1573
5. Warner DS, Deshpande JK, Wicloch TZ, et al. The effect of isoflurane on neuronal necrosis following near-complete forebrain ischemia in the rat. Anesthesiology, 1986, 64: 19－23
6. 岳云.脑缺血期间大脑呈反应性高温一个重要问题的提出.国外医学·麻醉学与复苏学分册,1995,16(6):35
7. Minamisawa H, Smith MC, Siesjo BK. The effect of mild hyperthermia and hypothermia on brain damage following 5, 10 and 15 minutes of forebrain ischemia. Ann Neurol, 1990, 28: 26－33
8. Buker AJ, Zornow MH, Grafe MR, et al. Hypothermia prevents ischemia-induced increase in hippocampal glycine concentrations in rabbits. Stroke, 1991, 22: 666
9. Takagi K, Ginsberg MD, Globus MY, et al. Effect of hyperthermia on glutamate release in ischemia penumbra after middle cerebral artery occlusion in rats. Am J Physiol, 1994, 267: H1770－H1776
10. 詹仁知,孙大金.低温脑保护与兴奋性氨基酸.国外医学·麻醉学及复苏学分册,1996,16(6):341

4.1.4. 不同程度缺氧对大鼠急性缺氧适应形成的影响

摘要 观察不同程度缺氧SD大鼠（A组：呼吸高峰减弱时刻，B组：首次喘呼吸出现，C组：末次呼吸出现即缺氧耐受极限出现）的机能状态（呼吸、心率、紫绀）、缺氧耐受时间、大脑皮层电活动（诱发电位、脑电图），并进行急性重复缺氧实验。结果发现，A组大鼠机能状态活跃，大脑皮层电活动逐次加强；B、C组大鼠机能状态、大脑皮层电活动逐次抑制，缺氧对C组大鼠机能状态、大脑皮层电活动的抑制程度比B组大鼠严重。A组1~4次缺氧耐受时间之间无显著差异，B、C组大鼠缺氧耐受时间逐次递增，C组递增的幅度大于B组。第2、3、4次缺氧耐受时间A组大鼠分别为第1次缺氧的1.03、1.03、1.05倍；B组大鼠为1.20、1.50、2.16倍；C组为1.43、1.91、2.74倍。结果提示：大鼠急性缺氧耐受与中枢抑制有关，缺氧耐受性递增幅度与中枢抑制程度有关。

关键词 缺氧耐受；诱发电位；脑电图

Effect of different degree of hypoxia on adaptation to acute repetitive hypoxia Experiments were conducted on SD rats. Three different limits of tolerance, point of peak breath falling (group A), appearance of first gasping (group B) and last gasping (group C) were used as the start of next exposure, respectively. As exposure went on, animals' state and cortical electrical activity increased in group A while deceased in group B and C. The tolerance time of the second, third and fourth run was 1.03, 1.03, 1.05 times in group A; 1.20、1.50 and 2.16 times in group B; and 1.43、1.91 and 2.74 times in group C, respectively longer than that of their own first run. These results indicate that adaptation to hypoxia is related to inhibition of the central nervous system and the extent of increase in tolerance seems to be correlated to the extent of inhibition.

Key words hypoxia tolerance; CSEP; EEG

缺氧极易造成中枢神经系统的损害，而预先经缺氧缺血处理（或急性重复缺氧）均可获得对更严苛缺氧缺血的耐受性[1,2]。离体脑片实验发现缺氧程度与所形成缺氧耐受有关[3]，本实验拟比较不同程度重复缺氧对动物在体急性耐受形成的影响，并观测基本生命活动和大脑皮层电活动的相应变化。

【材料和方法】

（1）观察指标

实验分为A、B、C 3组，每组随机抽取10只SD大鼠。将动物用戊巴比妥钠溶液腹腔注射麻醉（4mg/kg），行气管插管术，在右侧腓骨小头处切开皮肤，分离腓神经，并放置一个不锈钢双电极。用牙科钻打开颅骨，暴露左侧大脑皮层体感Ⅰ区，用液体石蜡保持已暴露的腓神经和大脑皮层湿润。以直径为0.3mm的银球电极引导皮层体感诱发电位（CSEP）。双侧下肢插入针形电极，用于引导动物的心电信号，无关电极插入皮肤切口，动物接地。用波宽0.5ms、2T强度（2个基强度）、间隔1s、连续16次的串脉冲刺激腓神经，用MEB-5200型诱发电位记录仪记录叠加16次的CSEP，同时观测脑电图（EEG）的变化，用SBR-1型示波器监测心电信号，并用平衡仪记录胸廓的呼吸运动。

（2）缺氧方法

待上述电生理指标稳定后，模拟我室小鼠急性重复缺氧适应的模型[4]，在动物气管插管上安装容积约为150ml已标定恒压的广口瓶（用钠石灰去除瓶内的CO_2），进行第1次急性缺氧并立刻计时。大鼠呼吸密闭恒压瓶内气体，相当于自家缺氧或进行性缺氧。缺氧至一定程度待A组大鼠呼吸高峰开始减弱时刻（B组大鼠首次喘呼吸的出现、C组大鼠末次呼吸的出现）即缺氧耐受极限出现，更换另一相同容积的含有新鲜空气的广口瓶，立即计时，进行第2次急性缺氧，依此重复4次。大鼠从这次换瓶到下次换瓶之间的时间计为此次缺氧耐受时间。记录每次缺氧的缺氧耐受时间，同时观测大鼠在不同程度的重复缺氧作用下的机能状态、皮层诱发电位和脑电图的变化。

（3）数据处理及统计学检验

本研究缺氧过程中诱发电位幅度变化以缺氧时诱发电位实际测量值（R）与缺氧前诱发电位实际测量值（RO）的比值（R/RO）来表示。实验结果均以均值±标准差（$\bar{x} \pm s$）来表示。数据处理应用SYSTAT统计软件包中的两样本均数的t检验或单因素方差分析，继以Duncan检验，以$P<0.05$作为差异显著性的标准。

【结果】

（1）不同程度急性重复缺氧对大鼠缺氧耐受性的影响

A组大鼠1～4次缺氧的平均耐受时间经单因素方差分析无显著性差异。B、C组大鼠从第1次缺氧到第4次缺氧的耐受时间也都是逐次递增的（表4-5），各次缺氧耐受时间经单因素方差分析处理，差异均具有显著性，但递增幅度明显不同，若用定基比反映其缺氧耐受性的递增幅度，B、C两组缺氧耐受性的递增幅度依次增高。

表4-5 A、B、C 3组1～4次缺氧的缺氧耐受时间（min, $\bar{x} \pm s$）

组别	n	缺氧次数			
		1	2	3	4
A	10	4.5±0.7	4.6±0.8	4.7±1.0	4.7±1.2
B	10	8.5±1.2#	11.2±1.4*#	14.7±2.1*#	18.3±2.4*#
C	8	8.6±1.3#	12.5±2.4*#	16.5±2.5*#	23.2±4.5*#△

*组内两两比较，$P<0.05$；#B、C组与A组相比，$P<0.05$；△B组与C组相比，$P<0.05$

（2）不同程度急性重复缺氧对大鼠机能状态的影响

首次缺氧4～5min时，A组大鼠呼吸急促、心率加快，皮肤黏膜充血，随后呼吸减慢；第2、3、4次缺氧时,呼吸频率和幅度逐次增强,心率也逐次加快,皮肤黏膜发紫,眼球暗红。

B组大鼠首次缺氧4～5min的表现与A组大鼠相同，随着缺氧程度的加深，呼吸深慢、心率减慢、皮肤黏膜变紫绀，部分大鼠肢体抽搐，随后喘呼吸出现。第2、3次缺氧时，浅快呼吸逐渐为深慢呼吸所取代，紫绀较首次缺氧更为严重。至第4次缺氧时，先快后慢的双相式呼吸完全为深慢呼吸所取代，且呼吸、心率、体温等生命基本活动在低水平的基础上趋于稳定，四肢冰冷，紫绀更为严重，眼球紫黑。但首次缺氧后再无肢体抽搐的现象发生。C组大鼠在重复缺氧过程中基本生命活动的抑制程度及紫绀比B组大鼠更为严重，第3次缺氧后呼吸深慢，常伴有二便失禁。

（3）不同程度急性重复缺氧对大脑皮层体感诱发电位和脑电图的影响

首次缺氧时，A组大鼠CSEP的幅度略有增高。B、C组大鼠缺氧早期发生同样的变化，但随着缺氧程度的加深，CSEP的幅度逐渐降低，缺氧至喘呼吸出现时B组大鼠CSEP的幅度相当于缺氧前的15%，缺氧至末次呼吸出现时，C组大鼠CSEP的幅度相当于缺氧前的12%。在重复缺氧过程中，A组大鼠CSEP的幅度逐次递增，而B、C组大鼠CSEP的幅度逐次递减。至第4次缺氧时，A组大鼠CSEP的幅度明显高于首次缺氧同一时刻的相应值，而B、C组则低于首次缺氧同一时刻的相应值。B、C两组相比，C组大鼠CSEP的幅度明显低于缺氧同一时刻B组大鼠相应值，但C组大鼠CSEP的缺氧耐受时间大于B组（表4-6）。

表4-6　A、B、C 3组第1、4次缺氧时 CSEP P1 波幅度（R/RO）的变化　$\bar{x} \pm s$

缺氧次数	缺氧时间/min	A组 $n=10$	B组 $n=10$	C组 $n=8$
第1次缺氧	2	1.10 ± 0.10	1.17 ± 0.20	1.14 ± 0.14
	4	0.98 ± 0.14	1.12 ± 0.16	1.16 ± 0.14
	6		0.50 ± 0.09*#	1.46 ± 0.12*
	8		0.15 ± 0.10*#	0.12 ± 0.09*#
第4次缺氧	2	2.00 ± 0.14*	0.34 ± 0.06*#	0.20 ± 0.03*#
	4	2.40 ± 0.34*	0.40 ± 0.07*#	0.23 ± 0.04*#
	6	1.80 ± 0.20	0.37 ± 0.04*#	0.30 ± 0.11*#
	8		0.30 ± 0.02*#	0.21 ± 0.04*#
	10		0.27 ± 0.05	0.14 ± 0.05#
	12		0.24 ± 0.12	0.16 ± 0.08#
	14		0.00	0.14 ± 0.09
	16		0.00	0.05 ± 0.08
	18		0.00	0.00

*缺氧同一时刻组内两两比较，$P<0.05$；#缺氧同一时刻组间两两比较，$P<0.05$

缺氧前大鼠的脑电图为中等幅度慢波，首次缺氧早期A、B、C 3组EEG均表现为高幅慢波，频率和幅度略有增加，但随着缺氧的加重，B、C组大鼠EEG高幅慢波的频率和幅度逐渐降低，表现为低幅低频慢波，最后转变为直线。首次缺氧后，A组大鼠EEG频率加快，幅度略有增加，而B、C组大鼠EEG的波幅和波频逐次降低。至第4次缺氧时，B组大鼠EEG以平坦直线为背景，可记录到单一的低幅慢波。C组大鼠EEG表现为直线，可记录的单一的低幅慢波要比B组大鼠少得多（图4-8）。

总之，大鼠在不同程度的急性重复缺氧作用下，A组大鼠生理机能状态活跃，皮层的电活动逐次升高，而缺氧耐受性却不增强；B、C 2组大鼠缺氧耐受性均随缺氧次数而递增，递增幅度与缺氧程度以及缺氧对大鼠生理活动的抑制程度有关。B、C组大鼠缺氧程度依次加重，基本生命活动及皮层电活动被抑制的程度亦依次加深，各自缺氧耐受性递增幅度相应地依次增加。

【讨论】

缺氧可引起麻醉大鼠或去大脑大鼠呼吸方式的变化，随着缺氧程度的逐渐加深，依次出

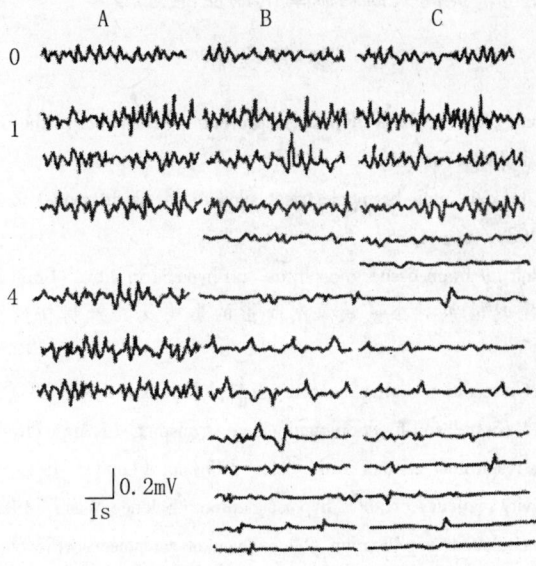

图 4-8 重复缺氧时 A、B、C 3 组 EEG 的变化

现呼吸加快（呼吸高峰）、呼吸减慢、长吸气式呼吸、喘呼吸、末次呼吸；给氧后恢复顺序相反[3-7]。呼吸加快提示缺氧刺激外周化学感受器，并通过传入神经作用到延髓呼吸中枢，呼吸中枢兴奋，呼吸加快；长吸气式呼吸的发生提示位于脑桥的呼吸调整中枢受累；喘呼吸发生提示延髓处于孤立活动状态，延髓以上中枢功能完全抑制，呼吸消失（末次喘呼吸）标志延髓活动完全抑制。因此，以呼吸高峰开始减弱时刻、喘呼吸的出现、呼吸消失 3 种不同的缺氧表现为缺氧耐受极限进行的缺氧，代表轻重程度不同的 3 种缺氧，对此产生的适应机制也存在着差异。动物在低氧条件下，机体脑功能的维持（或对缺氧的适应）主要通过增加或维持脑组织氧供给，降低脑代谢率减少能量消耗等机理。

A 组大鼠大脑皮层电活动逐次加强，缺氧耐受性（呼吸加快持续的时间）无显著性差异，提示大鼠通过增加脑血流和脑组织的氧供给，来提高对缺氧的耐受能力，然而这种机制对于急性缺氧适应是有限的。B 组大鼠重复缺氧时基本生命活动和大脑皮层的电活动逐次抑制，喘呼吸的发生逐次推移，延髓以上的结构抑制逐次加深，但却推迟向延髓扩散，提示大鼠通过急性被动机制，降低脑代谢率，减少能量消耗，提高对缺氧的耐受能力。与 B 组大鼠相比，C 组大鼠在急性重复缺氧的作用下，基本生命活动和大脑皮层的电活动抑制程度更深，其能量消耗和脑组织代谢水平更低，因此对缺氧的耐受能力更强。实验发现，海马锥体细胞培养时，阻断突触传递，缺氧生存率明显升高[8]。

首次缺氧早期，A、B、C 3 组 CSEP 的幅度均有增加，在体和离体均有相似的报道[9]，可能与大脑中间抑制神经元对缺氧敏感有关，缺氧时大脑皮层锥体细胞抑制性突触后电位（IPSP）被抑制的程度较兴奋性突触后电位（EPSP）严重，并且不能完全恢复。第 2、3、4 次缺氧时，A 组大鼠 CSEP 的幅度逐次递增，可能与兴奋性神经递质（EAA）释放增加、重摄取减少、EAA 逐次积累有关。B、C 组大鼠重复缺氧的每次缺氧都极为严重，对大脑的抑制极深；再次缺氧时，脑电活动恢复慢且不能完全恢复，因此，重复缺氧使皮层的电活动逐次抑制，使兴奋与抑制的平衡点逐次下移，抑制能量代谢，削减能量消耗，将能量优先供给缺氧耐受部位（生命中枢），提高大鼠对缺氧的耐受能力。

参考文献

1. Kyasina TV. The role of short-term hypobaric hypoxia in prevention of disorder of the cerebral circulation in rats during acustic stress. Brain Res, 1988, 173: 153
2. Cartheuser LF. Progressive hypoxia until brain electrical silence: A useful model for studying protective inventions. Can J Physiol Pharmacol, 1988, 66: 1398
3. Schurr A. Adaptation of adult rat brain tissue to asphyxia and hypoxia in vitro. Brain Res, 1986, 374: 244
4. 吕国蔚，史美棠．急性重复缺氧对小鼠缺氧耐受性的影响及其机制初步探讨．中国病理生理杂志，1992, 8 (4): 425
5. Neubauer JA. Modulation of respiration during hypoxia. J Appl Physiol, 1990, 68 (2): 441
6. St John WM. Neurogenesis, control and function significance of gasping. J Appl Physiol, 1990, 68 (4): 1305
7. Lumsoen T. Observation on respiratory centers in the cats. J Physiol (Lond), 1923, 57: 153
8. Rothman SM. Synaptic activity mediates death of hypoxia neuron. Science Wash, 1983, 57: 536
9. Kazuo I. Cerebral ischemia-induced amplification phenomenon of somatosensory evoked potentials in cats. Neurosci Lett, 1994, 169: 203

4.1.5. 刺激家兔一侧颈上交感神经节引起缺血性损伤

摘要 刺激家兔一侧颈上交感神经节后可致大脑皮层诱发电位 P 波波幅、脑血流量显著降低，脑细胞轻度变性和水肿，提示这种刺激可以复制一种脑缺血模型。

关键词 颈上交感神经节；脑缺血；家兔

Ischemic injury of rabbit brain produced by stimulation of unilateral superior cervical sympathetic ganglion Amplitude of wave P of cortical evoked potentials and cerebral blood flow were significantly decreased and less extent of degeneration and edema were shown in brain cells after stimulation of superior cervical sympathetic ganglion indicating a kind of brain ischemia is produced by the stimulation.

Key words superior cervical ganglion; brain ischemia; rabbit

临床上不同程度的缺血性脑血管病非常多见。缺血性脑血管病的实验研究多在阻断脑血管血流的传统模型上进行，人工提高一侧颈交感神经节紧张性所致缺血性脑缺血模型迄今尚未见到报道。

根据各国学者有关脑血管上神经分布和来源，支配脑血管活动的交感神经主要起源于两个系统。一是起源于外周，主要来自颈上交感神经节；二是起源于中枢，主要来自延髓蓝斑和脑干的某些核团[1]。目前研究的最为广泛的当属起源于颈上交感神经节的神经系统。大部分研究结果倾向于该神经节的节后神经纤维除对基底动脉、大脑前动脉属双侧分布外，其余主要投射至同侧半球的脑动脉[2]。这些动脉上的交感神经纤维在脑血管活动的调节中具有非常重要的意义。本工作拟观察人工提高一侧颈上交感神经节的紧张性，对双侧脑电活动、全脑血流量以及脑组织细胞形态学的影响，为建立一个新型的脑缺血模型提供实验依据。

【材料与方法】

实验选用健康、成年青紫蓝家兔，性别不拘。在 4%戊巴比妥钠（1ml/kg 体重）麻醉下，暴露头顶部颅骨。在躯体感觉区（冠状缝后 0.5cm，矢状缝左、右旁开 0.3cm）处安放脑电记录电极，距记录电极头端约 2cm 左右处安放参考电极。

颈部正中切口，行常规气管插管术。在颈内动脉起始部寻找右侧长椭圆形颈上交感神经节，分离后安放刺激电极。分离并结扎双侧颈外动脉，安放、固定好校正过的电磁血流计探头（MODEL FB20T）于左侧或右侧颈总动脉上[3]。然后在双下肢膝关节外下方处分离双侧腓总神经，分别安放刺激电极。待动物清醒后，经耳缘静脉注入 1% 箭毒（0.1ml/kg 体重）制动，进行人工呼吸。

以双侧脑电图（electroencephalogram，EEG）、大脑皮层诱发电位的正（positive，P）波振幅、全脑血流量（cerebral blood flow，CBF）作为脑组织细胞功能活动的观测指标。首先记录各观测指标的前对照，然后在刺激颈上交感神经节 1h（波宽 2ms，频率 10Hz，强度 6V）[4,5] 及停刺激 2～3h 期间每隔 20min 记录 1 次双侧 EEG、P 波振幅（日本光电公司 MEB-5200 诱发反应记录仪）、CBF（日本光电公司 MFV-2100 电磁血流量计及日本横河记录仪）的变化。

停刺激 3h 后，经心主动脉分别灌注生理盐水及 10% 福尔马林（上海，HL-3 型恒流泵）。灌注完毕立即断头取脑固定在 10% 福尔马林内 2 天。石蜡切片，HE 染色或尼氏染色后，光镜观察双侧大脑皮层、海马、齿状回神经细胞形态学的改变。

实验数据经双因素方差分析 LSD 多重比较法或 t 检验法的统计学处理。

【结果】

脑电活动的变化：刺激一侧颈上交感神经节（superior cervical ganglion，SCG）1h 期间，同侧大脑皮层诱发电位的 P 波振幅显著下降至前对照值的 50%～60%，与前对照相比差别非常显著（$P < 0.0001$，$n = 13$）在停刺激后 2h 期间 P 波振幅仍然维持在 55% 左右，未见恢复的趋势（$P < 0.0001$）。各时间点的 P 波振幅之间均未见显著性差异。对侧 P 波振幅各时间点的观测值与前对照相比，在刺激即刻及刺激颈上交感神经节 20min 时显著下降（$P < 0.001$），其余各时间点观测值呈现非常显著地下降（$P < 0.001$）。比较同、对侧各相应时间点的 P 波振幅，二者之间均无显著性差异。双侧 EEG 在实验期间表现为棘慢综合波及（或）尖波，两者常常交错出现，或者表现为低幅波。

CBF 的变化：刺激一侧颈上交感神经节 1h 期间，同侧 CBF 量下降至前对照的 45% 左右，刺激期间各时间点的观测值与前对照相比均呈现非常显著性差异（$P < 0.001$，$n = 11$）。停刺激即刻，CBF 下降至 85%，与前对照相比 $P = 0.05$。在停刺激后 20～80min 期间，CBF 值约为前对照值的 83%，差别非常显著（$P < 0.05$）。在停刺激后 100～180min 期间，CBF 值降至前对照值的 73%～79%，差别非常显著（$P < 0.01$）。

对侧 CBF 量的变化较之同侧复杂，总的变化趋势是增高，但无统计学意义。除在停刺激后 40 min 时，其 CBF 值较前对照差异显著外（$P < 0.05$，$n = 9$），无论在刺激期间还是在停刺激期间与前对照相比均无显著性差异（$P > 0.05$）。然而我们观察到对侧 CBF 量变化常常表现为持续地大幅度波动，CBF 值最大变化范围可达 30 ml/min，而且变化快。

将同侧与对侧全脑血流量进行比较，刺激一侧颈上交感神经节期间，双侧 CBF 量之间差别非常显著（$P < 0.01$）。而在停刺激后 3h 期间，两者之间无显著性差异（$P > 0.05$）。

脑组织细胞形态学的变化:双侧大脑皮层神经细胞变性程度为(＋～＋＋),组织水肿(＋)。

海马区部分锥体细胞体积缩小，呈三角形。胞浆红染，尼氏小体聚集、深染，胞核尚存。部分锥体细胞体积明显缩小，红染。胞浆内尼氏小体结构不清，以致消失，呈均匀淡蓝色。胞核固缩，核仁消失。坏死程度平均为（+～++）。

齿状回多形细胞及颗粒细胞变性坏死改变基本同海马神经细胞，损伤程度平均为(++)。

双侧脑组织各部位相比，同侧脑组织细胞缺血性改变略重于对侧。

【讨论】

随着染色技术的发展和改进，脑血管上存在着丰富的神经纤维已成为定论。这一脑血管神经形态学研究上的突破，为脑血管神经生理功能研究奠定了基础。早期对脑血管的神经调节问题未能引起足够重视。很长一段时期认为脑血管处于一个容积相当固定的颅腔内，不允许其口径有较大的变化，而忽略了当支配脑血管的神经兴奋时，脑血管血流量的改变是按血管半径的4次方而变化的。实际上脑血管口径稍有改变，将会引起脑血流量较大的变化。这些神经的作用和血液中气体、血压一样，通过改变脑血管的口径而影响脑血流量，在脑血流调节中起重要作用[1,4,5]。

本实验观察到，当人工提高一侧颈上交感神经节的紧张性，双侧CBF量、脑电活动、脑组织神经细胞的形态学均出现了不同程度的缺血性改变。众所周知，脑电活动是衡量脑的机能状况的客观指标之一。大脑的正常功能依靠充足的血氧供应来维持，各种原因使脑血流减少时，必然会影响到脑的功能活动。在刺激一侧SCG及停刺激2h期间，双侧大脑皮层EEG出现棘波及（或）尖波，或为低幅波。躯体感觉诱发电位的P波波幅明显下降。双侧脑组织细胞发生不同程度的缺血性改变。上述实验结果可以间接表明：刺激一侧SCG，引起双侧脑组织细胞的血液供应障碍。此外，从监测的双侧CBF量的结果可以看到，同侧CBF量明显下降，在刺激期间大约下降至前对照45%左右，即使在停刺激后3h内，同侧CBF仍低于前对照水平。这一实验结果可以直接表明，刺激一侧SCG，使同侧脑组织细胞的血液供应量明显下降。

引起双侧脑组织细胞出现缺血性改变的可能原因之一，刺激一侧SCG后，使其节后神经纤维末梢分泌去甲肾上腺素（NE），激活了受其支配的脑血管壁上的α受体，引起脑血管收缩，导致由这些脑血管输送血氧的脑组织神经细胞的血氧供应不足，造成脑组织的功能及形态学的缺血性改变。原因之二，近年来有工作表明，脑损伤后脑及血中儿茶酚胺（CA）类神经递质含量异常升高，过量的CA可以直接或间接造成神经无功能障碍，加重继发性脑损伤[6]。

就对侧CBF量而言，刺激一侧SCG以及停刺激后3h期间，尽管从总的变化趋势来看有增高表现，但几乎所有时间点的CBF量与对照值相比均无统计学意义。但是在实验中我们观察到，当刺激一侧SCG后，对侧CBF量出现大幅度波动，上下波动的幅度可达30 ml/min。可以考虑，CBF量这一快速变化本身势必引起神经细胞的功能紊乱以及组织细胞损伤。此外，对侧脑组织细胞的损伤不能排除上述原因之二[7]。根据实验结果推测，刺激一侧SCG后，首先造成同侧脑组织细胞的损伤。这一脑损伤可以导致血脑屏障（BBB）的开放，血中CA进入脑内。同时如前所述同侧脑损伤后脑组织内CA含量明显升高。两者均可引起对侧脑血管收缩，CBF量减少。而当同侧脑血流量减少时，又迫使对侧脑血流量代偿性增加，因此引起对侧CBF量的波动。有关对侧脑组织细胞的机能、形态学改变的确切机制有待于进一步深入研究。

综上所述，刺激一侧SCG可使双侧脑组织细胞的功能、形态学发生程度不同的缺血性改变。从机能和形态学两方面论证了刺激一侧SCG可以复制缺血性脑损伤。该脑缺血模型复制机理与临床缺血性脑血管疾病的发病机理较为接近，从而为研究脑血管痉挛所致的缺血性脑血管疾病的发病机理和临床防治提供了一种理想的动物模型，开辟了一条新的研究途径。

参考文献

1. 顾正中．脑血流神经调节．脑循环与临床，1983，82-89
2. Tuor UL. Local distribution of sympathetic stimulation on cerebral blood flow in the rat. Brain Res, 1990, 529: 224-231
3. 刘昭荣．低氧适应对家兔脑血流调节的影响．中国应用生理学杂志，1991，7：117-120
4. Meyer JS, Yoshida K, Sakamoto K. Autonomic control of cerebral blood flow measured by electromagnetic flow meters. Neurology, 1967, 17: 638-648
5. Sercombe R, Aubineau P, Edvinsson L, et al. Neurogenic influence on local cerebral blood flow. Neurology, 1975, 25: 954-963
6. 张剑宁，吕韶民．儿茶酚胺类神经递质与脑损伤．国外医学·神经病学神经外科分册，1992，12：203-208
7. 郑彩梅．脑缺氧与缺血性脑血管病神经元损伤的研究进展．国外医学·脑血管疾病分册，1993，1:6-9

4.1.6. 重复脑缺血对缺氧耐受性的影响

摘要 重复刺激家兔一侧颈上交感神经节，复制重复脑缺血。重复脑缺血家兔缺氧时的呼吸率减半时间和皮层诱发电位P波振幅降低的程度分别显著长于和轻于对照。结果提示，重复脑缺血显著提高家兔对缺氧的耐受性。

关键词 脑缺血；缺氧耐受性；家兔

Effect of repetitive brain ischemia on hypoxic tolerance in rabbits A type of repetitive brain ischemia was reproduced in rabbits by repetitive stimulation of superior cervical sympathetic ganglion. The time duration of respiratory rate reduced to one half of pre-hypoxic exposure and the decrease in wave P of cortical evoked potential under hypoxia were respectively longer and less than controls. The results indicate that the tolerance of rabbit to hypoxia is significantly increased by repetitive brain ischemia.

Key words brain ischemia; hypoxic tolerance; rabbit

防治脑血管疾病的一个主要策略是提高脑细胞对缺氧的耐受能力，其措施之一是反复进行缺氧适应，使之获得高度耐受性[1]。本工作在已建立的家兔脑缺血模型上反复进行脑缺血适应，比较动物脑缺血适应前后呼吸频率、存活时间以及脑诱发电位的变化，借以了解重复脑缺血对缺氧的耐受性影响。

【材料和方法】

实验在清醒青紫蓝家兔上进行，体重2~2.5kg，性别不拘，随机分成实验与对照两组，在4%戊巴比妥钠（1ml/kg体重）麻醉下进行手术。待动物清醒后进行下述观察。

（1）呼吸频率减半时间及存活时间

实验开始时，先记录正常呼吸频率，然后将一充满新鲜空气的50ml或150ml恒压广口瓶连在气管插管的一端，将气管插管的另一端夹闭进行缺氧，立即观察呼吸频率的变化。以呼吸频率减少至正常呼吸频率的半数所经历的时间为耐受极限，记录呼吸频率减半的时间。

实验组动物接着刺激右侧颈上交感神经节 20min（波宽 2ms，频率 10Hz，强度 8～10V），刺激停止后即刻进行缺氧至呼吸频率减半为止，然后再刺激颈上交感神经节 20min，如此重复 6 次。当进行第 6 次缺氧时，记录呼吸频率减半的时间后，继续缺氧直至动物死亡，记录动物死亡的时间。对照组除不刺激颈上神经节外，手术操作和其余观察均与实验组相同。

（2）双侧大脑皮层诱发电位

实验开始后每隔 20min，刺激双侧腓神经（波宽 0.3ms，频率 5Hz，强度 2V）记录双侧大脑皮层诱发电位 2～3 次，作为前对照。然后，实验组动物以上述参数刺激右侧颈上神经节 20min，停刺激后立即进行缺氧 3min。缺氧 2min 时记录大脑皮层诱发电位，如此重复 5 次。待动物恢复 115min 后记录双侧大脑皮层诱发电位作为后对照。对照组除不刺激颈上神经节外，手术处理与观察均同实验组。所有诱发电位均用诱发反应记录仪(MEB-5200)描记。

【结果】

反复进行脑缺血 6 次适应后的动物，第 6 次缺氧时呼吸频率减半的时间（192s）较空白前对照（146.6s）及适应前第 1 次缺氧（155.4s）均明显延长，具有显著性差异（图 4-9A）。未经反复脑缺血适应的对照组动物，相当于适应动物第 6 次缺氧时的呼吸频率减半时间与相当于适应动物的空白前对照之间以及适应前第 1 次缺氧之间均未见显著性差异（图 4-9B）。

经反复进行脑缺血适应后的动物，在 150ml 容器的缺氧条件下的存活时间（492s）较未经脑缺血适应的动物（369s）显著延长。但在 50ml 容器的缺氧条件下，两者之间未见显著性差异。脑缺血适应前，同、对

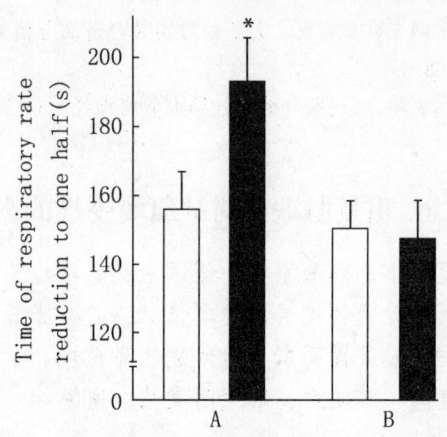

图 4-9 呼吸频率降到缺氧前一半的时间 $(\bar{x} \pm s_{\bar{x}})$。A、B 分别是实验及对照组
* $P < 0.05$，与第 1 次缺氧和对照组相比

侧大脑皮层诱发电位 P 波振幅在缺氧条件下分别下降至各自前对照的 44.7% 和 49.7%。反复进行脑缺血适应后的动物同、对侧分别下降至各自前对照的 86.9% 和 71.7%，下降幅度均显著低于未适应组（表 4-7）。

未反复进行脑缺血适应的动物第 1 次和第 5 次缺氧时的 P 波振幅之间无显著的差异。

表 4-7 大脑皮层诱发电位 P 波振幅 $(\bar{x} \pm s_{\bar{x}})$

	实验组		对照组	
	Ipsi($n = 10$)	Contra($n = 10$)	Ipsi($n = 7$)	Contra($n = 9$)
a	44.66 ± 10.77*** +++	49.73 ± 9.10* +++	74.69 ± 5.62+	76.92 ± 7.63+
b	86.91 ± 11.85	71.65 ± 7.04+	82.98 ± 18.45	80.13 ± 18.21+
c	94.73 ± 8.79	92.36 ± 7.64	111.28 ± 18.05	114.91 ± 15.01

a：第 1 次缺氧 P 波振幅；b：第 5 次缺氧 P 波振幅；c：后对照 P 波振幅（缺氧前均值作为 100%）
* $P < 0.05$，*** $P < 0.001$，与 b 相比；+ $P < 0.05$，+++ $P < 0.001$，与 c 相比

Contra = Contra lateral；Ipsi = Ipsilateral

【讨论】

本实验结果亦表明，多次进行脑缺血适应后脑细胞对150ml容器的缺氧条件下的耐受能力有明显的提高；但用50ml容器进行缺氧适应的效果不够明显。可能与缺氧程度进展较快、没有充分的时间进行适应有关。已有工作表明，皮层诱发电位的振幅与脑功能状态关系十分密切。在脑缺血及/或缺氧时，皮层诱发电位的振幅明显降低[2-4]。本实验结果表明脑缺血适应前，双侧皮层诱发电位的P波振幅在缺氧时明显下降，尤其是同侧、多次进行脑缺血适应后再进行缺氧时，双侧皮层诱发电位的P波振幅较适应前下降的幅度均明显减少，同侧更为明显。这提示刺激一侧颈上神经节反复进行脑缺血适应后，主要是同侧脑细胞对缺氧的耐受能力较适应前有显著性提高。这种提高的机理尚不清楚，有待于进一步研究。

参考文献

1. 吕国蔚. 缺氧适应的组织机制. 见：潘世宬主编. 病理生理学进展（一）. 北京：人民卫生出版社，1963：196-237
2. 赵兰峰，梁荣照，何京延. 刺激家兔一侧颈上交感神经节对脑电活动的影响. 首都医学院学报，1988，9：96-99
3. Ropper AH. Evoked potentials in cerebral ischemia. Stroke, 1986, 17: 3-5
4. McPherson RW, Zeger S, Traystman RJ. Relationship of somatosensory evoked potentials and cerebral oxygen consumption during hypoxic hypoxia in dogs. Stroke, 1986, 17: 30-36

4.1.7. 缺氧预适应小鼠脑匀浆去蛋白液对缺氧突触体膜的保护作用

摘要 用酚氯仿去除重复缺氧鼠脑匀浆液中的蛋白质等大分子物质，以乳酸脱氢酶（LDH）透出率为指标，观察去蛋白匀浆提取液对缺氧突触体的保护作用。重复缺氧2、3次特别是4次动物的去蛋白提取液显著降低缺氧突触体的LDH透出率；重复缺氧4次组去蛋白匀浆提取液的LDH透出率亦显著低于纯氧对照组。结果提示通过缺氧预适应，小鼠脑产生一种小分子活性物质，对突触体的缺氧损伤与自融性损伤具有抵御作用。

关键词 缺氧；预适应；突触体膜；乳酸脱氢酶

Protective effect of protein-free supernatant of brain homogenate taken from hypoxia preconditioned mice on synaptosome membrane exposed to hypoxia To observe protective effect of protein-free brain homogenate taken from mice exposed repetitively to hypoxia on hypoxic insult of synaptosome, protein and macromolecular substances were removed by phenol chloroform from the homogenate, and efflux rate of lactate dehydrogenate (LDH) was measured as an index. The LDH efflux rate was found to be significantly decreased by the protein-free homogenate of groups exposed to hypoxia for 2, 3 and 4 runs in particular. The LDH efflux rate in group exposed to hypoxia for 4 runs was also significantly lower than control group exposed to oxygen. The results indicate that an active substance with small molecule is produced in the brain of mice during hypoxic preconditioning and it possesses a role to protect the synaptosome from hypoxia and self-melt induced damage.

Key words hypoxia; preconditioning; synaptosome membrane; lactate dehydrogenase (LDH)

缺氧预适应是脑研究中的一大热点，也为临床脑缺氧性疾患提供一项新的防治策略。我室（即首都医科大学神经生物学研究室）以前发现：缺氧预适应小鼠比正常小鼠耐受缺氧的时间明显延长；当把缺氧预适应小鼠的脑匀浆提取液经腹腔注射给正常小鼠时，正常小鼠也出现耐受缺氧时间延长，说明经过缺氧预适应的脑匀浆中具有对抗缺氧损伤的活性物质[1]，但这种活性物质的成分及性质都尚不明了。本实验对脑匀浆进行初步分离，利用突触体缺氧模型检测分离液的活性，为进一步分离活性物质奠定基础，并对活性机制进行初步探讨。

【材料和方法】

(1) 动物

体重 18~22g 的昆明小鼠，雌雄不限。

(2) 突触体提取及缺氧模型的建立

在 Hajo[2] 法基础上进行改进提取昆明小鼠大脑皮层突触体。将正常小鼠断头后立即取出大脑皮层，放入 0.32mol/L 蔗糖（9ml）中匀浆。匀浆液离心 [1500r/min（转/分），10min，0℃]，取上清液再离心（12 000r/min，20min，0℃）。沉淀重新悬浮于 6ml 缓冲液中。在 50ml 离心管中加入 0.8mol/L 的蔗糖 20ml。将 6ml 的悬浮液轻轻滴在 0.8mol/L 的蔗糖液上。离心（7500r/min，15min）后整个液体分成 3 层，取中间层即为突触体。将液体稀释至等渗后离心取沉淀（15 000r/min，30min）。最后将突触体重新混匀于 0℃的缓冲液中。缓冲液组分为：NaCl 141mmol/L，KCl 5mmol/L，$MgSO_4$ 1.3mmol/L，Na_2HPO_4 10mmol/L，glucose 10mmol/L，$CaCl_2$ 1.2mmol/L[3]。突触体的蛋白含量由考马斯亮蓝方法测定。在 5ml 离心管中加入 2ml 孵育液，密闭离心管并向孵育液中持续通入氮气 2h。将突触体加入到已经预缺氧的孵育液中，在 37℃下孵育。

(3) 缺氧预适应小鼠脑匀浆去蛋白液的制备

按我室先前方法复制急性缺氧预适应模型[4]。分为缺氧 0 次（H_0）、1 次（H_1）、2 次（H_2）、3 次（H_3）、4 次（H_4）组，每组 15 只。将经过预适应的小鼠断头取脑，加入 4ml 磷酸缓冲液（pH7.4），超声震碎，制成脑匀浆。4℃下冷冻离心（15 000r/min，30min）后，取上清液 0.5ml，加入 0.5 ml 酚氯仿（pH 7.4），混匀后离心（12 000r/min，10min）。离心后取上清液 0.5 ml 加入氯仿 0.5 ml 混匀后离心（12 000r/min，10min）。所得上清液放入 4℃冰箱中备用。另外取 15 只正常小鼠按同样方法制备脑匀浆去蛋白液。

(4) 乳酸脱氢酶透出率测定

将 2ml 的孵育液加入到 5ml 试管中，通纯氮气 2h 后，混入突触体（终浓度为 0.5mg protein/ml）和去蛋白匀浆液，取 0.5ml 混合液离心。取上清液 0.1ml 测乳酸脱氢酶（LDH）含量[5]，作为零时突触体外的 LDH 量，继续通氮气 3h 后，分别测定突触体外 LDH 量及 LDH 总量（将突触体用超声震碎后测定 LDH 含量），然后计算 LDH 透出率。LDH 透出率（%）=（缺氧 3h 后突触体外 LDH 量 - 零时突触体外的 LDH 量）/缺氧 3h 后 LDH 总量。

(5) 实验分组

实验共分 8 组：氧气组（O_2 组），氮气组（N_2 组），腺苷组（ADO 组），常氧组（H_0 组），1 次缺氧组（H_1 组），2 次缺氧组（H_2 组），3 次缺氧组（H_3 组），4 次缺氧组（H_4 组），每组 15 只。O_2 组向孵育液中通入浓度为 99% 的 O_2，测定突触体在有氧状态下的 LDH 透出率。ADO、H_0、H_1、H_2、H_3、H_4 组分别在缺氧以前向孵育液中加入 ADO（100μmol/L），H_0、H_1、H_2、H_3、H_4 组小鼠脑匀浆提取液 200μl，然后测定各组的 LDH 透出率。

(6) 数据处理

各组数据均用平均数±标准差（$\bar{x} \pm s$）表示，用方差分析及 t 检验进行显著性检验。以 $P < 0.05$，$P < 0.01$ 表示显著性和非常显著性差异。

【结果】

(1) 突触体的鉴定

按照改进法提取小鼠皮层突触体，取 1ml 突触体溶液离心（4000r/min，10min），弃取上清液后加入戊二醛 1ml，在电镜下观察提取物具有完整的突触前膜、线粒体及突触小泡（附图见附录：已发表的论文 24 中图 1）。

(2) 缺氧预适应脑匀浆去蛋白液对缺氧突触体的保护作用

H_2 及 H_3 组 LDH 透出率与 H_0 组比有显著性差异（$P < 0.05$），但不如 H_4 组及 ADO 组明显；H_4 组和 ADO 组比 H_0 的 LDH 透出率有十分显著的减少（$P < 0.01$）；H_4 缺氧组及 ADO 组之间未见显著性差异（图 4 - 10）。

(3) 缺氧预适应脑匀浆去蛋白液对正常突触体自融性损伤的保护作用

加入 H_4 小鼠脑匀浆去蛋白液的突触体孵育 3h 后，其 LDH 透出率为 19.35 ± 4.02，O_2 组的 LDH 透出率为 25.80 ± 3.37，H_4 组显著少于 O_2 组（图 4 - 10）。

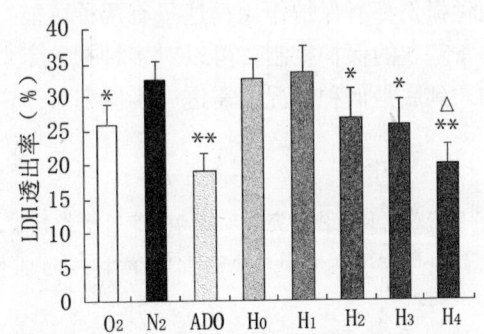

图 4 - 10　不同组 LDH 透出率
* $P < 0.05$，** $P < 0.001$ 与 H_0 组比较
△$P < 0.05$，与 O_2 组比较

【讨论】

脑皮层突触体是一种活性结构，具有重要的生理生化功能[6]。在剧烈搅动、高温及低渗等情况下会失去生理活性。提取突触体的实验条件要求很严格，不同动物采取不同的条件。Hajo 方法的实验动物是大鼠。本实验提取小鼠突触体的方法是在 Hajo 法的基础上有所改进的。透射电镜照片显示所制备的小鼠突触体结构完整：含有线粒体、突触体膜及突触小泡[7-8]，按改进法可以成功提取小鼠大脑皮层突触体。

本室以前研究表明，经过缺氧预适应的小鼠脑匀浆具有抗缺氧活性，推测可能为小分子物质[4]。本实验利用萃取法提取出小分子物质进行活性检测的结果表明，萃取出的小分子物质使 LDH 透出率明显减少。这种活性程度与缺氧预适应的次数相关。2 次、3 次及 4 次缺氧都能使 LDH 透出率减少，其中 4 次缺氧脑匀浆去蛋白液的活性明显高于其他两组。4 次缺氧脑匀浆去蛋白液的提取是通过有机溶剂萃取得到的，其中的蛋白质和大分子物质已经去除，剩余的只是小分子物质。本实验结果表明：4 次缺氧脑匀浆去蛋白液的活性与 ADO 没有显著性差别。本室其他实验表明：经过预适应后小鼠脑匀浆中腺苷含量显著增加，脑匀浆去蛋白液中加入腺苷阻断剂后，该去蛋白液的抗缺氧活性丧失。由于保护性因素与破坏性因素可以相互抵消，因此以上结果提示，去蛋白液的活性至少有一部分来自腺苷，但还不能排除其他活性物质的作用。

突触是神经元特有的结构，也是对缺氧最敏感的部位[9]。在缺氧过程中突触的耐受力最差，最容易受到缺氧打击。突触体具有突触的典型结构，对突触体的研究在一定程度上反应了突触的特性。本实验通过对缺氧突触体膜 LDH 透出率的研究发现，脑匀浆去蛋白液中的活性物质可以保护突触体膜的完整性，推测保护突触体膜的完整性可能是缺氧预适应的机制之一。在突触膜上存在着许多腺苷 A_1 受体[10]，根据本实验可以推测活性物质可能是通过腺苷 A_1 受体激活某种信号系统介导了保护性机制。缺氧耐受的产生可能也与激活突触体膜 A_1 受体有关。

H_4 组突触体 LDH 透出率为 19.35%，而 O_2 组突触体 LDH 透出率为 25.80%。O_2 组 LDH 漏出现象是由自融性损伤[11]造成的。结果表明 4 次缺氧脑匀浆去蛋白液对自融性损伤也有一定的保护性作用。对于自融性损伤国外文献已有报道，但对其机制并没有明确的结论。无论是缺氧性损伤还是自融性损伤最终都会导致突触体膜的破裂。4 次缺氧脑匀浆去蛋白液对两种损伤都有保护作用，这只有两种可能：① 4 次缺氧脑匀浆去蛋白液很有可能介导了一种非常基本的保护机制，可以对多种损伤起作用；② 自溶性损伤与缺氧性损伤的机制是一样的。到底是何种情况尚需进一步研究。

参考文献

1. 吕国蔚. 预适应研究的现状与前景. 神经科学，1996，15：92-96
2. Hajo F. An improved method for the preparation of synaptosomal fractions in high purity. Brain Res, 1975, 93: 485-489
3. Elizabeth J. Effects of lactic acidosis on the function of cerebral cortical synaptosomes. J Nurochem, 1989, 52 (1): 154-161
4. 吕国蔚，史美棠，李凌等. 急性重复缺氧对小鼠缺氧耐受性的影响及其机制的初步探讨. 中国病理生理杂志，1992，8（4）：425-428
5. LDH 试剂盒说明书 [Z]
6. Whittaker VP. Thirty years of synaptosome research. J Neurocytol, 1993, 22: 735-742
7. Cotman CW. An analytical micromethod for electron microscope study of the composition and sedimentation properties of subcellular fractions. Brain Res, 1970, 22: 152-156
8. Gray EG. The isolation of nerve endings from brain: an electron microscopic study of cell fragments derived by homogenization and centrifugation. J Anat, 1962, 96: 79-88
9. Villa RF, D'Angelo A, Gorini A. ATPases of synaptic plasma membranes and vesicles from rat cerebral cortex during aging and hypoxia. Ann NY Acad Sci, 1999, 893: 417-420
10. 张伟丽，吕国蔚. 急性重复缺氧对小鼠脑组织腺苷及其 A_1 受体的影响. 中国应用生理学杂志，1997，13（2）：114-117
11. Heurteaux C. Essential role of adenosine, adenosine A1 receptors and ATP-sensitive K$^+$ channels in cerebral ischemic preconditioning. Brain Res, 1998, 654: 196-198

4.1.8. 缺氧预适应小鼠脑匀浆提取液对 PC12 细胞的影响

摘要 为研究缺氧预适应小鼠脑匀浆提取液对 PC12 细胞的影响，在 PC12 细胞培养液中加入缺氧预适应小鼠脑匀浆提取液及其去蛋白提取液，检测缺氧 24h 和 48h 后 PC12 细胞 LDH 和 MTT 代谢的变化。结果发现，未去蛋白的脑匀浆组 PC12 细胞活性显著增加，而去蛋白组细胞活性未见显著变化。提示预适应脑组织中有某种或某些蛋白质类神经保护性物质生成。

关键词 预适应；缺氧；PC12 细胞；MTT；LDH

Effects of brain tissue extracts of hypoxia preconditioned mice on PC12 cells To study the protective action of cerebral homogenate extracts on in vitro preparation, the present experiment was conducted on a hypoxic model of PC12 cells. LDH and MTT assay were used to measure changes of the cells activity following incubation with brain tissue extracts taken from hypoxia preconditioned mice for 24, 48 and 72h. The cells' activity was found to be significantly increased when the cells were incubated with the extracts containing protein and no significant change was seen when the cells were incubated with protein free extracts. The results indicate that protein-like neuroprotective substance (s) is developed in the brain of hypoxia preconditioned mice.

Key words preconditioning; hypoxia; PC12 cells; MTT; LDH

早在20世纪60年代即已发现缺氧预适应的存在[1],但其形成与作用的机制至今尚未完全阐明。1999年4月至2000年1月,我们以缺氧状态下培养的PC12细胞为模型,研究缺氧预适应小鼠脑匀浆提取液对PC12细胞缺氧损伤的保护作用,并对其中具有保护功能的活性成分进行初步探讨,以期为缺氧预适应机制的研究和应用提供新的线索。

【材料和方法】

(1) 材料

昆明小鼠,体量18~20g,雌雄不限(购自首都医科大学动物科学部)。低糖DMEM(Gibco公司产品),马血清(邦定生物医学工程公司),胰蛋白酶(Serva公司产品),MTT(Sigma公司产品),青、链霉素(Gibco公司产品),乳酸脱氢酶试剂盒(北京化工厂)。

(2) 方法

缺氧预适应脑匀浆提取液的制备:取小鼠18只,分为3组,每组6只,雌雄不限。按文献[2]复制0次(H_0)、1次(H_1)、4次(H_4)缺氧模型。断头,置液氮中备用。剥离小鼠全脑,用PBS(pH 7.4)冲洗干净后称量,加适量PBS用超声波细胞粉碎机充分捣碎。4℃15 000r/min离心30min,吸取上清液,用PBS稀释后过滤除菌(0.22μm微孔滤膜),滤液为脑匀浆提取液。

预适应小鼠脑匀浆去蛋白提取液的制备:按上述方法制备的上清液与1倍体积的酚氯仿(1:1)充分混匀,4℃12 000r/min离心10min。吸取上清液,加1倍体积的氯仿混匀,4℃12 000r/min离心10min。将上清液用0.22μm滤膜过滤除菌,滤液即为脑匀浆去蛋白提取液,分装,-20℃冻存。

PC12细胞的培养与处理:取生长良好的PC12细胞,用0.25%胰蛋白酶消化制成单细胞悬液,计数后,接种于35mm培养皿中,每皿中2×10^5个,37℃、5%CO_2条件下培养24h。取生长良好的细胞40皿,分为实验组(H_0、H_1、H_4组)、模型组(M组)和对照组(C组),每组8皿。于换液后实验组每皿加入H_0、H_1、H_4急性缺氧小鼠脑匀浆提取液50μl,M组(模型组)和C组(对照组)每皿加入50μl PBS(pH7.4),置37℃、5%CO_2培养箱中培养。待细胞长满单层后,将H_0、H_1、H_4及M组细胞移入37℃、N_2和CO_2的体积分数分别为90%和10%的密闭容器内缺氧培养24、48、72h,C组细胞在原条件下继续培养。另取40皿生长良好的细胞,分组同上。除用小鼠脑匀浆去蛋白提取液代替相应的脑匀浆提取液外,其余处理同上。

乳酸脱氢酶(LDH)透出率的测定:取培养液0.1ml,用LDH测定试剂盒在分光光度计上测定 LDH 含量，作为零时刻细胞的 LDH 浓度（mmol/L）。缺氧结束后，分别测定该时刻培养液中 LDH 浓度及 LDH 总量（细胞在 -20℃ 以下冷冻 3h 以上测得的 LDH 浓度），然后计算出 LDH 透出率。

$$\text{LDH 透出率}（\%）= \frac{\text{缺氧某时刻培养液 LDH 浓度} - \text{零时刻 LDH 浓度}}{\text{缺氧后培养液 LDH 总量}}$$

MTT 比色分析：按文献[3]方法进行。细胞缺氧结束时吸出培养液，加入 900μl 新鲜培养液及 10g/L MTT 100μl，置培养箱避光培养 4h。吸出培养液及蓝色晶体，1000r/min 离心 10min，去除上清液。以 3ml DMSO 溶解蓝色晶体，10min 后用紫外分光光度计测定各组样品的 OD 值（波长 570nm），该 OD 值反映外加不同匀浆液对 PC12 细胞活性的作用。

数据处理：所得数据以方差分析和组间 q 检验进行统计学处理。

【结果】

缺氧对 PC12 细胞的影响见表 4-8。正常培养条件下对照组细胞处于良好生长状态，LDH 透出率和 MTT OD 值保持稳态，未见显著变化。而在缺氧状态下，LDH 透出率显著升高，MTT OD 值则显著降低，并且随着缺氧时间的延长，LDH 透出率升高与 MTT OD 值下降的程度均愈加明显，至 72h 大部分（95% 以上）细胞已死亡，表明本实验所用的模型可行性较好。

表 4-8 不同时间缺氧对 PC12 细胞 MTT 代谢和 LDH 透出率的影响

组别	MTT/OD 值			LDH 透出率/%		
	24h	48h	72h	24h	48h	72h
对照组	3.16±0.11	3.11±0.14	3.02±0.10	0.50±0.01	0.50±0.01	0.50±0.10
模型组	2.15±0.20**	1.85±0.10**△△	0.02±0.01***##	20.30±0.80**	34.00±2.20**△△	96.00±2.40***##

各组 $n=8$；** 与对照组比较，$P<0.01$；△△ 与 24h 组比较，$P<0.01$；## 与 24h 和 48h 组比较，$P<0.01$

脑匀浆提取液及其去蛋白提取液对缺氧 PC12 细胞的影响见表 4-9。加入小鼠预适应脑匀浆提取液共同缺氧培养 24h 或 48h 后，培养液 MTT 检测的 OD 值与模型组相比均显著增加。其中在细胞缺氧培养 24h 后，H_4 组 OD 值除显著高于对照组外，也比 H_0 组和 H_1 组显著增加（$P<0.01$），在加入脑匀浆提取液的 3 个实验组中，培养液 OD 值随动物缺氧次数的增加呈递增趋势；而在加入预适应脑匀浆去蛋白提取液共同缺氧培养 24h 或 48h 后，各实验组 OD 值与模型组相比，均未见显著差异。

表 4-9 脑匀浆提取液与去蛋白提取液对 PC12 细胞 MTT 代谢的影响　　OD 值

组别		脑匀浆提取液		去蛋白提取液	
		24h	48h	24h	48h
模型组		2.15±0.20	1.85±0.10	2.15±0.20	1.85±0.10
实验组	H_0	2.37±0.16*	2.09±0.19*	2.12±0.20	1.88±0.10
	H_1	2.41±0.17*	2.11±0.19*	2.23±0.22	1.91±0.12
	H_4	2.81±0.20**△△	2.32±0.17**	2.25±0.22	1.93±0.19

各组 $n=8$；与模型组比较 * $P<0.05$，** $P<0.01$；△△ 与 H_0 和 H_1 组比较 $P<0.01$

【讨论】

越来越多的研究提示，在缺氧过程中，脑组织除发生一系列已知的适应性变化外，还可能产生某种或某些未知的保护性物质，它们通过细胞膜进入细胞，参与缺氧耐受的形成[2]。本研究将0、1、4次缺氧预适应小鼠脑匀浆提取液加入到PC12细胞培养液中，观察到各脑匀浆提取液组细胞活性均显著高于缺氧模型组，表明无论缺氧预适应小鼠还是正常小鼠，其脑匀浆提取液对PC12细胞缺氧损伤均具有一定的保护作用。动物中枢神经或周围神经组织提取液含有多种神经营养因子（neurotrophic factors，NTFs）及促神经元突起生长因子（neurite promoting factors，NPFs），对体外培养的同种和异种神经元（包括PC12细胞）具有促生长与抗损伤作用[3-5]。本研究中在加入正常小鼠脑匀浆提取液后，H_0组细胞活性显著高于模型组的结果与上述研究相符。同时发现预适应脑匀浆提取液组（H_1和H_4组）细胞活性除显著高于模型组外，与H_0组相比也有显著增加。其中，H_4组细胞活性不仅显著高于H_0组，与H_1组相比亦有显著性意义。这表明预适应小鼠脑匀浆提取液抗细胞缺氧损伤的作用大于正常脑匀浆提取液，该作用随预适应次数的增加有增强的趋势。

我们过去的研究还发现，腹腔注入缺氧耐受动物脑匀浆提取液的小鼠在低氧分压下存活时间比对照组（腹腔注射等体积生理盐水或正常小鼠脑匀浆）增加约1倍[2]。这些研究结果均提示，在预适应脑匀浆提取液中可能含有某种或某些对缺氧损伤具有保护作用的物质，其含量或功能随预适应次数的增加而升高。

为了初步探讨这些物质的可能成分，我们将上述脑匀浆提取液经去蛋白处理，得到相应的脑匀浆去蛋白提取液，并在同样的实验条件下观察其对PC12细胞缺氧损伤的保护作用。结果显示，无论正常小鼠还是缺氧预适应小鼠脑匀浆去蛋白提取液组与模型组相比，其细胞活性均未见显著增加，与上述脑匀浆提取液相比，其去蛋白提取液对PC12细胞损伤的保护效应明显减弱或消失，提示脑匀浆中对细胞缺氧损伤具有保护作用的物质很可能是某种或某些蛋白类物质，它们具有可提取性。至于这些物质由何种细胞产生或分泌及其生成的机制目前尚不清楚。它们可能是脑组织固有的NTFs或NPFs因预适应而增加，或者是预适应过程中产生的某些新的具有抗缺氧作用的神经活性物质。进一步分离、纯化这些物质，深入探讨其结构与功能特性，对缺氧预适应机制的研究和应用均将具有十分重要的意义。

参 考 文 献

1. 吕国蔚．预适应研究的现状与前景．中国神经科学杂志，1996，3（2）：92-96
2. 吕国蔚，史美棠．急性重复缺氧对小鼠缺氧耐受性的影响及其机制的初步探讨．中国病理生理杂志，1992，8（4）：425-428
3. 郑永唐，黄昆龙．测定细胞存活和增殖的MTT方法的建立．免疫学杂志，1992，8（4）：266-269
4. 吕捷，姚振宇．大鼠胚胎小脑提取液神经营养成分的分析．神经解剖学杂志，1999，15（2）：185-191
5. 林美兰，郭婉华．正常损伤坐骨神经及其提取液对PC12细胞和颈上神经节促神经突起生长的作用．解剖学报，1990，21（4）：418-423

4.2. 缺氧预适应的形态学

4.2.1. 急性重复缺氧海马锥体层神经元光镜观察

摘要 为探讨急性重复缺氧动物对缺氧耐受性增加的形态学基础，对 52 只昆明小鼠海马 CA1 区锥体层神经元作光镜观察。结果：①肥大神经元在 1 次、3 次、5 次缺氧组均存在。②萎缩神经元在 1 次缺氧组存活 7d、3 次缺氧组存活 3d、5 次缺氧组存活 1d 时才出现。③固缩神经元在 1 次缺氧组未出现，在 3 次缺氧组存活 7d、5 次缺氧组存活 3d 时才出现。认为肥大神经元是其形态学基础之一，萎缩神经元是适应性变化之一，固缩神经元是迟发性神经元坏死变化之一。

关键词 缺氧；海马神经元；小鼠；光镜

Observation of CA1 pyramidal cell layer of acute repetitive hypoxia in mouse hippocampus In order to study morphological basis of tolerance for acute repetitive hypoxia, the CA1 pyramidal neurons of mouse hippocampus were observed by light microscopy. The results showed that there were hypertrophic neurons in groups receiving 1, 3 and 5 times of hypoxia. Atrophic neurons appeared after 7 days, 3 days and 1 day in the groups receiving 1, 3, and 5 times of hypoxia, respectively. It is indicated that the hypertrophy of neurons is one of morphological alterations, the atrophy of neurons is an adaptive change and the pyknosis of neurons is delayed neuron death when acute repetitive hypoxia occurs in mice.

Key words hypoxia; hippocampal neurons; mice; light microscope

吕国蔚等[1]的报道表明，在急性重复性缺氧作用下动物的缺氧耐受性递增，缺氧耐受鼠脑提取液具有抗缺氧作用。刘慧敏等[2,3]又发现，动物 1 次缺氧后，脑组织中 Ca^{2+}-ATP 酶和 Na^+-K^+-ATP 酶活性降低，游离脂肪酸含量显著上升，但经 4 次重复缺氧后 3 者均有所恢复并接近正常对照水平。为此，作者对急性重复缺氧小鼠海马 CA1 区进行了初步的组织学研究，进而探讨急性重复缺氧动物对缺氧耐受性增加的形态学基础。

【材料和方法】

（1）实验动物

由首都医科大学实验动物中心（即动物科学部）提供的昆明小鼠，雌雄不拘。体重 16~22g。

（2）实验模型

将动物置于含有新鲜空气经过标定的约 150ml 广口瓶内，立即以橡皮塞塞紧密闭并计时；一旦动物出现喘呼吸，即将小鼠移至另一容积大小相近的含有新鲜空气的广口瓶内，密闭，计时[1]。按要求重复上述操作 1~5 次。各次换瓶中，从密闭开始到喘呼吸出现的时间为原始耐受时间。根据：

$$T = \frac{t_1 - t_0}{V_0 - \dfrac{W_a}{0.94}} \times 100^{[1]}$$

计算出各次缺氧的标准耐受时间。

(3) 动物分组及处置

按随机原则将小鼠分成对照组4只,1次缺氧组(H_1)16只,3次缺氧组(H_3)16只,5次缺氧组(H_5)16只。各缺氧组动物分别在存活0d(D_0)、1d(D_1)、3d(D_3)、7d(D_7)时,用6%水合氯醛1ml/100g体重腹腔注射麻醉,打开胸腔,从左心室插管,灌注生理盐水30~50ml 剪开右心耳放血,后灌注10%中性福尔马林固定液100~200ml,立即取脑并用上述固定液浸泡于4℃冰箱2d。各存活天数组均为4只,总计13组,52只小鼠。

(4) 组织包埋和切片观察

经过固定的脑流水冲洗12h,从30%酒精起依次逐级脱水至入蜡,常规石蜡包埋。做冠状面的脑切片厚10μm,选择典型的背海马脑片,隔2张取2张,依顺序分成2组贴片,一组用甲苯胺蓝染色,另一组用苏木精伊红染色。

将13组动物脑切片按顺序在光学显微镜下定性观察,均在400倍下进行。

【结果】

(1) 缺氧组的标准耐受时间

结果与吕氏的结果基本一致,见表4-10。

表4-10 缺氧组的标准耐受时间($\bar{x} \pm s$, min)

组别	n	缺氧次数		
		1	3	5
H_1	16	15.0±3.1		
H_3	16	15.3±3.3	89.3±22.4	
H_5	16	17.0±4.9	65.8±20.8	100.4±38.5

(2) 缺氧组海马神经元变化类型

肥大神经元:神经元胞体边界清楚,胞浆增多,嗜碱性物质增多;胞核结构清楚,核仁清楚;顶树突基部可见,嗜碱性物质增多(附图见附录:已发表的论文71中图1)。固缩神经元:神经元胞体边界清楚,皱缩,呈三角形或梭形,胞浆相对增多,嗜碱性物质增多;胞核极度缩小,结构不清(附图见附录:已发表的论文71中图2)。萎缩神经元:神经元胞体边界清楚,皱缩,胞浆相对增多,嗜碱性物质增多;胞核结构清楚,轻度缩小,异染色质增多;核仁清楚。顶树突基部可见,嗜碱性物质增多(附图见附录:已发表的论文71中图2)。

(3) 缺氧组海马神经元变化情况

见表4-11。缺氧组均有肥大神经元,并发现D_7H_5组的肥大细胞比D_7H_1组的体积更大,胞浆增多更明显,但数目变化不明显。萎缩神经元在H_1组存活7d、H_3组存活3d、H_5组存活1d时开始出现,并发现在D_7H_5组其数目增加,这表明随着缺氧次数的增多或缺氧后存活时间的延长,萎缩神经元均可出现,并且随着缺氧次数的增加,萎缩神经元出现的时间提早。固缩神经元在H_1组未发现,在H_3组存活7d、H_5组存活3d时开始出现,提示动物至少缺氧3次且存活3d才出现固缩神经元。可见,随着缺氧次数的增多,海马CA1区大部分神经元受到不同程度的损害,只有小部分没有受到明显的损害,反而适应生存下来;神经元的损害大部分表现为迟发性。与缺氧组比较,对照组也发现固缩神经元,呈散在分布,其数量比缺氧组少,形态为梭形。

表4-11 缺氧组海马神经元的变化情况

	H_1	H_3	H_5
D_0	肥大神经元伴有尼氏物质中心性溶解	肥大神经元伴胞核内深染颗粒	肥大神经元伴胞核内深染颗粒

续表

	H_1	H_3	H_5
D_1	肥大神经元	肥大神经元 伴胞核内深染颗粒	肥大神经元 伴胞核内深染颗粒 萎缩神经元 胶质细胞
D_3	肥大神经元 伴胞核内深染颗粒 胶质细胞	肥大神经元 伴胞核内深染颗粒 萎缩神经元 胶质细胞	肥大神经元 伴胞核内深染颗粒 萎缩神经元 固缩神经元 胶质细胞
D_5	肥大神经元 伴胞核内深染颗粒 萎缩神经元 胶质细胞	肥大神经元 伴胞核内深染颗粒 萎缩神经元 固缩神经元 胶质细胞	肥大神经元 伴胞核内深染颗粒 萎缩神经元数目增多 固缩神经元数目增多 胶质细胞

【讨论】

(1) 实验模型

急性重复缺氧模型不同于马氏等[4-6]报道的缺氧、缺血模型。本模型的特点是①无循环障碍；②有限度地控制到一定的低氧水平——喘呼吸出现为止；③外界条件易于控制且相对稳定；④在相对短的时间内，机体要被动地适应由有氧代谢为主转变为以无氧代谢为主的环境；⑤非离体的。组织承受缺氧的易损性决定于组织的种类、功能状态、预损伤、体温、低氧症本身的质和量（缺血＞低氧血）；组织损伤的程度一方面取决于缺氧的类型、持续时间和程度，另一方面则取决于组织血流是否恢复[7]。因此，此模型所造成的神经元损伤程度可能要轻，表现在神经元损伤的数目少和损伤出现的时间较迟等方面。

(2) 海马神经元变化类型

①肥大神经元的出现，作者认为是急性重复缺氧动物对缺氧耐受性增加的形态学基础之一。本模型出现的肥大神经元是海马CA1区神经元适应低氧，并对缺氧产生耐受性的结果，可能属于代偿性神经元。Nissl染色发现此类神经元胞体增大，胞浆增多，深染，胞核无变化，推测这是此类神经元以胞浆内的粗面内质网增生为主发生的形态变化。这样，蛋白质的合成加强，同时，多种适应以无氧代谢为主的酶产生并增多，参与细胞的以无氧代谢为主的代谢活动。这有待于进一步证实。②萎缩神经元的出现，作者认为也是海马CA1区神经元对缺氧耐受性增加而发生的适应性变化之一。但这一类神经元是否有助于对缺氧耐受性的产生或是否是耐缺氧的形态学依据之一，还有待于进一步研究。推测此类神经元中有部分可在缺氧条件消除后若干时间内恢复为正常神经元；同时也有部分神经元不能恢复而进一步发展成固缩神经元。这可能与神经元的种类及神经元对缺氧的敏感性和损伤程度有关。③固缩神经元是海马CA1区神经元受到重复缺氧而发生的病变，已不可恢复。Nitatori等证实短暂缺血后海马锥体细胞层CA1区迟发性神经元坏死是凋亡神经元[8]。马述仕等[4]也观察到缺血、缺氧的大脑皮层，在对照组和实验组均可出现一种暗细胞，并认为这种暗细胞是退行性变的

神经细胞。固缩神经元在缺氧后 3~7d 出现，应属于迟发性神经元坏死。对照组、缺氧组均出现梭形固缩神经元，可能属于退行性变的神经细胞，而呈三角形的固缩神经元为病理性变化。至于退行性变的神经元、病理性固缩神经元、凋亡神经元三者间的关系需要进一步实验探讨。推测本模型出现的固缩神经元可能为凋亡神经元的一种。

参考文献

1. 吕国蔚，史美棠，李凌等．急性重复缺氧对小鼠缺氧耐受性的影响及其机制的初步探讨．中国病理生理杂志，1992，8（4）：425-428
2. 刘慧敏，朱冬生，李鸿筠等．急性重复低氧对小鼠脑游离脂肪酸的影响．基础医学与临床，1993，13（5）：62-64
3. 张锦楠，阎淑莲，刘永利等．急性缺氧小鼠脑组织 Na^+、K^+-ATP 酶和 Ca^{2+}-ATP 酶活性的变化．中国应用生理学杂志，1994，10（3）：237
4. 马述仕，仲延军，衡万杰．脑缺血、缺氧神经细胞超微结构变化的实验研究．临床与实验病理学杂志，1989，5（1）：38-40
5. Little JR, Sundt TM, Kerr FWL. Neuronal alterations in developing cortical infarction. J Neurosurg, 1974, 39: 186-198
6. Vibulsreth S, Hefti F, Ginsberg MD, et al. Astrocytes protect cultured neurons from degeneration induced by anoxia. Brain Research, 1987, 422: 303-311
7. U. N. 里德，H. 魏纳著．武忠弼译．病理学总论与各论．北京：人民卫生出版社，1989．85-86
8. Nitatori T, Sato N, Waguri S, et al. Delayed neuronal death in the CA1 pyramidal cell layer of the gerbil hippocampus following transient ischemia is apoptosis. J Neurosci, 1995, 15 (2): 1001-1011

4.2.2. 急性重复低氧小鼠脑皮质神经元的超微结构研究

摘要　目的：观察小鼠在急性重复低氧过程中脑皮质神经元的超微结构变化。方法：应用急性重复低氧的小鼠模型，对脑皮层神经元进行超微结构的研究。结果：低氧组小鼠皮层神经元的线粒体肿胀、内质网破坏明显，低氧预适应组小鼠皮层神经元的线粒体、内质网完整。结论：经低氧预处理的小鼠皮层神经元线粒体、内质网等超微结构与正常对照组相比无明显影响。

关键词　低氧预适应；超微结构；脑皮质神经元

Study of ultrastructure of cerebral cortex neurons in mice acutely repeated exposure to hypoxia

Objective: To observe the ultrastructure change of cerebral cortex neurons in the course of acute repeated hypoxia mice. Methods: The mouse model of rapid repeated hypoxia was utilized and the ultrastructural change of cerebral cortex neurons was studied by electron microscope. Results: Mitochondrion and endoplasmic reticulum destroyed in hypoxia group, however they are almost normal in hypoxic preconditioning group. Conclusion: The ultrastructural changes of cerebral cortex neurons in hypoxia preconditioning group obviously approach to that in normal control group.

Key words　hypoxia preconditioning; ultrastructure; cerebral cortex neurons

低氧/缺血造成的脑组织损伤是临床上最常见的病理生理现象之一，近年来，人们逐渐认识到脑组织中具有一种耐受缺氧/缺血性损伤的内源性保护机制,即低氧/缺血预适应。1963年吕国蔚发现,小鼠经重复间断的密闭低氧作用后,对低氧的耐受性逐次呈线性递增,即重复的低氧可使神经细胞产生对再次低氧的耐受性提高,提示神经细胞同样存在低氧预适应。这种经过低氧/缺血预处理,机体所产生的内源性保护机制引起了人们极大的兴趣,并且已取得一定的成果,但对神经系统预适应的研究报告较少。我们采用低氧/缺血预处理方法研究其对神经元的超微结构的影响,结果报告如下。

【材料和方法】

(1) 动物模型

实验用昆明小鼠,体重18~22g,雌雄不限,由首都医科大学动物科学部提供。按急性重复低氧预适应法复制模型[1],将小鼠置于含有新鲜空气、经过标定的约140ml广口瓶内,以橡皮塞密闭、记时、观察,待小鼠出现喘呼吸,翻正反射消失,立即取出,转移至另一相同容积、含有新鲜空气的广口瓶内,密闭、记时,如此重复4次,第4次后再置入广口瓶内密闭14min为低氧预适应组。在室温10~18℃下进行实验,分低氧0次(正常对照组,H_0)、低氧1次(低氧组,H_1)、低氧4次(低氧预适应组,H_4)3组,每组小鼠6只。

(2) 方法

乙醚吸入麻醉后立即灌杀,经左心室先灌注生理盐水30ml,再注入4℃含1%多聚甲醛、1.25%戊二醛及5%蔗糖的磷酸缓冲液(0.1mol/L pH 7.4)100ml后,立即取脑皮质放入PBS中。在解剖镜下切取皮层组织,经缓冲液冲洗,置入1%锇酸40~60min,脱水,Epon812包埋,再经醋酸铀、枸橼酸铅双重染色,Philip电镜观察。

【结果】

(1) 不同低氧次数对小鼠耐受时间的影响(表4-12)

表4-12 不同低氧次数与小鼠耐受时间的关系 $(\bar{x} \pm s)$

	1次	2次	3次	4次
耐受时间(min)	14.2±3.7	29.1±5.2△	42.2±6.1△	87.2±7.9△
比值	1	2	3	6

注:与低氧1次比较△$P<0.01$

(2) 3组小鼠脑皮层的电镜观察结果

正常对照组:神经细胞无肿胀,核膜完整,核染色质分布均匀,胞质内线粒体、粗面内质网形态正常(附图见附录:已发表的论文9中图1)。低氧组:神经细胞肿胀,核膜内陷或断裂,核染色质凝聚靠边,胞浆内线粒体明显肿胀,并可见嵴断裂和部分消失、粗面内质网扩张(附图见附录:已发表的论文9中的图2)。低氧预适应组:神经元细胞器基本正常,线粒体、粗面内质网轮廓清晰,核仁染色质分布均匀,核膜完整,偶见核膜内陷,显示神经元病变向正常逆转(附图见附录:已发表的论文9中的图3)。

【讨论】

机体对低氧的反应即经典的Pasteur效应:显著增加糖消耗,以补偿有氧代谢的不足,组织呼吸链的最终受体——氧不可被利用时,组织取消氧化磷酸化,靠糖酵解产生能量,由有氧代谢向无氧代谢切换,并作用于糖酵解酶的能量代谢调节因子,如磷酸果糖激酶被ATP

变构抑制以及 AMP 对抑制的反转[2,3]。但是这只是细胞对低氧反应的小部分，实际上细胞在 ATP 减少之前，即已能感受氧气水平的降低，并以自身装备的节能程序，停止不必要的细胞功能，以减少对氧气的利用[4,5]。所谓低氧/缺血预适应是指组织、器官或机体经过一次或多次亚致死性的低氧或缺血预处理后，可对随后较为严重的，甚至致死性的低氧或缺血产生耐受性的显著提高。对其机制而言，多数学者认为：预适应可能生成某种物质，调节机体对低氧或缺血的反应。随着细胞生物学的进展，细胞信号传导通路的深入认识，预处理产生的某种或某些初始作用物质，直接或经过信号传导通路中某些中介物质的作用，最后产生一系列的效应物质，使机体对低氧或缺血的耐受性提高。

从本实验的结果可以看出，低氧预适应组其耐低氧的时间与低氧组有显著的差异，明显长于低氧组，同时低氧组小鼠皮层神经元的线粒体肿胀，内质网、核膜及染色质受到破坏，低氧预适应组小鼠皮层神经元的线粒体、内质网完整，核膜及染色质接近于正常。这些结果与其他一些学者在对给予一些保护性措施的缺氧神经元与单纯缺氧神经元对照所进行的超微结构研究所得到的结果相一致[6-9]。因此，我们认为，经低氧预处理的小鼠皮层神经元线粒体、内质网等超微结构较低氧组相比，明显接近于正常对照组。从超微结构方面给预适应现象给予了支持。根据对预适应机制的研究结果可以认为，腺苷是预适应机制的初始物质[10-13]，经过 PKC[14]、MAPK[15] 等中介物质的作用，诱发 NO、K_{ATP} 通道、热休克蛋白、缺氧诱导因子-1 的产生、激活或表达，使神经细胞在低氧环境下产生足够的能量，维持细胞的生存及其必需的生理活动。总之，这些效应物质或能增加缺氧组织的氧供，或能降低细胞的氧耗，从而可以缓解氧供需之间的矛盾，以维持细胞生理功能，使机体对缺氧产生耐受与适应，这也可能是低氧预适应组超微结构趋于正常对照组的原因所在。低氧/缺血预适应是一个复杂的适应机制，随着研究的日益深入，将对临床医学、高原医学、运动医学和航天医学的发展起推动作用。

参考文献

1. 吕国蔚, 史美棠, 李凌等. 急性重复性缺氧对小鼠耐受性的影响及其机制的初步探讨. 中国病理生理杂志, 1992, 8 (4): 425
2. Lutz P, Rosenthenal M, Sick TJ. Living without oxygen: turtle brain as a model of anaerobic metabolism. Mol Physiol, 1985, 8 (4): 411
3. Hochahka PW. Defense strategies against hypoxic and hypothermia. Science, 1988, 231 (2): 234
4. 吕国蔚. 低氧反应通路. 生理科学进展, 2001, 32 (2): 65
5. Hochachka PW, Buck LT, Doll CJ, et al. Unifying theory of hypoxia tolerance: Molecular/metabolic defense and rescue mechanisms for surviving oxygen lack. Proc Natl Acad Sci, USA, 1996, 93 (20): 9493
6. 郑文淑, 玄汉石, 王延国等. ATP－氧化镁对家兔急性脑缺血再灌注损伤的保护作用. 延边医学院学报, 1994, 17 (3): 179
7. 熊杰. 丁基苯酞对局灶性脑缺血过程中线粒体损伤的保护作用. 药学学报, 2000, 36 (7): 408
8. 何华, 王桂香. 通脉舒络液对大鼠局灶性脑缺血保护作用的实验研究. 济宁医学院学报, 2000, 23 (1): 12
9. 冯慎远, 谭多盛, 王飞. 藏药对脑缺血大鼠海马 CA3 区锥体细胞超微结构的影响. 中国兽医科技, 2001, 31 (1): 31
10. 张伟丽, 吕国蔚. 腺苷的中枢作用. 生理科学进展, 1996, 27 (4): 313
11. Doll CJ, Hochachka PW, Reniner PB. Reduced ionic conductance in turtle brain. Am J Physiol, 1993, 265 (4):

12. Matherne GP, Linden J, Buford AM. A1 adenosine receptor overexpression increases resistance to ischemia. Proc Natl Acad Sci USA, 1997, 94 (8): 6541
13. Liu FS, Richards SC, Olsson RA, et al. Evidence that the adenosine A3 receptor may mediate the protection afforded by preconditioning in the isolated rabbit heart. Cardiovasc Res, 1994, 28 (8): 1057
14. Kitakaze M, Node K, Minamino T, et al. Role of activation of protein kinase C in the infarct size-limiting effect of ischemic preconditioning through activation of ecto-5′-nucleotidase. Circulation, 1996, 93 (3): 781
15. Maulik N, Watanabe M, Zu YL, et al. Ischemic preconditioning triggers the activation of MAP kinases and MAP-KAP kinase 2 in rat hearts. FEBS Letts, 1996, 396 (2): 233

4.2.3. 刺激家兔一侧颈上神经节所致脑组织病理改变

摘要 用健康青紫蓝家兔14只，通过刺激一侧颈上神经节（20或60min）造成脑缺血，经灌流后断头取脑固定在10%福尔马林内两天，石蜡切片，HE染色，尼氏染色。光镜观察双侧大脑皮层、海马回和齿状回神经细胞均发生程度不同的缺血样改变。

关键词 脑缺血；病理学；脑血管疾病

Pathological changes in rabbit brain induced by stimulation of unilateral superior cervical sympathetic ganglion Ischemic-like morphological changes were seen in the cortex and hippocampus after stimulation of superior cervical sympathetic ganglion. The results suggest that brain ischemia is produced by the sympathetic stimulation.

Key words brain ischemic; pathology; cerebral vascular disease

脑卒中是危害人类健康最常见的疾病之一，而不同程度的缺血性脑血管病又占多数。为研究防治缺血性脑血管病，以往的工作多在阻断某血管血流的模型上进行[1-2]。本工作拟通过刺激一侧颈上交感神经节，造成脑血管痉挛，针对该原因所致的脑缺血，观察脑组织病理改变，为临床脑血管痉挛所致的缺血性脑血管疾病提供防治依据。

【材料与方法】

选用体重2.1~2.3kg的健康、成年青紫蓝家兔14只。分实验Ⅰ组（6只），实验Ⅱ组（5只）和正常对照组（3只）进行。

用4%戊巴比妥钠麻醉（1ml/kg体重），于喉结节水平做上颈部中线旁切口，在颈内动脉起始部的后方寻找并分离出右侧长椭圆形的颈上神经节，安放刺激电极。首先刺激右侧颈上神经节（强度：6V；波宽：2ms；频率：10次/秒），实验Ⅰ组刺激20min；实验Ⅱ组刺激60min；正常对照组麻醉后不施加刺激。刺激完毕，将动物放置3d以上，经心主动脉分别灌注生理盐水及10%福尔马林，灌流完毕立即断头取脑固定在10%福尔马林内两天。经石蜡切片，HE染色，尼氏染色后，光镜观察大脑皮层、海马回、齿状回神经细胞形态学改变。

【结果】

实验Ⅰ组和实验Ⅱ组结果相似（见附录：已发表的论文81中的图1、2），海马回部分锥体细胞呈变性改变：细胞体积缩小、呈三角形，胞浆红染，尼氏体结构不清。另有部分锥体细胞呈坏死改变：细胞体积明显缩小、红染，细胞核消失。其中CA1、CA2和CA3区的锥体细胞变性坏死程度平均为（+），CA4区为（++）（表4-13）。

齿状回多形细胞及颗粒细胞变性坏死改变基本同海马回神经细胞的改变，损伤程度略重于海马回，平均为（++）（表4-13）。

大脑皮层组织水肿程度平均为（+），皮层顶叶及额叶神经细胞变性程度为（+~++）（表4-13）。尼氏染色结果表明，神经细胞体积轻度缩小，其中部分细胞胞浆内尼氏小体聚集、深染，分布不均，胞核尚存。另有部分细胞胞浆内尼氏小体结构不清以致消失，呈均匀淡蓝色，胞核固缩，核仁消失（见附录：已发表的论文81中图3）。

表4-13 刺激家兔一侧颈上神经节后脑组织病理改变（min）

	大脑皮层组织水肿		额叶神经细胞		顶叶神经细胞		齿状回神经细胞		海马回锥体细胞							
									1区		2区		3区		4区	
	20'	60'	20'	60'	20'	60'	20'	60'	20'	60'	20'	60'	20'	60'	20'	60'
1	+	-	+	+	+	+	++	+	-	-	-	-	-	+	+	++
2	+~++	+	+	+	+~++	+	+~++	+	-	-	-	-	++	++	+++	++
3	+	+	++	++	+	-	++	-	+	+	+	+	+	++	+++	++
4	+	+	++	+	+	+	++	-		+		+	+	++	+++	++
5		+	+	++	++	+	++	++	+++	++	++	+	+	+++	+++	++
6		+		++		++		++		-		+		+++		

正常对照组大脑皮层及海马组织等均未见异常改变（见附录：已发表的论文81中图4）。

【讨论】

脑的血流量比身体其他器官恒定，这种自动调节机制受诸多因素的影响。长期以来，有关脑血管的神经调节作用一直争议较大[3-5]，直到20世纪70年代末80年代初，神经调节是脑血管最主要的调节因素才趋于明朗[6-7]。本工作通过刺激一侧颈上神经节，观察脑组织形态学的病理改变，同时与我们先前的脑功能改变相互印证。

实验结果表明，刺激一侧颈上神经节可使双侧脑组织发生不同程度的缺血样改变。实验Ⅰ组与实验Ⅱ组脑组织的缺血改变及损伤程度基本相同，同侧略重于对侧。先前的脑功能实验也表明，同侧脑功能改变在刺激20min和60min之间无显著性差异，对侧脑功能改变在20min时略轻于60min[8]。由此可见，刺激一侧颈上神经节引起的脑组织的病理形态学改变与大脑活动机能的改变是一致的。

根据各国学者们对脑血管交感神经的分布和来源的研究成果，可以推测一侧颈上神经节兴奋，可使受其节后神经纤维支配的大脑中动脉、大脑前动脉、大脑后动脉以及基底动脉及其各自的分支乃至直径15~20μm的小动脉收缩，受上述脑动脉供血的脑组织血流量减少，最终导致脑组织细胞不同程度的损伤。

由于两侧的交感神经纤维借前交通动脉互相交错分布，因此，一侧颈上神经节兴奋可导致双侧脑组织缺血，同侧缺血程度可能略重于对侧。

参考文献

1. 郭玉璞，严徽谨，杨蜀莲等．急性脑缺血超微结构观察大鼠颈动脉结扎后病理改变．中国医学科学院学

报，1990，12（2）：150-152
2. 赵卫国，张天锡. 兔MCAO型局灶脑缺血模型的建立. 中国神经精神疾病杂志，1990，16（3）：143-145
3. Betz E. Cerebral blood flow: its measurement and regulation. Physiol Rev, 1972, 52 (3): 595-630
4. Edvinsson L. Neurogenic mechanisms in the cerebrovascular bed. Autonomic nerves, amine receptors and their effects on cerebral blood flow. Acia Physiol Scand Suppl, 1975, 427: 1-35
5. Heistad DD, Marcus ML, Gross PM. Effects of sympathetic nerves on cerebral vessels in dog, cat, and monkey. J Physiol, 1978, 235: H544-H552
6. 焦守恕，刘玉军，丁卫国. 应用荧光组化法研究兔基底动脉交感神经纤维的分布及来源. 北京第二医学院学报，1982，3（1）：1-3
7. 赵兰峰. 交感神经对脑血管的调节作用. 首都医学院学报，1989，10（1）：66-68
8. 赵兰峰. 刺激家兔一侧颈上交感神经节对脑电活动的影响. 首都医学院学报，1988，9（2）：96

4.3. 缺氧预适应的生理学

4.3.1. 小鼠急性重复低氧时中枢神经系统的功能变化

摘要 本工作观察小鼠在4或5次重复缺氧过程中各次缺氧耐受时间和中枢神经系统（CNS）机能的变化。结果表明，随着缺氧次数的增多，缺氧耐受时间进行性延长，主动活动和翻正反射逐渐消失；喘呼吸出现时间逐次推迟，心率和呼吸率进行性降低。戊巴比妥钠麻醉使前3次缺氧的耐受时间增加，但对后两次的耐受时间没什么影响，咖啡因则使后两次的耐受时间均显著缩短。结果提示，CNS抑制的进行性增强和循环呼吸活动的进行性降低参与重复缺氧过程中缺氧耐受性进行性增高的形成。

关键词 缺氧耐受性；主动活动；翻正反射；咖啡因

Functional changes of the CNS in mice during acute and repetitive exposure to hypoxia Tolerant time to hypoxia was progressively increased, active movement and righting reflex were gradually disappeared, appearance of gasping was postponed, heart and respiration rate was gradually decreased as the exposure of mice to hypoxia increased. The tolerant time was respectively increased and decreased by administration of pentobarbital and caffeine. These results indicate that progressive inhibition of CNS and decrease of circulatory and respiratory activity is involved in the formation of progressive increase of tolerance during repetitive exposure of mice to hypoxia.

Key words hypoxic tolerance; active activity; righting reflex; caffeine

众所周知，数分钟低氧即可引起脑电图（EEG）和意识消失，并极易导致神经元不可挽救的损伤。一般认为，皮层是最易受低氧伤害的脑结构之一，但氧缺乏对新皮层的影响尚了解不多[1]。以往的研究在猴、羊、犬、猪和兔上进行[2,3]。大鼠被认为是一种最常用的实验动物，常用于分析低氧适应[4,5]，然而，小鼠作为一种方便而廉价的啮齿类，却很少用于低氧研究。因此，我们复制了一种小鼠急性低氧适应模型[6]。本工作旨在观察低氧适应中与CNS、心血管和呼吸反应有关的行为与机能变化，并分析有关变化和其反应在低氧耐受形成中的作用。

【材料与方法】

实验在 150 只自由清醒的昆明小鼠（体重 18~22g，雌雄兼有）上进行。实验过程见前文[4]。简言之，动物放入 125ml 广口瓶，立即密闭，一旦出现喘呼吸，迅速转入另一广口瓶并立即密闭。如此重复 4 次或 5 次。实验时室温 26~29℃。

重复低氧暴露过程中，观察并记录动物的一般状态与主动活动；测量自发运动和翻正反射的消失、持续和恢复时间以及喘呼吸的出现时间，同时用改良的心电图仪监测 ECG 和呼吸（图 4-11）。为使动物能自由活动，ECG 的导联方式为一个电极在胸部剑突水平，另一个电极在后背相应水平。为监测呼吸率，将一压电晶体话筒连于瓶内气囊，压电变化反馈入心电图的一个导联（图 4-11）。

为检查 CNS 机能状态对低氧耐受的影响，动物随机分为 3 组，分别腹腔注射 1% 戊巴比妥钠（5.5 ml/kg）、1% 咖啡因（20mg/kg）和生理盐水（6ml/kg）。注射后 3min，3 组动物均按上述进行低氧暴露，测定并比较其对低氧的耐受极限。

实验数据用 SYSTAT 计算机程序，作配对与非配对 t 检验。显著性水平为 $P<0.05$。

【结果】

主动活动第 1 轮暴露中，动物先出现不安和不适，随后安静下来，最后出现挣扎和喘呼吸。第 2 轮暴露中，动物状态与第 1 轮相似，但变动拖后，程度较深。自第 3 到第 5 轮，动物一直保持安静不动，只在各轮暴露末出现喘呼吸（图 4-12）。第 1 轮中主动活动持续 3.1min，密闭后 10.4min 消失，转入第 2 轮后 0.2min 明显恢复，12.6min 再次消失，并一直到第 5 轮末均未见恢复，持续不动的时间长达 256min（图 4-12，表 4-14）。

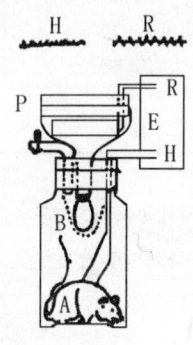
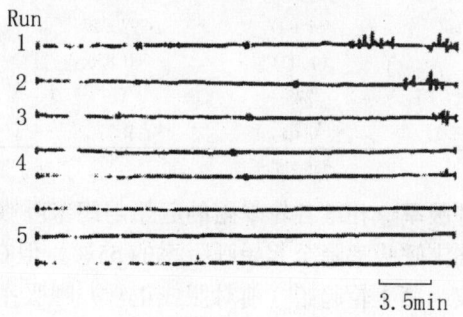

图 4-11 记录心电图（H）和呼吸率（R）装置的模式图
A：动物，B：气囊，E：心电图机，P：压电晶体

图 4-12 第 1 轮至第 5 轮主动活动的记录

表 4-14 低氧暴露中主动活动和翻正反射的消失时间（DT）与喘呼吸的出现时间（AT）（$\bar{x} \pm s$）

缺氧次数	1	2	3	4	5
A：主动活动 DT	10.4±0.5 (1.0)	12.6±0.4 (1.2)	○	○	○
B：翻正反射 DT	11.7±0.5 (1.0)	24.0±0.3* (2.1)	35.7±0.3** (3.1)	50.1±0.2*** (4.3)	59.6±0.2*** (5.1)
C：喘呼吸 AT	13.5±0.7 (1.0)	28.8±0.4* (2.1)	60.8±0.5** (4.5)	83.4±0.1*** (6.2)	111.8±0.1*** (8.3)

○：开始没有主动活动。* $P<0.05$，** $P<0.01$，*** $P<0.001$，分别与缺氧 1 次比较
表 4-15，表 4-16 表注与此相同

翻正反射 第1轮中翻正反射持续1.8min，于自发活动消失后1.3min消失。翻正反射消失与恢复之间的时间（持续消失时间），从第1轮直至第5轮进行性增加（表4-14）。

喘呼吸 第1至第5轮喘呼吸的平均出现时间分别为13.5、28.8、60.8、83.4和111.8min（表4-14）。各轮中，喘呼吸的出现均晚于主动活动和翻正反射消失的时间（表4-14）。第5轮中动物喘呼吸的持续时间较第1轮长3倍（图4-13）。

心率 第1轮至第5轮，动物心律一直规律（图4-14）。第1轮中，心率从开始的744/min剧降至469/min；但各轮终末心率对起始心率的比值并无明显变化；第5轮的终末心率相当于第1轮起始（前对照或正常）心率的1/5（表4-15）。本工作对ECG波形未作分析。

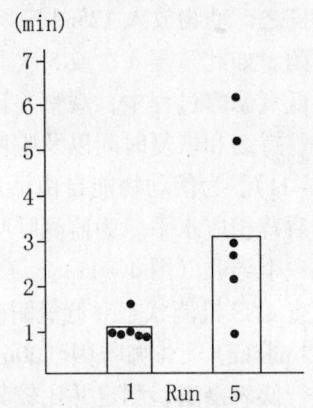

图4-13 第1与第5轮喘呼吸的持续时间

表4-15 第1至第5轮的起始与终末心率，分别在入瓶与出现喘呼吸即刻测定（$n=20, \bar{x} \pm s_x$）

Run	1	2	3	4	5
起始(I)	744±20	516±18*	384±18*	240±15**	180±13**
	(1.00)	(0.69)	(0.52)	(0.32)	(0.24)
结束(F)	469±17	397±17	241±14*	182±15*	157±11**
	(1.00)	(0.85)	(0.51)	(0.39)	(0.34)
差别(I-F)	275	119	143	58	23
比例(F/I)	0.63	0.77	0.63	0.76	0.87

呼吸率 相继各轮暴露的起始与终末呼吸率均逐轮减少（图4-14，表4-16）。第2、3轮中终末呼吸率降至起始呼吸率的55%，但在第1、4、5轮中未见显著变化。第5轮终末呼吸率仅为第1轮起始（前对照或正常）呼吸率的25%（表4-16）。

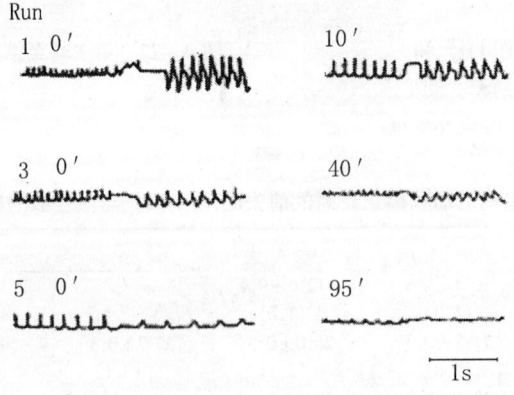

图4-14 第1、3、5轮ECG和呼吸运动的记录
左侧是ECG，右侧是呼吸

表 4-16 第 1 至第 5 轮的起始与终末呼吸率，分别在入瓶与出现喘呼吸即刻测定（$n=20$, $\bar{x} \pm s_{\bar{x}}$）

Run	1	2	3	4	5
起始(I)	315 ± 17	394 ± 15	242 ± 15	138 ± 12*	96 ± 10**
	(1.00)	(1.25)	(0.77)	(0.44)	(0.31)
结束(F)	300 ± 14	216 ± 14	132 ± 12*	102 ± 13*	78 ± 11**
	(1.00)	(0.72)	(0.44)	(0.34)	(0.26)
差别(I−F)	15	178	110	36*	18
比例(F/I)	0.95	0.55	0.55	0.74	0.81

巴比妥麻醉的影响，如表 4-17 所示，巴比妥麻醉组第 1 到第 3 轮的耐受时间均较盐水对照组和咖啡因兴奋组相应的耐受时间显著延长。然而，相继各轮的增幅逐轮降低，第 4 轮时麻醉组与盐水对照组之间已无差异。

咖啡因兴奋的影响是咖啡因处理组各轮的耐受时间既显著短于正常对照组，也显著短于麻醉组，各轮之间的增值也均显著小于其他两组（表 4-17）。如比较相对比值，则与麻醉组的效应相似。

表 4-17 巴比妥和咖啡对第 1 至第 5 轮低氧耐受时间的影响（$n=20$, min, $\bar{x} \pm s_{\bar{x}}$）

Run	1	2	3	4
生理盐水	12.9 ± 0.5	37.7 ± 2.5**	67.9 ± 4.8**	88.4 ± 5.8**
($n=20$)	(1.00)[1.00]	(2.94)[1.00]	(5.37)[1.00]	(7.10)[1.00]
巴比妥	42.3 ± 2.3	70.2 ± 2.5**△	77.4 ± 3.0*△	89.0 ± 3.9**
($n=20$)	(1.00)[3.31]	(1.69)[1.86]	(1.87)[1.14]	(2.16)[1.01]
咖啡因	9.3 ± 0.4△	13.9 ± 0.7*△	16.6 ± 0.7*△	18.8 ± 0.9*△
($n=20$)	(1.00)[0.73]	(1.50)[0.37]	(1.80)[1.25]	(2.04)[0.21]

（ ）内数值为组内比较，[ ]内数值为组间比较。*：$P<0.05$，**：$P<0.01$，组内比较；△：$P<0.05$，与生理盐水组比较

【讨论】

本工作相继各轮耐受时间的增加与先前报道的相同[10]。以喘呼吸出现作为标志的耐受时间随低氧暴露次数的增多而增加。第 2、3、4、5 轮的耐受时间分别为第 1 轮的 2、4、6、8 倍。

通常认为，主动活动和翻正反射分别代表大脑和脑干的机能状态，喘呼吸的出现表示延髓的活动自 CNS 高级部位的控制脱离或释放。本工作所得的结果提示各轮中 CNS 的抑制由高级部位（大脑）向低级部位（延髓）下移；随低氧暴露次数的增加，抑制出现的时间逐次延迟，抑制的程度逐次加深。

第 2 至第 5 轮中心率和呼吸率的变化也提示如上的变化；第 5 轮终末呼吸率和终末心率仅分别为第 1 轮相应起始呼吸率与心率的 21% 和 25%。前 3 轮的起始心率和呼吸率与终末心率和呼吸率之间的差别均较大；后两轮变小，终末心率和呼吸率对起始心率和呼吸率的相应比值均超过 0.8。在犬、人和其他哺乳动物上已观察到，急性低氧导致心动过速和心输出量增加[3,7]。长期低氧在起始的心动过速之后，易致静息心率减少，提示副交感神经的反应

增高及/或交感神经活动减弱[4]。本工作见到的变化及其对心率的中枢性影响看来与长期低氧时所见的变化类似，但其发生过程却快得多。

清醒人体对30min轻度等碳酸性低氧的通气反应呈双相：开始5min急剧增加，随即降到低水平[6]。起始的呼吸增加据信是外周化学感受器介导的，但续发的抑制则来自中枢作用[9]。类似的变化和解释看来适用于本工作经急性和重复低氧暴露的小鼠。

全身抑制看来有助于前3轮的低氧耐受，但对照组与麻醉组第4轮的耐受性则无差异。如所预期，至少是由于兴奋性和代谢的增高，全身兴奋对低氧耐受是有害的[10]。与人工改变CNS机能状态的结果不同，正常动物增加低氧耐受的潜力最大。由此可见，CNS状态的人为改变，即使是麻醉，也无助于发展低氧适应。

参考文献

1. Choi DW. Cerebral hypoxia: some new approaches and unanswered questions. J Neurosci, 1990, 10: 2493
2. Hesarajah MS, Matalon S, Krasneny JA, et al. Cardiac output and regional oxygen transport in the acutely hypoxic conscious sheep. Respir Physiol, 1983, 53: 161
3. Hammill SC, Wagner WW Jr, Latham LP, et al. Autonomic cardiovascular control during hypoxia in dog. Circ Res, 1979, 44: 569
4. Walker BR. Role of vasopressin in the cardiovascular response to hypoxia in the conscious rat. Am J Physiol, 1986, 251: H1316
5. Marshall JM, Metcalfe JD. Influence on the cardiovascular response to graded levels of systemic hypoxia of the accompanying hypocapnia in the rat. J Physiol Lond, 1989, 410: 381
6. 吕国蔚，史美棠，李凌等．急性重复缺氧对小鼠缺氧耐受性的影响及其机制的初步探讨．中国病理生理杂志，1992，8：425
7. Kraseny HA, Kochler RC. Influence of arterial hypoxia on cardial and coronary dynamics in the conscious sino-aortic denervated dog. J Appl Physiol, 1997, 43: 1012
8. Eston PA, Slykerman LJ, Anthonisen NR. Ventilatory response to sustained hypoxia in normal adults. J Appl Physiol, 1986, 64: 906
9. Georgopoulos DW, Walker W, Anthoisen NR. Increased chemoreceptor output and the ventilatory response to sustained hypoxia. J Appl Physiol, 1989, 67: 1157
10. Dureo AD, Thirad R, Jenne H, et al. Effect of caffeine on ventilatory responses to hypercapnia, hypoxia and exercise in human. J Appl Physiol, 1990, 68 (1): 322

4.3.2. 麻醉与兴奋小鼠急性重复缺氧耐受性的变化

摘要 分别对处于麻醉（用戊巴比妥钠）和兴奋（用咖啡因）状态下的小鼠进行急性重复缺氧实验，发现两者第1次缺氧的耐受时间平均约为42和9min，分别显著长于和短于对照动物第1次缺氧的平均耐受时间（13min）。麻醉与兴奋小鼠第2、3、4次重复缺氧的耐受时间均分别约为其各自第1次缺氧耐受时间的1.6、1.8和2倍，均显著低于对照小鼠3、5、7倍的递增幅度。结果提示，麻醉和兴奋分别增强和降低动物对单次缺氧的耐受性，但对重复缺氧的耐受或适应均明显降低。

关键词 急性重复缺氧耐受性；戊巴比妥钠；咖啡因；小鼠

Tolerance changes to acute repeated hypoxia in anesthetized and excited mice Repeated exposure to acute hypoxia was performed on pentobarbital-anesthetized and caffeine-excited mice. The average tolerance time for first run in these two groups was 42 and 9 min, which was significantly longer and shorter than that of control group (13 min) respectively. The tolerance time of second, third and fourth run in anesthetized and excited mice was 1.6, 1.8 and 2.0 times longer than that of their own first run respectively. However, The results of both groups were all significantly shorter than that of control group which were 3, 5 and 7 times. These results indicate that the animal's anesthetic and excited states may increase and decrease tolerance of the animals to first run of hypoxia respectively. However, the tolerance or adaptation to subsequent repeated hypoxia is markedly decreased in both groups.

Key words　　tolerance to acute repeated hypoxia; sodium pentobarbital; caffeine; mice

过去，我们曾分析过组织细胞特别是脑细胞在缺氧适应中的作用[1]。新近的工作表明，在急性重复性缺氧作用下动物的缺氧耐受性递增，缺氧耐受鼠脑提取液具有抗缺氧作用[2]。以上结果提示，急性重复缺氧可能使组织细胞，特别是脑细胞发生了某种可塑或适应的变化。本实验的目的在于，用药物改变动物中枢神经系统的机能状态，观察中枢神经系统的麻醉与兴奋对急性重复缺氧耐受性的影响。

【方法】

实验对象为体重 18～22g 的昆明小鼠，雌雄不限。按照随机原则将小鼠分成戊巴比妥钠组、咖啡因组和生理盐水对照组，每组均 15 只。3 组分别腹腔注射 1% 戊巴比妥钠 5.5ml/kg、0.5% 咖啡因 4ml/kg、0.9% 氯化钠 6ml/kg。注射后 3min 按急性重复缺氧的方法[2]重复缺氧 4 次：将动物放入含有新鲜空气、经过标定的约 150ml 的广口瓶内，立即以橡皮塞塞紧密闭并计时；一旦动物出现喘呼吸，立即将小鼠移至另一类似容积的含有新鲜空气的广口瓶内，密闭，计时。以此类推至 4 次。各次换瓶中，从密闭开始到喘呼吸出现的时间为原始耐受时间。根据：

$$T = \frac{t_1 - t_0}{V_0 - \dfrac{W_a}{0.94}} \times 100 \text{[2]}$$

计算出各次缺氧的标准耐受时间。

实验数据用 SYSTAT 统计软件进行单因素方差分析或两均数比较的 t 检验，显著性水平为 0.05。

【结果】

(1) 对照组小鼠急性重复缺氧实验结果

对照组小鼠在各次缺氧中的行为表现与我们先前工作的结果一致[2]。第 1 次缺氧过程中，小鼠烦躁不安，上下蹿动，呼吸浅快，逐渐紫绀，最后出现痉挛样活动，并很快出现喘呼吸。第 2 次缺氧过程中，小鼠自主活动明显减少，烦躁不安减轻，呼吸变慢，紫绀明显后出现痉挛样的活动和喘呼吸。第 3、4 次缺氧过程中，小鼠的表现基本相似，更加安静，活动极少，直到出现痉挛样活动之前，小鼠才出现轻微的烦躁不安，出现喘呼吸时，小鼠紫绀严重，眼睛呈黑色。

小鼠缺氧耐受时间随缺氧次数的增加而逐次递增。1～4 次缺氧的标准耐受时间分别平均为 13、38、68 和 88 min（表 4-18）。单因素方差分析统计处理表明，各次缺氧标准耐受时间之间均有非常显著的差异。

(2) 麻醉与兴奋组小鼠急性重复缺氧实验结果

麻醉鼠在各次缺氧中的行为表现基本未见变化,自始至终未见自主活动,呼吸深慢,但随着缺氧次数的增加,麻醉鼠紫绀越来越重。兴奋鼠从第1次缺氧至第4次缺氧均表现为高度的兴奋,烦躁不安,上下跳动,呼吸浅快。

麻醉鼠与兴奋鼠在行为表现上显然有别,但均未出现对照组鼠那样的各次缺氧行为变化,而是从开始第1次缺氧到第4次缺氧结束,均一直处于麻醉或兴奋状态。

麻醉鼠1~4次缺氧的标准耐受时间分别平均约为42、70、77、89 min(表4-18)。经单因素方差分析统计处理,各次缺氧耐受时间之间,也均具有显著差异。兴奋鼠的各次缺氧耐受时间分别平均约为9、14、17、19 min(表4-18)。经统计处理,它们之间的差异也均具有显著性。麻醉与兴奋鼠第1次缺氧耐受时间分别显著长或短于对照鼠。

表4-18 麻醉、兴奋和对照鼠1~4次急性重复缺氧的标准耐受时间(min, $\bar{x} \pm s$)

组别	n	缺 氧 次 数			
		1	2	3	4
对照组	15	12.85 ± 0.50	37.67 ± 2.50**	67.95 ± 4.82**	88.41 ± 5.79**
麻醉组	15	42.47 ± 2.28△	70.20 ± 2.52**△	77.44 ± 3.00*△	89.00 ± 3.86**
兴奋组	15	9.33 ± 0.40	13.89 ± 0.73*	16.58 ± 0.76*	18.80 ± 0.86*

**:横向比 $P < 0.01$;*:横向比 $P < 0.05$;△:纵向比 $P < 0.05$

麻醉鼠与对照鼠相对应的各次缺氧耐受时间之间,除第4次缺氧耐受时间没有显著性差异外,第1、2、3次的差异均有显著性。兴奋鼠与麻醉鼠及对照鼠相对应的缺氧耐受时间之间的差异均非常显著。若以定基比进行比较,则麻醉鼠、兴奋鼠与对照鼠之间相对应的定基比也均具有显著性差异。尽管麻醉鼠缺氧耐受时间比兴奋鼠长得多,两者之间有非常显著的差异,但它们之间相对应的定基比却没有显著性差异(图4-15)。

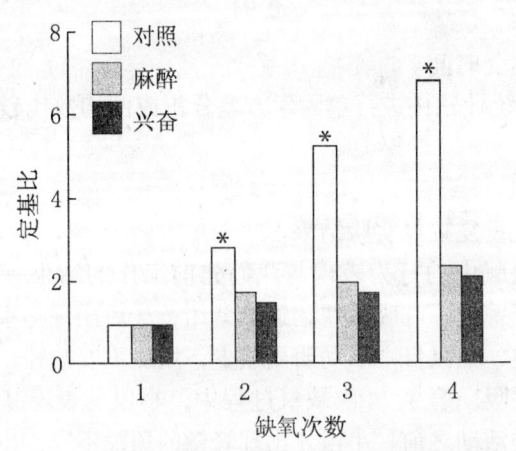

图4-15 各组急性重复缺氧耐受时间与定基比比较

* 对照与麻醉、兴奋鼠相比 $P < 0.05$

【讨论】

本研究对照组的实验结果同本室先前的工作相符。对照鼠在急性重复密闭缺氧过程中，行为表现差异很大，第 1 次缺氧对照鼠烦躁不安，一直处于兴奋状态。随着缺氧次数的增加，小鼠逐渐安静、自主活动极少。从行为表现上也反应了对照鼠对急性缺氧产生了急性适应，而缺氧耐受时间的递增更支持这一观点。

麻醉鼠第 1 次缺氧的耐受时间即较长，虽然随着缺氧次数的增加，缺氧耐受时间也逐次递增，但自身递增的幅度较对照组小得多，第 4 次缺氧耐受时间与对照组相应的缺氧耐受时间并无显著差异，提示戊巴比妥钠可能由于降低大脑的代谢，保护脑细胞免受自由基的损伤，能使 CBF（脑血流量）、$CMRO_2$（脑氧代谢率）、CMRG（脑葡萄糖代谢率）平行性降低，从而使动物对缺氧的耐受时间大为延长[3]。但麻醉小鼠重复 4 次缺氧的耐受时间却与对照鼠 4 次急性重复缺氧的耐受水平相当。这提示，一方面麻醉小鼠虽仍可对缺氧产生一定适应，但对缺氧适应的潜在能力并未相应增加；另一方面麻醉剂对动物缺氧的上述保护作用，正常动物通过一定时间的重复缺氧依靠机体自身的调整适应也能达到相同的效果。

兴奋鼠对缺氧的耐受性降低，每次缺氧的耐受时间均缩短，可能与咖啡因与神经膜上的 A_1、A_2 受体结合，阻止内源性腺苷与受体结合，使神经元更容易被触发，引起兴奋作用，增加机体的代谢率有关[4,5]。然而，兴奋鼠的缺氧耐受性也可逐次递增，但递增幅度低于对照鼠，提示兴奋鼠的抗缺氧能力也降低。兴奋鼠与麻醉鼠各次缺氧耐受性递增的幅度之间均无显著差异。尽管麻醉鼠处于抑制状态，代谢率低，而兴奋鼠则处于兴奋状态，代谢率增加，但它们的缺氧耐受性逐次递增程度却相近。这提示，麻醉、兴奋鼠对缺氧仍具有一定适应能力，但水平较低。

由以上结果可以看出，在急性缺氧适应中，对照组动物产生耐受性的潜在能力最大，麻醉组动物和兴奋组动物缺氧耐受性递增的幅度均低于对照组。麻醉鼠从缺氧一开始就具有了低的代谢率，自主活动消失，以及脑氧代谢率、脑葡萄糖代谢率平行性降低的调整适应。因而随着缺氧次数的增加，这方面适应增加的能力与对照组相比也就少得多。Andronikou 初步研究表明，低氧 5h 不能改变麻醉鼠颈动脉体神经的活动[6]。而增加外周化学感受器对缺氧的敏感性，可以增加对缺氧的适应。这可能也是麻醉鼠缺氧适应潜在能力降低的原因之一。兴奋鼠则兴奋躁动，代谢率增加，耗氧量也增加，使兴奋鼠调整适应能力降低。对照组鼠缺氧适应性潜在能力大的另一可能原因是：当缺氧引起过度换气时，正常小鼠可以轻微地自主活动，增加组织的 CO_2 含量；CO_2 张力的相对提高，可通过改善脑循环（舒血管作用）一方面提高脑组织的氧张力，同时增加缺氧代谢产物的清除，提高脑中枢的功能水平，改善缺氧引起的不良反应[7]。麻醉鼠与兴奋鼠都难以通过这一机制来增加脑的功能。

总之，麻醉鼠与兴奋鼠在急性重复缺氧的作用下，缺氧耐受性逐次递增，但递增的幅度低于对照组。本实验的结果支持本室先前工作提出的关于缺氧适应的理论，即：急性重复缺氧可能使组织细胞，特别是脑细胞发生了某种可塑的或适应的变化。

参考文献

1. 吕国蔚. 缺氧适应的组织机制. 见：潘世崴主编. 病理生理学进展（一）. 北京：人民卫生出版社，1963. 196 – 237
2. 吕国蔚, 史美棠, 李凌等. 急性重复缺氧对小鼠耐受性的影响及其机制的初步探讨. 中国病理生理杂志, 1992, 8: 425 – 428

3. 李士通. 麻醉对脑循环及代谢的影响. 临床麻醉学杂志, 1988, (1): 43-45
4. 李美伦. 安定提高小鼠抗缺氧的能力. 石河子医学院学报, 1989, 11 (4): 213-214
5. D'ureo AD. Effect of caffeine on ventilatory responses to hypercapnia, hypoxia, and exercise in humans. J Appl Physiol, 1990, 68 (1): 322-328
6. Matin, Vizek. Increased carotid body hypoxic sensitivity during acclimatization to hypobaric hypoxia. J Appl Physiol, 1987, 63 (6): 2403-2410
7. 李经才. 高山动物对低氧的生理适应. 生理科学进展, 1981, 12 (3): 243-249

4.3.3. 急性重复缺氧对大鼠海马电活动的影响

摘要 本实验以大鼠喘呼吸的出现为重复缺氧时每次缺氧耐受极限（下次缺氧开始的标志），观察重复缺氧对海马 CA1、CA3 区群锋电位（population spike, PS）及海马脑电图的影响。结果表明，首次缺氧早期，刺激同侧隔区所诱发 CA1 和 CA3 的 PS 幅值无明显变化。随着缺氧程度的加深，CA1 和 CA3 的 PS 幅值逐渐降低，CA1-PS 于缺氧 8min 时消失，此时 CA3-PS 为缺氧前的 60%；海马脑电图 θ 慢波的波幅和频率也随着缺氧的加深而降低。随着缺氧重复次数的增加，耐受时间逐次延长，CA1-PS 和 CA3-PS 幅度均逐次降低，到第 4 次缺氧时，维持在很低水平。CA1-PS 于缺氧 14min 时消失，此时 CA3 的 PS 为缺氧前的 5%，缺氧 16~18min 时 CA3-PS 才消失；CA1 区海马脑电图经常表现为自发性放电，而 CA3 区则表现低幅低频慢波。结果提示，重复缺氧或时缺氧耐受性的逐次增高与海马电活动逐次抑制相关，重复缺氧使海马 CA1、CA3 区缺氧耐受性差异增大。

关键词 缺氧适应；场电位；脑电图；海马；大鼠

Effects of acute repeated hypoxia on electrical activity of hippocampus Population spike (PS) and electroencephalogram (EEG) in hippocampal CA1 and CA3 regions were monitored and recorded during acute repeated hypoxia. The appearance of gasping breath was taken as the limit of tolerance to hypoxia and next run of the hypoxic exposure was started accordingly. As exposure went on tolerance time increased and both amplitude of hippocampal activity and frequency of EEG were reduced. Difference in tolerance time between CA1-PS and CA3-PS in the 4th run is longer than that in first run. Seizure-like discharge often appeared in CA1 region, while low-amplitude and low-frequency waves were shown in CA3 zone. These results indicate that adaptation to hypoxia is related to suppression of hippocampal evoked potentials and reduction of electrical activity. The difference in tolerance time between CA1 and CA3 regions become greater during repetitive exposure to hypoxia.

Key words hypoxic adaptation; field potential; EEG; hippocampus; rat

缺氧已经成为基础医学、临床医学以及航空医学等许多领域的重要研究课题。初期研究发现，中枢神经系统代谢率高的部位（如大脑皮层、海马、小脑等）对缺氧比较敏感，而代谢率低的部位（如低位脑干、脊髓、外周神经等）则对缺氧相对耐受[1]，并且海马不同区域对缺氧耐受性也存在着差异。缺氧敏感性由大到小依次为：CA1 > CA2 > CA3 > 齿状回（FD）[2]。近期研究发现，重复缺氧可提高哺乳动物对缺氧的耐受性。大鼠预先在低压舱停留 2h，大鼠脑片预先经几分钟的缺氧均能获取对更严重缺氧的耐受性[3]；小鼠在经密封重复缺氧后，对缺氧的耐受性呈线性增长[4]。这种适应现象的机制尚不清楚，重复缺氧对中枢神经系统不同区域缺氧敏感性影响的差异还未见文献报道。本实验通过观察重复缺氧对海马CA1、CA3区群锋电位（PS）及海马脑电图的影响，研究重复缺氧过程中海马不同区域缺氧敏感性的不同变化，借以分析不同的海马区域在缺氧耐受形成中的作用。

【材料与方法】

实验对象为 Sprague-Dawley 雌性大鼠，体重 190~210g，实验在室温 23~25℃条件下进行。动物用戊巴比妥钠溶液（1mg/100g）腹腔麻醉，置立体定位仪上，切开头皮，用牙钻在相应的部位打开颅骨，剥离软脑膜，然后用温液体石蜡覆盖表面。参照大鼠脑立体定位图谱（包新民、舒斯云著），按 B 系坐标将自制双电极置于隔区（B-0.5，L 0.5，D 3.5-4）（图4-16）作为刺激电极，用日产三通道脉冲方波刺激器输出刺激方波（波宽 130~170μs，电流强度 0.2~0.5mA），用尖端直径为 30~50μm 绝缘金属微电极记录细胞外场电位。参照大鼠脑立体定位图谱确定记录部位 CA1（B-4，L 2，D 3），CA3（B-4，L 4，D 4）（图4-16），无关电极插入大鼠颈部。用 MEB-2000 型诱发电位记录仪同时记录刺激同侧隔区所诱发 CA1、CA3 的 PS 及海马脑电图。

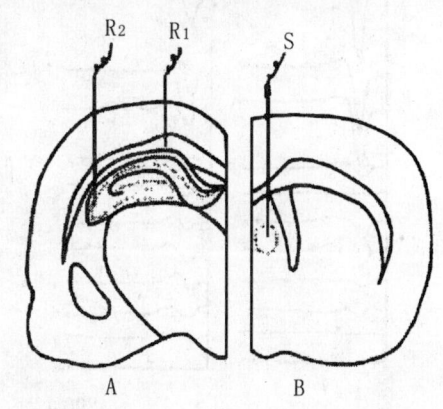

图4-16 示刺激电极和记录电极所处位置

记录到稳定的电活动后，在动物的气管插管，接一装有新鲜空气的 150ml 恒压瓶，计时，动物呼吸道与密闭恒压瓶相接，呼出的气体与瓶内的气体混合后，再吸入，如此重复，瓶内 O_2 减少，CO_2 增多，动物缺氧进行性加重。待喘呼吸出现，更换另一相同容积装有新鲜空气的恒压瓶，计时，如此重复缺氧 4 次。各次换瓶中，从气道接瓶到喘呼吸出现的时间，计为此次缺氧的耐受时间。本实验以喘呼吸作为缺氧耐受极限（换瓶标志），分别观察重复缺氧适应过程中缺氧耐受时间，海马 CA1、CA3 区群锋电位及海马脑电图的变化。

实验过程 PS 的幅度以缺氧过程 PS 的实际测量值（R）与缺氧前的实际测量值（RO）的比值（R/RO）表示，实验结果以 $\bar{x} \pm s$ 表示，数据处理应用 SYSTAT 软件包中的 ANOVA，继以 DUNCAN 检验，显著性标准 $P < 0.05$。

实验完毕后，刺激电极、记录电极通直流电，经左心室灌注 10%甲醛+5%铁氰化钾溶液，固定后取脑冰冻连续切片（片厚 40μm），电极尖部均成蓝点，取定位准确结果进行统计学处理。

【结果】

本实验第 1 次至第 4 次缺氧平均耐受时间分别为 8.04 ± 1.25min（$n = 16$）、11.4 ± 1.25min、14.14 ± 1.15min 和 18.04 ± 2.25min（$n = 10$），两两比较差异均显著（$P < 0.05$）。

缺氧前刺激隔区同时可在海马 CA1、CA3 区锥体细胞层记录到群锋电位，波形为单向负波，于 CA1 区记录到群锋电位波幅为 1.0~1.4mV，而于 CA3 区记录到群锋电位波幅为 0.2~0.5mV，明显低于 CA1 区群锋电位。

首次缺氧早期（4min），CA1 和 CA3 的 PS 幅值无明显变化，随着缺氧程度的加深，CA1 和 CA3 的 PS 波形呈现出"负－正"双相或"M"形，其幅值逐渐降低，CA1-PS 于缺氧 8min

时消失，此时 CA3-PS 为缺氧前的 60%（图 4-17）。在重复缺氧的过程中，伴随耐受时间逐次延长，CA1-PS 和 CA3-PS 幅度均逐次降低，到第 4 次缺氧时，维持在很低水平，CA3 的 PS 幅度略高于 CA1 的 PS。第 4 次缺氧最初 8min，动物呼吸瓶内的新鲜气体，PS 有所恢复，CA3-PS 恢复快于 CA1-PS；缺氧 8min 后 PS 逐渐降低，CA1-PS 于缺氧 14min 时消失，此时 CA3-PS 为缺氧前的 5%，缺氧 16~18min 时 CA3-PS 才消失（图 4-17）。

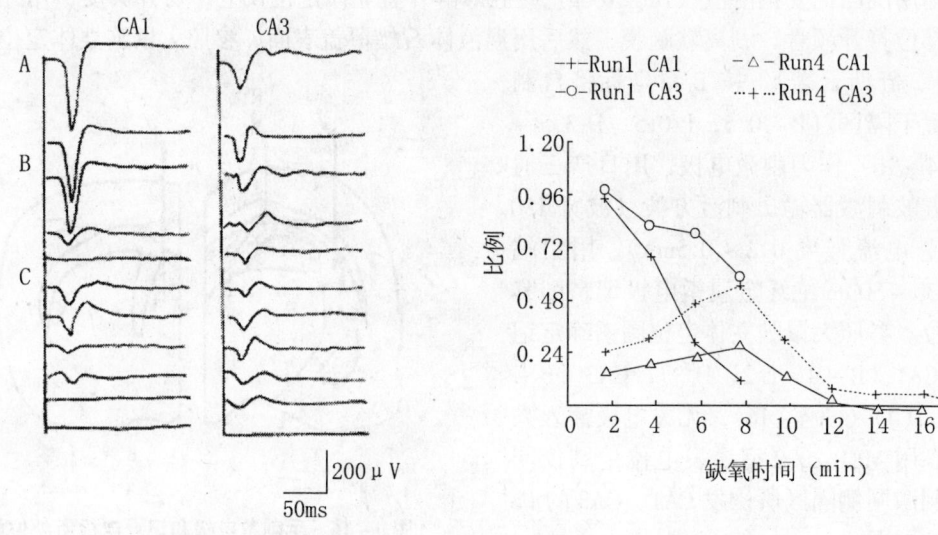

图 4-17　急性重复缺氧对 CA1 及 CA3 区群峰电位（PS）的影响

A：缺氧前；B 和 C：分别为缺氧 1 次和缺氧 4 次

图 4-18　急性缺氧过程中 CA1 及 CA3 区 PS 衰减过程

首次缺氧时，海马脑电图 θ 慢波的波幅和频率也随着缺氧的加深而降低，在重复缺氧的过程中，海马脑电图的波幅和频率逐次降低，CA1 区海马脑电图经常表现为自发性放电，而 CA3 区则表现为低频慢波（图 4-19）。

【讨论】

本实验每次缺氧为低氧、二氧化碳增多双重作用，较单纯缺氧严重，与临床病理过程相近；用动物缺氧过程中自身表现的症状和体征衡量缺氧严重程度，方法简便、准确，如果同时监测血气，可更精确地反映动物的状态。

隔海马纤维相当弥散地分布到海马各区，这些纤维是胆碱能的，刺激隔核可同时在海马 CA1 及 CA3 区记录到诱发电位，并减少以前实验刺激内嗅区诱发 CA1、CA3 区反应的逐级放大作用的干扰[5,6]。根据缺氧时 CA1、CA3 锥体细胞 PS 幅度变化，及 CA1 区海马脑电图经常表现为自发性放电，可以推断，首次缺氧时，CA3、CA1 锥体细胞缺氧敏感性存在差异，CA3 锥体细胞对缺氧耐受，CA1 锥体细胞对缺氧敏感。第 4 次缺氧时，这种差异明显增大。实验发现，离体海马片齿状回的 PS 对缺氧的耐受能力明显强于 CA1 区的 PS，与齿状回颗粒细胞相比，CA1 锥体细胞缺氧扩布性阻抑（hypoxic spreading depression, SD）发生迅速，漂移幅度大。此外，Kawasaki 在实验中发现，与 CA3 区锥体细胞相比，CA1 区锥体细胞除扩布性阻抑发生的潜伏期短、漂移幅度大、给氧后恢复慢外，在缺氧时经常伴随癫痫放电发作

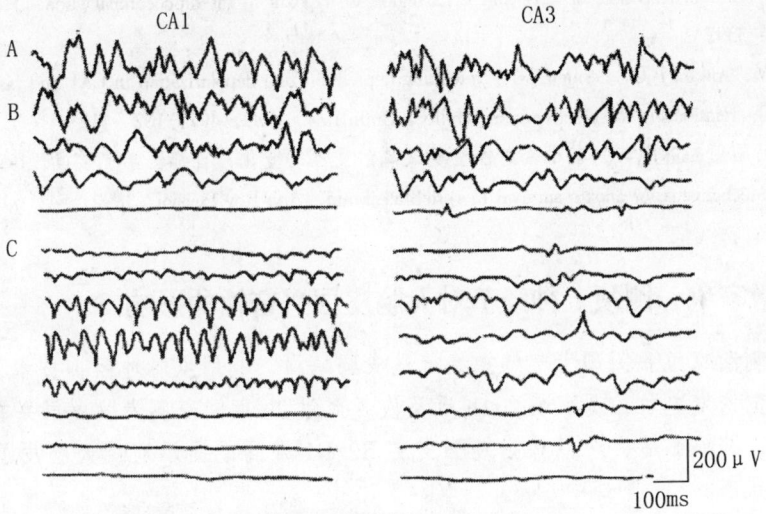

图 4-19 急性重复缺氧对海马 EEG 的影响
A：缺氧前；B 和 C 分别为缺氧 1 次和 4 次

(seizure)，并认为 CA1、CA3 锥体细胞缺氧敏感性的差异决定于局部结构与生化过程[7,8]。重复缺氧后，这种差异明显增大的原因可能是重复缺氧使 CA1 锥体细胞的细胞外 K^+、酸性氨基酸等细胞毒性物质的累积水平增高，加重 CA1 锥体细胞功能性损害所致。

在重复缺氧的过程中，伴随耐受性增强，海马电活动逐次降低，以及延髓基本生命中枢活动逐次抑制，表明重复缺氧时中枢活动逐次抑制与重复缺氧耐受有关。腹腔注射咖啡因组小鼠重复缺氧耐受性明显低于空白对照组，提示中枢神经系统高兴奋水平不利于重复缺氧耐受的形成[9]。同样，在体和离体实验发现，缺氧导致的中枢神经系统高兴奋性状态损害中枢神经系统，导致兴奋性增高的主要原因是细胞外 K^+、细胞内 Ca^{2+}、兴奋性氨基酸的增高以及中枢抑制过程受损。使用中枢抑制剂，Na^+、Ca^{2+} 通道阻滞剂及兴奋性氨基酸的拮抗剂，抑制缺氧所致中枢神经系统高水平兴奋性，均具有明显保护脑组织的作用[2]。中枢抑制也是缺氧耐受动物（海龟）缺氧适应的主要机制。Lutz 认为，缺氧时缺氧耐受动物中枢神经系统自发性电活动和诱发电位抑制，降低能量消耗，重新平衡能量供求关系，以维持细胞赖以生存的膜泵功能，稳定细胞内外离子电-化学梯度，延缓缺氧去极化发生，增强对缺氧的耐受[10]。看来，重复缺氧适应也是通过这些机制使中枢神经系统电活动抑制来实现的。

参考文献

1. 魏文汉. 病理生理学（上册）. 上海：上海科学技术出版社，1990. 678-682
2. 王天佑. 急性缺氧缺血与神经元兴奋性. 见：陈维洲主编. 脑血管疾病基础与临床研究. 济南：山东科技出版社，1993. 1-10
3. Schlur A, Adaptation of adult rat brain tissue to anoxia and hypoxia in vitro. Brain Res, 1986, 374: 244-248
4. 吕国蔚，史美棠，李凌等. 急性重复缺氧对小鼠缺氧耐受性的影响及其机制的初步探讨. 中国病理生理杂志，1992, 8: 425-429
5. Broda A 著. 陈锡昌译. 临床神经解剖学. 北京：科学出版社，1990. 475-491
6. Andersen P. Activation of field CA1 of hippocampus by septal stimulation. Acta Physiol Scan, 1961, 51: 29-40

7. Kawasa K. Different responses of CA1 and CA3 region to hypoxia in rat hippocampal slice. J Neurophysiol. 1990, 163: 3368-3393
8. Baleserino M, Aitken P G, Somjen GG. Spreading depression-like depolarization in CA1 and fascia dentate of hippocampal slice: relationship to selective vulnerability. Brain Res, 1989, 497: 102-112
9. 崔秀玉，吕国蔚．麻醉与兴奋小鼠急性重复缺氧耐受性的变化．首都医学院学报，1994，50：1-4
10. Lutz PL. Mechanisms for anoxic survival in vertebrate brain. Ann Rev Physiol, 1992, 54: 601-618

4.3.4. 刺激家兔一侧颈上神经节对大脑皮层兴奋性的影响

摘要 通过刺激家兔一侧颈上交感神经节造成脑缺血，利用双脉冲阻抑技术，记录双侧大脑皮层躯体感觉诱发电位，观察缺血1h后及恢复血供2h期间双侧大脑皮层兴奋性的变化。实验结果表明，脑缺血后，同、对侧大脑皮层R2/R1升高，提示双侧大脑皮层兴奋性主要表现为高兴奋状态。

关键词 脑缺血；诱发电位；兴奋性

Effects of unilateral superior cervical sympathetic ganglion on excitability of cortical cortex The ratio of R2 to R1 in evoked cortical somatic sensory potentials of rabbits was increased when the superior cervical sympathetic ganglion was stimulated, indicating the excitability of animals' cortex is high when brain ischemia is induced by the stimulation.

Key words brain ischemia; evoked potential; excitability

急性脑缺血及/或缺氧时患者经常出现意识障碍，有时伴有惊厥，提示在脑死亡之前神经元兴奋性可能有一个复杂的变化过程[1]。本工作利用本室建立的脑缺血模型[2,3]，通过刺激一侧颈上交感神经节造成脑缺血，采用双脉冲阻抑技术（paired-pulse depression, PPD），观察双侧大脑皮层兴奋性的变化。

【材料与方法】

实验在清醒、制动的青紫蓝家兔上进行，体重 2.2~2.5kg。

在4%的戊巴比妥钠（1ml/kg体重）麻醉下，于头顶部正中切口，暴露颅骨，在双侧躯体感觉区（冠状缝后0.5cm，矢状缝旁开0.3cm）安放针形记录电极，距离记录电极2~3cm处头端安放参考电极。然后于喉结节水平做上颈部中线旁切口，在颈内动脉起始部的后方寻找并分离出右侧长椭圆形的颈上神经节，安放刺激电极。分离双侧腓神经安放刺激电极。行气管插管术。

待动物清醒后，首先测量外周神经干的相对生物阈值（T）。然后按 Feng 等人的方法调节双脉冲间隔，使第2个脉冲诱发的皮层诱发电位的主反应（R2）幅值为第1个脉冲诱发反应（R1）幅值的0.5左右，固定此时的刺激间隔（interpulse-interval, IPI）[4]。以该 IPI 刺激双侧腓神经（强度：5T；波宽：0.5ms；频率：2次/秒），以日本光电公司 MEB-5200 诱发反应记录仪，在大脑皮层体感Ⅰ区记录平均诱发电位（叠加128次）。刺激颈上交感神经节（强度：6V；波宽：2ms；频率：10次/秒）1h，观察停刺激后2h内各时间点的R1、R2幅值、潜伏期以及R1/R2的变化（每隔20min记录一次）。

实验数据用双因素方差分析或 $t(t')$ 检验处理。

【结果】

在正常条件下，不同的 IPI 双脉冲刺激引起的 R1 及 R2 幅值的变化如图所示（见附录：已发表的论文 58 中的图 1）。当 R2 幅值为 R1 幅值的 0.5 时，IPI 相当于 100ms，当 IPI 为 140ms 时，R2 幅值基本与 R1 相等。当 IPI 小于 100ms 时，R2 与 R1 幅位的比值不到 0.5；IPI 在 60~140ms 过程中，双脉冲阻抑（PPD）呈线性降低，直到 R2 与 R1 幅值相等或接近。

刺激一侧颈上交感神经节 1h 后，在恢复血供即刻到恢复血供 2h 之内，同侧 R1 幅值显著下降（$P<0.01$，$n=12$），各时间点的相应观察值之间均未见显著性差异。各时间点的潜伏期亦未见明显变化。R2 幅值在恢复血供即刻开始升高（$P=0.05$，$n=12$），在恢复血供 1h 期间其幅值显著升高（$P<0.01$，$n=12$），但在恢复血供 80min~120min 期间幅值未见明显改变，潜伏期在各时间点均未见明显改变（见附录：已发表的论文 58 中的图 2A）。R2/R1 比值在恢复血供即刻至 40min 期间显著增大（$P<0.01$，$n=12$），到恢复血供 1h 比值逐渐恢复（$P=0.05$，$n=12$），恢复血供 80min~100min 期间，其比值未见明显改变，但在恢复血供 120min 时，又开始显著升高（$P<0.001$，$n=12$）（见附录：已发表的论文 58 中的图 2B）。

对侧 R1 幅值基本与同侧 R1 的变化相同，其幅值显著下降（$P<0.01$，$n=12$），各时间点的观察值之间也未见显著性差异。其潜伏期在恢复血供 100min~120min 期间开始显著延长（$P<0.001$，$n=12$）。R2 幅值在恢复血供 1h 内显著升高（$P<0.001$，$n=12$），在恢复血供 80min~120min 期间未见明显改变。其各时间点的潜伏期未见明显改变（见附录：已发表的论文 58 中的图 2A）。R2/R1 仅在恢复血供 100 min 时未见显著性改变，其余各时间的比值均显著升高（$P<0.01$，$n=12$）（见附录：已发表的论文 58 中的图 2B）。

同侧与对侧在各时间点的相应观察值 R1、R2 以及 R2/R1 之间均未见显著性差异。

【讨论】

有工作表明低氧时大脑皮层兴奋性发生两个阶段的改变：第 1 个阶段为迅速提高阶段；第 2 个阶段为抑制阶段。在脑缺血早期，神经元呈现高兴奋状态，随着持续缺血缺氧，这种高兴奋状态则会转变为兴奋性的全面下降，最后导致脑组织细胞死亡[5]。同样，在不完全性脑缺血早期及再灌后早期大脑皮层也表现为兴奋性的提高[6]。

本工作表明，连续刺激家兔一侧颈上交感神经节以后，各时间点所观察到的双侧大脑皮层诱发电位（R1）幅值均表现为明显的降低，通过采用双脉冲阻抑技术我们观察到缺血后双侧大脑皮层的兴奋性也在发生变化。当 R1 的幅值始终保持在一个较恒定的低水平时，双侧 R2 幅值在恢复血供 1h 内呈持续升高状态。R2/R1 在恢复血供早期也呈现明显的升高，随之有一过性恢复，但很快又呈现更加显著的提高。在脑缺血后 2h 内，R1 幅值均为一个相对稳定的低水平，而 R2 幅值及 R2/R1 的变化则有大幅度波动，由此推测 R1 对 R2 抑制作用的改变可能是缺血后大脑皮层神经元本身兴奋性改变所致。

起源于颈上神经节的肾上腺素能神经对脑血管主要起收缩作用，它们的作用和血液中气体、血压一样，能够显著地改变脑血管的口径，进而影响脑血流量，其在脑血流调节中起重要作用。颈内动脉系脑血管及基底动脉的交感神经纤维均来自于颈上神经节，这些颈上神经节的节后纤维除对部分脑动脉是双侧分布外，对其余的动脉都是同侧分布[7,8]。从本实验结果来看，刺激一侧颈上神经节 1h 后，对双侧大脑皮层神经元兴奋性均有影响，至于对侧皮层神经元兴奋性的变化是直接受颈上交感神经节后纤维支配造成脑缺血后所致，还是由于同侧脑组织缺血后继发引起对侧皮层神经元的反应尚待进一步研究，在该缺血条件下，其兴奋性在恢复血供 1h 内呈升高状态，继而兴奋性时起时落，由此推测，持续缺血 1h 后，大脑皮层神经元由高兴奋阶段向抑制阶段转变尚经历一个兴奋性起伏不定的波动过程。

哺乳类动物中枢神经系统正常功能的维持有赖于充分的血液供给，刺激一侧颈上交感神经节后，使受其支配的脑血管收缩，脑血流减少。有文献报道，缺氧时哺乳类动物的脑首先迅速地出现电生理活动的阻抑，表现在脑电图的消失及诱发电位的抑制，不久则伴随离子平衡失调和缺氧去极化，同时突触前兴奋性递质大量释放，最后导致细胞膜磷脂分解、骨架破坏，造成细胞不可逆的损伤。缺氧引起的细胞损伤可能与缺氧去极化的持续时间有关，而低等动物（海龟）在缺氧时之所以能维持脑功能正常，关键在于其在缺氧条件下能将电活动抑制保存下来的能量用于离子转运，从而有效地避免了缺氧去极化[4,9]。推测刺激家兔一侧颈上神经节造成脑缺血后，随着诱发电位受到抑制，大脑皮层神经元出现缺氧去极化，使其兴奋性升高。如果这种缺血后兴奋性提高的状态不能及时得到纠正，那么必将会引起一系列缺血后生化改变的迅速发生、发展，最终导致神经元逐渐向不可逆的损伤方向发展。

参考文献

1. 陈维洲. 脑血管疾病基础与临床研究. 山东：山东科技出版社，1993
2. 赵兰峰. 刺激家兔一侧颈上交感神经节对脑电活动的影响. 首都医学院学报，1982，(2)：96
3. 赵兰峰，宋爱利，吕国蔚等. 刺激家兔一侧颈上交感神经节所致脑组织病理改变. 中国实验动物学杂志，1993，3（3，4）：143
4. Feng ZC, Sick TJ, Rosenthal M, et al. Orthorhombic field potentials and recurrent inhibition during anoxia in turtle brain. Am J Physiol, 1988, 255: R485 – R491
5. Chkhenkeli SA, Bregvadve ESH. Clinico-experimental research on the electrophysiological and polarographic characteristics of the cerebral cortex in hypoxia. Zh Vopr Neirokhir, 1989, (2): 17 – 23
6. 赵兰峰，吕国蔚. 不完全性脑缺血早期家兔大脑皮层兴奋性的变化. 中国应用生理学杂志，1994，10（4）：375 – 376
7. 顾正中. 脑循环与临床. 上海：上海科学技术出版社，1983. 82
8. 焦守恕，刘玉军，丁卫国. 应用荧光组化法研究兔基底动脉交感神经纤维的分布及来源. 北京第二医学院学报，1982，3（1）：1 – 3
9. Feng ZC, Rosenthal M, Sick T, et al. Suppression of evoked potentials with continued ion transport during anoxia in turtle brain. Am J Physiol, 1988, 225: R478 – R484

4.3.5. 不完全脑缺血早期家兔大脑皮层兴奋性的变化

摘要 用双脉冲阻抑技术揭示，夹闭颈总动脉后家兔皮层诱发电位的 R2/R1 比值升高，提示动物皮层的兴奋性在脑缺血时升高。

关键词 脑缺血；皮层兴奋性；家兔

Changes of cortical excitability in early stage of incomplete brain ischemia in rabbits The R2/R1 ratio of cortical evoked potentials was shown to be increased by technique of paired-pulse depression in rabbits when their carotid artery was compressed. The results suggests that excitability of cortex is increased in ischemic rabbits.

Key words brain ischemia; cortical excitability; rabbits

有关皮层兴奋性及其变化规律早已有相当深入的研究，但迄今还很少见到有关脑缺血时大脑皮层兴奋性的研究报道。为此，我们进行了本实验。

【材料与方法】

实验在4%戊巴比妥钠（1ml/kg体重）麻醉的青紫蓝家兔上进行。用不同刺激间隔的双脉冲（强度：5T；波宽：0.5ms；频率：2次/秒或5次/秒）刺激一侧腓神经。以日本产MEB-5200诱发反应记录仪在对侧大脑皮层体感Ⅰ区（冠状缝后0.5cm，矢状缝旁开0.3cm）记录诱发反应（叠加128次）。

夹闭颈总动脉前，按双脉冲阻抑技术（paired-pulse depression，PPD）[1]方法，调节双脉冲间隔，确定使第2个脉冲诱发的皮层诱发电位反应（R2）幅值为第1个诱发反应（R1）幅值的50%的刺激间隔（IPI）。然后夹闭双侧颈总动脉20min，造成不完全缺血，于夹闭10、20min时及开夹恢复血供10、20、30min等时间点，以上述参数及IPI刺激腓神经，观察R1、R2以及R2/R1的变化。实验数据用双因素方差分析处理。

【结果】

图4-20中记录的诱发反应为正常条件下，不同IPI双脉冲刺激引起的R1及R2幅值的变化：PPD随IPI的缩短呈线性降低。R2幅值为R1幅值的50%时的IPI通常为100ms。

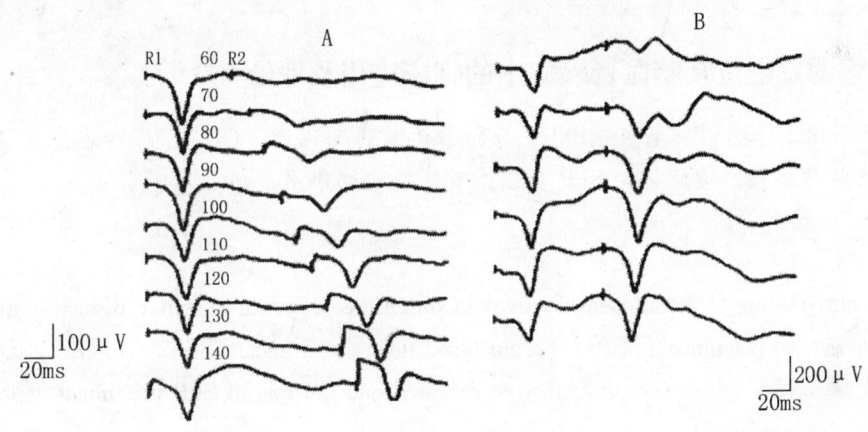

图4-20 不同间隔双脉冲刺激腓神经对躯体感觉诱发电位的影响

夹闭双侧颈总动脉期间以及开夹恢复血供后，R1、R2幅度以及R2/R1变化如表4-19和图4-20B所示。与各自的前对照相比，R1只在夹闭20min时存在非常显著的差异，开夹后很快恢复前对照水平；R2在各时间点均显著高于对照。R2/R1在各时间点均存在非常显著的差异。

表4-19 SEP对双脉冲刺激的变化（$\bar{x} \pm s$）

	对照	缺血		再灌		
		10min	20min	10min	20min	30min
R2	1	1.7±0.7***	1.6±0.9***	1.8±1.1***	2.0±1.4***	1.8±1.2***
R1	1	1.1±0.5	1.3±0.6**	1.0±0.5	1.1±0.4	1.0±0.5
R2/R1	0.5	0.96±0.57***	0.87±0.64**	0.96±0.51***	0.84±0.46**	0.90±0.50***

* $P<0.05$，** $P<0.01$，*** $P<0.001$，与对照组相比，$n=28$

【讨论】

Chkhenkeli 等人的工作表明低氧时大脑皮层兴奋性首先表现为迅速提高[2]。其可能的机制不外乎兴奋活动的增加及/或抑制活动的降低。本实验夹闭双侧颈总动脉10min，R1 尚未发生显著性改变，而 R2 已显著增大；R1 对 R2 的抑制作用受到阻抑。由此推测脑内抑制系统对缺血具有选择性的敏感性。另有工作表明，缺氧对 GABA 神经元及与其相关的抑制性突触后电位（IPSP）有特异的阻抑作用，提示本实验结果可能与 GABA 受损有关。由于氯醛糖、戊巴比妥对诱发反应记录有不同的影响，本实验的结果除受脑缺血的作用外，尚可能存在戊巴比妥麻醉的影响。因此，进一步比较清醒和不同麻醉动物对不完全脑缺血的反应，将是有益的。

参考文献

1. Feng ZC, Sick TJ, Rosenthal M. Orthorhombic field potentials and recurrent inhibition during anoxia in turtle brain. Am J Physiol, 1988, 255: R485 – R491
2. Chkhenkeli SA, Bregvadve ESH. Clinico-experimental research on the electrophysiological and polarographic characteristics of the cerebral cortex in hypoxia. Zh Vopr Neirokhir, 1989, (2): 17 – 23

4.3.6. 体感诱发电位在脑血管疾病中的临床应用及评价

摘要 本文综述了体感诱发电位（SEP）与脑血流量、脑代谢、CT、EEG 和临床体征的关系以及 SEP 的监测参数，借此讨论 SEP 在脑血管疾病中的应用价值。

关键词 SEP；脑血管病

Application and review of somatosensory evoked potentials in brain vascular disease Relation of somatosensory evoked potentials (SEP) to brain blood flow, brain metabolism, CT, EEG and clinical signs as well as monitor parameters of SEP were reviewed and the role of SEP in clinical application of brain vascular diseases was discussed in this article.

Key words SEP; brain vascular diseases

诱发电位技术的出现和改进为神经生理学家提供了一项检测脑和脊髓的神经生理学功能的灵敏指标。1966 年 Liberson 首先报道了躯体感觉诱发电位（somatosensory evoked potentials, SEP）在诊断脑部疾病中的预测价值。他研究了 17 位失语症患者的 SEP，证明 SEP 的变化与失语的严重程度密切相关[1]。1969 年 Meldrum 和 Brierly 在脑缺血研究中首先提出开发 SEP 的临床应用价值[2]。此后有关 SEP 在诊断中风、脑肿瘤、外伤等脑部其他损伤的患者及其未来功能恢复的预测中的作用得到了更加深入的研究。大量的临床、实验的研究结果证实，SEP 的检测为脑血管疾病的描述、定量分级和预后恢复等提供了一个良好的分析途径。

（1）SEP 与脑血流量和脑代谢

大量广泛、细致的研究工作基本肯定了脑血流量（cerebral blood flow, CBF）与 SEP 之间的关系，尤其是 SEP 的波幅与脑缺血有非常密切的关系。

用狒狒、狗和猫进行的脑缺血实验表明，SEP 的振幅在 CBF 由正常的 400～1200ml/(kg·min) 降至 180 ml/(kg·min) 时开始降低，当 CBF 为 120～180 ml/(kg·min) 时，SEP 振幅出

现进行性降低以至完全消失。该脑血流值称为功能损伤性缺血阈值。此时只要 CBF 得到改善，脑功能仍可以恢复。但是当 CBF 继续减少到 100~120ml/（kg·min）时，神经细胞将发生水肿、坏死等一系列不可逆损伤。此时的 CBF 值称为形态损害性缺血阈值。不同种属的实验动物上述缺血阈值大致相同[2-4]。

SEP 振幅的变化同时受缺血时间的影响。Mizoi 等人以测定脑电图（electroencephalogram, EEG）和 SEP 作为脑功能的指标，定量灌注脑血流使其维持在一个恒定的缺血水平来确定时间期限，借以判断可逆性脑缺血的血流阈值和时间阈值。当 CBF 减少至正常值的 20% 以下达 1h 以上时，再灌注后脑功能难以恢复。而当 CBF 为正常水平的 30% 时，缺血 1h 后再灌注，脑功能几乎完全恢复。但缺血达到或超过 2h 后再灌流则脑功能不能改善。CBF 为正常水平的 40% 持续 3h，再灌流后脑功能几乎完全恢复。因此不难看出缺血脑的 SEP 的可逆性恢复不仅依赖于 CBF 同时也与缺血持续时间的长短有关[5]。

在不同的脑血管病中，SEP 振幅变化的血流阈值可能不尽相同。出血性低血压初期，SEP 的振幅偶有升高。极度低血压时，CBF 下降至 300ml/（kg·min）时，SEP 的潜伏期延长，振幅下降。CBF 低于 100ml/（kg·min）时，SEP 消失。CBF 变化在 100~300ml/（kg·min）时，SEP 的幅值与 CBF 值之间密切相关[6]。

综合各学者的研究工作，SEP 的振幅对 CBF 的改变是很敏感的。在实际工作中，由于脑缺血模型的不同或测量方法有别，SEP 发生改变的确切的缺血阈值也许尚不能完全统一。但是，鉴于 SEP 与 CBF 之间的密切相关性，在严格、统一的操作条件控制下，SEP 仍可视为脑功能状况的理想观测指标。

神经元缺血时 SEP 为什么会消失？Mcpherson 工作证实 SEP 振幅的减小与恢复和脑组织的代谢状况有关。脑缺血时由于氧与葡萄糖供应不足，脑组织只能靠消耗脑中磷酸肌酸和 ATP 以及将储备的葡萄糖和糖原经无氧酵解生成乳酸来获取能量，并导致乳酸水平升高，对脑组织细胞有损害作用[3,7]。对神经元不可逆损伤更有意义的指标，如细胞膜离子泵失活，细胞膜内外离子平衡破坏，比 SEP 消失所需的 CBF 更低。CBF 持续地低于 100 ml/（kg·min）时，能量很快耗竭，膜去极化，细胞内 Ca^{2+} 稳态失调，从而引起细胞水肿、坏死等导致神经细胞的不可逆的损伤。如 CBF 维持在 120ml/（kg·min）以上一段时间，皮层未产生形态学改变，此后其能量状态和离子通透性均可以恢复[2,7]。1981 年 Astrup 等人提示，电活动在 CBF 为 120~180ml/（kg·min）时的消失也许是对神经元作出的保护性牺牲。

（2）SEP 与 CT、EEG 及临床体征

在电生理技术中脑诱发电位的描记反映了脑细胞群体活动的总和性电位，不仅在脑缺血的实验性研究中[8-11]，而且在临床诊断方面也具有重要价值。其实用范围已超过临床分科的界限，不仅是神经内、外科，精神科的诊断研究工具，也能为其他医学分科提供有价值的资料[12]。

Pozzessere 等人通过临床观察得知，SEP 结果与 EEG 及临床结果相关，对 CBF 改变敏感，SEP 可以作为术中脑缺血的监测指标[13]。Kuroda 等人在患有椎基底动脉瘤病人的外科手术期间监测 SEP 发现：SEP 的改变与神经元变性及术后梗死灶的部位有非常密切的关系。如果方法学上能够改进，就能更准确地监测锥体束和网状激活系统，那么在椎基底动脉瘤的手术期间，SEP 监测对预测基底动脉分支栓塞引起的脑干缺血并发症则是非常有用的[14]。

国内外大量的文献报道了脑血管病患者的 SEP 与计算机断层扫描（CT）检查、神经科检查等之间的关系。SEP 的消失或衰减及其能否恢复与脑组织缺血的范围和程度密切相关。

缺血性脑血管病的患者颈内动脉供血区域的神经元的可逆性和不可逆性缺血组，SEP的改变不同；不可逆性缺血组 N_{20}-P_{28} 振幅明显异常，患侧 N_{20} 潜伏期和中枢传导时间（central conduction time，CCT）N_{13}-N_{20} 明显延长，双侧 P_{15} 成分明显加宽[15]。

Pavot 等认为分级的 SEP 对急性脑血管意外发生后 2 周的患者是一种非常有价值的预测工具。根据各波振幅降低的程度不同，将 SEP 的 N_{19}、P_{24}、N_{30} 复合波的变化分为 4 级。同时根据患者日常生活自理、运动等功能障碍程度按严格的标准也分为 4 类。结果表明，分级的 SEP 与患者的功能状况密切相关，呈同步性变化，并有助于预测未来功能结果，比 EEG、CT 扫描、脑扫描等的检出率高[16]。SEP 对卒中患者的病情严重程度及判断预后有价值[17,18]。CT 上的病理征象有时与患者神经元损伤程度和康复情况不完全一致，SEP 有助于弥补 CT 的这一不足[16]。对体征明显，CT 未见病灶，特别对无感觉障碍的患者，SEP 异常能提供早期诊断的依据[17,19]。尤其对较小的脑部病灶或脑干病变，SEP 的作用可能比 EEG、同位素脑扫描及 CT 更有价值。CT 阴性者的 SEP 异常，说明 SEP 可先于 CT 扫描出现阳性，对临床诊断有实用价值[19]。临床上某些脑缺血疾病发作的诊断主要依靠临床症状和体征，缺乏客观指标。脑梗死早期也常无影像学的改变，而电生理学检查则可发现脑功能状态的异常。利用 SEP 的 N_{13}、P_{15} 的中枢传导时间可作为椎基底动脉短暂性脑缺血发作的客观指标[19,20]。

(3) SEP 的监测参数

为了确定 SEP 在脑血管疾病中的应用价值，许多科学工作者进行了大量的研究工作。最常采纳短潜伏期的 SEP 来评价脑缺血时神经元功能受累的情况。测量参数包括潜伏期、CCT 和振幅。

潜伏期可以根据埃尔布点（Erb's point，EP）测量其到某一波的传导时间，如 Ep-P_{11}[21]。CCT 则可测量两个波之间的传导时间，如 N_{13}-N_{20}[15]、N_{20}-P_{15}[22]。根据诱发电位指标的分析，振幅的变化是早期、较灵敏的指标之一[20]。测量振幅的方法也不尽相同，如测量基线到该波峰顶的幅度[1]或峰–峰值波幅[16,21]，还可以通过作图测量其幅度[23]。

由于 SEP 随刺激强度、频率等参数的不同以及患者的年龄、身高、体温和清醒程度等的不同而发生改变，目前尚无统一用于诊断的正常值。尤其是 SEP 幅度的变化与个体差异、方法和记录条件关系密切更加难以确定其正常值范围。因此许多研究者试图寻求各种可能的措施，避免上述问题。Hume 和 Cant 曾提议使用 N_{14} 和 N_{20} 的振幅比率。Walser 等人建议使用 P_{15}-N_{20} 和 N_{20}-P_{25} 比率[23]。另外一个更加简便的方法则是取患侧与健侧的振幅比率。Larson 等人和 Pavot 等人报道的左右侧的振幅差异是 20%～25%，而 Eisen 和 Suemarn 发现是 50%，Yukio Watanabe 等人报道振幅比率的最小正常值为 64.7%。因此正常值仍未确定，但是使用该振幅比率在年龄差异以及各种条件下不同实验方法记录的数据方面具有差异小的优势。其缺点是不能在双侧脑损伤的病例中应用[1,15,23]。Kovala 认为将刺激胫神经、正中神经引起的 SEP 结合起来分析较之单独分析正中神经诱发的 SEP 对中风后的功能预测更有意义[24,25]。

综上所述，不论采用哪一种方法，由于动物种类、方法等的不同，同一个电位可能会出现不同数值。因此当我们采纳 SEP 作为评判指标时，首先应认识到该技术的复杂性，在实验方法中至少需要作如下说明：刺激的部位、强度和频率，重复的次数，放大器的频带，滤波，极性，记录部位以及波形的复制等。脑诱发电位作为神经生理学的一门研究技术，随着现代神经生理学研究的不断深入，各学科之间的相互渗透，与神经解剖学、神经生理学、脑电图学、医用电子等学科密切相关。运用脑诱发电位协助各科临床诊断，尚需具备上述理论基础。此外，另一个重要因素则是取决于实验方法的不断改进。只有及时把握这些方面的新技术，并善于改进和应用这些新技术，方有临床价值。只要我们使用的方法正确，诊断标准统一，SEP 记录技术仍可视为脑血管病早期诊断及客观准确评价脑功能的无创的、经济实用的检测方法。

参考文献

1. Pavot AP, Ignacio DR, Kuntavanish A, et al. The prognostic value of somatosensory evoked potentials in cerebrovascular accidents. Electromyogr Clin Neurophysiol, 1986, 26: 333-340
2. Ropper AH. Evoked potentials in cerebral ischemia. Stroke, 1986, 17 (1): 3-5
3. 韩济生. 神经科学纲要. 北京: 北京医科大学中国协和医科大学联合出版社, 1993. 838
4. Steinberg GK, Gelb AW, Lam AM, et al. Correlation between somatosensory evoked potentials and neuronal ischemic changes following middle cerebral artery occlusion. Stroke, 1986, 17 (6): 1193-1197
5. Mizoi K, Suzuki J, Abiko H, et al. Experimental studies on the reversibility of cerebral ischemia. Residual blood flow and duration of ischemia. Acta Neurochir (Wien), 1987, 88 (3-4): 126-134
6. Iwayama K, Mori K, Sakai S, et al. Changes of somatosensory evoked potential accompanying ischemia and hypoxia in cats. Neurol Res, 1986, 8 (3): 157-163
7. 曹树平. 脑缺血的病理生理. 脑血管疾病译丛, 1992, 8 (2): 83-88
8. Baldwin WA, Kirsch JR, Hurn PD, et al. Hypothermic cerebral reperfusion and recovery from ischemia. Am J Physiol, 1991, 261: H774-H781
9. McDermott JJ, Dutka AJ, Koller WA, et al. Comparison of two recompression profiles in treating experimental cerebral air embolism. Undersea Biomed Res, 1992, 19 (3): 171-185
10. Lo EH, Steinberg GK. Effects of hypothermia on evoked potentials, magnetic resonance imaging, and blood flow in focal ischemia in rabbits. Stroke, 1992, 23 (6): 889-893
11. Kessler C, Kelly AB, Suggs WD, et al. Induction of transient neurological dysfunction in baboons by platelet microemboli. Stroke, 1992, 23 (5): 697-702
12. 陈兴时. 脑诱发电位学的有关学科基础. 国外医学·精神病学分册, 1989, (4): 202
13. Pozzessere G, Valle E, Santoro A, et al. Prognostic value of early somatosensory evoked potentials during carotid surgery: relations with electroencephalogram stump pressure and clinical outcome. Acta Neurochir (Wien), 1987, 89 (1-2): 28-33
14. Kuroda S, Yonekawa Y, Kawano T, et al. SEP monitoring during balloon occlusion test or operation for vertebrobasilar aneurysms. No Shinekei Geka, 1991, 19 (4): 343-348
15. Reisecker F, Witzmann A, Deisenhammer E. Somatosensory evoked potentials (SSEPs) in various groups of cerebrovascular ischemic disease. Electroencephalogram Clin Neurophysiol Suppl, 1986, 65 (4): 260-268
16. 姚力平, 丁德云. 体感诱发电位与脑卒中的临床体征 CT 和脑电图的联系. 中风与神经疾病杂志, 1989, 6 (2): 96-97
17. 葛茂振, 陈士谟, 王德生等. 高血压病和缺血性脑血管病的体感诱发电位的研究. 中华神经外科杂志, 1990, 6: 66-69
18. Zeman BD, Yiannikas C. Functional prognosis in stroke: use of SEP. J Neuol Neurosurg Psychiatry, 1989, 52: 242
19. 张茂悦, 俞善纯, 万纯臣等. 脑梗塞的体感诱发电位与 CT 对照研究. 临床内科杂志, 1990, 7 (4): 30-31
20. 谭郁玲. 脑卒中电生理指标的研究. 中华神经外科杂志, 1990, 6: 53-56
21. Chu NS. Median and tibial somatosensory evoked potentials. Changes in short-and long-latency components in patients

22. Cowen DE, Combs DJ, Dempsey RJ. Measurement of somatosensory evoked potential in the Mongolian gerbil: the effects of cerebral ischemia. Neurol Res, 1987, 9 (3): 159 – 163
23. Yukio Watanabe, Masahiko Shikano, Midori Ohba, et al. Correlation between somatosensory evoked potentials and sensory disturbance in stroke patients. Chin Electroencephalogr, 1989, 20 (3): 157 – 161

4.3.7. 重复低氧暴露过程中小鼠氧耗及能量代谢的变化

摘要 随缺氧重复次数增多，小鼠氧耗率、体温和能量需求降低。
关键词 氧耗率；能量代谢

Changes of oxygen consumption, and energy metabolism during repetitive exposure of mice to hypoxia Changes in oxygen consumption, body temperature and energy metabolism were studied while mice were repeatedly exposed to a sealed environment. The average tolerance limits of environmental oxygen level (vol%) and the average oxygen consumption rates [ml/ (g·min)] were exponentially decreased and the average body rectal temperatures (℃) were linearly declined while the average tolerable times (min) to hypoxia were linearly increased as animals were repeatedly exposed to hypoxia for 5 runs. The average survival times (min) in sealed environments after administration of normal saline, iodoacetic acid, malonic acis, potassium cyanide, and potassium cyanide plus iodoacetic acid in group exposed repeatedly to hypoxia for three runs were, respectively, 3.1, 3.9, 1.4, 2.6 and 2.8 times those of the control groups that had corresponding administration of the different chemicals, but no exposure to hypoxia. The results indicate that progressive increase in hypoxia tolerance is related to progressively lower rate of oxygen consumption and heat production, and the lowered energy requirement during repetitive exposure to hypoxia is achieved mainly via pathways of the respiratory chain and glycolysis.
Key words oxygen consumption rate; energy metabolism

到目前为止对低氧耐受/适应的研究主要通过暴露动物于高海拔或低压舱慢性低氧研究。对低氧/缺血预适应研究兴趣主要集中在心脏领域，而对脑预适应了解很少[1,2]。我们最近研究显示急性重复低氧暴露能增加机体对低氧及氰化钾的耐受[3]。随后研究表明由急性重复低氧暴露诱导的缺氧耐受与机体生理活性降低有关[4]。下调某些神经化学物质对低氧的耐受没有好处[1,2,5]，而上调某些神经化学物质有助于对低氧的耐受[1,2,6]。本文观察预适应中气体和能量代谢变化，分析它们对缺氧耐受增加的作用。

【材料与方法】
（1）动物模型
以 BALB/C 和昆明小鼠为实验动物，雌雄不限，体重为 16~22g。重复缺氧模型的制备同以前发表的方法[3]。简而言之，动物被放入 125ml 带有新鲜空气的广口瓶中用橡皮塞密封，当动物出现喘呼吸时移入另一带有新鲜空气的相同大小的广口瓶中，然后立即密封（30s 内）。动物用相同方法重复处理 4 至 5 次。

（2）气体含量及体温的测量
当每次出现喘呼吸即动物达到耐受极限时，被密封的瓶中少量气体（0.2ml）被抽出，用改进的Schoulander-Roughton方法测定气体样品中氧气的浓度。动物氧气利用率依据以下公式计算：

$$R = V(20.9/100 - C_1)/tw$$

这里R代表氧气消耗率[ml/(g·min)]；C_1为缺氧耐受极限时即动物出现喘呼吸时氧气浓度；V为广口瓶有效容积(ml)；t为耐受时间(min)，w为动物体重(g)；当动物从一个瓶转移至另一个瓶的过程中，用半导体温度计测肛温。

(3) 有氧及无氧能量代谢阻滞

小鼠被随机分成5组分别腹腔注射以下药物：氰化钾（KCN，25mg/g）、碘乙酸（IA，0.16mg/g）、丙二酸（MA，0.6mg/g）、IA（0.48mg/g）+ KCN（75mg/g）、生理盐水（NS，0.5ml/20g）。这些药物分别阻滞不同的能量代谢通路（图4-21）。每组动物再被随机分成不同的亚组，而后进行缺氧暴露或非缺氧处理。所有缺氧动物被分别装入125ml广口瓶密封，记录其存活时间。

(4) 统计分析

实验数据用SYSTAT软件进行处理，以ANOVA/Duncay方法分析。以$P < 0.05$作为显著性差异标准。

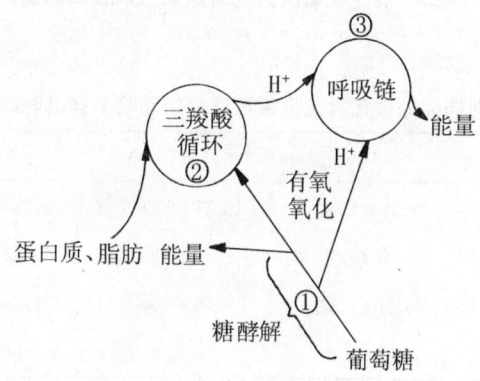

图4-21 能量代谢通路
①IA阻断位点 ②MA阻断位点 ③CN阻断位点

【结果】

(1) 重复低氧暴露改变耐受时间和氧耗率

随着缺氧暴露次数增加缺氧耐受时间呈线性显著性增长（$P < 0.01$，与上次比较）；从第1次到第5次平均缺氧耐受时间分别是12.2±0.3min、25.1±1.0min、44.8±2.7min、71.1±4.5min、95.5±5.9min（$\bar{x} \pm s$）。

缺氧耐受极限时氧气浓度从第1次到第5次分别是6.6±0.2、5.1±0.3、4.7±0.3、3.7±0.5、3.2±0.1（vol%，$\bar{x} \pm s$）。氧气含量从第2次到第5次呈进行性显著性降低；随着缺氧暴露次数增加，氧气的消耗率呈指数性规则性减少（图4-22）。第5次缺氧暴露时氧气代谢率是第1次缺氧暴露时的1/5。从第2次到第5次的氧气代谢率均显著低于第1次。

将表4-20中的数据在半对数坐标纸上作图可以清楚地显示，氧耗变化曲线从左向右随着缺氧暴露的延长，氧耗率逐渐下降。假定动物在广口瓶中存活时间延长，直至氧可完全耗尽达零水平,理论上讲在第1、2、3、4次缺氧中所需的时间分别为37、57、90、118分钟。

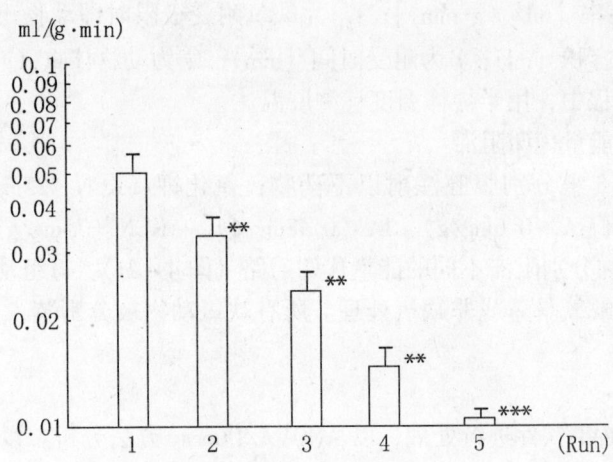

图4-22 随着缺氧次数的增加氧气消耗率的变化
$P<0.01$,*$P<0.001$,与1组比较

表4-20 用不同药物处理正常及低氧预适应组动物的存活时间(min, $\bar{x} \pm s$)

	NS	IA	MA	KCN	IA + KCN
实验组	40.35 ± 3.44*	25.31 ± 4.59*	12.27 ± 6.88*	3.83 ± 1.02*	1.83 ± 0.44*
	(3.05)	(3.88)	(1.35)	(2.64)	(2.82)
对照组	13.28 ± 0.84	6.57 ± 1.82	9.07 ± 1.49	1.45 ± 0.39	0.65 ± 0.08
	(1.00)	(1.00)	(1.00)	(1.00)	(1.00)

*:$P<0.05$,与对照组相比;以对照组的数值为1

(2) 缺氧暴露过程中体温的改变

如图4-23所示,动物体温随缺氧暴露次数增加而降低,在缺氧耐受极限时的平均体温分别是32.6、28.7、24.8、21.1和19.9℃($n=9$)。第5次缺氧暴露时的体温竟然比第1次处理前低了15.6℃。

(3) 能量代谢阻滞对缺氧耐受的作用

如表所示,在NS、KCN、IA、MA及IA+KCN组,每一亚组动物存活的时间分别是相应不经缺氧对照动物的3.1、2.6、3.9、1.4和2.8倍,具有显著性意义。

【讨论】

与我们先前的发现相似[3],本文研究表明动物在重复低氧暴露后可以耐受很低水平的氧气,对低氧的耐受随重复缺氧次数增加而进行性获得。通过对低氧的慢性适应,对较低水平的氧气耐受也可以增加,但其机制尚不明了。大多数研究显示,对慢性缺氧适应不改变气体代谢率。近来观察到大量成年陆生哺乳类动物在温和缺氧过程出现低氧低代谢[7]。本文研究显示了相似的结果,当缺氧暴露增加时氧气消耗率呈显著地进行性降低,这提示低氧耐受增加与气体代谢率降低之间有某些联系。非常有趣的是人们很早就知道爬行类、两栖类、鱼和无脊椎动物以最低氧耗的方式来适应低氧。

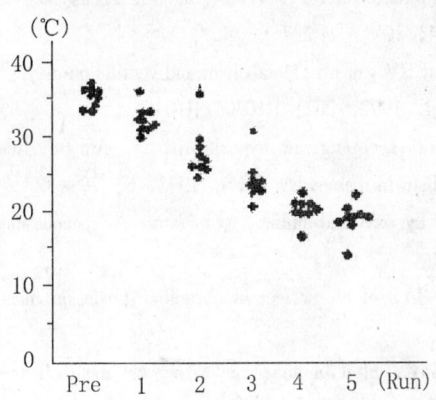

图 4-23 重复缺氧过程中动物体温的变化

正常条件下，包括体温调节在内的一些功能的维持要依赖于有氧氧化产生的能量，低氧条件下这些功能受到显著抑制。低氧可能降低颤抖和非颤抖产热，在体温调节过程中重新设定体温至较低的值[8]。因而对寒冷的产热应答的降低以及随后低氧造成耗氧降低的多少要依赖缺氧环境温度[8,9,10]。本文研究了重复缺氧使体温降低程度。众所周知，降低体温对于缺氧病人的重要保护作用，人工降低体温在临床上广泛使用。本实验缺氧预适应模型显示相同的道理，动物经3次急性缺氧体温变化很大。相似现象在1次缺氧研究中已被报道，但本研究体温降低到正常体温以下的15.6℃，程度要比报道的低很多。

重复缺氧的动物，KCN处理后的存活时间显著长于不经缺氧的动物，提示重复缺氧加强糖无氧酵解，这与以前在慢性缺氧观察到的结果相似[11]。注射IA的重复缺氧的动物存活时间显著长于不经缺氧的动物，结果提示由蛋白质和脂肪经三羧酸循环（TCA）及呼吸链供能增加，说明能量的供给由无氧酵解向有氧氧化转化[12]。曾有报道说在轻度缺氧时血液中乳酸含量低于对照组动物；重度缺氧时血液中乳酸含量高于对照组动物[13]。本研究中观察到相似结果在MA和KCN处理组，这表明缺氧早期及轻度缺氧发生了由无氧酵解向有氧氧化的转变；随着缺氧程度的加重，则发生了有氧氧化向无氧酵解的转化。

重复性缺氧诱导的能量代谢在KCN、IA和MA处理后均有变化，但不意味着没有能量代谢途径以外的某一过程或物质参与这种改变。而后者的改变可能在所有能量代谢阻断时起到维持细胞存活的作用，正如IA+KCN处理组的动物耐受结果所示，缺氧暴露组的存活时间是非暴露组的3倍。

参考文献

1. Cohen. MV, Dawney JM. Ischemic preconditioning; can the protection be bottled? Lancet, 1993, 342: 6
2. Lu GW. Status quo and prospects of research on preconditioning. Chin J Neurosci, 1996, 3 (2): 92-96
3. Lu GW, Shi MT, Li L. Effects of acute and repetitive hypoxia on hypoxia tolerance in mice. Chin J Pathophysiol, 1992, 8 (4): 425-429
4. Li HT, Lu GW. Effects of acute and repetitive hypoxia on electrical activity of hippocampus in rats. Chin J Appl

5. Yari FS, Song XY, Lu GW. Change of phospholipids content in brain of mice preconditioned by hypoxia. Chin J Pathophysiol, 1995, 11 (4): 370 – 376
6. Zhang JN, Lu GW, Yan SL. Alteration of Na-K-ATPase and Ca-ATPase activity in brain of hypoxic preconditioned mice. Chin J Appl Physiol, 1994, 10 (3): 237
7. Frappell P, Lanthier C, Baudinett RV, et al. Metabolism and ventilation during acute hypoxia: a comparative analysis in small species. Am J Physiol, 1992, 262: R1040 – R1046
8. Robin ED. Of men and mitochondria: coping with hypoxia dysoxia. Am Rev Respire, 1990, 122: 517 – 531
9. Mortola JP. Hypoxic hypometabolism in mammals. NIPS, 1993, 8: 79 – 82
10. Mortola JP, Dotta A. Effects of hypoxia and ambient temperature on gaseous metabolism of newborn rats. An J Physiol, 1992, 263: R267 – R272
11. Howald H, Pette D, Simoneau JA, et al. Effect of chronic hypoxia on muscle enzyme activities. Int J Sports, 1990, Suppl 1: S10 – S14
12. Yoshino M, Kato K. Muraxami K. Shift of anaerobic to aerobic metabolism in the rats acclimatized to hypoxia. Comp Biochem Physiol, 1990, 93 (3): 341 – 344
13. Quatrini U, Licciardi A, Monci G. Acid-base balance and lactatemia in acute hypoxia in normoxic or hypoxic albino rats. Acta Physiol (Hung), 1990, 75 (3): 247 – 252

4.3.8. 急性重复缺氧对小鼠能量代谢的影响

摘要 以昆明种小鼠为对象，对氰化钾（KCN）、碘乙酸（IA）、丙二酸（MA）、氰化钾＋碘乙酸（KCN＋IA）分别阻断机体的呼吸链、糖酵解、三羧酸循环及呼吸链＋糖酵解4种供能途径，观察急性重复缺氧动物存活时间的变化。经 KCN，IA，MA 和 IA＋KCN 处理后，重复3次缺氧动物的存活时间分别为 3.83、25.31、12.27 和 1.83min，不经缺氧的动物分别为 1.45、6.57、9.07 和 0.65min。重复3次缺氧动物各处理组的存活时间均显著高于不经缺氧动物相应组的存活时间。结果提示，在急性重复缺氧作用下，供能途径中的呼吸链、三羧酸循环及糖酵解的能力均得到加强。此外，还可能存在使机体缺氧耐受性增强但与能量供给无关的组织适应机制。

关键词 有氧氧化；糖酵解；缺氧；小鼠

The effect of acute repeated hypoxia on energy metabolism in mice Experiments were conducted on Kunming mice. Potassium cyanide (KCN), iodo-acetic acid (IA), malonic acid (MA), and KCN plus IA were used to block the respiratory chain, glycolysis, tricarboxylic acid cycle (TAC) and respiratory chain plus glycolysis, respectively. The animal's survival time following the four types of treatment was compared. The survival time of experimental group (A) which went through three times of exposure to hypoxia was 3.83 (KCN), 25.31 (IA), 12.27 (MA), and 1.83 (IA＋KCN) min, respectively. The survival time of the control mice (B) which weren't exposed to hypoxia was 1.45 (KCN), 6.57 (IA), 9.07 (MA), and 0.65 (KCN＋IA) min, respectively. The survival time for normal and three exposure to hypoxia in another control group (C) which were injected with no drugs but normal saline (NS) was 13.28 and 40.53 min, respectively. The survival time in group A and B was significantly shorter than that in group C, but the survival time in group A was all significantly longer than that in group B. These results suggest that the ability of respiratory chain, TAC, and glycolysis can be increased by the procedure of repetitive exposure to acute hypoxia. In addition, there might be an adaptation to hypoxia at tissue level and independent of energy metabolism.

Key words　aerobic oxidation; glycolysis; hypoxia; mouse

我们以前的工作表明：小鼠经急性重复缺氧后，氰化钾中毒致死时间较正常动物推迟了4倍[1]。Tyler 曾报道过幼年和成年动物的大脑经丙二酸和碘乙酸处理后，脑耗氧量的变化[2]。这些研究提示，在缺氧适应中，动物机体的供能、能量代谢发生了某种适应性变化。

糖是机体的重要供能物质，一般状态下，主要由糖供给机体生命活动所需的能量。在有氧状态下通过糖有氧氧化、有氧酵解、三羧酸循环及呼吸链产生能量；无氧状态下，则靠糖无氧酵解产生能量以应付应激状态[3]。

本实验的目的在于用氰化钾（KCN）、碘乙酸（IA）、丙二酸（MA）分别阻断供能的呼吸链、糖酵解和三羧酸循环途径（图 4 – 21），观察其对急性重复缺氧动物缺氧存活时间的影响。

【材料与方法】

(1) 实验对象和分组

体重 18～21g 雌雄不限的昆明小鼠。实验室室温为 18～23℃。

随机将动物分成 5 个处理组，每组 30 只。每一处理组均又随机分成连续 3 次重复缺氧的实验动物和不经缺氧的对照动物（各 15 只）。5 个处理组的实验与对照小鼠均分别腹腔注射 KCN(0.025 mg/g)、IA(0.16 mg/g)、MA(0.6 mg/g)、IA(0.48 mg/g) + KCN(0.075 mg/g) 或生理盐水(NS)(0.025 ml/g)。

(2) 实验过程

实验动物按急性重复缺氧的方法[1]重复缺氧 3 次：将实验组小鼠称重，放入已经标定的约 150ml 的广口瓶内，立即计时，至动物出现喘呼吸时立即将动物取出放入另一含有新鲜空气的广口瓶内。从入瓶至动物出现喘呼吸的时间为缺氧耐受时间。依次重复 3 次，第 3 次缺氧完毕后，分别按上述剂量给小鼠腹腔注射药物，立即计时并将小鼠第 4 次快速放入含有新鲜空气的广口瓶内，密闭。从注射完药物至小鼠死亡之间的时间为给药后缺氧存活时间。对照组小鼠不经重复缺氧直接腹腔给药并立即置入广口瓶中密闭，计算给药后缺氧存活时间。

第 4 处理组即 IA + KCN 组的实验过程稍有不同。前 3 次急性重复缺氧的实验过程同前。第 3 次缺氧结束后，立即按上述剂量先给 IA，1min 后再给 KCN，存活时间为从注射完 KCN 至小鼠死亡之间的时间。未经急性重复缺氧而直接腹腔给药的实验过程与给药后存活时间的计算与此相同。

(3) 统计处理

实验数据用 SYSTAT 统计软件的两样本均数的 t 检验和单因素方差分析进行统计处理。显著性水平为 $P < 0.05$。

【结果】

(1) NS 处理组小鼠缺氧时的行为表现和存活时间

3 次缺氧组小鼠注射生理盐水后，安静伏于瓶中，呼吸深慢，活动极少，随着缺氧时间的延长而逐渐紫绀。缺氧严重时才出现轻度的烦躁不安。小鼠出现喘呼吸时，紫绀严重，眼睛呈黑色，尾静脉变黑。未缺氧组小鼠则始终处于活跃状态，不停地活动，呼吸浅快，很快出现烦躁不安。紫绀不明显时就出现喘呼吸。4 次和 1 次缺氧动物的存活时间分别为 40.53 ± 3.44 min 和 13.28 ± 0.84 min，具有显著性差异（$P < 0.05$）。

(2) KCN 处理组小鼠行为表现与存活时间

缺氧 3 次的动物给药后约 1 min 出现剧烈痉挛样活动，之后出现喘呼吸，持续约 30s。小鼠死亡时，全身青紫色，紫绀明显。不经缺氧的动物给药后即出现剧烈痉挛样活动，很快出现喘呼吸。缺氧和不缺氧动物给药后存活时间分别为 3.83 ± 1.02 min 和 1.45 ± 0.39 min，有显著性差异（$P < 0.05$）。

(3) IA 处理组小鼠的行为表现与存活时间

重复缺氧 3 次的动物给药后表现安静，呼吸由深慢渐深快，体表渐紫绀，随着缺氧的加重出现烦躁不安，最后出现喘呼吸、死亡。表现虽与第 3 次缺氧类似，但紫绀、烦躁不安及喘呼吸出现的时间及程度均比第 3 次缺氧早且严重。不经缺氧的小鼠则始终烦躁不安，呼吸浅快，很快紫绀及出现喘呼吸。紫绀尚不严重时即死亡。两组动物存活时间分别为 25.31 ± 4.19 min 和 6.57 ± 1.82 min，有显著性差异（$P < 0.05$）。

(4) MA 处理组小鼠行为表现与存活时间

重复缺氧 3 次的小鼠给药后，开始仍处于安静状态，紫绀不明显时动物即出现强烈的痉挛样活动，上蹿下跳，呼吸浅快。很快出现喘呼吸、死亡。不经缺氧的小鼠始终烦躁不安，无紫绀时就出现痉挛样活动，很快出现强烈的痉挛样活动、死亡。两组的存活时间分别为 12.27 ± 0.88 min 和 9.07 ± 1.49 min，经统计学处理，二者之间具有显著性差异（$P < 0.05$）。

(5) IA + KCN 处理组小鼠的行为表现与存活时间

重复缺氧 3 次的小鼠注射 IA 后无烦躁的表现。1min 后给予 KCN，给药后约 1min 动物开始剧烈活动，随后出现痉挛样活动，大小便失禁，死亡。不经缺氧的动物给予 IA 后的表现与生理盐水组不经缺氧动物的表现类似，始终处于活跃状态，给予 KCN 后约 30s，即迅速出现剧烈的蹿跳，痉挛样活动以及大、小便失禁，死亡。两组的存活时间分别为 1.83 ± 0.44 min 和 0.65 ± 0.08 min，具显著性差异（$P < 0.05$）。

(6) 重复缺氧 3 次动物各处理组存活时间的比较

统计处理表明，如以重复缺氧 3 次动物 NS 组的给药后存活时间为 1，IA、MA、KCN、IA + KCN 组给药后的相对存活时间分别为 0.624、0.303、0.095、0.045，各不同处理组之间均存在显著性差异（$P < 0.05$）。不经缺氧的动物仍以 NS 组的存活时间为 1，上述 4 种处理组的给药后相对存活时间分别为 0.495、0.683、0.109、0.049。除 KCN 组与 IA + KCN 组之间差异无显著性外，其他各组之间均存在显著性差异（$P < 0.05$）。

【讨论】

本实验重复缺氧 3 次的动物，KCN 处理后的存活时间显著长于不经缺氧的动物，提示大脑内糖无氧酵解的功能大为加强及（或）脑内产生了某种抗缺氧的物质。Howald 等在研究慢性缺氧对酶活性的影响中，发现缺氧适应后无氧酵解酶活性增加[5]。虽然本实验为急性缺氧，但通过重复作用却可得到与慢性缺氧相似的效果，提示在急性缺氧适应中，糖无氧酵解过程发生了适应变化。

IA 阻断糖酵解，即阻断了糖的供能途径后，重复缺氧 3 次动物的存活时间显著长于不经缺氧的动物，提示在急性缺氧适应中可能有：①蛋白质与脂肪的供能增加。Yoshino 等发现在缺氧适应中，动物体内作为脂肪酸氧化作用标志的酮体形成增加[6]，与本实验的结果相吻合。②三羧酸循环功能加强。③呼吸链的功能加强。已有动物对缺氧适应后，脑中乳酸含量下降的报道[7]。另外，Yoshino等发现对缺氧适应的动物，其肌肉、肝和心脏中线粒体内谷氨酸脱氢酶活性增加[6]。由此推论，缺氧适应中，发生了由无氧糖酵解向有氧氧化的转化。

实验 KCN 组和 IA 组得出的结论似乎是相互矛盾的，其实不然，因为本实验的结论建立在整个缺氧适应过程的基础上，这两种现象可能发生在缺氧过程中不同的阶段。Quatrini 等发现[8]，缺氧程度轻时，适应动物血乳酸含量低于对照组动物；缺氧严重时，适应动物血乳酸含量逐渐增加。Quatrini 的发现及本实验的结果提示，已对缺氧适应的动物，在缺氧早期发生了由无氧酵解向有氧氧化的转化；随着缺氧程度的加重，机体无法再利用有限的氧供给足够的能量时，则可能发生有氧氧化向无氧酵解的转化。

MA 阻断三羧酸循环后，重复缺氧 3 次动物的存活时间显著长于不经缺氧的动物，提示糖酵解供能加强。KCN 组的结果则提示无氧酵解供能增加；重复缺氧 3 次动物 MA 处理后的存活时间又显著长于 KCN 组，提示可能有氧酵解这一步的功能也大为加强。

重复缺氧 3 次的动物 IA 处理后的存活时间约为 MA 处理组的 2 倍，而未经缺氧的动物 IA 处理后的存活时间却显著短于未经缺氧 MA 处理后的存活时间。提示缺氧适应时，通过三羧酸循环提供的能量约为糖酵解供能的两倍，并且三羧酸循环的功能在缺氧适应中增加速度快。而 IA 处理组与 KCN 处理组存活时间的差异则说明，动物缺氧适应后在缺氧状态下，虽然糖酵解提供的能量增加，但维持生命活动所需的能量仍主要靠有氧氧化这一途径供给。重复缺氧 3 次的动物 MA 处理后的存活时间显著长于 KCN 组，约为 KCN 组存活时间的 3 倍，提示在缺氧适应中糖有氧酵解供能远比无氧酵解供能多，糖有氧酵解占主导地位。KCN 与 IA + KCN 处理组的重复缺氧 3 次的动物存活时间有显著的差异，而未经缺氧动物的存活时间却无显著性差异，这更进一步提示糖无氧酵解功能加强。

KCN、IA 及 MA 3 种处理组除提示相应供能途径的功能加强外，并不排除延长存活时间的组织机制。IA + KCN 处理组的结果提示：与能量供给无关的组织水平上适应机制的存在，从而支持本室先前提出的在急性重复缺氧过程中，可能使组织细胞，特别是脑细胞发生了某种可塑的或适应性变化的推论。

参考文献

1. 吕国蔚，史美棠，李凌等．缺氧对小鼠耐受性的影响及其机制的初步探讨．中国病理生理杂志，1992，8：426
2. Tyler DB. Effects of malonate and iodoacetate on respiration of brains of rats of various ages. Proc Soc Exp Biol Med, 1942, 49: 537 – 539
3. 齐兹耶著．陈丽筠译．脑的能量代谢．北京：科学出版社，1983
4. 朱寿民．糖类的新陈代谢及生物氧化．见：张昌颖主编．生物化学．第 2 版．北京：人民卫生出版社，1986
5. Howald H, Pette D, Simoneau J A, et al. Effect of chronic hypoxia on muscle enzyme activities. Int J Sports Med, 1990, 11 (Suppl): 10 – 14
6. Yoshino M, Kato K, Murakami K, et al. Shift of anaerobic to aerobic metabolism in the rats acclimatized to hypoxia. Comp Biochem Physiol, 1990, 97 (3): 341 – 344
7. 李云兰．缺氧条件下小白鼠脑组织中乳酸、丙酮酸含量的变化．北京大学学报（自然科学版），1987，(4)：56 – 62

8. Quatrini U, Licciardi A, Morici G. Acid-base balance and lactatemia in acute hypoxia in normoxic or hypoxic albino rats. Acta Physiol (Hung), 1990, 75 (3): 247-252

4.3.9. 脑缺氧和脑缺氧适应时能量代谢的变化

摘要 本文综述了脑缺氧及其适应时的能量代谢变化及其意义。

关键词 能量代谢；缺氧；缺氧适应；脑

Changes of energy metabolism during cerebral hypoxia and its adaptation Alterations and importance in energy metabolism during brain hypoxia and its adaptation are reviewed in the article.

Key words energy metabolism; hypoxia; hypoxic adaptation; brain

(1) 缺氧和适应的基本概念

氧是维持生命活动必不可少的物质。当供应机体的氧不足，或是机体利用氧的能力发生障碍时，机体的供能、形态和代谢等各方面均可发生异常变化，给生命活动带来不良影响，这就称为缺氧。根据缺氧原因的不同将缺氧分为乏氧性、血液性、循环性及中毒性4种。一般情况下研究的缺氧是指乏氧性缺氧。乏氧性缺氧主要表现为动脉血氧分压降低，氧含量减少，以至动脉血供应组织的氧不足[1]。另外根据缺氧时大气压的变化又将缺氧分为正压缺氧和低压缺氧[2]。

脑的功能复杂、活动频繁。人脑重量虽仅占体重的2%，但耗氧量却占机体休息状态下耗氧总量的20%。用放射性惰性气体^{133}Xe示踪测量表明，脑的耗氧率为每分钟$1.47 \pm 0.18 \mu mol/g$组织，明显高于其他组织[3]，但有人认为整个脑氧代谢率（$CMRO_2$）与正常状态下的心脏及肾皮质的氧代谢率是相同的[4]。脑组织的正常功能在很大程度上专一地依赖丰富与连续地供氧，即使睡眠时，脑代谢率也只降低25%～30%，甚至供氧相对地减速，也会导致缺氧的症状。严重时即使相对短时间减少供氧，也能造成不可逆的神经元损伤。

适应是指机体在内外环境的变化中，通过改变、调节自身的机能、形态和结构以适应其变化，从而更好地生存下去。机体对缺氧适应的主要效果包括：尽可能地保持组织的高度氧合作用，最大限度地运用可利用的氧，产生尽可能多的能量，最充分地利用有限的能量来维持生命活动的继续。机体对缺氧的适应大体上可以分为2个范畴：第1个范畴包括从吸入气体到细胞氧之间运输机理的改变，第2个范畴是指细胞内线粒体及其他部位对氧利用的生物化学过程的改变[5]。

尽管机体对缺氧的适应机理十分复杂，但可根据系统工程概念，把缺氧适应机理做一个简单的模式[6]（图4-24）。

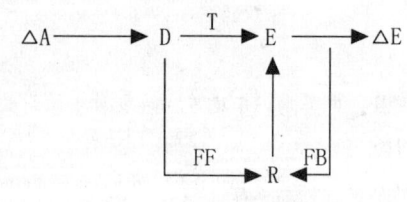

图4-24 缺氧适应模式

△A：外界缺氧因子；D：检测装置；E：效应器；T：传递系统；R：调节机理；△E：效应器E活动改变的结果，可视为适应性改变；FB：效应器E的反馈信息；FF：D的前馈信息

外界缺氧因子△A作用于检测装置D，D将检测到的信息通过传递系统T作用于效应器

E，E 做出适应性改变△E。同时 D 发出的前馈信息 FF 和 E 的反馈信息 FB 又作用于调节系统 R，由 R 发出信息再对 E 进行调节。

(2) 脑缺氧时能量代谢的变化

对葡萄糖代谢的影响：脑缺氧时葡萄糖代谢产生的 γ-氨基丁酸（GABA）、谷氨酸、天门冬氨酸、丝氨酸及丙氨酸的量要比正常情况下降低 40%~60%[7]。缺氧化还原导致脑许多微小区域内葡萄糖和氧自发进行代谢[7]。脑细胞葡萄糖的利用及吸收均增加，表现为葡萄糖消耗量的增加和乳酸的增加。但有的研究表明，通过血脑屏障的葡萄糖内流并不增加反而降低。这可能是阻止有毒性乳酸积累的一种调整措施[8]。

对脑能量状态的影响：研究发现缺氧至 PO_2 低于 6.67 kPa（50mmHg）时，脑内乳酸含量增加，乳酸/丙酮酸比值逐渐上升。当 PO_2 低于 4.67 kPa（35mmHg）时，或当矢状窦 O_2 压力降低到 20kPa 时磷酸肌酸逐渐下降，可降低 20%。大多数的研究均表明脑缺氧在一定时间内，脑内 NADH、ADP 和磷均升高，代偿使 ATP 水平保持稳定不变。缺氧严重时细胞外 K^+ 升高，无机磷升高，磷酸肌酸可下降 80%~100%，ATP 下降 40%~50%[9]。脑内 K^+ 的水平与 ATP 水平有关，但与能量的产生无关。脑内 pH 值下降 1 个单位，则 ATP 水解时产生的自由能就减少 2.09 kJ/mol，导致能量的进一步丢失，加重缺氧时的能量不足。

(3) 脑缺氧时脑损害的机理

脑缺氧时导致脑损伤的机理主要有 Ca^{2+} 学说、自由基学说和兴奋性氨基酸学说等。能量衰竭、乳酸酸中毒和 Ca^{2+} 的失衡是导致缺氧时细胞损伤的主要步骤。

缺氧时的脑损害因素：脑缺氧使 NADH 增加。NAD^+、NADH 的增加可抑制：①丙酮酸脱羧形成乙酰辅酶 A；②α-酮戊二酸氧化形成琥珀酰辅酶 A；③异柠檬酸形成 α-酮戊二酸，使丙酮酸增加、乳酸升高。因此，细胞内 H^+ 升高，pH 值下降，造成脑细胞的酸中毒，脑细胞损坏。pH 值的下降，环磷酸腺苷（cAMP）的升高和 ATP 水平的降低可激活磷酸果糖激酶、磷酸化酶及己糖激酶，从而使糖酵解强度增加，加重酸中毒。但有的研究证明，缺氧激活丙酮酸激酶和己糖激酶，但并不激活酵解中的其他酶类，也不激活磷酸果糖激酶[10]。

急性缺氧可使氧自由基及脂质过氧化产物均增加，特别是大脑皮层、皮层下核团、延髓及小脑内脂质过氧化产物都增强[11]。脑内自由基的增加是造成脑细胞死亡的原因之一。造成神经元死亡的另一原因可能是细胞外谷氨酸的增加。缺氧时，脑内多不饱和自由脂肪酸（PUFAS）增加。PUFAS 可抑制谷氨酸的摄取，而谷氨酸可以保护氧化呼吸系统的完整性。因此，在谷氨酸摄取被抑制，释放量增多时，细胞间隙内谷氨酸增多，引起受体介导的神经元的死亡[12]。谷氨酸摄取被抑制的同时，ATP 的含量开始下降，cAMP 升高。谷氨酸的摄取与释放影响着 ATP 的合成和含量。

脑缺氧时脑损伤的主要发展过程：①早期的变化（数分钟内）：脑电图（EEG）消失，Ca^{2+} 内流，脂肪分解酶类被激活，自由脂肪酸释放，线粒体肿胀，NADH 升高。②中期的变化（<10 min）：糖酵解增加，葡萄糖及糖原下降，乳酸增加，能量负荷降低，Na^+-K^+-ATP 酶活性下降，水肿产生，神经递质释放，cAMP 增加。③后期的变化（>10min）：蛋白质合成下降，蛋白质分解增加，溶酶体酶释放，cAMP 增加[13]。

(4) 脑缺氧适应时的适应性改变

对缺氧适应后，脑内己糖激酶、磷酸果糖激酶及甘油激酶的活性均增高，Na^+-K^+-ATP 酶活性降低 40%~50%，枸橼酸合成酶的活性降低 30%~50%，细胞色素 c 氧化酶活性也很低，使氧化能量代谢率降低，其葡萄糖利用率只有对照组的 1/6。虽然适应脑的氧化能量代谢率低，但脑细胞的磷酸肌酸及无机磷变化小，能量衰竭也较轻，cAMP 无变化。与细胞特定结构结合的醛缩酶和 3-磷酸甘油醛脱氢酶的活性增加。缺氧时，酶与细胞的特定结构相结合，有利于将产生 ATP 的过程和利用 ATP 的过程偶联起来，提高能量的利用率[14]。因而缺氧时的能量衰竭得到一定的代偿，使脑细胞的损伤程度减轻。

缺氧适应后，脑内乳酸、丙酮酸含量下降，细胞酸中毒程度较轻，或 pH 保持不变。适应后，兴奋性氨基酸的释放也被抑制[15]。

总之，缺氧适应使一些损坏脑细胞的不良因素，比如酸中毒、能量衰竭、兴奋性氨基酸等均得到抑制和调整，使脑在不良环境下度过危险期。

因此，研究脑缺氧和缺氧适应时的变化，对于揭示脑缺氧适应的机理和有效地预防缺氧对脑的损害具有重要的意义。

参考文献

1. 冯新为. 病理生理学. 第 2 版. 北京：人民卫生出版社，1985. 67-70
2. Himwich HE, Nahum LH. Respiratory quotient of brain. Am J Physiol, 1929, 90: 389-390
3. 张昌颖. 生物化学. 第 2 版. 北京：人民卫生出版社，1986. 551-560
4. Maker HS, Nicklas W. Biochemical responses of body organs to hypoxia and ischemia. In: Robin ED, eds. Extrapulmonary manifestations of respiratory disease. New York: Dekker, 1978. 107-170
5. Boutellier U, Howald H, Di-pramoero PE, et al. Human muscle adaptations to chronic hypoxia. Prog Clin Bio Res, 1983, 136: 273-285
6. Bouverot P. Adaptation to altitude hypoxia in vertebrates. Berlin: Springer-Verlag, 1985. 1-17
7. Pulsinelli W, Duffy TE. Local cerebral glucose metabolism during controlled hypoxemia in rats. Science, 1979, 204: 626-629
8. Phizackerley PJR, Fixter LM. Effects of anoxia in vitro on cellular respiration of brain cortex, J Neurochen, 1973, 20: 123-134
9. Jenson F, Tsuji M, Offutt M, et al. Profound reversible energy loss in the hypoxia immature rat brain. Brain Res Brain Res Dev, 1993, 73 (1): 99-105
10. Bachelard HS, Lewis LD, Ponten U, et al. Mechanisms activating glycolysis in the brain in arterial hypoxia. J Neurochem, 1974, 22: 395-401
11. Minyailenko TD, Pozharov VP, Seredenko MM. Severe hypoxia activates lipid peroxidation in the rat brain. Chen Phys Lipids, 1990, 55 (1): 25-28
12. Choi DW. Methods for antagonizing glutamate neurotoxicity. Cerebrocasc Brain Metab Rev, 1990, 2: 105-147
13. Flynn CJ, Faroqui AA, Horrocks LA. Ischemia and hypoxia. In: George S, Bernard A, eds. Basic neurochemistry. 4th ed. New York: Raven Press, 1989
14. Xia Y, Jiang C, Haddad GG. Oxidative and glycolytic pathways in rat (newborn and adult) and turtle brain: role during anoxia. Am J Physiol, 1992, 262 (4 pt 2): R595-R603
15. Lutz PL. Mechanisms for anoxic survival in the vertebrate brain. Annu Rei Physiol, 1992, 54: 601-618

4.3.10. 脑的能量代谢及其特点

摘要 本文综述了脑的能量代谢及其特点。

关键词 能量代谢；脑

Energy metabolism and its characteristics in the brain Change and its characteristics of energy metabolism in the brain is reviewed in the article.

Key words energy metabolism; brain

在整个机体的代谢中，脑的代谢与其他组织相比有许多不同，具有其自己的特点。脑赖以产生能量的底物很少，储存的能量也很少，因而脑对许多疾病，比如：脑中风、脑外伤、心肌梗死、溺水、一氧化碳中毒等均非常敏感。所有这些疾病均通过影响局部或全脑血循环和能量代谢，引起脑细胞的能量衰竭，从而引发膜转运离子成分的紊乱，最后导致细胞水肿。研究脑的能量代谢及其特点有助于指导临床更好地预防和治疗许多疾病对脑所造成的损伤，减轻后遗症。

(1) 脑的能量代谢途径

脑所利用的能源物质同机体可利用的能源物质一样，也是葡萄糖（GS）、脂肪和蛋白质，但主要仍是利用 GS 供能。有关中枢神经系统糖代谢的研究工作，已有半个世纪的历史了。早从 Warburg 开始，就已知道中枢神经系统是氧耗量最高的组织，同时也是 GS 代谢最旺盛的组织。到了 20 世纪 30 年代，已有充分的根据证明中枢神经系统的糖代谢途径之一是糖酵解[1]。1929 年 Himwich 和 Nahum 从猫的上矢状窦取血样，发现其呼吸商（即二氧化碳和氧的动、静脉差之比）接近 1，只有碳水化合物的呼吸商为 1，这一发现表明糖是脑的主要供能物质[2]。1942 年 Gibbs 等报道了 50 个正常人的氧、二氧化碳、GS 和乳酸的动、静脉差，他们得到如下的结论：①在体内 GS 是脑的主要能源；②大部分 GS 氧化为二氧化碳和水，只有较少部分，大约 15% 的 GS 转化为乳酸[3]。脑所消耗的氧几乎全部用于碳水化合物的氧化。

脑内 GS 的供能反应途径与其他组织相同，但其磷酸戊糖旁路却很活跃。在正常状态下，成年猴脑内约有 5%~8%GS 沿戊糖旁路途径代谢。脑发育过程中此通路功能活跃，在髓鞘形成过程中，其功能达到顶点。其主要作用是产生还原型辅酶Ⅱ（NADPH），以适应脂肪合成中还原反应的需要。

(2) 脑的能量代谢特点

1) 脑能量代谢途径中酶学的特点

脑糖酵解主要由己糖激酶和磷酸果糖激酶调节。脑中的己糖激酶多与线粒体相结合（80%~90%），仅有 3%~5% 的酶活性被利用。己糖激酶催化 GS 磷酸化，同时也能对果糖、甘露糖发挥作用。己糖激酶有几种同工酶，其中电泳中泳动最慢的同工酶是脑所特有的。另外，肝内还存在一种低亲和力的己糖激酶，即葡萄糖激酶，在脑内却没有发现[2]。脑内 6-磷酸果糖是磷酸果糖激酶的作用底物，是控制糖酵解的一个关键步骤[4]。磷酸果糖激酶的另一底物是 Mg^{2+}-ATP。一般情况下，磷酸果糖激酶的活性可被 ATP、Mg^{2+}、柠檬酸盐所抑制，被 NH_4^+、K^+、无机磷、5'-AMP、cAMP、ADP 和 1,6-二磷酸果糖所激活。脑中的烯醇酶以两种二聚体形式存在，γ 亚基可能就是脑中特异的神经元蛋白 14-3-2。总之，其他的糖酵解酶类一般和肝、肌肉等相似，但脑组织的糖酵解酶类的活性都较高，通常比肝中高几倍[2]。其他能量代谢途径中的酶类，脑和其他组织均无特殊差异，一般和肝、肌肉组织的酶类相似。

2) 脑能量代谢底物利用的特点

脑赖以产生能量的底物含量较其他组织少得多。脑主要靠 GS 和氧供给足够的能量。关于 GS 在脑内的利用，已作了大量的研究。Gibbs[5] 从他们的结果中得出结论：有 82% 的 GS 被氧化，而 16% 和 2% 的 GS 分别生成乳酸和丙酮酸。Kety[6] 计算氧/GS 的平均比值为 5.54，相当于氧/葡萄糖指数（OGI）为 92%。另外，虽然 Kety 推断出脑可能释放少量的乳酸和丙酮酸，但他未发现这两种酸存在有意义的和相一致的动、静脉差。但是，在 Cohen[7] 等的研究中，OGI 为 92%，LGI（乳酸/葡萄糖指数）为 5%。在此研究中，OGI 小于 100%，这可用乳酸（或丙酮酸）的产生来解释，在 GS 代谢的"需氧的"和"无氧的"途径之间接近平衡。换言之，不需要用氨基酸或其他化合物的合成来解释小于 100% 的 OGI 值。以上的结果均是在人体上获得的。在实验动物也像在人体一样 OGI 和 LGI 加在一起总数接近 100%。换言之，没有理由相信摄入的 GS 除了转化为 CO_2 或乳酸之外还转化为其他的产物。但是近来有的研究证明，脑内脂质碳的主要来源是血中的 GS，而且脑内 GS 可转化为谷氨酸[8]。

脑除了主要依靠 GS 氧化获得能量外，还可以从血液中摄取少量的其他底物，维持脑能量的产生。在低血糖条件下的实验指出，GS 以外的糖类能逆转低血糖症状，只要这些糖类先被大脑外组织转变为 GS。但甘露糖是一个例外，它可以有效代替 GS 作为灌注鼠脑的底物，但甘露糖在血液中的浓度微不足道，因此它不能作为大脑代谢的正常底物[9]。大脑可利用的非糖物质有：

氨基酸 已有报道，在组织和血液之间有可测量到的氨基酸的净交换，然而流量很小，而且由于它的易变还不能认为氨基酸可作为重要的外源底物。Adam 等报告在正常的情况下，人脑对谷氨酸有净摄入，有人也发现谷氨酸可单独支持孵育脑切片的呼吸功能[10]。近来的研究表明神经元和星形胶质细胞均可摄入谷氨酸，谷氨酸存在时，星形胶质细胞利用 GS 减少，而星形胶质细胞内的 ATP 水平也比应用 GS 时的高[11]。被星形胶质细胞摄入的谷氨酸，一部分代谢为二氧化碳，另一部分代谢为谷氨酰胺。神经元摄入的谷氨酸代谢成二氧化碳。谷氨酸通过谷氨酸脱氢酶的作用进入三羧酸循环，而不是通过谷氨酸转移酶。谷氨酸由此变为 α-酮戊二酸，然后脱羧形成琥珀酰辅酶 A，琥珀酰辅酶 A 代谢形成二氧化碳和 ATP[12]。由于血脑屏障的存在，谷氨酸进入脑内受阻，因此谷氨酸在支持脑能量的产生方面作用不大。

另外，天门冬氨酸也可被星形胶质细胞所摄取，转氨基形成草酰乙酸，此乃三羧酸循环的一种重要组成成分。一部分小分子量的中性氨基酸，比如丙氨酸、甘氨酸、脯氨酸及 γ-氨基丁酸进入脑受到很大的限制。它们在脑内不断地转变成代谢的中间产物，参与能量代谢[13]。

酮体 已有的证据表明除 GS 外，只有酮体能有效地维持大脑产生能量，但这只有当它们在血液中的浓度超过正常水平时才是如此。脑对 β-羟丁酸和乙酰乙酸，可能还有 α-氨基酸有一定的摄入。在脑内有足够量的 D-β-羟丁酸脱氢酶、乙酰乙酸－琥珀酰辅酶 A 转移酶及乙酰乙酸硫激酶，将进入脑内的 β-羟丁酸和乙酰乙酸转换成乙酰辅酶 A 而进入三羧酸循环，产生能量以应脑的需求[14]。酮体代谢途径中最先利用的两个酶是 D-β-羟丁酸脱氢酶和乙酰乙酸－琥珀酰辅酶 A 转移酶，在脑的发育过程中，它们的活性变化有规律。其活性在出生时很低，在哺育期内逐渐升高，哺育期结束后其活性又渐降低。至成年时其活性只有最大活性的 1/4 到 1/3。在其他的研究中也证实了乙酰乙酸和 β-羟丁酸能被未成熟的脑所摄入，这种摄入是和血液中酮体的浓度成比例的[15]。

总之，不管何时只要酮体的血液中浓度增加，随时都可引起脑对酮体的利用，并且血液中浓度和利用率之间有一个粗略的线性关系，在这种情况下，酮体的利用占氧摄入的 60% 以上。

除了以上底物以外，大脑还可摄取少量的乳酸、丙酮酸、α-酮戊二酸等以供脑能量的产生和利用。

(3) 脑的区域性代谢率

研究脑的区域性代谢有两个主要的技术。第 1 个是由 Lowry 和 Passonneau 创立的，测量缺血数秒钟之内，碳水化合物代谢物及能量辅助因子的改变，这些改变反映的是缺血之前的状态。第 2 个是由 Sokoloff 创立的，将同位素标记的脱氧葡萄糖给动物注射后，用放射自显影技术测量活体脑组织的颗粒密度。由 Sokoloff 方法衍生出来的 $2\text{-}^{18}F$ 荧光-2-脱氧-D-葡萄糖技术，可用于测定人的脑区域性代谢。另外还有其他的技术来测量脑的区域性代谢，比如核磁共振技术可用来单独定量磷酸肌酸、腺嘌呤核苷酸等。

1) 脑耗氧量的区域性差别

通过大量的研究证明，大脑皮层、小脑皮层、尾核和丘脑的呼吸率是相似的，而大脑白质、脑桥和髓质的耗氧量相对较低[16]。关于神经细胞的耗氧量的差别，科研工作者也进行了大量的研究，结果很不统一，大多数趋向于认为：神经元耗氧量最高，少突神经胶质细胞次之，再次为星形细胞和小神经胶质细胞。但近年来又有新的研究进展，认为在中枢神经系统内形成髓鞘的少突胶质细胞、神经元及其突起是代谢需求最高的细胞。尽管神经元末梢的代谢高，但神经元胞体的代谢率可能低于星形胶质细胞，星形胶质细胞的代谢比早期研究者们假设的还要高得多[17]。小脑神经元和大脑皮层神经元从天门冬氨酸代谢产生二氧化碳的速率分别只有星形胶质细胞的 1/2 和 1/10。Hertz[16] 等发现星形胶质细胞的氧耗量和二氧化碳形成量均较神经元高，Rush 等也发现星形胶质细胞能量代谢的许多酶的活性也比神经元的高，这些结果均支持星形胶质细胞的氧耗量比神经元为高。

2) 脑葡萄糖消耗的区域性差别

大脑内消耗 GS 较高的区域有：皮层，丘脑，内、外侧膝状体，上丘和下丘；而消耗 GS 较低的区域有下丘脑、脑桥灰质、大脑白质。灰质 GS 的消耗要比白质高。在脑内能量的代谢率和其机能活动是密切相关的，功能活跃的部位其能量代谢率也高[18]。由于脑的血流量和其功能状态也是密切相关的，脑功能活跃的区域其血流量也较多。已知脑灰质的血流量是白质的 4～5 倍，脑局部血流量和 GS 消耗量密切相关，脑功能的变化可引起相应血流量和GS 消耗的变化。由此假设脑区血流量的增多，可能是脑能量代谢变化所导致的，因此在一定条件下可用区域性的脑血流值反映区域性的代谢率[19]。

总之，代谢需求较高的脑区其糖酵解系列、Krebs 循环的酶活性较高，其呼吸链功能水平也较高。有大量突触末端区内的几种糖酵解酶和线粒体酶活性更大，神经元胞体多的区域内，这些酶的活性反而较低[11]。

(4) 脑内糖原代谢和能量储存

脑内糖原的浓度很低（3.3mmol/kg，鼠），但糖原是唯一需较少能量（ATP）启动其代谢的能量储存，脑内已发现的大部分糖原位于星形胶质细胞内，特别是星形胶质细胞的突起区域内糖原含量多。但生化研究表明，神经元确实含有糖原。脑内储存的糖原酵解供能维持大脑正常活动少于 5min[10]。脑内也存在合成和分解糖原的酶系统，与其他组织内相应的酶系统相同，但两者之间酶动态特点及调节模式均不相同。脑内糖原代谢不同于其他组织，它受局部因素控制。由糖原合成酶催化将 6-磷酸葡萄糖转运至直链淀粉非还原端的终末 GS 上，此步反应是糖原合成中的限速反应。脑内的糖原合成酶如同其他组织内的糖原合成酶一样，以两种形式存在，一种是磷酸化的形式，一种是去磷酸化的形式。由于整体代谢模式的不同，脑和肝以不同的方式利用相同的生化酶体系[10]。

使用^{14}C 标记的 GS 研究发现，脑组织中糖原的合成和转换速度都很快（19μmol/kg·min^{-1}）。即使在脑中糖原水平保持恒定时也有很快的转换，说明脑中糖原与细胞中 GS 之间存在着动态平衡。脑的各部位中，糖原的转换速度有差别，大脑半球中灰质＞白质，半球＞胼胝体＞小脑。稳定状态下，糖原的水平是由糖原合成和分解过程的协调作用来精细调节的，而糖原合成和分解过程的协调作用是通过几个代谢步骤的酶活性的调节而实现的。神经组织中糖原的来源并不是全部来自 GS 的合成，用^{14}C 标记研究证明谷氨酸、乙酸或 HCO_3^- 中的碳原子都可能在脑中合成糖原。

不同的功能状态下，糖原代谢也有相应的变化。在高度兴奋时糖原分解占优势，脑中糖原含量下降；在麻醉或缺氧状态时糖原的分解速度降低，脑中糖原含量增多。糖原已被公认的一个作用是，当 GS 水平低于机体必需的水平时，糖原可作为一种可被利用的碳水化合物的储存库[10]。脑 GS 代谢产生的能量只有 20% 的自由能用于合成组织细胞可利用的 ATP，ATP 的终末磷酸键水解可释放出大约 29.3 kJ/mol 的能量，全人脑每分钟可合成 7mmol 或 $4×10^{21}$ 个 ATP 分子。大脑内 ATP 的产生受到严格的调节。ATP 的稳态水平很高，代表了快速合成和利用总和。平均约 3s 就有一半 ATP 的终末磷酸基团发生了改变，在部分区域这种改变可能发生得更快一些。AMP 是引起 ATP 合成增加的几个反应的激活因子，为 ATP 水平的维持提供了一个精确的调控机制。

参考文献

1. 翟森. 神经生物化学. 北京：人民卫生出版社, 1981. 166
2. Krebs HA. The history of the tricarboxylic acid cycler. Perspect Biol Med, 1970, 14: 154
3. Konietzko N. Adaptation to acute hypoxia of heart and lung. Klin Wochenschr, 1976, 51: 1161
4. Lowry OH, Passonneau JV. The relationships between substrate and enzymes of glycolysis in brain. J Biol Chem, 1964, 39: 31
5. Gibbs EL, Lennox WG, Nims LF, et al. Arterial and cerebral venous blood, arterial-venous differences: in man. J Biol Chem, 1942, 144: 325
6. Kety SS. The general metabolism of the brain in vivo. In: Richer D, eds. The metabolism of the nervous system. London: Pergamon Press, 1970. 221
7. Cohen PJ, Alexander SC, Smith FC, et al. Effects of hypoxia and normocarbia on cerebral blood flow and metabolism in conscious man. J Appl Physiol, 1967, 23: 183
8. Cooper AJ, Mora LSN, Cruz NF, et al. Cerebral ammonia metabolism in hyperammonemic rats. J Neurochem, 1985, 44: 1716
9. Sokoloff L. Metabolism of ketone bodies by the brain. Ann Rev Med, 1973, 24: 271
10. Donald DC, Abel LL, Howard SM. Intermediary metabolism. In: George J, Siegel MD, eds. Basic neurochemistry. 4th ed. New York: Raven Press, 1989. 541
11. Eng LF, Lee YL, Hertz L, et al. Glutamate replenished induced ATP depletion in astrocytes. Abstr Trans Am Soc Neurochem, 1922, 23: 222
12. Hertz L, Drejer J, Schousboe A. Energy metabolism in glutaminergic neurons, GABAergic neurons and astrocytes in primary culture. Neurochem Res, 1988, 13: 605
13. Betz LA, Grag WG, Robert K. Blood-brain-cerebrospinal fluid barriers. In: George J, Siegel MD, eds. Basic neurochemistry. 4th ed. New York: Raven Press, 1989. 541
14. Krebs HA, Williamson DH, Bates MW, et al. The role of ketone bodies in caloric homeostasis. Adv Enzyme Re-

gul, 1971, 9: 387
15. Agardn CD, Chapman AG, Nillsson B, et al. Endogenous substances utilized by rat brain in severe insulin-induced hypoglycemia. J Neurochem, 1981, 36: 490
16. Ridge JW. Resting and stimulated respiration in vitro in the central nervous system. Biochem J, 1967, 105: 831
17. Hawkins RA, Williamson DH, Krebs HA. Ketone-body utilization by adult and suckling rat brain in vivo. Biochem J, 1971, 122: 13
18. Sokolof FL. The relationship between function and energy metabolism: its use in the localization of functional activity in the nervous system. Neurosci Res Prog Bull, 1981, 19: 159
19. Sokoloff L. Relation between physiological function and energy metabolism in the central nervous system. J Neurochem, 1977, 29 (5): 13

4.4. 缺氧预适应的神经化学变化（一）

4.4.1. 活性氧在缺氧预适应中的作用

摘要 在本文作者等所建立的小鼠缺氧预适应动物模型中，活性氧可能参与了缺氧预适应的形成，所以本研究测定了在缺氧预适应过程中活性氧的状态并将之与未经缺氧预适应的对照组小鼠进行比较。结果证明，缺氧1次组小鼠脑内活性氧阳性细胞的百分数增加；然而，随着缺氧次数的增加，活性氧阳性细胞的百分数又降低。缺氧4次组小鼠脑内活性氧阳性细胞百分数比缺氧1次组显著降低（$P<0.05$）。实验结果提示：活性氧的适应性参与了小鼠缺氧耐受性的形成。

关键词 缺氧预适应；活性氧；小鼠

Role of reactive oxygen species in hypoxic preconditioning We have developed an animal model of hypoxic preconditioning in mice and assumed that reactive oxygen species (ROS) may be involved in the development of hypoxic preconditioning. To test the hypothesis, the ROS was measured during the preconditioning. Compared with unpreconditioned control animals the positive cell percentage of ROS in run 1 of hypoxia exposure was found to be increased. However, the positive cell percentage of ROS reduced with increasing runs of hypoxia exposure. The positive cell percentage of ROS in run 4 was lower than that in run 1 significantly ($P<0.05$). Our results indicate that the adaptive change of ROS seems to be involved in the development of tolerance to hypoxia.

Key words hypoxic preconditioning; reactive oxygen species; mouse

我们先前的实验表明，缺氧预适应能够有效地保护小鼠，使之免受或降低缺氧所致损伤，但是目前关于缺氧预适应的机制尚不清楚。活性氧又称氧自由基，是氧分子的还原型中间产物，如：超氧阴离子（O_2^-）和过氧化氢（H_2O_2），它广泛地存在于机体内，是机体正常有氧代谢的产物。活性氧产生过量会对机体分子造成损伤。众所周知，在一些病理条件下，活性氧会对器官产生损伤[1-3]，称作氧毒性。有大量报道表明，氧自由基参与了缺氧-复氧（包括缺血-再灌流）损伤[4-6]。然而到目前为止，尚未见到关于活性氧和急性缺氧预适应关系的报道。本项研究应用我们的缺氧预适应模型，阐明活性氧和缺氧耐受性的关系。

【材料与方法】

(1) 动物模型

首都医科大学动物科学部提供的成年健康昆明小鼠，体重16~20g，雌雄不限，随机分为4组，复制急性重复缺氧模型：将小鼠置于含新鲜空气、经标定的广口瓶内，以橡皮塞密闭，记时，一旦出现呼吸困难，立即取出并随即移置入另一相同体积含新鲜空气的广口瓶内密闭，记时，如此重复2~4次，得到不同缺氧次数（0、1、2、3、4次）的小鼠，并换算成标准耐受时间[7]。

(2) 仪器与试剂

ELITE流式细胞仪（Coulter，USA），高速台式冷冻离心机（Beckman）。DCFH-DA（2′,7′-dichlorfluoresceindiacetate）由日本医科大学第一附属医院儿科福永庆教授馈赠，其他试剂均为国产生物试剂和分析纯试剂。

(3) 活性氧分析

小鼠经不同次数缺氧后，立即断头处死，于无菌的冰盘上迅速剥离脑组织，用冰冷的生理盐水冲洗并用滤纸吸干，精密称重，继而将脑组织制成单细胞悬液（1×10^7/ml），取100μl单细胞悬液加DCFH-DA 2ml（5μg/ml），37℃恒温振荡15min，离心1500r/min，5min，弃上清液，PBS洗两次。加PBS 600μl进行流式细胞分析[8]。该法测定的活性氧主要为H_2O_2。

(4) 数据处理及统计学检查

实验结果以mean ± s表示，采用SPSS统计软件对实验数据进行方差分析，并进行两两比较，显著性水平为$P < 0.05$。

【结果】

(1) 缺氧耐受时间

不同缺氧次数小鼠的标准耐受时间如图4-25所示。实验小鼠经急性重复缺氧后对缺氧的耐受时间逐次显著增加，其递增规律与先前报道一致[7,9,10]。

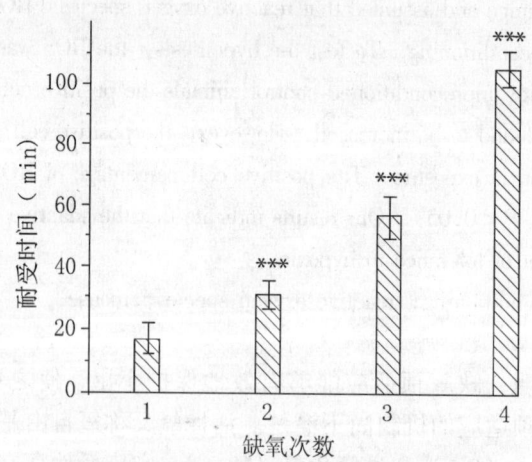

图4-25 不同组动物的标准耐受时间

*** $P < 0.001$，与1组相比

(2) 活性氧分析

不同缺氧次数小鼠脑内活性氧阳性细胞的百分数见表4-21。与正常对照组相比，缺氧

1次组小鼠脑内活性氧阳性细胞百分率有升高趋势，但统计学上无意义；缺氧2、3、4次组小鼠脑内活性氧阳性细胞百分率不但不继续升高，反而有逐渐回降的趋势，缺氧4次组小鼠脑内活性氧阳性细胞百分率与缺氧1次组小鼠脑内活性氧阳性细胞百分率相比，有显著下降。

表4-21 不同缺氧次数小鼠脑内活性氧阳性细胞的百分数

组别	n	ROS阳性细胞的百分比
对照	10	29.720 ± 2.929
Run 1	10	36.020 ± 2.804
Run 2	10	33.390 ± 13.277
Run 3	10	29.510 ± 3.589
Run 4	10	25.550 ± 3.927*

* $P < 0.05$, vs run 1

【讨论】

脑组织富含不饱和脂肪酸，铁含量也较高，而过氧化氢酶活性较低，SOD（超氧化物歧化酶）和GSH-Px（谷胱甘肽超氧化物歧化酶）活性也不高，因而最易受到自由基的损害。我们的实验结果表明，小鼠缺氧1次和缺氧2次后，脑内活性氧阳性细胞的百分数增加，但无统计学意义，经缺氧3次和4次后，脑内活性氧阳性细胞的百分数呈下降趋势，并趋于正常水平，至4次缺氧后，脑内活性氧阳性细胞的百分数显著低于1次缺氧组。这可能是因为小鼠在缺氧初期，能量代谢发生障碍，一方面导致ATP降解生成次黄嘌呤（HYP）增加；另一方面导致细胞内钙离子浓度（[Ca^{2+}]$_i$）升高，促进黄嘌呤脱氢酶（XD）转变为黄嘌呤氧化酶（XO），XO作用于HYP，以氧分子为电子受体，在生成尿酸的同时产生O_2^-。另外由于能量代谢障碍，ATP耗竭，[Ca^{2+}]$_i$升高，导致磷脂降解，释放出游离的脂肪酸，包括花生四烯酸，后者在其代谢过程中产生O_2^-。O_2^-生成增多可能诱导SOD活性升高，催化O_2^-生成更多的H_2O_2。随着缺氧次数的增加，小鼠产生某种适应机制，可能是通过调节体温，降低能量代谢，维持一定的ATP水平，使ATP酶（ATPase）的活性维持在一个较高的水平，离子失衡特别是Ca^{2+}内流部分得到纠正，从而使得O_2^-和H_2O_2的生成不再继续增加。这一解释也和我们先前的实验结果相一致[9,10]，所以活性氧的这种适应性变化可能参与了小鼠缺氧预适应的形成。

参 考 文 献

1. Haliwell B. Reactive oxygen species and the central nervous system. J Neurochem, 1992, 59: 1609 – 1622
2. Taniguchi N. Clinical significance of superoxide dismutase: changes in aging, diabetes, ischemia and cancer. Adv Clin Chem, 1992, 29: 17 – 23
3. Halliwell B. Free radicals, antioxidants and human disease: Curiosity, cause, or consequences? Lancet, 1994, 334: 721 – 724
4. Traystman RJ, Kirsch JR, Koehler RC. Oxygen radical mechanisms of brain injury following ischemia and reperfusion. J Appl Physiol, 1991, 71: 1181 – 1195

5. Siesjo BK. A new perspective on ischemic brain damage? Prog Brain Res, 1993, 96: 1-9
6. Choi DW. Cerebral hypoxia: Some new approaches and unanswered questions. J Neurosci, 1990, 10: 2492-2501
7. Lu GW, Ding DW, Shi MT. Acute adaptation of mice to hypoxic hypoxia. Biol Signals Recept, 1999, 8: 247-255
8. 多贺千之, 关秀俊, 谷口昂. フローサイトメトリーを用いた微量全血法による好中球机能检查. 临床免疫, 1985, 17: 490-498
9. Duan CL, Yan FS, Song XY, et al. Changes of superoxide dismutase, glutathione peroxidase and lipid peroxides in the brain of mice preconditioned by hypoxia. Biol Signals Recept, 1999, 8: 256-260
10. Duan CL, Yan FS, Lu GW, et al. Changes in phospholipids and free fatty acids in the brains of mice preconditioned by hypoxia. Biol Signals Recept, 1999, 8: 261-266

4.4.2. 急性重复缺氧对小鼠脑脂质过氧化水平的影响

摘要 采用荧光法测定急性重复缺氧小鼠脑中的脂质过氧化水平,发现经1次、2次重复缺氧的小鼠与对照组之间存在统计学差异,且脂质过氧化水平随重复次数的增加而提高。但4次重复缺氧时,则又呈现向对照组水平回落的趋势。

关键词 脂质过氧化;荧光法;重复缺氧

Effects of acute repetitive hypoxia on lipid peroxide levels in mouse brain The levels of lipid peroxides in the mouse brain were determined during acute repeated exposure to hypoxia. The level of lipoperoxide was found to be increased as the hypoxia exposure repeated for 1 and 2 runs. Significant differences were shown between the control group and experimental group exposed to hypoxia for 1 run and 2 runs, No significant difference in the lipoperoxide level was seen between control group and experimental group exposed to hypoxia for 4 runs, suggesting some adaptive changes occur in the brain of hypoxia resistant mice.

Key words lipid peroxides; fluorophotometry; repetitive hypoxia

20世纪60年代以来,对急性缺血性缺氧所致脑组织的生物化学变化,尤其是细胞膜脂过氧化水平及其对膜结构稳定性的影响,已有不少研究报道[1-6],而对急性缺血性缺氧方面的研究尚未见到正式的报告。本文用吕国蔚等[7]提出的研究小鼠重复缺氧耐受性的实验模型,观察重复缺氧状态下小鼠脑组织脂质过氧化水平的变化,借以分析这些变化与小鼠耐受性变化之间的相关关系。

【材料与方法】

(1) 实验动物

用昆明系小鼠32只,体重16.0~22.0g,雌雄不分。实验室温14~17℃。

(2) 仪器药品

日本岛津RF-5000型荧光仪。标准品1,1,3,3-四甲氧基丙烷为日本东京化成公司产品,其余为国产分析纯试剂。

(3) 实验方法

将小鼠随机分成缺氧1次、2次、4次及对照4个组,按文献[7]方法进行缺氧。一旦出现喘呼吸,立即取出断头,迅速摘取全脑,称湿重。添加定量生理盐水制成脑匀浆

(3%)，离心分离，3000r/min×10min，参考有关方法[8]，用下列步骤及荧光仪测定小鼠脑脂质过氧化水平。

取脑匀浆上清液或标准品溶液 0.2ml，添加 3.0% 十二烷基磺酸钠溶液 0.5ml，2.0mol/L 醋酸缓冲溶液（pH3.6）1.5ml，0.8% 硫代巴比妥酸溶液 1.5ml，用双蒸水稀释至 4.0ml，混匀，95℃水浴加热 1h，水冷却 5min；再添加 0.2mol/L 盐酸 1.0ml，正丁醇和吡啶（15:1）混合液 5.0ml，振摇，离心分离，3000r/min×15min，取有机相于激发光谱（Ex）515nm、发射光谱（Em）553nm 下测定。

【结果与讨论】

重复缺氧实验小鼠组耐受时间见表 4-22，其中 2 次、3 次、4 次缺氧分别为 1 次缺氧的 2.2 倍、2.9 倍和 5.4 倍，其递变规律与吕国蔚等[7]报道一致。但各缺氧组耐受性均有不同程度的提高，这可能与实验室温的偏低有关。

重复缺氧实验小鼠脂质过氧化水平的测定结果见表 4-23。

表 4-22 实验组小鼠 1~4 次重复缺氧的耐受时间（$\bar{x} \pm s$）

重复缺氧次数	1	2	3	4
耐受时间（min）	17.8±4.7	38.9±12.7	51.3±10.9	95.8±9.3
耐受时间比值	1.0**	2.2	2.9	5.4

**将 1 次缺氧耐受时间定为 1.0

表 4-23 实验与对照组小鼠脑脂质过氧化水平（$\bar{x} \pm s$）

	对照	缺氧 1 次	缺氧 2 次	缺氧 4 次
nmol/g 脑湿重	150.5±31.1	189.5±22.4*	208.2±38.9**	178.2±25.8

表中的值以丙二醛（MDA）为计量单位；$n=8$；$*P<0.05$，$**P<0.01$，与对照组比较

由表 4-23 可见，小鼠脑在重复缺氧状态时的脂质过氧化水平，与对照组相比呈增加的倾向，其中 1 次、2 次缺氧组随缺氧次数的增多而递增，与对照组之间存在统计学差异（$P<0.05$；$P<0.01$）。这一结果可能与缺氧状态下，机体能量代谢加快，ATP 分解增多，ATP 分解产物次黄嘌呤在酶的作用下转化为黄嘌呤，进一步转化为尿酸，同时产生超氧负离子 O_2^-，引起超常规的脂质过氧化作用有关。令人有兴趣的是，4 次缺氧组小鼠脑脂质过氧化水平并不继续升高，反有向正常水平回落的趋势，与对照组未见显著性差异。这一结果与我们先前有关 Ca^{2+}-ATP 酶和游离脂肪酸的变化规律[9,10]一致，也提示动物经多次重复缺氧后，脑细胞可能产生有利于耐受缺氧的适应性变化。

参考文献

1. Majewska MD. Effect of ischemia anoxia and barbiturate anaesthesia on free radical oxidation of mitochondria phospholipids. Brain Res, 1978, 158: 423

2. Kogure K. Involvement of lipid peroxidation in postischemic brain damages. Neurology, 1979, 29: 546

3. Yoshida S, Inoh S, Asano T, et al. Effect of transient ischemia on free fatty acids and phospholipids in the gerbil brain. J Neurosurg, 1980, 53: 323

4. Yamamoto M, Shima T, Uozami T, et al. A possible role of lipid peroxidation in cellular damages caused by cerebral ischemia and the protective effect of α-tocopherol administration. Stroke, 1983, 14 (6): 977
5. 姜明辉. 实验性脑缺血组织自由基水平的观察研究. 中华神经精神科杂志, 1998, 21 (1): 11
6. Ando S, Kon K, Aino K, et al. Increased levels of lipid pero-xides in aged rat brain revealed by direct assay of peroxide values. Neurosci Letter, 1990, 113 (2): 199
7. 吕国蔚, 史美棠, 李凌. 急性重复缺氧对小鼠缺氧耐受性的影响. 中国病理生理杂志, 1992, 8 (4): 425
8. Tanizawa H, Sazuka Y, Takino Y, et al. Micro-determination of lipoperoxide in the mouse myocardium by thiobarbituric acid fluorophotometry. Chem Pharm Bull, 1981, 29 (10): 2910
9. 刘慧敏, 朱冬生, 李鸿筠. 急性重复缺氧对小鼠脑游离脂肪酸的影响. 基础医学与临床, 1993, 13 (5): 62
10. 张锦楠, 阎淑莲, 刘永利. 急性缺氧小鼠脑组织 Na^+-K^+-ATP 酶和 Ca^{2+}-ATP 酶活性. 中国应用生理学杂志, 1994, 2: 237

4.4.3. 急性重复缺氧对小鼠肝线粒体和微粒体中丙二醛含量的影响

摘要 重复缺氧小鼠肝微粒体和线粒体中的丙二醛含量随缺氧次数和耐受时间的增加而显著减少。

关键词 丙二醛；肝；缺氧预适应；小鼠

Effects of acute and repetitive hypoxic exposure on MDA content in liver of mice The content of MDA in the corpuscles and mitochondria of liver was significantly decreased as the exposure runs to hypoxia and the tolerance to hypoxia were increased.

Key words MDA; liver; hypoxic preconditioning; mice

急性重复缺氧是一种多次急性缺氧-复氧的过程。研究急性重复缺氧对于临床医学、运动医学及航天医学均有理论和实际意义。近几年，对小鼠在急性重复缺氧过程中脑组织 Ca^{2+}-ATP 酶、游离脂肪酸 (FFA)、磷脂的含量变化已有很多研究报道[1-4]。丙二醛 (MDA) 的含量在一定程度上反映了机体过氧化脂质的含量，而过氧化脂质的水平可以反映体内自由基的含量。目前自由基学说已成为解释缺氧/缺血损伤的重要机制之一[5]。本研究利用小鼠缺氧预适应模型观察了急性重复缺氧状态下小鼠肝线粒体、微粒体 MDA 含量的变化。

【材料和方法】

昆明种小鼠 42 只（购自首都医科大学动物科学部），体重 16.0~21.0g，雌雄不拘。RF-5000 荧光分光光度计（日本岛津）；KONTRONT-1080 超速冷冻离心机（瑞典康强）；JY92-2 型超声波细胞粉碎机（中国宁波）。1,1,3,3-四甲氧基丙烷 (1,1,3,3-tetramc-thoxypre-pan, Flunk 公司)。其他均为市售分析纯试剂。

将小鼠随机分为 3 组：1 次组、缺氧 4 次组及对照组（缺氧 0 次），每组 14 只，按文献 [6] 方法进行缺氧，记录 1、2、3、4 次缺氧时间并换算成标准耐受时间 (T)，计算公式如下：

$$T = \frac{t_1 - t_0}{V_0 - \frac{W_a}{0.94}} \times 100$$

公式中 t_1：喘呼吸出现时间；t_0：密闭开始时间；V_e：有效瓶容积；W_a：小鼠体质量（体重）（g）。

缺氧结束后，立即将小鼠断头取出肝，用双蒸水洗净血迹，并用滤纸吸干水分后称重，迅速放入液氮中。测定前于 0～4℃放置 10min，加入预冷 10mmol/L pH7.4 的磷酸缓冲液，用超声波细胞粉碎机在 1～4℃下制成约 25%肝匀浆，离心（4000r/min）10min，弃沉淀，上清液离心（10 000r/min）20min，取出沉淀并加入 1ml 预冷的 0.15mol/L KCl，即得每毫升约含 0.7～1.0g 肝所含的线粒体的悬浮液（用 Jan.B 绿染色，显微镜观察），备用[7]。上清液离心（40 000r/min）60min，取出沉淀并加入 2ml 预冷的 0.15 mol/L KCl，制成每毫升约含 0.4～0.5g 肝所含的微粒体的悬浮液（用生化法测 P_{450} 活性），备用[7]。采用 TBA 荧光分光光度法测定线粒体及微粒体中的 MDA 含量[8]，计算公式如下：

$$\text{线粒体 MDA} = \frac{\rho \times 6}{m} \times 10^3$$

$$\text{微粒体 MDA} = \frac{\rho \times 12}{m} \times 10^3$$

式中 ρ：测定质量浓度（mg/L）；m：湿肝质量（g）。

采用医学统计 SYSTAT 软件包对实验数据进行方差齐性分析并进行两两比较，显著性水平为 $P < 0.05$。

【结果和讨论】

实验所得小鼠 1～4 次重复缺氧的标准耐受时间见表 4-24。缺氧 1 次组、缺氧 4 次组和对照组线粒体和微粒体 MDA 含量的测定结果见表 4-25。

由表 4-24 可以看出，小鼠的耐缺氧能力随着缺氧次数的增加而成倍增加，这与文献报道一致[6]。

表 4-24 小鼠 1～4 次重复缺氧的标准耐受时间

缺氧次数	T/（min），$\bar{x} \pm s$	比值△
1	12.4 ± 2.1	1.0
2	24.7 ± 4.7**	2.0
3	38.3 ± 6.1**	3.1
4	77.0 ± 5.1**	6.2

各组 $n = 14$，**与缺氧 1 次时比较 $P < 0.01$，△缺氧 1 次时定为 1

表 4-25 3 组小鼠线粒体及微粒体 MDA 含量

组别	n	ρ（线粒体 MDA）/（μg/g），$\bar{x} \pm s$	n	ρ（微粒体 MDA）/（μg/g），$\bar{x} \pm s$
对照组	12	2.54 ± 0.63	14	5.81 ± 1.25
缺氧 1 次组	11	3.13 ± 0.80*	14	3.89 ± 1.02**
缺氧 4 次组	10	2.40 ± 0.50	14	5.00 ± 1.05

与对照组比较 *$P < 0.05$，**$P < 0.01$

由表 4-25 可以看出，缺氧 1 次组小鼠肝线粒体 MDA 含量较对照组显著增加（$P < 0.05$），这可能是由于脑缺氧导致肝组织缺氧，机体能量代谢加快，ATP 分解为 AMP，AMP 继续降解，相继产生腺苷和次黄嘌呤，同时产生大量的 O_2^-，而体内的主要自由基清除酶 SOD、GSH-Px 和过氧化氢酶功能受到抑制[8]，从而使脂质过氧化加快所致。缺氧 4 次组肝线粒体 MDA 含量与对照组相比无显著性差异（$P > 0.05$），这可能是因为随着缺氧次数的增加，小鼠体内产生了适应性机制。小鼠肝线粒体 MDA 的这一变化规律与脑组织 MDA 含量、FFA、磷脂、Na^+-K^+-ATP 酶、Ca^{2+}-ATP 酶的变化规律相一致[1-4]。这也提示小鼠经多次重复缺氧后，肝细胞可能产生有利于耐受缺氧的适应性变化。

由表 4-25 还可以看出，缺氧 1 次组小鼠肝微粒体 MDA 含量较对照组显著减少（$P < 0.05$）。这一结果是否与肝微粒体中含有各种氧化酶及过氧化氢酶，可将细胞损伤过程中形成的过氧化氢氧化成水，以减少其对细胞的毒性有关，有待进一步探讨。缺氧 4 次组小鼠肝微粒体 MDA 含量较对照组无显著性差异（$P > 0.05$），这可能也与小鼠体内产生适应性变化有关。

参考文献

1. 徐瑞兴，周玉兰，吕国蔚. 急性重复缺氧对小鼠脑脂质过氧化水平的影响. 基础医学与临床，1994，14（6）：65
2. 张锦楠，阎淑莲，刘永利. 急性缺氧小鼠脑组织 Na^+-K^+-ATP 酶、Ca^{2+}-ATP 酶活性的变化. 中国应用生理学杂志，1994，10（3）：237
3. 刘慧敏，朱冬生，李鸿筠. 急性重复低氧对小鼠脑游离脂肪酸的影响. 基础医学与临床，1993，13（5）：62
4. 燕福生，宋学英，刘建辉. 急性缺氧小鼠脑组织磷脂组分的变化. 中国病理生理杂志，1995，1（4）：375
5. 方允中. 自由基生命科学进展（第 1 集）. 北京：原子能出版社，1991. 40
6. 吕国蔚，史美棠，李凌等. 急性重复缺氧对小鼠耐受性的影响及其机制的初步探讨. 中国病理生理杂志，1992，8（4）：425
7. 莫简. 医用自由基生物学导论. 北京：人民卫生出版社，1991. 224
8. 姚谦，王伦长. 脑缺氧症的基础与临床. 合肥：安徽科学技术出版社，1991. 10

4.4.4. 急性重复缺氧对小鼠脑游离钙含量的影响

摘要 1~4 次重复缺氧小鼠脑匀浆液中的钙离子含量显著高于正常小鼠脑。
关键词 钙离子；脑；缺氧预适应

Effects of acute and repetitive hypoxia on calcium in the brain of mice The content of calcium ions in brain homogenate of repetitive exposure of mice to hypoxia for one through four runs was significantly higher than that in the brain of normal controls.
Key words calcium ions; brain; hypoxic preconditioning

脑缺血缺氧后生化改变而引起脑神经细胞损伤或死亡的 4 个主要假说是：能量耗竭和乳酸堆积，钙离子超载，兴奋性氨基酸的神经毒作用以及自由基的生成和损害[1]。许多学者认为，钙离子的超载在脑缺血缺氧后神经细胞损伤中起最主要作用，其他因素仅仅是通过促使或加速钙内流和超载从而引起神经细胞的损伤[2]。有人曾用原子吸收光谱法对脑缺血动物脑组织中钙含量进行测定，并认为缺氧时间越长，程度越重，组织中钙增加越明显[3]。但原子吸收光谱法只能测出总钙量，而不是具有生理活性的游离钙。因此，本工作选用钙离子选择电极测定急性重复缺氧小鼠全脑匀浆液游离钙的浓度，以探讨游离钙在动物缺氧耐受形成中的作用。

【材料与方法】

以体重为 16~20g 雌雄兼有的昆明小鼠为实验对象，随机分为 5 组：正常对照组及 1~4 次缺氧实验组，每组 6 只。按我们先前方法[4]，复制急性重复缺氧模型。断头处死，开颅取全脑，称量，匀浆，于匀浆液中加入 2ml 0.15 mol/L NaCl 溶液。所用试剂药品均为优级纯，亚沸水配制溶液。采用 WL-15 微处理机离子计，402 型钙离子选择电极，801 型甘汞电极（江苏电分析仪器厂），进行 4 点校正法测定。实验数据经 SYSTAT 统计软件包，进行两样本均数比较 t 检验，显著性水平为 0.05。

【结果】

(1) 水溶液中钙离子回收率[5]

取浓度为 5.00×10^{-5} mol/L Ca^{2+} 标准溶液（A 液）5.00 ml，浓度为 1.00×10^{-1} mol/L Ca^{2+} 标准溶液（B 液），按表 4-26 所列加入下列体积。用 4 点校正法测定的回收率平均为 $(101 \pm 1)\%$，表明有较好的线性关系（表 4-26）。

表 4-26 钙离子回收率的测定

B 液 V(ml)	测定值($\times 10^{-5}$mol/L)	回收率(%)
0.40	5.39	100
0.80	5.63	99
1.00	5.88	101
1.60	6.28	101
2.00	6.56	102
3.00	7.08	103
5.00	7.65	102

* A 液体积均为 5.00ml

(2) 各次重复缺氧的耐受时间

小鼠在各次缺氧中的行为表现与我们先前工作的结果一致[4]。小鼠对缺氧的耐受时间随缺氧重复次数的增加而逐次递增：1~4 次缺氧小鼠平均标准耐受时间分别为：16、40、54、60min。

(3) 各次缺氧小鼠脑匀浆液钙离子含量

1~4 次缺氧小鼠全脑钙离子含量分别为 3.08 ± 1.04、5.31 ± 1.21、4.49 ± 1.60、$4.28 \pm 2.36 \mu g/g$ 鲜脑组织，均显著高于正常小鼠脑钙离子含量 $1.71 \pm 0.35 \mu g/g$ 鲜脑组织，P 均 < 0.05，但 1~4 次缺氧组之间未见显著性差异。

【讨论】

脑缺血缺氧时，脑内释放谷氨酸等兴奋性氨基酸（EAA）与神经细胞膜上相应的 NMDA 等受体结合，启动受体，导致细胞外 Ca^{2+} 内流增加[1]。据报道，短暂性脑缺血时，细胞外液 EAA 显著升高；缺血时间延长时 EAA 的增加更为显著。我们先前的工作证明[4]，注射重复缺氧小鼠脑匀浆提取液于正常小鼠后，其耐缺氧能力显著提高。本工作表明，尽管缺氧次数增加，缺氧时间延长，但脑中 Ca^{2+} 的浓度却保持相对恒定。据此，可推测在多次重复缺氧作为自身调节或适应措施作用下，小鼠脑内有可能产生 NMDA 受体拮抗剂，从而抑制 Ca^{2+} 的逐次增多和积聚。

目前研究较多的外源性 NMDA 受体拮抗剂（如 MK-801）一般副作用大，难以透过血脑屏障，若能在重复缺氧脑匀浆液中提取出较为敏感的内源性 NMDA 受体拮抗剂，有可能为脑缺血缺氧的治疗开辟一条新路。

参考文献

1. 韩济生. 神经科学纲要. 北京：北京医科大学中国协和医科大学联合出版社, 1993. 834
2. Schurr A, Rigor BM. The mechanism of cerebra, hypoxic-ischemic damage. Hippocampus, 1992, 2 (3): 2248
3. Deshpande JK, Siesjoe B. Calcium accumulation and neuronal damage in the rat hippocampus following cerebral ischemia. J Cereb Blood Flow Metab, 1987, 7 (1): 89
4. 吕国蔚, 史美棠, 李凌. 急性重复缺氧对小鼠缺氧耐受性的影响及其机制的初步探讨. 中国病理生理杂志, 1992, 8 (2): 425
5. 张祖暄, 陈英三. 离子选择电极测定脑游离钙的研究. 离子选择电极通讯, 1981, 2: 71

4.4.5. 急性重复低氧对小鼠脑游离脂肪酸的影响

摘要 用气相色谱法测定急性重复低氧对小鼠脑中游离脂肪酸组分与含量，与对照组相比，1次低氧组的游离脂肪酸（FFA）含量均显著上升，4次重复低氧组的FFA含量均降至对照水平。对照、1次低氧、4次重复低氧3组动物脑匀浆中FFA的组分之间均无显著差异，即使低氧耐受时间达143分钟，亦未见到新的脂肪酸。结果提示，动物对低氧的耐受性与脑中FFA含量的适应性有关。

关键词 低氧；游离脂肪酸；气相色谱法

The influence of acute repetitive hypoxia on free fatty acids in the mice brain The content and composition of free fatty acids were studied in the mice brain during acute repetitive hypoxia. Compared with control animals, the content of free fatty acid significantly increased in the group exposed to hypoxia is seen in the group exposed to hypoxia repeatedly for 4 runs. No novel free fatty acid as a major component in the brain homogenates was seen in all the three groups, even in animals tolerated up to 143min. These results indicated that the animals' tolerance to hypoxia is related to adaptative change of free fatty acid contents in these brain.

Key words hypoxia free; fatty acid; gas chromatography

自1970年Bazan[1]首先对缺氧或缺血或脑损伤对脑FFA的影响进行研究以来，已引起人们广泛注意[2-7]，但是迄今尚未见到有关急性重复低氧对小鼠脑FFA组分与含量影响的报道。吕国蔚等发现[8]，急性重复低氧可高度增强小鼠对低氧的耐受性。本工作的目的在于观察小鼠对低氧的耐受性与脑FFA之间的关系，以进一步分析低氧耐受的机理。

【材料与方法】

(1) 试剂

软脂酸甲酯（16:0），棕榈酸甲酯（16:1），硬脂酸甲酯（18:0），油酸甲酯（18:1），亚油酸甲酯（18:2），亚麻酸甲酯（18:3），花生四烯酸甲酯（20:4），神经酸甲酯（24:1），以上均为Sigma产品。正十七碳酸为Merck产品。氯仿、甲醇、正己烷（重蒸）、三氟化硼、乙醚、盐均为分析纯。

(2) 实验动物与实验过程

1) 实验动物昆明系小鼠27只，体重16.0~22.0g，雌雄不拘。将动物随机分为3组：

对照组、1次低氧组和4次重复低氧组,每组9只。实验时室温为24~30℃。

2)实验过程将小鼠置于含有新鲜空气、经标定的160ml广口瓶内,密闭,记时,一旦出现喘息性呼吸立即取出并随即转移到另一体积相同、含有新鲜空气的广口瓶中,密闭、记时,如此重复4次。各次倒瓶中,从密闭到喘息性呼吸出现的时间为原始耐受时间,依一定公式换算成标准耐受时间[8],如此进行1、2、3和4次重复低氧实验。

(3)样品处理和脂肪酸测定

1)按Bazan方法[1],动物实验结束后立即断头,将头置于液氮中冷冻1分钟后,取脑,以氯仿:甲醇(2:1,v/v)混合液制成匀浆,以正十七碳酸为内标物,在BF_3-乙醚-甲醇中酯化,经液-液分配净化,浓缩,以重蒸正己烷溶解定容,即可进样。

2)脂肪酸测定:按徐慧珠方法[9]测定脂肪酸,并加以改进。SQ-206气相色谱仪,FID检测。不锈钢柱:2m×3mm,10% DEGS/chromosorb WAW DMCS 80~100 mesh,采用程序升温,始温160℃,5分钟后,以1℃/min升至170℃,再以5℃/min升至195℃,气化室和检测室温度250℃。氮气为载气($0.4kg/cm^2$),氢气($0.4kg/cm^2$),空气($0.6kg/cm^2$)。

(4)数据处理

实验数据经配对t检验进行统计处理,显著性$P<0.05$。

【结果与讨论】

(1)重复低氧对低氧耐受性的影响

小鼠在重复低氧作用下,对低氧的耐受性逐次递增,重复2、3和4次低氧耐受时间分别是1次低氧耐受时间的2.21、3.22和3.88倍,与吕国蔚实验结果相似[8]。

(2)低氧对脑匀浆FFA组分的影响

在相同的气相色谱条件下,对照、1次低氧、4次重复低氧3组的色谱图所见相似(图4-26),甚至低氧耐受时间长达143分钟的动物,在本实验条件下,亦未见到新的FFA组分。这与Bazanh[1]观察大鼠断头缺血30分钟结果相似。

(3)低氧对小鼠脑FFA含量的影响

3个实验组测定统计结果见表4-27。结果表明,正常小鼠脑FFA中软脂酸(16:0)、硬脂酸(18:0)、油酸(18:1)和花生四烯酸(20:4)含量较高,与Lunt[10]测定结果一致。

表4-27 各实验组小鼠脑FFA组分及含量% ($\bar{x} \pm s$)

组别	16:0	16:1	18:0	18:1	18:2	18:3	20:4	24:1
对照	3.86±0.51	痕量	2.59±0.13	3.25±0.28	0.33±0.01	0.42±0.14	1.72±0.28	0.48±0.17
1次缺氧	6.07±0.29***	痕量	3.79±0.25*	4.70±0.55**	0.41±0.12*	0.65±0.16**	2.54±0.38*	0.68±0.12**
4次缺氧	3.91±0.50	痕量	2.63±0.26	3.06±0.26	0.32±0.01	0.52±0.17	1.67±0.28	0.55±0.13

$n=9$,与对照组比:* $P<0.05$,** $P<0.01$,*** $P<0.001$

1次低氧组脑中检出7种FFA含量均显著高于对照组(18:0,18:2,20:4,$P<0.05$;18:1,18:3,24:1,$P<0.01$;16:0,$P<0.001$)。

4次重复低氧组脑中8种FFA含量与对照组无显著性差异($P>0.05$)。

(4)本实验中1次低氧组小鼠脑7种FFA含量明显高于对照组,可能由于机体在低氧条件下能量消耗的需要,激活磷脂酶A_2活性,引起脑组织中磷脂特别是磷脂酰乙醇胺和磷脂酰肌醇分解加快，以应急脑组织能量消耗。但是，当动物多次重复低氧后，FFA 含量却接近正常水平，这揭示低氧过程中 FFA 的含量可能发生了适应性变化，从而有助于低氧耐受性提高。

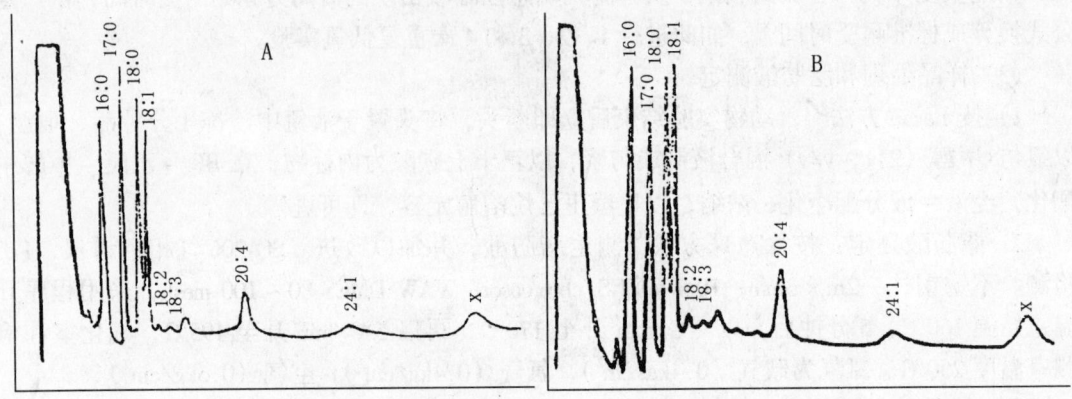

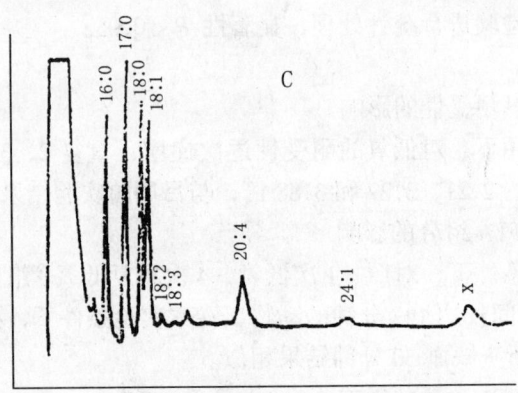

图 4-26　低氧小鼠脑匀浆 FFA 色谱图
A：对照组；B：1 次低氧组；C：重复 4 次低氧组

参 考 文 献

1. Bazan NG Jr. Effect of ischemia and electroconvulsive shock on free fatty acid pool in the brain. Biochem Biophys Acta 1970, 218: 1
2. Strosznojder J. The influence of hypoxia on the content of free fatty acids in the brain of guinea pigs. Neuropat, 1972, 10: 447
3. Cenedella R, Galli C, Paoletti R, et al. Brain free fatty acids level in rats sacrificed by decapitation versus focused microwave irradiation. Lipids, 1975, 10: 290
4. Demedio G, Goracci G, Horrock S, et al. Transient ischemia on fatty acid and lipid metabolism in the gerbil brain (Ital). J Biochem, 1980, 29: 412
5. Gusto N, Bazan N. Anoxia-induced production of methylated and free fatty acids in retina, cerebral cortex and white matter. Neurochem Pathol, 1985, 1: 17
6. Wender M, Adamczewska-Goncerzewicz Z, Zorawski A, et al. Influence of experimental hypoxia on content and composition of free fatty acids in cerebral white matter. Eex Pathol, 1989, 36 (2): 123
7. 李露斯，梁志坚. 完全性脑缺血大鼠脑匀浆钙调蛋白，游离脂肪酸及其代谢产物含量的变化. 中国神经

8. 吕国蔚, 史美棠, 李凌等. 急性重复缺氧对小鼠缺氧耐受性的影响. 中国病理生理杂志, 1992, 8 (4): 425
9. 徐慧珠. 气相色谱法测定人体血液中游离脂肪酸. 营养学报, 1986, 8 (2): 165
10. Lunt GG, Rowe CE. The production of unesterified fatty acid in brain. Biochem Biophys Acta, 1986, 152: 681

4.4.6. 重复缺氧与过氧化氢对脑与突触体乳酸生成的影响

摘要 目的：观察重复缺氧对小鼠在体脑乳酸含量以及 H_2O_2 对荷兰猪离体突触体乳酸含量的影响，并分析其作用机制。方法：采用酶氧化方法对突触体培养液中乳酸含量进行测定。结果：单次急性缺氧鼠脑内乳酸含量高，但在重复缺氧的作用下，鼠脑内乳酸的含量并未随缺氧时间的延长而增加。在突触体培养液中分别加入 H_2O_2、FCCP、rotenon，乳酸浓度比正常对照组显著性增高。对突触体进行长时间 H_2O_2 处理，乳酸含量未见显著升高或降低。同时在突触体培养液中加入 H_2O_2 和 FCCP，乳酸浓度相当于单独在突触体培养液分别加入 H_2O_2 与 FCCP 产生乳酸之和。结论：重复缺氧与 H_2O_2 处理可能激发脑与突触体内的抗自由基损伤防御系统；突触体从有氧呼吸到无氧酵解的转换主要不是由于 H_2O_2 对突触体膜的损伤。

关键词 突触体；重复缺氧；H_2O_2；自由基；乳酸

Effects of repetitive hypoxia and H_2O_2 on lactate content in whole brain and synaptosomes Objective: Effects of repeated exposure to hypoxia and H_2O_2 treatment on content of lactate were observed in the brain of mice and the synaptosomes of guinea pigs. Methods: Lactate production was detected by the enzymatic oxidation. Results: The content of lactate was increased in group exposed to hypoxia for once whereas on further increase was seen in group of repeated hypoxia exposure. Lactate concentration was increased when synaptosome culture was treated respectively by H_2O_2, FCCP and rotenone. No significant change was shown when the synatosomes were exposed to H_2O_2 for longer period of time. The increase in content of lactate in group exposed to H_2O_2 and FCCP simultaneously was almost equal to the sum of changes in both group H_2O_2 and FCCP. Conclusion: Some protective systems of antifree radicals are triggered by exposure to repetitive hypoxia and H_2O_2, and the transition from respiration to glycolysis in the synaptosomes seems not due mainly to damage of their membrane.

Key words synaptosomes; repetitive hypoxia; H_2O_2; free radicals; lactate

脑对缺氧最为敏感，是机体耗氧量最高的器官，而且其能量来源主要依赖于糖代谢。在正常情况下进行离体脑皮质层突触体的孵育产生生物能量 ATP 有两个过程：线粒体的氧化磷酸化和胞液的无氧酵解。按数学计算消耗同样的葡萄糖需氧代谢产生的 ATP 是无氧酵解的 13 倍。无氧酵解的最终产物为乳酸。可从乳酸的生成量推断生物能量代谢情况。鱼藤酮（rotenone）和对 - 三氟甲氧基苯腙羧基氰化物（carbony cyanide ρ-trifluoromethoxyphenylhydrazone, FCCP）作为阻断线粒体 ATP 合成的工具药可以模拟缺氧缺血状态。Clark JB 小组[1]利用鱼藤酮和 KCN 分别阻断复合物 I 和复合物 IV，研究不同脑区内突触线粒体和非突触线粒体的氧耗和 ATP 合成发现：鱼藤酮使非突触线粒体复合物 I 活性降低 50%~60%，突触线粒体复合物 I 活性降低 25%。然而 KCN 却没能使非突触线粒体与突触线粒体的复合物 IV 活性降低之间产生明显差异，说明突触体中复合物 I 对缺氧更为敏感。我们的工作表明，小鼠经急性重复缺氧，缺氧耐受性显著增强[2]，小鼠经 1 次缺氧后，全脑 Na^+-K^+-ATPase 和 Ca^{2+}-ATPase 活性降低[3]，脂质过氧化水平升高[4]。但经 4 次缺氧后，均无显著增加。诱导外源性自由基于离体神经突触体中可以模拟脑重复缺氧/缺血再灌注时单一因素——自由基对神经细胞功能的损伤。我们先前实验已发现，在诱导自由基的情况下，突触体膜电位降低，细胞内 Ca^{2+} 浓度升高，脂质过氧化物（丙二醛 MDA）升高[5]。另一合作者还发现 ATP 下降，ADP 上升（未发表资料）。本工作在测定重复缺氧过程中脑乳酸含量变化的基础上，通过在突触体上诱导自由基，以观察其生物能量代谢产物乳酸含量的变化，藉以探讨自由基对突触体生物能量转换机理的可能影响。

【材料与方法】

(1) 主要仪器与试剂

可见–紫外分光光度计（全套恒温和磁力搅拌装置）GBC920Australia，超速离心机 Beckman，小型普通离心机（装入冰箱 4℃ 冷藏室中使用）。乳酸脱氢酶（lactate dehydrogenase）为 SERVA 产品。L-（+）乳酸盐[L-（+）lactate acid(Li)]，β-氧化型辅酶 I（β-NAD），肼水合物（hydrazine hydrate）和其他常用试剂均为 Sigma 产品，至少分析纯。双蒸水配溶液及清洗器皿。

(2) 实验方法

1) 急性重复缺氧与脑内乳酸含量测定：急性重复缺氧小鼠实验动物模型的制备按吕国蔚法[1]。实验动物为昆明小鼠随机分为缺氧 4 次（A）组、缺氧 1 次（B）组和正常对照（C）组，每组 5 例。小鼠经过 4 次重复缺氧，一旦出现喘呼吸，快速将其断头剥脑，在 0℃ 条件下进行脑匀浆，10 000r/min（转/分）离心（4℃），取上清液进行乳酸的测定。

2) 乳酸含量测定：参考酶氧化法[6]，λ_{max} = 340nm，与乳酸测定的工作液反应时间为 40min。丙酮酸干扰乳酸测定，需在反应中加入肼水合物，排除干扰。葡萄糖和过氧化氢两者干扰可忽略不计。

3) 突触体的提取：根据 Hajos 法[7]，分离荷兰猪脑皮质层突触体。最后提取的突触体存放在 0℃ 的缓冲液（140mmol/L NaCl；3mmol/L KCl；2mmol/L $MgCl_2$；25mmol/L Tris；10mmol/L glucose；pH = 7.4）中，24h 内使用。Lowry 法测定突触体的蛋白含量。

4) 突触体实验设计：提取的突触体用缓冲溶液稀释成浓度为 4mg protein/ml；37℃ 恒温孵育并且磁力搅拌。孵育前需要用缓冲液（140mmol/L NaCl；3mmol/L KCl；2mmol/L $MgCl_2$；25mmol/L Tris；10mmol/L glucose；pH = 7.4）洗（3000r/min，1min，4℃），以排除存储时产生乳酸的干扰。

① H_2O_2 与其他阻断 ATP 合成的工具药对突触体乳酸含量的影响

0.5mmol/L H_2O_2、0.5μmol/L FCCP 和 2μmol/L rotenone（终浓度）分别加到突触体（4mg protein/ml）培养液（同上缓冲液）中，37℃ 恒温孵育并且磁力搅拌。在 0min 和 10min 时立即从培养液中吸取 0.10ml，快速放入冰水浴中冷却，离心（3000r/min，3min，4℃），取上清液 40μl 放到空的反应管中。将测定乳酸含量的工作液同时加入到各反应管中，37℃ 恒温进行 40min 的反应。

② 自由基和阻断线粒体 ATP 合成的工具药 FCCP 同时作用于突触体对代谢产物乳酸的影响

0.5mmol/L H_2O_2、0.5μmol/L FCCP 和 0.5mmol/L H_2O_2 + 0.5μmol/L FCCP（终浓度）分别加到突触体培养液（同上缓冲液）中，37℃恒温孵育并且磁力搅拌。0min 和 10min 时立即从培养液中吸取 0.10ml，快速放入冰水浴中冷却，离心（3000r/min，3min，4℃），取上清液 40μl 放到空的反应管中。将测定乳酸含量的工作液同时加入到各反应管中，37℃恒温进行 40min 的反应。

③ H_2O_2 长时间作用于突触体对其能量代谢产物乳酸含量的影响

0.5mmol/L H_2O_2（终浓度）加到突触体（4mg protein/ml）培养液（同上缓冲液）37℃恒温孵育并且磁力搅拌。30min、60min、120min 和 180min 时立即从培养液中吸取 0.40ml，快速放入冰水浴中冷却，离心（3000r/min，3min，4℃），取上清液 20μl 放到空的反应管中。将测定乳酸含量的工作液同时加入到各反应管中，37℃恒温进行 40min 的反应。

(3) 数据处理及统计学检验

实验结果以 $\bar{x} \pm s$ 表示（n≥8）。采用 SYSTAT 软件统计包对实验数据进行分析，显著性水平为 $P < 0.05$。

【结果】

(1) 脑内乳酸含量

缺氧 4 次（A）组、缺氧 1 次（B）组和正常对照（C）组脑内乳酸含量分别为 2.907 ± 0.112mg/g、3.032 ± 0.217mg/g 和 2.323 ± 0.107mg/g 脑湿重。A、B 组显著高于 C 组（ANOVA，$P < 0.01$），但 A、B 组之间无显著性差异，表明急性缺氧时脑内乳酸含量大量增加，但未随缺氧次数的增多而继续增高。

(2) H_2O_2 与其他的阻断 ATP 合成的工具药对突触体能量代谢产物乳酸的影响

孵育 10min 时，H_2O_2 组、FCCP 组、rotenone 组分别与正常对照组进行配对资料 t 检验，均有显著性差异（$P < 0.01$）（图 4-27）。

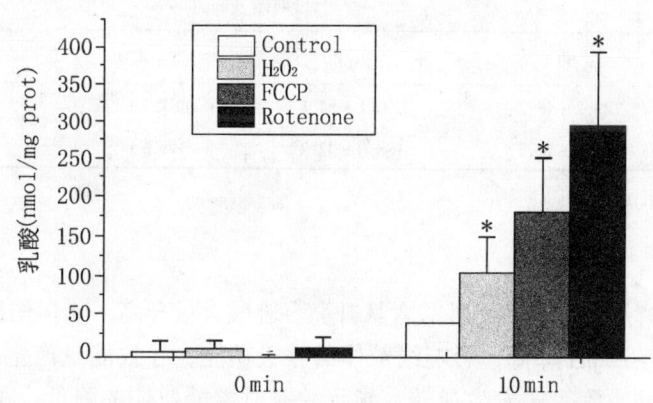

图 4-27 H_2O_2 及其他阻断药物对突触体产生乳酸的影响

* $P < 0.01$ 与对照组比较

(3) 自由基和阻断线粒体 ATP 合成的工具药 FCCP 同时作用于突触体对代谢产物乳酸的影响

孵育10min时，H_2O_2组、FCCP组、H_2O_2+FCCP组分别与正常对照组进行单因素方差分析NK=0.05并两两比较，可见显著性差异（$P<0.01$）；FCCP组、H_2O_2+FCCP组与H_2O_2组单因素方差分析NK=0.05并两两比较，可见显著性差异（$P<0.01$）；H_2O_2+FCCP组与FCCP组单因素方差分析NK=0.05，也出现显著性差异（$P<0.05$）。H_2O_2和FCCP同时作用于突触体时，乳酸含量几乎是单独H_2O_2和FCCP作用于突触体所产生的乳酸之和（图4-28）。

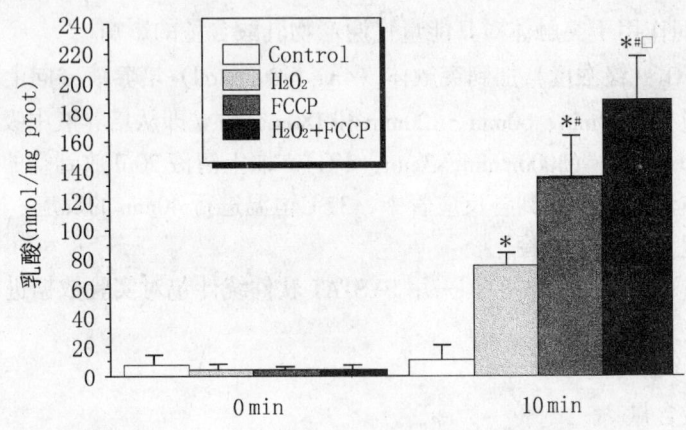

图4-28 H_2O_2、FCCP及H_2O_2+FCCP对突触体产生乳酸的影响

* $P<0.01$与对照组比较，# $P<0.01$与H_2O_2组比较，□ $P<0.05$与FCCP组比较

(4) H_2O_2长时间作用于突触体对乳酸含量的影响

突触体在H_2O_2长时间作用下，乳酸浓度不仅未继续增长反而有降低的趋势（表4-28）。

表4-28 H_2O_2长时间作用于突触体对乳酸含量的影响

组别	时间（min）			
	30	60	120	180
对照组	129.2±43.2	250.1±84.1	481.1±121.0	654.2±30.0
H_2O_2组	73.2±46.3	188.0±92.9*	348.8±191.0	509.8±216.7

* $P<0.05$，与对照组比较

【讨论】

缺氧时糖无氧酵解的最终产物乳酸含量升高。乳酸含量升高，除损伤细胞的结构外，细胞内的乳酸积累可导致pH降低，影响线粒体的呼吸功能，导致能量产生障碍。细胞内H^+浓度的升高可使肌酸激酶等式发生逆转，导致缺氧时磷酸肌酸的降低，引发能量进一步衰竭。急性缺氧小鼠脑内乳酸含量显著高于对照水平，是无氧酵解加强的结果。而经4次急性重复缺氧作用的动物，其脑内乳酸水平并不随缺氧次数的增多或缺氧时间的延长而积累增多，与急性单次缺氧小鼠脑内乳酸水平无显著差异。在急性重复缺氧作用下，动物以某种未知的适应机制抑制乳酸的产生和积累。

在重复缺氧或缺血再灌注作用下脑内产生的自由基能够引发不同器官的过氧化损伤。我们过去的工作表明，小鼠经一次缺氧后，脂质过氧化水平升高[4]。本工作显示：H_2O_2 与 FCCP 和 rotenone 类似，可使突触体生物能量代谢产物乳酸含量升高，说明其糖无氧酵解率提高。Clark JB 小组的工作提示突触体中复合物 I 对缺氧更为敏感，有可能 H_2O_2 抑制或损伤了呼吸链复合物 I，使有氧代谢受阻从而无氧酵解率升高，乳酸含量升高[1]。我们先前的工作表明[5]在经过过氧化氢处理的荷兰猪脑皮质突触体，它的细胞膜电位和线粒体膜电位均降低，但线粒体膜电位降低少些，可能是由于胞浆中有特殊防御系统。另据报道，从组织中单独提取线粒体，H_2O_2 可使其完全去极化[8]。膜的去极化伴随胞浆内 Ca^{2+} 浓度逐渐上升。胞浆和线粒体内沉积大量 Ca^{2+} 可使线粒体氧化磷酸化电子传递脱偶联，以至 ATP 合成受阻。实际上另一合作者已经测出 ATP/ADP 比值减低（未发表资料），由此激活糖酵解中的关键酶磷酸果糖激酶，使糖无氧酵解率增加，乳酸浓度提高。

自由基和阻断线粒体 ATP 合成的工具药 FCCP 同时作用于突触体时代谢产物乳酸含量几乎是单独 H_2O_2 和 FCCP 作用于突触体产生的乳酸之和。这说明 H_2O_2 使糖无氧酵解率提高，并不是主要通过损伤膜，改变质子的通透性以降低线粒体质子梯度来实现的。

H_2O_2 长时间作用于突触体时，乳酸浓度没有继续增高反而降低。其可能的机制有：①在生理条件，乳酸以乳酸盐的形式存在，乳酸盐有可能在脑缺血缺氧中起到保护作用[9]，实验证明突触体细胞膜电位降低，Ca^{2+} 通道开放，Ca^{2+} 内流，而外源性乳酸具有反作用于 Ca^{2+} 通道、Ca^{2+} 内流减少的作用。我们以前的工作表明[10]，小鼠经多次重复缺氧时，脑内 Ca^{2+} 浓度随着缺氧时间延长，增长速度减慢。Ca^{2+} 内流减少可减轻线粒体氧化磷酸化电子传递的脱偶联，缓解 ATP 合成的阻碍，从而抑制有氧呼吸向无氧酵解的转化。②另一种可能是胞浆中的过氧化氢酶等类似防御系统，部分地清除了 H_2O_2。③线粒体存在 DNA，而且也有蛋白质合成系统（mRNA, rRNA, tRNA, 氨基酸活化酶等）是动物细胞中除核之外唯一含有 DNA 的细胞器，有少数蛋白质在线粒体内合成。线粒体发生的共生学说认为，线粒体起源于古老厌氧真核细胞共生的需氧菌。以后在长期进化过程中，两者共生关系极其密切，共生物的大部分遗传信息转移到细胞核，留在线粒体的遗传信息大大减少，现在所见到的 mtDNA 和蛋白质合成系统，即是长期进化的遗迹。线粒体是细胞氧化中心和供能基地，对细胞正常代谢起重要作用。线粒体自身所合成的微量蛋白质，对维持线粒体的正常结构和功能极为重要。推测在长时间的 H_2O_2 作用下，线粒体自身可能合成了某种抗自由基或抗缺氧的应激蛋白，借以维持正常的细胞功能。④我们先前的工作表明[2]：注射重复缺氧小鼠脑匀浆提取液于正常小鼠后，其缺氧耐受能力显著提高，推测机体本身有可能产生某种抗缺氧缺血及自由基的应激蛋白，而这类应激蛋白有可能在线粒体中产生。

参考文献

1. Davey GP, Canevari L, Clark JB. Threshold effects in synaptosomal and nonsynaptic mitochondria from hippocampal CA1 and paramedian neocortex brain regions. J Neurochem, 1997, 69: 2564
2. 吕国蔚, 史美棠, 李凌等. 急性重复缺氧对小鼠缺氧耐受性的影响及其机制的初步探讨. 中国病理生理杂志, 1992, 8 (2): 425
3. 张锦楠, 阎淑莲, 刘永利等. 急性重复缺氧小鼠脑组织 Na^+-K^+-ATP 酶和 Ca^{2+}-ATP 酶活性的变化. 中国应用生理学杂志, 1994, 10 (3): 237
4. 徐瑞兴, 周玉兰, 吕国蔚. 急性重复缺氧对小鼠脑脂质过氧化水平的影响. 基础医学与临床, 1994, 14 (6): 65

5. Tretter L, Bors P, Berencsi A, et al. Effects of free radical-generating agents on synaptosomal functions. Oxygen Free Radicals and Scavengers in the Natural Sciences, 1993, 115 – 118
6. Hajos F. An improved method for the preparation of synaptosomal fractions in high purity. Brain Res, 1975, 93: 485
7. Kaplan LA. Clinical chemistry. ST, Louis, Toronto, Princeton: The CV Mosby Company, 1984. 1040 – 1042
8. Gunter TE, Douglar RP. Mechanisms by which mitochondria transport calcium. Am J Physiol, 1990, C755
9. Boakye P, White EJ, Clark JB. Protection of ischaemic synaptosomes from calcium overload by addition of exogenous lactate. J Neurochem, 1991, 57: 88
10. 赵光, 张玉珍, 吕国蔚. 急性重复缺氧对小鼠脑游离钙含量的影响. 首都医科大学学报, 1996, 17(2): 135

4.4.7. 急性缺氧小鼠脑组织磷脂组分的变化

摘要 本工作观察并比较了1次缺氧、重复4次缺氧以及未经缺氧的正常小鼠脑细胞中磷脂组分含量的变化。结果表明, 1次缺氧鼠磷脂酰乙醇胺 (phosphatidyl ethanolamines, PE)、磷脂酰丝氨酸 (phosphatidyl serine, PS) 含量显著升高, 磷脂酰胆碱 (phosphatidyl choline, PC)、鞘磷脂 (sphingomyeline, SM) 含量显著下降, 但经4次重复缺氧后, 除SM含量仍继续下降外, PE、PS含量比1次缺氧显著回降, PC含量显著回升, 三者均趋近于正常对照水平。结果提示, 急性重复缺氧, 可能使脑细胞中磷脂发生相应的适应变化, 从而明显增加动物对缺氧的耐受性。

关键词 缺氧症; 磷脂类; 小鼠

Changes of phospholipids composition in mice brain exposed to hypoxia acutely Changes of composition and content of phospholipids in mouse brain were observed and compared in 3 groups: ①hypoxia exposure only once, ②repeatedly for 4 trials, and ③normal controls without exposure. In group ①the content of PE and PS increased significantly and that of PC and SM decreased significantly, while in group ②the content of PE, PS and PC was all changed significantly when compared with group ①all phospholipids contents tended to come close to normal level. These findings suggested that acute and repetitive hypoxia might produce adaptive change of the brain phospholipids and thus markedly increase animals' tolerance to hypoxia.

Key words anoxia; phospholipids; mice

我们以前的工作发现, 小鼠经急性重复密闭缺氧后, 在低氧分压下的存活时间, 较正常对照动物延长10倍; 其氰化钾中毒致死时间较正常的动物致死时间延长4倍, 提示重复缺氧4或5次小鼠脑组织中有耐缺氧化学物质存在[4]。我们新近又发现, 动物1次缺氧后, 脑组织中 Ca^{2+}-ATP酶活性降低, 游离脂肪酸 (FFA) 含量显著上升, 但经4次重复缺氧后二者均有所恢复并接近正常对照水平[2,3]。这提示多次重复缺氧后, 动物对缺氧耐受性增高与脑组织中化学物质变化有密切关系。为此, 本工作进一步观察重复缺氧后耐受性的增高与脑组织中磷脂变化的关系。

【材料与方法】

(1) 动物模型

以昆明小鼠为实验对象, 体重17.0~20.0g, 雌雄兼有。按先前方法[1], 将动物置于广口瓶内密闭至出现喘呼吸时取出，计算耐受时间，为1次缺氧；取出后立即转移至另一广口瓶，至喘呼吸出现时再转移，如此重复4次者为4次缺氧。按配对设计，每组包括，正常对照（A）、1次缺氧（B）和重复4次缺氧（C）鼠各1只，C为实验鼠，A、B为C的对照鼠，每次同时进行4组实验，共进行5次。

(2) 仪器和试剂

紫外分光光度计 WFJ80-1型（北京分析仪器厂），λ为797nm。硅胶G板（浙江黄岩厂产品）。钼酸铵、磷酸二氢钾、甲醇、氯仿均为分析纯试剂。

(3) 磷脂测定

样品制备：按动物模型操作，将1次缺氧、4次缺氧和正常小鼠分别断头处死，立即放入液氮冷冻2 min。剥离全脑，称重，用PBS（pH7.4）洗涤后，合并提取液，挥发浓缩，定容1ml备用。

层析分离：用5×10cm的硅胶G板，取上述制备液，定量点样。展开剂：$CHCl_3:CH_3OH:HAc:H_2O$（5:4:1:0.2），用碘蒸气显色，样品呈棕黑色。分别取出各组分斑点，用洗脱液冲洗，合并挥干。

硝化测定磷含量：用$HNO_3:H_2O_2$（2:1）混合液，硝化处理后，加入一定体积的定磷试剂，用WFJ80-1型分光光度计，λ为797nm，测定无机磷，计算各磷脂组分含量。

(4) 数据处理

实验数据以$\bar{x} \pm s$表示，用方差分析或配对t检验进行差异显著性试验。

【结果】

(1) 共用60只动物分为20个配对组进行实验。重复缺氧4次组各次的平均耐受时间依次为：8.8 ± 2.6、38.4 ± 1.8、58.4 ± 3.3、67.01 ± 3.30min（$\bar{x} \pm s$，$n=20$），与先前报道的结果[1]一致。

(2) 60只动物，脑湿重的范围为0.32～0.45g。每个鼠脑样本层析分离出4个磷脂组分：PE、PS、PC（旧名为卵磷脂）和SM，分别测定。实验所获的层析图谱和有关数据，分别如图4-29、图4-30和表4-29所示。图4-29取自正常小鼠。1或4次缺氧小鼠脑提取液的层析的模式同图4-29，但吸光度值不同（表4-29）。

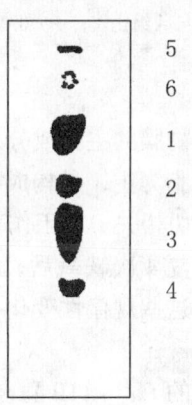

图4-29 小鼠脑提取液硅胶G层析图示例
1，2，3，4，5和6分别代表PE，PS，PC，SM，胆固醇及未知成分

由表4-29与图4-30可见：

1) 1次缺氧（B）组的PE与PS含量非常显著地高于正常对照（A），但4次缺氧（C）组的有关数值显著低于1次缺氧（B）。

2) 1次缺氧（B）组的PC非常显著地低于对照，4次缺氧（C）的PC仍低于正常对照（A）组值。

3) 1次缺氧（B）组SM也非常显著地低于对照，4次缺氧（C）组仍继续降低。

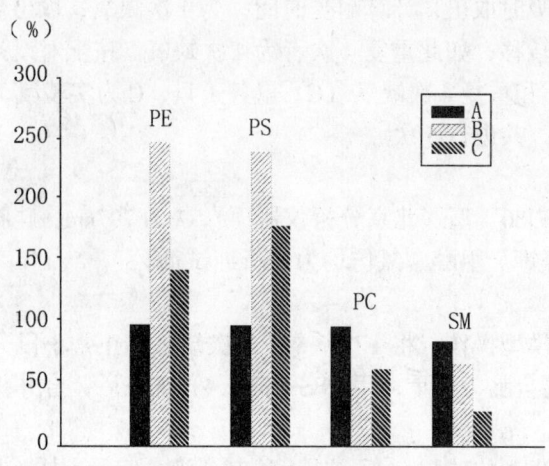

图 4-30　各组小鼠脑磷脂吸光度的相对值

$n = 20$，A 组作为 100

表 4-29　各组小鼠脑磷脂的吸光度值 ($\bar{x} \pm s$)

	n	PE	PS	PC	SM
正常对照（A）	20	141.2 ± 20.0	54.3 ± 10.5	239.5 ± 20.6	59.4 ± 8.3
缺氧 1 次（B）	20	351.4 ± 32.2$^\triangle$	131.5 ± 18.0$^\triangle$	123.7 ± 15.0$^\triangle$	37.4 ± 8.3$^\triangle$
缺氧 4 次（C）	20	205.1 ± 27.6*	98.2 ± 14.1*	158.5 ± 18.7*	18.7 ± 3.5*

$^\triangle P < 0.001$，与 A 组比较；* $P < 0.01$，与 B 组比较

【讨论】

脂质是生物膜的主要成分之一，其中磷脂占总质量的 50% 以上。动物神经组织所含的类脂中，以磷脂为主，是构成神经细胞膜性结构和髓鞘的主要成分[4,5]，与 Ca^{2+}-ATP 酶和 FFA 的活动密切相关。本工作表明，急性缺氧小鼠脑组织中 PE、PS 含量显著增高；PC、SM 明显下降；重复 4 次缺氧后，除 SM 含量仍继续下降外，PE、PS、PC 含量有一定恢复。磷脂组分含量的这些规律性变化，与我们先前报道的 Ca^{2+}-ATP 酶和 FFA 的变化规律[2,3]十分相似。

已知分离的 Ca^{2+}-ATP 酶含有磷脂分子，一个酶分子为保持其完全活力都要求一定数量磷脂分子，说明磷脂提供的微环境对维持酶活性构象是必要的[6,7]。磷脂作为一类含磷的类脂化合物，在急性缺氧下，可能由于激活磷脂酶 A_2 活性，加快脑组织中某种磷脂分解，以应急脑组织能量需要，以致 1 次缺氧小鼠脑中 FFA 和 PE、PS 等均明显升高[8]。4 次重复缺氧后 PE、PS 和 FFA 的含量不仅不进一步升高，反而明显回降，Ca^{2+}-ATP 酶活动性也明显回升，提示重复缺氧后，脑组织的能量需求和化学物质含量均发生了某种适应性变化，增强了动物对缺氧的耐受性。关于 SM 含量的继续降低的机理和意义有待进一步探讨。

参考文献

1. 吕国蔚，史美棠，李凌等. 急性重复缺氧对小鼠缺氧耐受性的影响及其机制的初步探讨. 中国病理生理杂志，1992，8（4）：2564 - 2570

2. 张锦楠，阎淑莲，刘永利等．急性缺氧小鼠脑组织 Na^+/K^+-ATP 酶和 Ca^{2+}-ATP 酶活性的变化．中国应用生理学杂志，1994，10（3）：237
3. 刘慧敏，朱冬生，李鸿筠．急性重复低氧对小鼠脑游离脂肪酸的影响．基础医学与临床，1993，13：62
4. 赵增翰．脂褐素的研究及其进展．国外医学·老年分册，1981，2：145
5. 徐霆．磷脂膜研究的一些进展．生物化学与生物物理进展，1990，7：272
6. Haass WK. The cerebral ischemia cascade. Neural Clin, 1983, 11: 3451
7. Alien GS, Alon HS, Preziosi TJ, et al. Cerebral arterial spasm controlled trial of nimodipine in patients with subarachnoid hemorrhage. N Eng J Med, 1983, 303: 610
8. DeMedio GE, Goracci G, Horrocks LA, et al. The effect of transient ischemia on fatty acid and lipid metabolism in the gerbil brain. Ital J Biochem, 1980, 29: 412

4.4.8. 缺氧耐受形成中各脑区氨基酸含量的变化

摘要 目的：探讨缺氧耐受形成机制。方法：高压液相法测定缺氧耐受形成中小鼠各脑区 L-天门冬氨酸（L-ASP）、L-谷氨酸（L-GLU）、甘氨酸（GLY）、γ-氨基丁酸（γ-GABA）含量变化。结果：L-ASP、L-GLU 含量，在端脑，1 次缺氧组与正常对照组比二者均有升高趋势，3、4 次缺氧组与 1 次缺氧组比有下降趋势；在脑干、海马，各组之间无统计学差异。在小脑，3、4 次缺氧组二者与正常对照组比均有明显降低；在间脑，随着缺氧次数的增加 L-ASP 逐渐下降，4 次缺氧组与 1 次缺氧组及正常对照组比明显降低。各脑区 GLY 含量均随着缺氧次数的增多而增高，端脑、间脑的含量在缺氧 4 次组有明显回降。各脑区 γ-GABA 含量在缺氧耐受形成中均未见明显变化。结论：γ-GABA 与缺氧耐受形成无明显关系；部分脑区 L-ASP、L-GLU 的减少及 GLY 的回降促进了缺血耐受的形成。

关键词 小鼠；氨基酸；缺氧耐受

Changes of amino acid in generation of tolerance to hypoxia Objective: To explore mechanism of tolerance to hypoxia of mice exposed to hypoxia. Methods: L-GLU, L-ASP, GLY and γ-GABA of different brain area in mouse with HPLC were detected in generation of tolerance exposed to hypoxia. Results: Contents of L-ASP and L-GLU in telencephalon tissue in run 1 group were higher than those in control group, contents of L-ASP and L-GLU in run 3, 4 group were lower than those in run 1 group. In the brain stem tissues and hippocampal tissues, contents of L-ASP and no marked L-GLU changes were seen in 4 groups. In the cerebellum tissues contents of L-ASP and L-GLU in run 3 and 4 group were lower than those in control group. In the diencephalon, contents of L-ASP decreased with increasing hypoxic runs and contents of L-ASP in runs 4 hypoxia group were significantly lower than those in control group and run 1 group. The concentration of GLY increased gradually with increasing hypoxia runs, but contents of GLY after four runs exposure reduced in telencephalon and diencephalon. No significantly changes were shown in contents of γ-GABA during repetitive exposure to hypoxia. Conclusion: γ-GABA is not markedly related to hypoxic tolerance, decrease of GLU, L-ASP and reduction of L-GLY enhance generation of tolerance to hypoxia.

Key words mouse; amino acid; hypoxic tolerance

在缺血缺氧脑损伤中，兴奋性氨基酸（EAA）起着重要的作用。但 EAA 和抑制性氨基酸在缺氧耐受形成中的作用尚未见报道。本实验目的在于观察小鼠缺氧耐受形成中各脑区 EAA 和抑制性氨基酸含量变化,探讨缺氧耐受形成机制。

【材料与方法】

(1) 试剂

AQC（6-氨基喹啉-N-羟基-琥珀酰亚胺基甲酸酯）及氨基酸标准品为美国 Waters 公司产品,D-正亮氨酸为中国科学院生物技术厂产品。

(2) 方法

1) 缺氧耐受模型：按急性重复缺氧方法[1],将小鼠置于广口瓶内,密闭,记时,一旦出现喘呼吸,立即转移到另一广口瓶内,密闭,记时。以此类推共 4 次。从密闭开始到喘呼吸出现时间为原始耐受时间,再依下式[1]算出相当于 100ml 有效空气量下的标准耐受时间：

$$T = [(t_1 - t_0)/(V_0 - W_a/0.94)] \times 100$$

式中 T 为标准耐受时间；t_1 为喘呼吸出现时间；t_0 为密闭开始时间；V_0 为原始瓶容积；W_a 为小鼠体重。

2) 氨基酸含量测定：选体重为 18~22g 昆明小鼠,雌雄不限,随机分为：正常对照组与 1、3、4 次缺氧组,每组 8 只。采用高压液相 AccQ·Tag 柱前衍生法测定。D-正亮氨酸为内标。

(3) 统计学处理

实验数据用 SPSS 统计软件包处理,数据以 $\bar{x} \pm s$ 表示,组间比较采用单因数方差分析检验。

【结果】

(1) 急性缺氧小鼠的行为表现及标准耐受时间

小鼠在各次急性重复缺氧时的行为表现与以前报道相似[1]。缺氧耐受时间随着缺氧次数的增加逐渐增加,第 2、3、4 次重复缺氧的标准耐受时间分别为第 1 次的 3、4、5 倍。

(2) 端脑组织氨基酸含量在缺氧耐受中的变化

L-天门冬氨酸（L-ASP）和 L-谷氨酸（L-GLU）1 次缺氧组与正常对照组比有升高趋势,3、4 次缺氧组与 1 次缺氧组比有逐渐下降趋势（$P > 0.05$）。甘氨酸（GLY）3 次缺氧组与 1 次缺氧组及正常对照组比显著升高（$P < 0.05$）；4 次与 3 次缺氧组比有明显回降趋势。各组之间 γ-氨基丁酸（γ-GABA）未见差别（表 4-30）。

表 4-30 重复缺氧小鼠端脑组织氨基酸的含量 (nmol/g wet)

	只数	对照组	缺氧次数		
			1	3	4
L-ASP	8	4167.939 ± 417.862	4927.843 ± 529.728	4323.877 ± 422.958	3938.214 ± 404.163
L-GLU	8	7132.516 ± 602.191	7881.647 ± 303.210	7478.168 ± 758.591	6395.885 ± 411.172
GLY	8	9996.670 ± 1244.430	10453.314 ± 540.537	14461.135 ± 1191.661#*	12542.918 ± 992.526
γ-GABA	8	5274.879 ± 466.702	4849.275 ± 443.309	5127.937 ± 542.151	4808.842 ± 553.673

与对照组比 # $P < 0.05$,与 1 次缺氧组比 * $P < 0.05$

(3) 脑干组织氨基酸含量在缺氧耐受中的变化

各组之间 L-ASP、L-GLU 含量未见明显差别；1、3、4 次缺氧组 GLY 呈逐渐上升趋势,且与正常组比显著升高($P<0.05, P<0.01, P<0.01$);γ-GABA 各组之间未见差别(表 4-31)。

表 4-31 重复缺氧小鼠脑干组织氨基酸的含量（nmol/g wet）

	只数	对照组	缺氧次数		
			1	3	4
L-ASP	8	6489.104 ± 705.383	6695.201 ± 655.046	6696.265 ± 572.62	6624.061 ± 690.616
L-GLU	8	5269.030 ± 209.571	4526.802 ± 321.758	5192.704 ± 751.345	4742.113 ± 693.356
GLY	8	10 240.722 ± 1029.284	13 171.678 ± 675.736#	14 159.271 ± 1238.120##	14 561.229 ± 876.069##
γ-GABA	8	6015.247 ± 594.766	6262.586 ± 759.225	6159.445 ± 794.921	6472.567 ± 816.261

与对照组比 # $P<0.05$; ## $P<0.01$

(4) 小脑组织氨基酸含量在缺氧耐受中的变化

L-ASP、L-GLU 3、4 次缺氧组与正常对照组比显著下降（P 均 <0.05）。各组之间 GLY、γ-GABA 未见差别（表 4-32）。

表 4-32 重复缺氧小鼠小脑组织氨基酸的含量（nmol/g wet）

	只数	对照组	缺氧次数		
			1	3	4
L-ASP	8	4028.183 ± 310.597	4018.609 ± 676.746	3023.953 ± 163.299#	3126.666 ± 196.961#
L-GLU	8	7295.068 ± 537.792	6130.674 ± 460.625	5782.766 ± 453.249#	5562.285 ± 299.760#
GLY	8	8620.453 ± 872.703	10 953.872 ± 907.895	10 004.945 ± 487.297	9103.517 ± 274.207
γ-GABA	8	3037.076 ± 208.848	3275.222 ± 456.433	3409.762 ± 197.608	3151.730 ± 131.677

与对照组比 # $P<0.05$

(5) 间脑组织氨基酸含量在缺氧耐受中的变化

L-ASP 1 次缺氧组与正常组比有升高趋势（$P>0.05$），随着缺氧次数的增加逐渐下降，4 次缺氧组与 1 次缺氧组及正常组比显著下降（P 均 <0.05）。1、3、4 次缺氧组与正常对照组比 GLY 显著升高（P 均 <0.05），但 4 次缺氧组有明显回降趋势。各组之间 L-GLU、γ-GABA 未见差别（表 4-33）。

表 4-33 重复缺氧小鼠间脑组织氨基酸的含量（nmol/g wet）

	只数	对照组	缺氧次数		
			1	3	4
L-ASP	8	3991.989 ± 287.112	4542.580 ± 386.993	3363.965 ± 520.901	3081.331 ± 288.262#*
L-GLU	8	5000.603 ± 269.724	5343.432 ± 453.521	5474.698 ± 652.205	5222.548 ± 271.778
GLY	8	6992.078 ± 548.796	9298.139 ± 746.291#	12 317.427 ± 1137.913#	8910.104 ± 474.375#
γ-GABA	8	5286.412 ± 425.347	5654.042 ± 370.563	6389.240 ± 1161.676	6151.450 ± 370.200

与对照组比 # $P<0.05$，与 1 次缺氧组比 * $P<0.05$

(6) 海马组织氨基酸含量在缺氧耐受中的变化

3 次缺氧组与正常对照组比 GLY 显著升高（$P<0.05$），4 次缺氧组与正常对照组、1 次缺氧组比显著升高（$P<0.01$、$P<0.05$）。各组之间 L-ASP、L-GLU、γ-GABA 未见差别（表 4-34）。

表 4-34 重复缺氧小鼠海马组织氨基酸的含量（nmol/g wet）

	只数	对照组	缺氧次数		
			1	3	4
L-ASP	8	5642.313 ± 306.087	5306.156 ± 612.993	5270.091 ± 354.363	7900.782 ± 1223.632
L-GLU	8	9147.741 ± 966.563	7582.852 ± 529.875	8505.939 ± 1042.235	7324.019 ± 450.817
GLY	8	9122.336 ± 298.503	10 328.318 ± 958.039	11 688.993 ± 537.583#	14 540.346 ± 1360.899### *
γ-GABA	8	6408.738 ± 308.205	6665.041 ± 308.803	7785.968 ± 613.166	6523.433 ± 378.062

与对照组比 # $P<0.05$，## $P<0.01$；与1次缺氧组比 * $P<0.05$

【讨论】

缺血缺氧时，脑内大量释放 EAA，激动 N-甲基-D-天门冬氨酸（NMDA）受体，使 Ca^{2+} 通道活化，细胞外钙涌入细胞内，同时 EAA 通过其亲代谢受体产生胞内信使，使胞内钙库释放 Ca^{2+}，最终导致胞内游离钙离子浓度增加，Ca^{2+} 激活一氧化氮合酶（NOS），促进产生过量 NO、极活泼的氧自由基和较稳定的氧自由基前体[2]。它们攻击膜磷脂不饱和脂肪酸，导致膜 LPO 含量上升，使神经元受损。

缺血时，脑内 EAA 释放受很多因素的影响：①受神经元钙通道的调节。②腺苷通过对突触前膜 A_1 受体结合，抑制 EAA 释放[3]。③低温抑制 EAA 的释放[4]。④在纹状体可能存在局部的 DA（多巴胺）与 GLU 之间的正反馈，其在纹状体脑缺血缺氧时，充当重要角色[5]。⑤乙酰胆碱在海马 CA1 区、CA3 区抑制 GLU 的释放[6]。⑥自由基可通过激发非 Ca^{2+} 依赖的 GLU 释放。

目前认为哺乳动物脑内皮层、海马等脑区，广泛存在着对士的宁不敏感的而对 GLY 有亲和力的结合位点，GLY 与之结合可易化 NMDA 受体通道对 EAA 的效应。统计发现，[GLU]×[GLY]/[γ-GABA]（兴奋毒指数 EI）浓度比，能正确反映脑内不同区域对缺氧伤害的易感性[7,8]。本研究结果提示，在重复缺氧过程中，γ-GABA 可能与缺氧耐受形成关系较小；脑组织可能通过某种机制的调节，使部分脑区 L-ASP、L-GLU 减少，GLY 回降，促进了缺氧耐受的形成。

参考文献

1. 吕国蔚，史美棠，李凌等. 急性重复缺氧对小鼠耐受性的影响及机制的初步探讨. 中国病理生理杂志，1992，8（4）：425-429
2. Bredt DS, Snyder SH. Isolation of nitric oxide synthase, a calmodulin-requiring enzyme. Proc Ncad Acad Sci USA, 1990, 87: 682-685
3. Deckert J, Gleiterc H. Adenosine —— an endogenous neuroprotective metabolite and neuromodulator. J Neural Transm Suppl, 1994, 43: 23-31
4. Takagi K, Ginsberg MD, Globus MY, et al. Effect of hyperthermia on glutamate release in ischemia penumbra after middle cerebral artery occlusion in rats. Am J Physiol, 1994, 267: 1770-1776
5. Buisson A. Role of dopamine on the consequences of rat experimental focal ischemia. Circ Metab, 1994, 11（3）: 267-293
6. 肖卫兵. 缺血缺氧性脑损伤和谷氨酸. 生理科学进展，1994，25（4）：323-326
7. Andine P, Sandberg M, Bagenholm R, et al. Intra-and extracellular changes of amino acids in the cerebral cortex of the neonatal rat during hypoxic-ischemia. Brain Res Dev Brain Res, 1991, 64: 115-120
8. Thomson AM. Glycine is a coagonist at the NMDA receptor channel complex. Prog in Neurobiology, 1990, 35: 53-74

4.4.9 兴奋性氨基酸在缺氧耐受形成中的变化

摘要 GLU 和氯胺酮处理组小鼠的缺氧耐受时间分别低于和高于对照鼠；重复缺氧小鼠全脑 ASP、GLU、GLY 和 GABA 的含量随重复缺氧暴露变化，但 4 次缺氧鼠脑中的 GLU 和 ASP 的含量有向正常回降的趋势。

关键词 兴奋性氨基酸；脑；小鼠

Changes of excitatory amino acids during formation of hypoxic tolerance The tolerant time of mice to hypoxia was in GLU and ketamine administrated mice respectively shorter and longer than that in controls. The content of ASP, GLU, GLY and GABA in whole brain was changed as the hypoxic exposure was increased but the content of GLU and ASP in group exposed to hypoxia for four runs tended to be decreased towards to that in normal control.

Key words EAA; brain; mice

在缺血缺氧性脑损伤中，兴奋性氨基酸（EAA）起重要作用，但 EAA 在缺氧耐受形成中的作用尚未见报道。本实验通过观察 EAA 的 NMDA（N-甲基-D-天门冬氨酸）受体激动剂 L-GLU（L-谷氨酸）、受体拮抗剂氯胺酮对缺氧耐受的影响及在缺氧耐受中 EAA 和抑制性氨基酸的变化，旨在初步探讨缺氧耐受的机制。

【材料与方法】

(1) 试剂

L-GLU（上海伯奥生物科技公司）；氯胺酮（美国 Sigma 公司）；AQC（6-氨基喹啉-N-羟基-琥珀酰亚胺基甲酸酯）及 18 种氨基酸标准品（美国 Waters 公司）；D-亮氨酸（中国科学院生物技术厂）。

(2) 方法

1) 缺氧耐受模型：按急性重复缺氧方法，将小鼠置于含有新鲜空气、经过标定的 150 ml 广口瓶内，以橡皮塞密闭，记时，一旦出现喘呼吸，立即取出，并随即转移到另一有相似体积、含有新鲜空气的广口瓶内，密闭，记时。以此类推至 4 次，实验室温度 20 ± 2℃。各次倒瓶中，从密闭开始到喘呼吸出现时间为原始耐受时间，再依下式算出相当于 100ml 有效空气量下的标准耐受时间。

2) L-谷氨酸、氯胺酮对缺氧耐受的影响：选体重为 18~22 g 昆明小鼠，雌雄不限，随机分为谷氨酸、氯胺酮、生理盐水对照组。每组 15 只小鼠。每组分别腹腔注射 L-谷氨酸（60 mg/kg）、氯胺酮（100 mg/kg）、生理盐水，30min 后进行急性重复缺氧实验，并计算标准耐受时间。

3) L-ASP（L-天门冬氨酸）、L-GLU、GLY（甘氨酸）、γ-GABA（γ-氨基丁酸）测定：选体重为 18~22g 昆明小鼠，雌雄不限，随机分为：正常对照组、1 次缺氧组、2 次缺氧组、3 次缺氧组、4 次缺氧组，每组 10 只，脑组织由液氮取出，称重后加 0.1 mol/L HCl 2 ml（含内标浓度为 250 pmol/μl），在冰浴下超声粉碎（10s），加 10% 三氯醋酸，离心反复 3 次去蛋白，正己烷去脂，采用高压液相 AccQ·Tag 柱前衍生法测定，以 D-亮氨酸为内标物。色谱条件：色谱柱：C_{18} 柱；柱温：37℃；流动相 A：140 mmol/L 醋酸钠溶液（含 17 mmol/L 三乙胺，用 50% 磷酸调 pH 至 4.95）；流动相 B：乙腈:水（3:2）；洗脱梯度：见表 4-35；流速：

10ml/min，检测波长 $\sum x$：250nm，$\sum m$：395 nm。

(3) 统计学处理实验数据用 SPSS 统计软件包处理，数据以均数 ± 标准差（$\bar{x} \pm s$）表示，组间比较采用单因数方差分析检验。

$$T = \frac{t_1 - t_0}{V_0 - \dfrac{W_a}{0.94}} \times 100$$

式中 T：标准耐受时间；t_1：喘呼吸开始时间；t_0：密闭开始时间；V_0：瓶容积；W_a：小鼠体重。

【结果】

(1) NMDA 受体激动剂 L-GLU、受体拮抗剂氯胺酮对缺氧耐受性的影响：对照组小鼠在各次缺氧中的行为表现与先前所见相似。GLU 组小鼠行为表现与对照组基本相似，轻度兴奋。氯胺酮组小鼠呼吸较慢，自主运动极少，但未达到睡眠状态。GLU 组、氯胺酮组 1 次缺氧的平均耐受时间分别为 9 min 和 17 min，分别短于和长于正常对照组小鼠第 1 次缺氧的平均耐受时间（13 min）；GLU 组、氯胺酮组第 2、3、4 次重复缺氧的耐受时间分别约为其各自第 1 次缺氧耐受时间的 2.1、2.4、3.0、3.1、4.6、5.4 倍，分别低于、高于盐水对照组（盐水对照组第 2、3、4 次缺氧的标准耐受时间为第 1 次的 2.2、3.1、4.3 倍）的递增幅度（表 4－35）。

表 4－35　氯胺酮和 L-GLU 组的标准耐受时间（min，$\bar{x} \pm s$，$n = 15$）

组别	缺氧次数			
	1	2	3	4
对照	13.40 ± 0.61	29.31 ± 2.82#	41.54 ± 2.92#	57.82 ± 3.64#
L-GLU	8.63 ± 0.85*	18.06 ± 2.45*	20.64 ± 3.76*	25.83 ± 4.64*
氯胺酮	16.80 ± 0.49*	52.08 ± 3.54*	77.70 ± 3.14*	90.72 ± 5.86*

* $P < 0.05$，与对照组相比；# $P < 0.05$，组内与 1 次缺氧组相比

(2) 全脑组织 L-ASP、L-GLU、GLY、γ-GABA 含量在缺氧预适应中的变化：1 次缺氧组与正常对照组比 L-ASP、L-GLU 均有明显的升高趋势，但无统计意义。第 2、3、4 次缺氧组与 1 次缺氧组及正常对照组比，L-ASP 显著下降；第 3、4 次缺氧组与 1 次缺氧组及正常对照组比，L-GLU 显著下降，2 次缺氧组与 1 次缺氧组比 L-GLU 有下降趋势，但无统计意义。1 次缺氧组与正常对照组比 GLY 有升高趋势，但统计上无意义。3 次缺氧组和 1 次缺氧组比 GLY 显著升高。3、4 次缺氧组与正常对照组比 L-GLU 显著升高，4 次缺氧组与 3 次缺氧组比有回降趋势。正常对照组，1、2、3、4 次缺氧组之间 γ-GABA 未见差别（表 4－36）。

表 4－36　缺氧 1 次和 4 次小鼠脑组织中氨基酸的含量（nmol/g，$\bar{x} \pm s$，$n = 10$）

	对照	缺氧次数			
		1	2	3	4
L-ASP	2419.362 ± 105.311	2631.165 ± 230.505	2046.537 ± 121.356*##	1525.409 ± 101.556**##	1548.189 ± 80.148**##
L-GLU	8084.479 ± 391.748	8678.468 ± 504.395	7781.054 ± 469.474	6083.434 ± 376.812**##	5685.746 ± 387.915**##
GLY	10 751.180 ± 707.919	12 582.696 ± 1083.965	11 742.826 ± 659.222	16 095.671 ± 964.107**##	13 919.237 ± 585.303**##
γ-GABA	2678.047 ± 265.831	2956.322 ± 228.842	2885.056 ± 220.838	2581.018 ± 132.606	2817.040 ± 180.305

* $P < 0.05$，** $P < 0.01$，每组与 1 次组相比；## $P < 0.01$，与对照组相比

【讨论】

大量实验证实脑缺血缺氧损伤时，脑内产生大量的 EAA，作用于其受体，导致细胞内

钙超载及一系列的变化，最终使神经细胞代谢衰竭而死亡。本实验中，1 次缺氧组与正常对照组比 L-ASP、L-GLU 均有明显的升高趋势，但无统计意义，可能与动物例数少有关。

脑缺血损害时 EAA 毒性与两个过程肯定有关。首先 EAA 导致去极化而产生的 Na^+、Cl^-、水细胞内流，细胞因之肿胀，这个过程是可逆的，兴奋性毒素去除后，即可恢复正常水平；其次 NMDA 受体及非 NMDA 受体的激活，引起 Ca^{2+} 通道开放，导致 Ca^{2+} 大量内流，引起一系列病理过程，造成神经细胞损害。

目前认为哺乳动物脑内皮层、海马等脑区，广泛存在对士的宁不敏感而对 GLY 有亲和力的结合位点，GLY 与其结合可通过变构性作用易化 NMDA 受体通道对 EAA 的效应，是 NMDA 受体通道的变性调节剂。统计发现，[GLU] × [GLY] / [γ-GABA]（兴奋毒指数 EI 浓度比），能精确反映脑内不同区域对缺氧伤害的易感性。

L-GLU 是脑中的主要 EAA，其含量是 L-ASP 的 3～4 倍，L-GLU 不易透过血脑屏障，但在缺氧时，可能由于血脑屏障通透性增强，而进入中枢发挥作用。

氯胺酮是非竞争性的 NMDA 的受体拮抗剂，它有较高的脂溶性，易通过血脑屏障。氯胺酮与 NMDA 受体通道复合物的苯环利啶（PCP）调节位点结合，一方面，通过结构调节，影响受体识别位点的特性，干扰了 L-GLU 与 NMDA 受体的正常结合，从而阻断了 NMDA 反应；另一方面，阻断受体偶联的离子通道，影响通道的开启，从而减少 NMDA 受体介导的 Ca^{2+} 内流。大量实验证实氯胺酮有一定的神经保护作用。

本研究结果提示，在重复缺氧过程中，抑制性氨基酸 γ-GABA 可能与缺氧耐受形成关系较小，脑组织可能通过某种机制的调节，减少 EAA 的生成，促进 GLY 的回降，从而促进缺氧耐受的形成。

4.4.10. 离子型 NMDA 受体在缺氧耐受中的作用

摘要 天门冬氨酸（ASP）和氯胺酮处理小鼠在低压舱中的存活时间分别短于和长于对照鼠，提示 NMDA 受体激动剂和拮抗剂分别不利于和有利于缺氧耐受。

关键词 ASP；氯胺酮；缺氧耐受；小鼠

Role of ionic NMDA receptor in tolerance to hypoxia The survival time of ASP and ketamine administrated mice in hypobaric chamber was respectively shorter and longer than that of normal controls, indicating agoinst and antagonist of NMDA receptor are respectively harmful and beneficial to hypoxic tolerance.

Key words ASP; ketamine; hypoxic tolerance; mice

机体缺氧时的脑损伤与脑内兴奋性氨基酸（EAA）增多及其受体激活引起的兴奋毒性作用有关；而重复缺氧可形成预适应而显著提高小鼠对缺氧的耐受性。本研究观察 EAA 离子型 NMDA 受体对小鼠缺氧耐受性的影响。

【材料与方法】

体重 17～21g 昆明小鼠 62 只，雌雄各半，室温 18～22℃。随机分为天门冬氨酸（aspartate, ASP）组、生理盐水（NS）组和氯胺酮（ketamine, KET）组等 3 组，以 NS 组为正常对照。分别腹腔注射 ASP 10g/kg，NS 3ml/kg，KET 100mg/kg。按我室先前方法进行重复缺氧并观测缺氧耐受时间：给药后 10min 立即重复缺氧 4 次，每次均将小鼠置于含新鲜空气、经标定约 150ml 广口瓶中，以橡皮塞密闭，待动物出现喘呼吸立即换瓶，记录从密闭开始到喘呼吸出现的时间，并换算成每 100ml 新鲜空气密闭下的标准耐受时间（T）。

测定低氧分压下存活时间：小鼠配伍，分为同上 3 组各 14 例，注药后 15min 放入 PO_2 为 4.1kPa（30mmHg）的低压舱内，记录低压开始到小鼠死亡的时间。

【结果】

各组小鼠 1~4 次重复缺氧的标准耐受时间（T）均逐次延长（$P<0.01$）。而每次密闭的 T 均为 ASP 组 < NS 组 < KET 组（$P<0.05$）（表 4-37）。

表 4-37 ASP、NS 和 KET 组在不同缺氧时间后的标准缺氧时间

组别	n	耐受时间（min, $\bar{x}\pm s$）			
		1	2	3	4
ASP	18	12.5±3.5#	28.5±4.9###	50.3±7.1###	66.5±7.9###
NS	23	15.4±1.6	33.9±5.5**	56.6±7.8**	76.5±13.3**
KET	21	23.0±6.7###	44.9±10.0####	73.2±8.7####	88.9±12.5####

* $P<0.05$，** $P<0.01$，各组分别与 1 次组相比；# $P<0.05$，## $P<0.01$，与 NS 组比较

NS 组小鼠在第 1 次缺氧时呈进行性加重的青紫、浅速呼吸和躁动，直至翻正反射消失，出现痉挛样动作和喘呼吸。第 2 次缺氧表现相似，但自主活动减少。第 3、4 次缺氧时，动物明显安静，自主活动更少，呼吸深慢，无躁动。ASP 组在第 1、2 次缺氧时比 NS 组活动多，躁动明显；第 3、4 次与 NS 组相似。KET 组在各次缺氧中均较 NS 组安静，自主活动少，呼吸深慢；第 3、4 次缺氧时呼吸用力，伴张口及胸廓大幅度运动。

在低氧分压下，ASP、NS、KET 3 组小鼠的存活时间依次为 1.4±0.2、1.6±0.4、4.3±0.7（min, $\bar{x}\pm s$）（$P<0.05$）。ASP 组与 NS 组立即躁动、蹿跳、紫绀、四肢抽搐后死亡。ASP 组较多出现角弓反张。KET 组活动相对较少，无蹿跳，出现较长时间的大口呼吸。

【讨论】

结果提示，EAA 离子型 NMDA 受体拮抗剂 KET 可对抗 EAA 的兴奋毒性作用而保护神经元，利于缺氧耐受的形成和低氧分压下存活，而其激动剂 ASP 则不利于缺氧耐受和抗缺氧。说明该受体的激活和抑制分别不利和有利于缺氧预适应的形成。

脑缺氧时 EAA 增多，引起的细胞内 Ca^{2+} 超载被认为是神经细胞死亡的共同通路。ASP 是 EAA 的一种，大量注射可激活脑内离子型 NMDA 受体，使偶联的 Ca^{2+} 通道大量开放，细胞内 Ca^{2+} 增多，加重缺氧脑损伤。

KET 是苯环利啶（PCP）的衍生物，易于通过血脑屏障，与脑内 NMDA 通道复合物的离子通道部位结合，干扰 EAA 结合受体，并阻断受体偶联的离子通道，影响其开启，缓解 Ca^{2+} 超载。KET 作为中枢抑制剂使动物安静而减少氧耗，亦可延长耐受时间。

4.4.11. PKCα、$β_1$、ε、ζ 在缺氧预适应中的变化

摘要 目的：测定在缺氧预适应中脑组织 PKCα、$β_1$、ε、ζ 表达的变化，探讨缺氧预适应形成机制。方法：采用流式细胞仪多克隆抗体间接免疫荧光技术测定。结果：随着缺氧次数的增加，PKCα、$β_1$、ε、ζ 表达各亚型程度不同地持续增强，但 4 次缺氧组有所回降。结论：PKC 可能通过减弱其所引发的系列病理变化，参与缺氧预适应。

关键词 缺氧预适应；小鼠；PKCα、$β_1$、ε、ζ；FCM

Changes of PKCα、$β_1$、ε、ζ during hypoxic preconditioning Objective: To detect the expression of PKCα、$β_1$、ε、ζ in hypoxic preconditioning and explore the mechanism of hypoxic preconditioning. Methods: The expression of PKCα、$β_1$、ε、ζ were detected with FCM in hypoxic preconditioning. Results: Expression of PKCα、$β_1$、ε、ζ after 1, 2 and 3 exposure to hypoxia was stronger than that of the control group, while expression of PKCα、$β_1$、ε、ζ in run 4 group reduced in varying degrees. Conclusion: These results indicate that lessening of PKCα、$β_1$、ε、ζ expression contributes to the development of acute hypoxia tolerance.

Key words hypoxic preconditioning; mouse; PKCα、$β_1$、ε、ζ; FCM

事先短暂的缺血或轻度重复低氧处理可触发或动员机体内在的防护能力，从而对随后的重复缺血或低氧损伤产生强大的防御和保护作用。在缺血缺氧脑损伤中，蛋白激酶C（PKC）起着重要的作用。但PKC在缺氧预适应形成中的作用尚未见报道。本实验的目的在于观察小鼠在缺氧预适应形成中脑组织PKCα、$β_1$、ε、ζ含量变化，初步探讨缺氧预适应形成的机制，可望对缺血性或缺氧性疾患的防治提出新的策略和措施。

【材料与方法】

（1）试剂

PKCα、PKC$β_1$、PKCε、PKCζ兔IgG多克隆抗体及goat anti-rabbit IgG-FITC由美国Santa Cruz公司提供。

（2）方法

1）缺氧耐受模型：按急性重复缺氧方法[1]，将小鼠置于含有新鲜空气、经过标定的150ml广口瓶内，以橡皮塞密闭，记时，一旦出现喘呼吸，立即取出，并随即转移到另一相似体积、含有新鲜空气的广口瓶内，密闭，记时。以此类推至4次，实验室温度20±2℃，各次倒瓶中，从密闭开始到喘呼吸出现时间为原始耐受时间，再依下式算出相当于100ml有效空气量下的标准耐受时间[1]：

$$T = \frac{t_1 - t_0}{V_0 - \frac{W_a}{0.94}} \times 100$$

T：标准耐受时间；t_1：喘呼吸出现时间；t_0：密闭开始时间；V_0：原始瓶容积；W_a：小鼠体重。

2）脑单细胞悬液制备：在4℃和无菌条件下，断头处死小鼠，快速剥出脑组织，冷PBS冲洗，制成单细胞悬液，200目尼龙网过滤，去结缔组织，1500r/min，离心5min，将沉淀细胞中加入PBS，制成1×10^7/ml浓度。

3）PKCα、$β_1$、ε、ζ测定：选体重为18~22g，6周龄昆明小鼠，雌雄不限，由白求恩医科大学动物部提供。随机分为：正常对照组、1次缺氧组、2次缺氧组、3次缺氧组、4次缺氧组，每组10只。本实验采用美国Coulterr公司生产的ELITE流式细胞仪，激光光源为15mw氩离子激光，波长488nm，采用多克隆抗体间接免疫荧光技术测定。脑组织单细胞悬液用75%冷乙醇固定，过夜，次日PBS洗涤3次除去乙醇。加第一抗体PKCα、PKC$β_1$、

PKCε、PKCζ（1:50）50μl，4℃反应 45min，PBS 洗涤 2 次，加第二抗体 goat anti-rabbit IgG-FITC（1:100）20μl，4℃反应 45 min，PBS 洗涤 2 次，进行流式细胞术（FCM）测定。非特异对照，以 PBS 代替第一抗体，其余步骤同上。

（3）统计学处理

实验数据用 SPSS 统计软件包处理，数据以 $\bar{x} \pm s$ 表示，组间比较采用单因数方差分析检验。

【结果】

（1）急性缺氧小鼠的行为表现及缺氧标准耐受时间的变化

小鼠在各次急性重复缺氧时的行为表现与以前报道相似[1]。第 1 次缺氧过程中小鼠烦躁不安，上下蹿动，呼吸浅快，逐渐紫绀，最后出现痉挛和喘呼吸。第 2 次缺氧过程中，小鼠自由活动明显减少，烦躁不安减轻，呼吸变慢，紫绀明显。第 3、4 次缺氧过程中，小鼠紫绀更加严重，活动更加减少，甚至出现喘呼吸时也不出现烦躁不安。缺氧耐受时间随着缺氧次数的增加逐渐增加，第 2、3、4 次重复缺氧的标准耐受时间分别为第 1 次缺氧标准耐受时间的 2、4、5 倍。

（2）PKCα、$β_1$、ε、ζ 表达在缺氧预适应中的变化

见表 4-38。

表 4-38　对照组及 1~4 次缺氧组脑组织 PKCα、$β_1$、ε、ζ 表达

	PKCα	PKC$β_1$	PKCε	PKCζ
对照组	14.62 ± 1.11	11.88 ± 1.00	3.96 ± 0.85	5.70 ± 1.14
1 次	22.74 ± 4.98	20.49 ± 2.61[2)	8.04 ± 1.49[1)	9.44 ± 4.84
2 次	21.14 ± 2.46[1)	20.20 ± 1.86[2)	11.30 ± 2.53[1)	9.06 ± 1.05[1)
3 次	22.54 ± 2.70[1)	22.72 ± 3.12[2)	11.88 ± 2.67[1)	9.67 ± 1.52[1)
4 次	18.02 ± 1.96	19.49 ± 2.62[1)	7.76 ± 1.88	7.44 ± 1.40

与对照组比较：1) $P < 0.05$，2) $P < 0.01$

【讨论】

目前在动物组织中已发现有 10 种 PKC 亚型，分 A、B、C 3 组：A 组包括 4 种典型的 PKC（cPKC）：α、$β_1$、$β_2$ 及 γ；B 组包括 4 种新的 PKC（nPKC）：δ、ε、η、θ；C 组包括 2 种非典型的 PKC（aPKC）：ζ 和 λ[2]。已知的 PKC 家族的激活对 Ca^{2+} 及磷脂酰肌醇代谢产物需要不同，但它们都依赖于磷脂酰丝氨酸，各种亚型的活化形式、活化程度、持续时间及细胞内定位各不相同。

脑缺血释放的兴奋性氨基酸，作用于与 G 蛋白偶联的亲代谢受体，激活磷脂酶 C，裂解细胞膜上的多磷酸肌醇，产生 1,4,5-三磷酸肌醇和甘油二酯两个信使。1,4,5-三磷酸肌醇导致内质网钙的释放，介导缺血后期脂肪酸的释放，激活磷脂酶 A_2（PLA_2），激活血小板活化因子（PAF）；DG 激活 PKC。两个信使通过独立的途径发挥各自的效应或协同作用，从而加重缺血缺氧损伤。

有实验证明，只有代谢型的兴奋性氨基酸受体与磷酸肌醇代谢有直接的关系，其他受体却是通过作用于通道而间接影响磷酸肌醇的代谢[3]。在纹状体神经元及皮层颗粒细胞发现，N 甲基-D-天门冬氨酸受体的激活可通过增加磷脂酶 A_2（PLA_2）的活性而增加 EAA 的释放，与 α-肾上腺素受体不同，NMDA 受体与 PLA_2 偶联，不需要 G 蛋白存在，它可通过开放的离子通道，增加细胞内钙，再通过钙刺激 PLA_2 的活性。PLA_2 活化失控，影响膜的稳定性。

在中枢神经系统,兴奋性氨基酸还能引起 PKC 活性的增加,并促进其中胞浆向胞膜的转运,加速膜蛋白的磷酸化。Zheng 等人证实在脑内某些神经元反-氨基环戊烷二羧酸受体(ACPDR)的激活,细胞内钙离子的增加,不是来源于内质网的释放,而是来自电压门控通道的内流[4,5]。有资料显示,ACPDR 激动剂可致神经元损伤[6],PKC 抑制剂[7]可保护神经元免遭兴奋性神经毒的作用,减少脑缺血的损伤。本实验结果表明,缺氧预适应形成中 PKCα、$β_1$、ε、ζ 阳性细胞的百分率表明,随着缺氧次数的增多,PKCα、$β_1$、ε、ζ 表达持续增强,但 4 次缺氧组有回降,各亚型程度不同。由此可见,PKCα、$β_1$、ε、ζ 表达的降低有助于缺氧耐受。

参考文献

1. 吕国蔚, 史美棠, 李凌等. 急性重复缺氧对小鼠耐受的影响及机制的初步探讨. 中国病理生理杂志, 1992, 8(4): 425-427
2. Tanaka K, Nishizuka Y. The protein kinase C family for neuronal signaling. Ann Rev Neurosci, 1994, 17: 551-557
3. 蒋学英, 张均田. 兴奋性氨基酸受体与第二信使及其对 LTP 形成的影响. 中国药理学通报, 1995, 11(2): 89-90
4. Zheng F, Gallagher G, Connor JA. Activation of a metabotropic excitatory amino acid receptor potentates spike-driver calcium increases in neurons of the dorsolateral septum. J Neurosci, 1996, 16(19): 6079-6084
5. Linden DJ, Smeyne M, Connor TA. Trans-ACPD a metabotropic receptor agonist produces calcium mobilization and an inward current in cultured cerebellar purkinje neurons. J Neurophysiol, 1994, 71: 1992-1998
6. Price MT, Ikoncmidou C, Labruyere J, et al. Neurotoxicity linked to the glutamate metabotropic receptor. Soc Neurosci Abtr, 1992, 18: 83-95
7. Kharlamov A, Guidotti A, Costa E, et al. Semisynthetic sphingolipids prevent protein kinase C translocation and neuronal damage in the perifocal area following a photochemically induced thrombotic brain cortical lesion. J Neurosci, 1993, 13: 2483-2488

4.4.12. 脑组织 PLA_2 活性在缺氧预适应中的变化

摘要 目的:初步探讨缺氧预适应形成机制。方法:滴定法测定在缺氧预适应形成中脑组织 PLA_2 活性的变化。结果:1 次缺氧组比正常对照组 PLA_2 活性明显提高;4 次缺氧组与 1 次缺氧组比明显下降。结论:脑组织细胞 PLA_2 活性降低,促进了缺氧预适应的形成。

关键词 小鼠;缺氧预适应;PLA_2

Alterations of PLA_2 activity during hypoxic preconditioning In comparison with normal controls, the activity of PLA_2 was respectively increased and decreased in mice exposed to hypoxia for once and four runs, indicating the decrease in activity of PLA_2 is involved in formation of hypoxic preconditioning.

Key words mice; hypoxic preconditioning; PLA_2

在缺血缺氧脑损伤中,脑磷脂酶 A_2(PLA_2)发挥重要作用,但其在缺氧预适应中的作用尚未见报道。本实验的目的在于观察缺氧预适应中小鼠脑组织细胞 PLA_2 活性的变化,探讨缺氧预适应的机制。

【材料与方法】
(1) 试剂

去氧胆酸钠、卵磷脂、硼酸、乙二胺四乙酸为北京化工厂产品。

(2) 动物

选体重为 18~22g 昆明小鼠，雌雄不限，随机分为：正常对照组，1、4 次缺氧组，每组 10 只，动物及饲料由白求恩医科大学动物部提供。

(3) 方法

1) 缺氧耐受模型：按急性重复缺氧方法[1]。将小鼠置于广口瓶内，以橡皮塞密闭，记时，一旦出现喘呼吸，立即转移到另一相似体积的广口瓶内，密闭，记时，以此类推至 4 次，实验室温度 20±2℃。从密闭开始到喘呼吸出现时间为原始耐受时间，再依下式算出相当于 100ml 有效空气量下的标准耐受时间。

$$T = \frac{t_1 - t_0}{V_0 - \frac{W_a}{0.94}} \times 100$$

式中：T：标准耐受时间；t_1：喘呼吸出现时间；t_0：密闭开始时间；V_0：原始瓶容积；W_a：小鼠体重。

2) 脑组织 PLA_2 活性测定：底物缓冲液：含卵磷脂 3.75mmol/L，甘氨酸 0.1 mol/L，硼酸 3.57mmol/L，去氧胆酸钠 6.03mmol/L，用前 60℃水浴 30min，调 pH 到 8.50。稀释液：除不含卵磷脂外，其他与底物缓冲液相同。

参照文献[2]建立的 PLA_2 测定法，从液氮中取出小鼠全脑组织，称重，加 4ml 稀释液，超声粉碎。样品在 60℃水浴 30min 后冷却，取 2 只小烧杯，分别作为测定管和对照组。按表 4-39 加入各种试剂。

用高灵敏计分别测定两管的 pH，再用新标定的稀盐酸 (0.002~0.006mol/L) 将对照管的 pH 滴定至测定管的 pH 值，以所消耗的稀盐酸计算测定管的酶的活力。一个 PLA_2 活性单位规定为在 37℃下每分钟每毫升样本仅耗 1nmol 盐酸。

表 4-39 磷脂酶 A_2 活性测定程序

试　剂	对照组	测定管
底物缓冲液	8ml	8ml
0.5mol/L 氯化钙	—	0.2ml
15mmol/L EDTA	1.1ml	
样　本	0.4ml	0.4ml
37℃		·水浴 3h
0.5mol/L 氯化钙	0.2ml	
15mmol/L EDTA	—	1.1ml

$$PLA_2 = \frac{N \times V \times 10^6 \times 2.5}{t \times w}$$

V、N 分别为所消耗盐酸的体积 (ml) 和浓度，t 为反应时间，w 为小鼠脑组织重量 (g)。

(4) 统计学处理

实验数据用 SPSS 统计软件包处理，数据以均数±标准差 ($\bar{x} \pm s$) 表示，组间比较采用单因数方差分析检验。

【结果】
(1) 急性缺氧小鼠的行为表现及标准耐受时间

小鼠在各次急性重复缺氧时的行为表现与以前报道相似[1]。第 1 次缺氧过程中小鼠烦躁不安，上下蹿动，呼吸浅快，逐渐紫绀，最后出现痉挛和喘呼吸。第 2 次缺氧过程中，小鼠自由活动明显减少，烦躁不安减轻，呼吸变慢，紫绀明显。第 3、4 次缺氧过程中，小鼠紫绀更加严重,活动更加减少,甚至出现喘呼吸时,也不出现烦躁不安。缺氧耐受时间随着缺氧次数的增加逐渐增加,第2、3、4次重复缺氧的标准耐受时间分别为第1次缺氧标准耐受时间的3、4、5倍。

(2) 脑组织 PLA_2 活性在缺氧预适应中的变化

1次缺氧组比正常对照组 PLA_2 活性明显提高;4次缺氧组与1次缺氧组比明显下降;4次缺氧组与正常对照组比无明显差别(表4-40)。

表4-40 1、4次缺氧组脑组织 PLA_2 活性[$\mu mol/(h \cdot g)$]

组别	n	PLA_2 活性
对照	10	9.531 ± 0.620
1	10	$13.420 \pm 1.246^{\#}$
4	10	$10.528 \pm 0.622^{*}$

\# $P<0.05$,与对照比; * $P<0.05$,与1次组比

【讨论】

脑缺血释放的 EAA,作用于与 G 蛋白偶联的反-氨基环戊烷二羧酸(ACPD),激活 PLC,裂解细胞膜上的磷脂酰肌醇(PPI),产生 IP_3、DG 2个信使。IP_3 介导内质网钙的释放,介导缺血后期脂肪酸的释放,激活 PLA_2,激活血小板活化因子(PAF);DG 激活 PKC。2个信使通过独立的途径发挥各自的效应或协同作用,从而加重缺血缺氧脑损伤。

有实验证明,在纹状体神经元及皮层颗粒细胞发现,NMDA 受体的激活可通过增加 PLA_2 的活性而增加 EAA 的释放,与 α-肾上腺素受体不同,NMDA 受体与 PLA_2 偶联,不需要 G 蛋白存在,它可通过开放的离子通道,增加细胞内钙,再由钙刺激 PLA_2 的活性。PLA_2 活化失控,影响膜的稳定性[3]。

脑组织 PLA_2 活性的结果表明,1次缺氧组比正常对照组 PLA_2 活性明显提高,4次缺氧组与1次缺氧组比明显下降。由此可见,PLA_2 活性降低促进了缺氧耐受性的形成。

参考文献

1. 吕国蔚,史美棠,李凌等. 急性重复缺氧对小鼠耐受的影响及机制的初步探讨. 中国病理生理杂志, 1992, 8 (4): 425-429
2. 陈恩锋,吴中立. 体液和组织磷酸脂酶 A_2 简便、快速测定法. 第二军医大学学报, 1989, 10 (3): 254-255
3. 杜晓燕,周元聪. PLA_2 的生理技能新说. 生命化学, 1997, 17 (1): 12-14

4.4.13. 一氧化氮在缺氧耐受形成中的作用

摘要 分别给小鼠腹腔注射 L-精氨酸(50mg/kg)。L-精氨酸类似物 N_ω-nitro-L-arginine(50 mg/kg),30 min 后进行急性缺氧重复实验。结果发现,L-精氨酸、L-精氨酸类似物组第1次缺氧耐受时间平均为 11 min、16 min,分别近似于、高于盐水对照组小鼠的第1次平均耐受时间(12 min)。L-精氨酸组、L-精氨酸类似物组第2、3、4次重复缺氧的耐受时间分别为其各自第1次缺氧耐受时间的 2.0、2.7、3.1;2.6、3.7、4.9倍,分别略低于、明显高于对照组(对照组第2、3、4次重复缺氧的耐受时间分别为其第1次缺氧耐受时间的 2.2、3.1、3.6倍)。用荧光方法测定正常对照组第1、2、3、4次缺氧组脑内一氧化氮的含量,结果发现,1次缺氧组一氧化氮含量明显高于正常对照组,2、3、4次缺氧组,一氧化氮含量比1次缺氧组明显回降,结果提示,脑内一氧化氮减少可能有助于缺氧耐受性的形成。

关键词 缺氧耐受性;一氧化氮;一氧化氮合酶抑制剂

Role of NO in formation of hypoxic tolerance The content of nitric oxide (NO) was respectively increased and decreased in mice exposed to hypoxia for once and repeated for 2, 3 and 4 runs, indicating the decrease in NO may contribute to formation hypoxic tolerance.

Key words hypoxic tolerance; NO; NOS inhibitor

在缺血缺氧脑损伤中，一氧化氮（NO）起着重要的作用。但关于 NO 在缺氧预适应或缺氧耐受性形成中的作用尚未见报道。本实验的目的在于观察 NO 合成前体及 NO 合酶抑制剂对缺氧耐受效应的影响，初步探讨缺氧耐受性的机制。

【材料与方法】

（1）试剂

L-精氨酸由上海丽珠东风生物有限公司提供。L-精氨酸类似物 N_ω-nitro-L-arginine（氮 ω-硝基–左旋精氨酸）和 4-hydroxycoumarin（4-羟基香豆素）为 Sigma 公司产品。

（2）方法

1）动物试验：选体重为 18～22g 昆明小鼠，雌雄不限，随机分为：L-精氨酸组和 L-精氨酸类似物组、生理盐水组，每组 15 只。3 组分别腹腔注射 L-精氨酸（50 mg/kg）、N_ω-nitro-L-arginine（50mg/kg）、生理盐水（90 ml/kg），30 min 后，按急性重复缺氧方法[1]，重复缺氧 4 次。将动物放入含有新鲜空气经过标定的约 150 ml 的广口瓶中，立即以橡皮塞塞紧，密闭并记时，一旦动物出现喘呼吸，立即将小鼠移至另一类似的含有新鲜空气瓶中，密闭记时。以此类推至 4 次，实验室室温 23±2℃。各次换瓶中，从密闭开始到喘呼吸出现的时间为原始耐受时间。根据：

$$T = \frac{t_1 - t_0}{V_0 - \dfrac{W_a}{0.94}} \times 100$$

计算各次缺氧的标准耐受时间。

2）NO 的测定：60 只小鼠随机分成正常对照组，1、2、3、4 次缺氧组，每组 9～15 只不等，缺氧方法同上。待缺氧后立即处死，剥离脑组织，-80℃保存。按文献方法测定 NO[3]，用荧光分光光度计测定相对荧光强度，用 $NaNO_2$ 做标准曲线，结果以 pmol/mg protein 表示。Lowry 方法测蛋白质。

（3）统计学处理

实验数据均用 SPSS 统计软件进行单因数方差分析，以均数±标准差（$\bar{x} \pm s$）表示。

【结果】

（1）急性重复缺氧小鼠的行为表现

对照组小鼠在各次缺氧中的表现同先前工作所见[2]。第 1 次缺氧，小鼠上蹿下跳，烦躁不安，呼吸表浅，逐渐发生紫绀，很快出现喘呼吸。第 2、3、4 次缺氧过程中，小鼠活动减少，呼吸越来越慢，紫绀越来越重。L-精氨酸、L-精氨酸类似物组小鼠的行为表现与对照组相似。L-精氨酸类似物组小鼠表现较安静，紫绀发展较慢。

（2）L-精氨酸和 L-精氨酸类似物对小鼠急性缺氧耐受时间的影响

L-精氨酸组、L-精氨酸类似物组第 1 次缺氧耐受时间分别近于、明显高于对照组，L-精氨酸组和 L-精氨酸类似物组第 2、3、4 次重复缺氧耐受时间分别约为其各自第 1 次缺氧耐受时间的 2.0、2.7、3.1；2.6、3.7、4.9 倍，分别低于、高于对照组（对照组第 2、3、4 次重复缺氧的耐受时间为第 1 次缺氧耐受时间的 2.2、3.1、3.6 倍）（表 4 – 41）。

表 4 – 41　L-精氨酸和 L-精氨酸类似物对小鼠急性缺氧耐受时间的影响（$\bar{x} \pm s$）

组别	n	缺氧次数			
		1	2	3	4
对照	15	12.1 ± 2.4	26.5 ± 5.3*	37.4 ± 10.6*	43.3 ± 11.4*
L-arginine	15	11.4 ± 2.5	23.2 ± 5.5*	30.7 ± 8.5*	34.9 ± 12.6
类似物	15	16.6 ± 2.7#	42.5 ± 13.6#*	61.6 ± 11.5#*	81.9 ± 19.9#*

* $P < 0.05$，与对照比较；# $P < 0.05$，与 L-arginine 比较

（3）脑 NO 含量的变化

1 次缺氧组脑内 NO 的含量明显高于正常对照组；2、3、4 次缺氧组明显低于 1 次缺氧组，与正常对照组未见显著差异（表 4 – 42）。

表 4 – 42　急性缺氧 1 次、4 次及对照组脑内 NO 的含量（pmol/mg 蛋白，$\bar{x} \pm s$）

组别	n	NO
1 次	10	18.879 ± 10.491*
2 次	14	8.151 ± 3.266#
3 次	15	7.486 ± 4.961#
4 次	12	8.280 ± 2.130#
对照	9	6.294 ± 2.337

* $P < 0.05$，与对照组相比
\# $P < 0.05$，与缺氧 1 次组相比

【讨论】

脑内 L-精氨酸与 O_2 在一氧化氮合酶（NOS）作用下生成 NO 和胍氨酸，NOS 是 NO 生物合成的关键酶。脑缺血时，由于兴奋性氨基酸大量释放，激动其受体，使细胞内 Ca^{2+} 增加，后者与钙调蛋白结合，激动神经元内 NOS，使 NO 生成增加，NO 通过与一些含血红素或含铁的酶结合，形成复合物、亚硝基 DNA 及生成自由基等途径导致神经毒性[4,5]。大量的实验证明，NO 合酶抑制剂可减轻缺血缺氧时的脑损伤[6]。

L-精氨酸类似物，可增加第 1 次缺氧的耐受时间，并增加重复缺氧耐受时间的递增幅度；第 2、3、4 次缺氧后脑内 NO 的含量比第 1 次明显回降，提示在重复缺氧过程中，体内通过某些机制的调节，减少了 NO 合成，从而提高了小鼠对缺氧的耐受性。L-精氨酸作用不太明显，可能由于其不易通过血脑屏障，脑内 NO 合成增加不明显。第 2、3、4 缺氧组脑内 NO 含量无显著差异，但缺氧耐受时间明显递增，提示缺氧耐受机制相当复杂，非 NO 单一因素影响所致。

参考文献

1. 吕国蔚，史美棠，李凌等．急性重复缺氧对小鼠耐受性的影响及其机制的探讨．中国病理生理杂志，1992，8：425 – 428
2. 崔秀玉，吕国蔚．麻醉与兴奋小鼠急性重复缺氧耐受性的变化．首都医学院学报，1994，1：1 – 3
3. Ohta T, Arai A, Talitani S. Fluorometric determination of nitrite with 4-hydroxycoumarin. Amal Chem, 1986, 58: 3132 – 3134
4. 胡文辉，刘景生，任民峰．一氧化氮与神经损伤．生理科学进展，1994，25（4）：300 – 306
5. Tominaha T, Shinya S, Ohnishi T, et al. Potentiation of nitric oxide formation following bilateral carotid occlusion and focal cerebral ischemia in the rat: in vivo detection of the nitric oxide radical by electron paramagnetic resonance spin trapping. Brain Res, 1993, 614: 342 – 346
6. Daeson VL, Kizeshi VM, Huang D, et al. Resistance to neurotoxicity in cortical culture from neuronal nitric oxide synthease-deficient mice. J Neurosci, 1996, 16 (8): 2479 – 2487

4.4.14. 缺氧耐受形成中脑内一氧化氮合酶及 L-精氨酸的变化

摘要 目的：探讨缺氧耐受形成中脑内一氧化氮（NO）减少的机理。方法：采用高压液相 AccQ·Tag 柱前衍生法测定缺氧耐受形成中小鼠脑内 L-精氨酸含量，双波长分光光度法测定缺氧耐受形成中小鼠脑内一氧化氮合酶（NOS）活性。结果：L-精氨酸：1 次缺氧组与正常对照组比有升高的趋势，但无统计学意义（$P>0.05$）；2、3、4 次缺氧组比 1 次缺氧组明显下降（$P<0.05$）；2、3、4 次缺氧组比正常对照组有下降的趋势，但无统计学意义（$P>0.05$）。一氧化氮合酶：1 次缺氧组与正常对照组比 NOS 活性显著升高；4 次缺氧组与 1 次缺氧组比有下降趋势，但无统计学意义（$P>0.05$）。结论：脑内 L-精氨酸含量减少及 NOS 活性增加的抑制，导致脑内 NO 合成减少，促进了缺氧耐受性的形成。

关键词 缺氧耐受性；L-精氨酸；一氧化氮合酶

Changes of nitric oxide synthetase and L-arginine in generation of hypoxia tolerance Objective: To study mechanism of nitric oxide (NO) decrease in generation of hypoxia tolerance. Methods: NOS activity of mouse brain was detected with spectrometer and L-arginine of mouse brain with HPLC during generation of hypoxia tolerance. Results: Contents of L-ARG in exposure to hypoxia one time were higher than those in control group and the contents in exposure to hypoxia 2, 3 and 4 times were lower than those in 1 group. And that of exposure to hypoxia 2, 3 and 4 times was lower than that in control group ($P>0.05$). NOS activity of mouse brain tissues in exposure to hypoxia one time was higher than that in control group. Whole NOS activity in exposure to hypoxia 4 times tended to be decreased. Conclusion: These results indicate that deduction of L-arginine and inhibition of NOS activity lead to the decrease of NO synthesis in mouse brain enhance formation of acute hypoxic tolerance in mice.

Key words hypoxia; mouse; L-arginine; NOS

在重复缺氧过程中，脑组织一氧化氮（NO）含量减少，提高了小鼠对缺氧的耐受性[1]。本实验的目的在于观察 NO 合成前体 L-精氨酸（L-ARG）及 NO 合成的关键酶——一氧化氮合酶（NOS）活性在缺氧耐受性中的变化，从而探讨缺氧耐受形成中脑内的 NO 含量减少的机理。

【材料与方法】

（1）试剂

AQC（6-氨基喹啉-N-羟基-琥珀酰亚胺基甲酸酯）为美国 Waters 公司产品。D-正亮氨酸为中国科学院生物技术厂产品。L-ARG 为上海丽珠东风技术有限公司产品。NOS 试剂盒由北京邦定生物医学公司提供。

（2）方法

1）缺氧耐受模型：按急性重复缺氧方法[2]。将小鼠置于含有新鲜空气、经过标定的 150ml 广口瓶内，以橡皮塞密闭，记时，一旦出现喘呼吸，立即取出，并随即转移到另一相似体积、含有新鲜空气的广口瓶内，密闭，记时。以此类推至 4 次。

2）L-ARG 测定：体重为 18~22g 昆明小鼠，雌雄不限，随机分为：正常对照组、1 次缺氧组、2 次缺氧组、3 次缺氧组、4 次缺氧组，每组 10 只。采用高压液相 AccQ·Tag 柱前衍生法测定。以 D-正亮氨酸为内标物。色谱条件：色谱柱：C18 柱；柱温：37℃；流动相 A：

140mmol/L醋酸钠溶液（含17mmol/L三乙胺，用50%磷酸调pH至4.95）；流动相B：乙腈：水（3:2）；洗脱梯度：见表4-43；流速：1.0ml/min；检测波长Σx：250nm，Σm：395nm。

表4-43 组分表

步骤	时间(min)	A和B比例的变化		流速(ml/min)
		%A	%B	
1	0.0	100	0	1.000
2	0.5	98	2	1.000
3	15.0	93	7	1.000
4	19.0	90	10	1.000
5	42.0	80	20	1.000
6	55.0	55	45	1.000
7	56.0	0	100	1.000
8	60.0	0	100	1.000
9	61.0	100	0	1.000
10	65.0	100	0	1.000

3) NOS测定：选体重为18~22g昆明小鼠，雌雄不限，随机分为：正常对照组、1次缺氧组、2次缺氧组、3次缺氧组、4次缺氧组，每组16~17只小鼠不等。采用双波长分光光度法测定，具体方法见试剂盒说明书。

(3) 统计学处理

实验数据用SPSS统计软件包处理，数据以均数±标准差（$\bar{x} \pm s$）表示，组间比较采用单因数方差分析检验。

【结果】

(1) 急性缺氧小鼠的行为表现

小鼠在各次急性重复缺氧时的行为表现与以前报道相似[2]。第1次缺氧过程中小鼠烦躁不安，上下蹿动，呼吸浅快，逐渐紫绀，最后出现痉挛和喘呼吸。第2次缺氧过程中，小鼠自由活动明显减少，烦躁不安减轻，呼吸变慢，紫绀明显。第3、4次缺氧过程中，小鼠紫绀更加严重，活动更加减少，甚至出现喘呼吸时，也不出现烦躁不安。

(2) L-ARG含量在缺氧耐受中的变化

对照组，1次、2次、3次、4次缺氧组全脑L-ARG的含量分别为347.189±49.354nmol/g、430.864±41.770nmol/g、307.304±35.690nmol/g、296.033±41.211nmol/g、293.81±51.830nmol/g。1次缺氧组与正常对照组比有升高的趋势，但无统计学意义；2、3、4次缺氧组比1次缺氧组明显下降（$P<0.05$）；2、3、4次缺氧组比正常对照组有下降趋势，但无统计学意义。

(3) NOS活性在缺氧预适应中的变化

正常对照组，1次、4次缺氧组NOS活性分别为0.166 ± 0.276nmol·min^{-1}·g^{-1}、0.902 ± 0.132nmol·min^{-1}·g^{-1}、0.413 ± 0.218nmol·min^{-1}·g^{-1}。1次缺氧组与正常对照组比NOS活性显著升高（$P<0.05$），4次缺氧组与1次缺氧组比有下降趋势，但无统计学意义（图4-31）。

【讨论】

L-ARG是NO合成的前体，在NOS作用下，ARG首先水解，再氧化成胍氨酸和NO。NOS是NO生物合成的关键酶。L-ARG为NOS合成NO的唯一底物。许多ARG衍生物可竞争性抑制NOS活性。

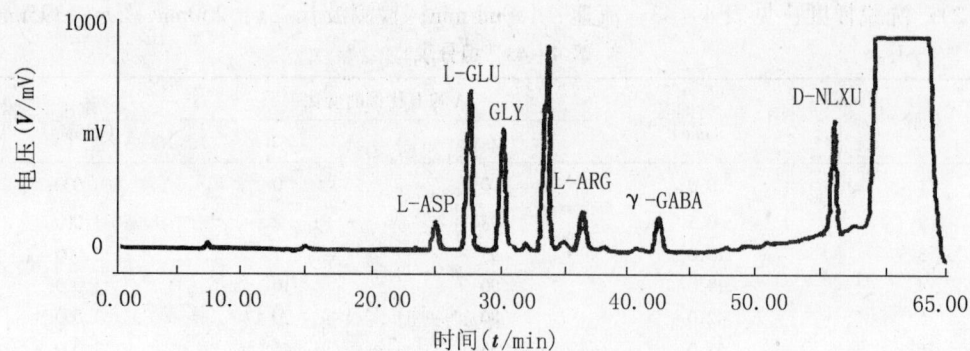

图 4-31 鼠脑氨基酸色谱图

在脑缺血缺氧时，由于兴奋性氨基酸（EAA）大量释放，激动 N-甲基-D-天门冬氨酸（NMDA）、海人藻酸型（KA）/α-氨基-羟甲基噁唑丙酸（AMPA）及亲代谢受体，使细胞内 Ca^{2+} 增加，后者和钙调蛋白结合，激活神经元 NOS 使 NO 生成增加，NO 介导了 EAA 的毒性[3]。在原代细胞培养中，NMDA 受体介导的神经元死亡可被下列措施阻断：① 用药物抑制 NOS，② 血红蛋白结合游离的 NO，③ 耗竭培养液中的 NO 前体 L-ARG，④ 预先选择性破坏培养细胞中富含 NOS 的神经元。体内应用 NOS 抑制剂也可减轻 NMDA 或局部脑缺血引起的脑组织坏死，NOS 抑制剂能对抗正常动物海马和纹状体内注入 NMDA 毒性[4-7]。

研究表明，外源性和内源性 NO 过量产生和释放时具有神经毒性，促进了缺血缺氧脑损伤。40nmol/L 的 NO 真溶液可引起培养的海马细胞死亡；NO 释放剂在培养皮层和纹状体及正常动物均引起神经损伤；缺血缺氧时，脑内 NO 含量增加，NOS 抑制剂减少梗死面积，而 L-ARG 可反转 NOS 抑制剂的保护作用[8-10]。

本研究观察到全脑组织 L-ARG 含量，1 次缺氧组与正常对照组比有升高趋势，但无统计学意义；2、3、4 次缺氧组比 1 次缺氧组明显下降。1 次缺氧组与正常对照组比，NOS 活性显著升高，4 次缺氧组与 1 次缺氧组比不但不继续升高，反而有回降的趋势，但无统计学意义。结果提示，在重复缺氧过程中，脑内通过 L-ARG 的减少及 NOS 活性增加的抑制，减少 NO 的合成，促进了缺氧耐受的形成。

参 考 文 献

1. 刘宏雁，赵虹，王维忠等. 一氧化氮在缺氧耐受性形成中的作用. 中国应用生理学杂志，1998, 14 (2)：147-149
2. 吕国蔚，史美棠，李凌等. 急性重复缺氧对小鼠耐受的影响及机制的初步探讨. 中国病理生理杂志，1992, 8 (4)：425-429
3. East SJ, Garthwaite J. NMDA receptor activation in rat hippocampus induces cyclic GMP formation through the L-arginine-nitric oxide pathway. Neurosci Lett, 1991, 123：17-19
4. Buisson A, Margail L, Callebert J, et al. Mechanisms involved in the neuroprotective activity of a nitric oxide synthase inhibitor during focal cerebral ischemia. J Neurochem, 1993, 61：690-696
5. Maiese K, Boniece I, Demeo D, et al. Peptide growth factors protect against ischemia in culture by preventing nitric oxide toxicity. J Neurosis, 1993, 13：3034-3040
6. Vige X, Scatto B, Carreau A, et al. Antagonism by N^G-nitro-L-arginine of glutamate-induced neurotoxity in cultured

neonatal rat cortical neurons: prolonged application enhances neuroprotective efficiency [J]. Neuroscience, 1993, 55: 893 – 901

7. Dawson VL, Dauson TM, Bartley DA, et al. Mechanism of nitric oxide-mediated neurotoxicity in primary brain cultures. J Neurosci, 1993, 13: 2651 – 2661
8. Dawson VL, Kizushi VM, Huang PL, et al. Resistance to neurotoxicity in cortical culture from neuronal nitric oxide synthase-deficient mice. J Neurosci, 1996, 16 (8): 2479 – 2487
9. Buisson A, Morgaill I, Callebert J, et al. Mechanisms in the neuroprotective activity of nitric oxide synthetase inhibitor during focal cerebra ischemia. J Neurochem, 1993, 61: 690 – 696
10. Nagafuji T, Matsui T, Koide T, et al. Blockade of nitric oxide formation by N omega-nitrio-L-arginine mitigates ischemic brain edema and subsequent cerebral infarction in rats. Neurosci Lett, 1992, 147: 159 – 162

4.4.15. 小白鼠缺氧耐受形成中不同脑区一氧化氮水平的变化

摘要 小鼠重复缺氧过程中，端脑、间脑、脑干和小脑中 NO 含量发生不同的变化，但随着重复缺氧次数的增加，NO 含量不但不增高反向正常水平回降。

关键词 NO；脑区；缺氧预适应；小鼠

Changes of NO in different brain regions during formation of hypoxic tolerance The content of NO in telencephalon, diencephalon, brain stem and cerebellum was differently changed but it tended to be decreased as exposure to hypoxia was increased.

Key words NO; brain subregions; hypoxic preconditioning; mice

本研究组的研究证实，在重复缺氧产生缺氧耐受过程中，小白鼠体内通过某些机制的调节，减少了全脑组织 NO 合成。本实验通过观察小鼠在缺氧耐受形成中不同脑区 NO 水平的变化，旨在进一步探讨缺氧耐受产生的机制。

【材料与方法】

(1) 试剂

4-hydroxycoumarin（4-羟基香豆素，Sigma 公司），乙腈（中国科学院上海脑研所，上海脑海生物科技公司）。

(2) 方法

1) 缺氧耐受模型：选体重为 18～22g 昆明小白鼠，雌雄不拘，随机分组：正常对照组、1 次缺氧组、4 次缺氧组（$n = 10 \sim 13$）。1 次缺氧组、4 次缺氧组，按急性重复缺氧方法，将小白鼠置于含有新鲜空气、并经过标定的 150ml 广口瓶内，以橡皮塞密闭，记时，一旦出现喘呼吸，立即取出，并随即转移到另一相似体积、含有新鲜空气的广口瓶内，密闭，记时。以此类推至 4 次，实验室温度（20±2）℃。各次倒瓶中，从密闭开始到喘呼吸出现时间为原始耐受时间，再依下式算出相当于 100ml 有效空气量下的标准耐受时间。

2) NO 的测定：将缺氧 1 次、4 次及正常对照组小鼠断头处死，迅速取出脑组织，分离不同脑区，放入液氮中，建立 NO 测定方法。用荧光分光光度计检测相对荧光强度，用 $NaNO_2$ 做标准曲线，结果用 pmol/mg 湿重表示。

$$T = \frac{t_1 - t_0}{V_0 - \dfrac{W_a}{0.94}} \times 100$$

式中，T：标准耐受时间；t_1：开始出现喘呼吸时的时间；t_0：开始缺氧时间；V_0：瓶容积；W_a：鼠体重。

(3) 统计学处理

实验数据用 SPSS 统计软件包处理，数据以均数 ± 标准差（$\bar{x} \pm s$）表示，组间比较采用单因数方差分析检验。

【结果】

(1) 急性缺氧小白鼠的行为表现

小白鼠在各次急性重复缺氧时的行为表现与以前报道相似。第 1 次缺氧过程中小白鼠烦躁不安，上下蹿动，呼吸浅快，逐渐紫绀，最后出现痉挛和喘呼吸。第 2 次缺氧过程中，小白鼠自由活动明显减少，烦躁不安减轻，呼吸变慢，紫绀明显。第 3、4 次缺氧过程中，小白鼠紫绀更加严重，活动更加减少，甚至出现喘呼吸时，也不出现烦躁不安。

(2) 小白鼠 1~4 次重复缺氧的标准耐受时间（表 4-44）

表 4-44 小白鼠 1~4 次重复缺氧的标准耐受时间

组别	缺氧次数			
	1	2	3	4
1 次	12.2 ± 2.2			
4 次	12.6 ± 4.3	26.3 ± 10.4*	38.6 ± 15.8*	56.3 ± 10.5*

* $P < 0.05$，与各组缺氧 1 次比较

(3) 缺氧耐受形成

端脑、间脑、脑干、小脑 NO 含量的变化为：在端脑，1 次缺氧组与正常对照组比 NO 明显升高；4 次缺氧组与 1 次缺氧组比显著下降；4 次缺氧组与正常对照组比无差别。在间脑，1 次缺氧组与正常对照组比，NO 明显升高；4 次缺氧组与 1 次缺氧组比下降；4 次缺氧组与正常对照组比无显著性差别。在脑干，1 次缺氧组与正常对照组比，NO 明显升高；4 次缺氧组与 1 次缺氧组比，有所下降，但统计上无显著性差别；4 次缺氧组与正常对照组比，明显升高。在小脑，各组之间未见显著差异（表 4-45）。

表 4-45 不同缺氧组及对照组端脑、间脑、脑干、小脑内 NO 含量的变化（ng/g，$\bar{x} \pm s$，$n = 10$）

脑区	对照组	缺氧次数	
		1	4
端脑	60.991 ± 7.640	132.783 ± 15.313##	63.121 ± 13.032**
间脑	91.997 ± 6.433	144.778 ± 11.749##	104.131 ± 9.233*
脑干	165.366 ± 5.846	198.045 ± 7.550##	188.055 ± 6.475#
小脑	54.981 ± 11.287	63.000 ± 12.209	64.431 ± 8.815

* $P < 0.05$，** $P < 0.01$，与缺氧 1 次相比；# $P < 0.05$，## $P < 0.01$，与对照组相比

【讨论】

尿素循环的中间产物 L-ARG（L-精氨酸）是 NO 合成的前体，在 NO 合酶（NOS）作用下，ARG 首先水解，再氧化成胍氨酸和 NO。

NOS 是 NO 生物合成的关键。在脑缺血缺氧时，由于 EAA 大量释放，激动其受体，使细胞内 Ca^{2+} 增加，后者与钙调蛋白结合，激活神经元 NOS 使 NO 生成增加。NO 介导了 EAA 的毒性。

NO 引起神经损伤的机制，目前认为大致有如下几个方面：① 通过作用铁蛋白产生毒性。② NO 与超氧自由基 [O_2^-] 的毒性作用。NO 是神经损伤所必需的，但是只有在其他因

子如 O_2^- 存在时才产生毒性作用。SOD 可明显减轻其毒性。能大量表达 SOD 的转基因小白鼠可相对耐受局灶性脑缺血，其培养的皮层细胞可抵抗 NMDA 毒性。③ 损伤 DNA。④ 其他：巯基化合物的硝基化，影响氨基酸代谢的脂氧酶和环氧酶，修饰蛋白质的氨基酸残基。

本研究显示，在端脑、间脑、脑干，1 次缺氧组 NO 比正常对照组明显增高，随着缺氧次数的增加，NO 不但不增高，反而减低。在小脑，各组之间未见显著差异。结果提示，在重复缺氧过程中体内通过某些机制的调节，减少了端脑、间脑、脑干内 NO 的合成，NO 的减少，可能提高了小白鼠对缺氧的耐受性。NO 减少的机制有待进一步探讨。

4.4.16. 低氧预适应小鼠脑 NO 下调

摘要 通过重复性缺氧暴露产生自低氧状态来制备一种小鼠低氧预适应动物模型。动物的第 2、3、4、5 次低氧耐受时间分别比第 1 次长 1.7、1.8、2.1 和 2.3 倍。在重复缺氧过程中模型动物的氧耗、心跳和呼吸频率逐渐且显著地减慢。全脑及端脑、间脑和脑干的 L-精氨酸、一氧化氮合酶阳性细胞数、一氧化氮合酶活性以及 NO 浓度在第 1 次低氧暴露后均有显著增加，而在经历 2、3 次低氧后，第 4 次低氧处理后上述指标显著下降。先以 L-精氨酸及其相似物处理可分别缩短和延长低氧耐受时间。上述结果表明脑内 NO 在低氧预适应条件下下调，对低氧耐受起负作用。

关键词 L-精氨酸；一氧化氮合酶；N-硝基-L-精氨酸

Down regulation of NO during hypoxic preconditioning An animal model of hypoxic preconditioning was produced in mice by repeated exposure to autohypoxic condition. The animals' tolerance times to hypoxia were 1.7, 1.8, 2.1, and 2.3 times longer in run 2, 3, 4, and 5, respectively, than that in run 1, and their oxygen consumption and heart and respiration rates were progressively and significantly slowed down during the repetitive exposure to hypoxia. L-arginine concentration, nitric oxide (NO) synthase-positive cells, NO synthase activity, and NO content in the whole brain and the subregions telencephalon, diencephalon, and brain stem were significantly increased during the first exposure and were, instead of continuing to increase, significantly decreased in run 4 after the second and third exposure. Tolerance times under the hypoxic condition were shortened and prolonged when preadministration of L-arginine and its analog, respectively, was made. These results indicate that NO in the brain is downregulated under condition of hypoxic preconditioning and negatively involved in increased tolerance to hypoxia.

Key words L-arginine; nitric oxide synthase; N-nitro-L-arginine

1986 年，Murry 等[33]第一次报道了缺血预适应，其观点为预先给予的短暂非致死性缺氧可以使心脏对随后的致死性缺氧产生保护作用。自从 19 世纪 90 年代以来，脑缺血耐受现象在体内体外实验中已被证实[3,5,12,15-17,24,27,35]。

吕国蔚教授建立了一个独特的小鼠非缺血性低氧预适应模型[28-30]。在一个广口瓶（125ml）中进行称之为"低氧预适应"的重复性缺氧/空气复氧处理动物后，发现短暂的低氧可增加脑内超氧化物歧化酶和腺苷含量[11,40,41]。

与此相反，一些其他化学物，即脂质过氧化物酶和谷氨酸盐含量或活性经预适应后下降或下调[11,37,42]。有报道表明过量的兴奋性氨基酸具有神经细胞毒性，认为一氧化氮（NO）参与调节 N-甲基-天门冬氨酸（NMDA）神经毒性[6,7,17,21,22,31]。本实验设计用以检测 NO 在低氧预适应条件下是否下调。

【材料与方法】

(1) 实验对象和低氧暴露

实验在室温（18±1℃）下操作，实验动物是成年 BALB/C 小鼠，雌雄不限，体重 16~22g。1% 戊巴比妥钠（5.5ml/kg 体重）麻醉动物，并随机分为 3 组：①不缺氧的空白对照组（H_0），②缺氧 1 次的低氧对照组（H_1）和③缺氧暴露 4 或 5 次的缺氧预适应组（H_4 或 H_5）。为了动态观察，加入了缺氧 2、3 次的两组（H_2 或 H_3）。

将小鼠放入 125ml 含有新鲜空气的广口瓶中，用胶皮塞封住瓶口。当动物第一次出现喘呼吸时，将动物取出立刻放入另一含有新鲜空气的同样大小的广口瓶中。取出动物到放入新瓶中的时间间隔不超过 30s，随即再用胶皮塞密封起来。这一操作执行一次（H_1）并且分别重复 2 次、3 次、4 次或 5 次（H_2，H_3，H_4 或 H_5）[28-30]。

在这样一个密闭的条件下，至少应考虑 3 个因素——低氧、二氧化碳升高、低压。总的认为其主要效果是缺氧，上述过程简单地被称为自低氧[32]。为了确保本实验结果只和缺氧有关，在瓶中放入碳酸氢钙来吸收二氧化碳，并且用一个胶囊保持瓶内气压不变（图 4-32A）。

耐受时间和氧气浓度 每次实验把第一次出现喘呼吸作为缺氧耐受极限标志。从塞紧盖子到出现第一次喘呼吸的时间称为原始耐受时间。在一个有效新鲜空气量为 100ml 的标准广口瓶中的标准耐受时间按如下公式计算：

$$\begin{aligned} T &= (T_0/V_e) \times 100 \\ &= [(t_1 - t_0)/(V_0 - V_a)] \times 100 \\ &= [(t_1 - t_0)/(V_0 - W_a/D_a)] \times 100 \\ &= [(t_1 - t_0)/(V_0 - W_a/0.94)] \times 100 \end{aligned}$$

这里 T 是指标准耐受时间（min），T_0 是原始耐受时间（min），t_0 是开始塞住瓶口的时间，t_1 是打开瓶口的时间，V_e 是有效瓶内容量（ml），V_0 是初始瓶内容量（ml），V_a 是动物的体积（ml），W_a 是的动物体重（g），D_a 是根据动物体重和体积得到的密度，平均 D_a 值是 0.92~1.00[29-30]。

每次动物当出现第一次喘呼吸结束缺氧处理时，塞紧的瓶中会有微量气体（0.2ml）从与瓶相连的管中挤出（图 4-32A）。应用改进的 Scholander-Roughton 技术测定实验中的氧浓度[28]。

(2) 心脏和呼吸检测

除了要观察动物整体行为反应变化及喘呼吸的出现外，实验中还监测心脏及呼吸活动。将一个电极置于剑突处，另一个电极置于同水平的背部，输出信号为一个调整后的心电图（ECG）。为了记录动物的呼吸活动，将一个压电晶体传声器连于球囊及另一个心电图仪（图 4-32A）。

(3) 脑内精氨酸浓度测定

每组动物缺氧后，迅速断头，将头部立刻置于 -196℃ 液氮中。次日，分离整个脑部并称重。在冰上按每 400mg 脑组织加纯水 1.5ml 将脑组织匀浆，于 4℃，135、500r/min 条件下分别离心 45min，吸取上清液。在上清液中加入 100μl 三氯乙酸，再用与上面相同的条件离心 25min，吸取上清液，用 1mol/L NaOH 调 pH 值为 7~8，然后用 40μm 滤膜过滤。

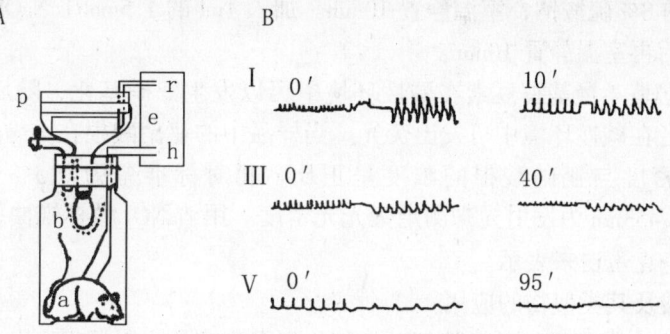

图 4-32 心脏和呼吸检测
A：检测装置示意图，B：左侧为 ECG，右侧为呼吸频率，其他图注见 Fig. 5-2

将包括精氨酸在内的 22 种氨基酸精确称量，溶解于 0.1mol/L 醋酸盐缓冲液得到 5mmol/L 的标准溶液，每一种分别稀释成 1mmol/L、500μmol/L、100μmol/L、50μmol/L、10μmol/L 的标准液。

通过邻苯二甲醛柱前衍生（OPA）技术用 HPLC 方法分析上述上清液。在 HPLC 系统（HP1050 液相色谱仪，Hewlett-Packard）中应用反相 C18 柱（150×3.9nm，4μm，Nova Pak，Waters）进行实验。移动相由 0.1mol/L 醋酸盐缓冲液（pH6.95）及甲醇组成，以 0.8ml/min 的速度经高压泵（HP1050Q，Hewlett-Packard）泵出。与邻苯二甲醛进行衍生反应后，取 20μl 样品用自动进样器注入 HPLC 系统中，通过 HPLC 梯度洗脱。用激发光 250nm，发射光 395nm 的荧光检测仪对样品中精氨酸组分浓度进行检测。

（4）NADPH-黄递酶和一氧化氮合酶（NOS）组化[43]

模型制备完后用 0.4% 的苯巴比妥钠麻醉小鼠，磷酸盐缓冲液心脏灌注。随后用 4% 的多聚甲醛灌注固定。取动物全脑浸入 30% 蔗糖中过夜。

次日，对全脑做水平切，切片厚度为 20μm。切片浸在含 1mmol/L β-NADPH、1.2mmol/L 硝基四唑蓝、0.3% TritonX-100 的 PBS 溶液（pH8.0）中 37℃ 孵育 1h，然后转移到 PBS 溶液（pH7.4）中结束反应，用中性红复染切片。

（5）NOS 的分光光度测定[25]

动物断头取脑，立刻置于液氮中。随后从液氮中取出脑组织做匀浆。在匀浆液中加入的 1/10 体积的三氯乙酸，离心得到去蛋白液。按照 NOS 活性测定试剂盒说明，处理上述去蛋白液。将去蛋白液按 20:100 的体积比加入到反应液中［含 1.6μmol/L HbO_2，200μmol/L $CaCl_2$，1mmol/L $MgCl_2$，100μmol/L L-精氨酸，11μmol/L NADPH，50μmol/L L-缬氨酸，40mmol/L KPO_3（pH7.2）］。每隔 30s 记录一次 401nm 和 420nm 处的吸光光度值，连续记录 3min。每分钟 NOS 活性均用摩尔量表示，计算方法如下：

$$NOS 活性 (mol/min) = [(a-b) - (a'-b')] \times 194.3$$

这里 a 和 b 分别是每 30s 测定的 401nm 和 420nm 处的吸光度值，a' 和 b' 分别是每 90s 测定的 401nm 和 420nm 处的吸光度值。

（6）NOS 的荧光测定[34,36]

取动物的全脑及端脑、间脑、脑干和小脑，加入 2ml PBS 液，冰浴匀浆。留 0.5ml 样品测蛋白，剩余样品按 1:10 加入三氯乙酸并离心，上清液为去蛋白液。将上清液吸到一个 10ml 带塞子的试管中，1ml 上清液中加入 0.5ml 的 0.04% 4-羟基香豆素，试管置冰浴 5min。随后加入 0.1ml 的 8% 硫酸钠，室温静置 10min。加入 1ml 的 1.5mol/L NaOH 使上述还原产物溶液为碱性，之后再室温静置 10min。

本方法的依据是 4-羟基香豆素在酸性环境中可以发生亚硝基化，随后还原为 3-氨基-4-羟基香豆素，后者在碱性环境中可发出荧光。当样品中的亚硝酸根在 3ng/ml～1μg/ml 的范围内时，荧光的光密度与亚硝酸根的浓度呈正比，相对标准差为 0.5%（50ng/ml）[34]。以 347nm 为激发光、453nm 为发射光来测定荧光光密度。用 $NaNO_2$ 做标准曲线。不同脑区所含 NO 值用皮摩尔/毫克蛋白来表示。

(7) L-精氨酸及其类似物的应用

小鼠随即分为 L-精氨酸组、L-精氨酸类似物组及生理盐水对照组。分别对 3 组小鼠进行腹腔注射 L-精氨酸（50mg/kg）、N-硝基-L-精氨酸（L-NNA；50mg/kg）和生理盐水（90mg/kg）。30min 后，按照前面的模型进行重复性缺氧暴露实验。1～4 次缺氧的标准耐受时间在相应的 3 组间进行比较。

(8) 统计分析

应用 SYSTAT 软件的 ANOVA 及 Duncan's test 对实验数据进行统计分析。以 $P \leqslant 0.05$ 作为有统计学意义。

【结果】

缺氧预适应期间，第 1 次缺氧暴露，动物呼吸逐渐加快，紫绀逐渐明显，最后出现痉挛样肌肉活动和喘呼吸。在第 2 次、第 3 次缺氧中也可以观察到类似现象，动物在大部分时间里保持平静，呼吸变得慢而深，但是很有规律（图 4-32B）。紫绀在第 4 次缺氧更加明显，眼球呈紫黑色。

(1) 耐受时间和瓶内氧气水平的变化

缺氧实验在室温为 18±1℃ 条件下进行，缺氧的标准耐受时间随着缺氧次数而依次延长，动物对外界反应能力逐渐下降呈类似麻醉状态。第 2、3、4、5 次缺氧的耐受时间分别比第 1 次长 1.7、1.8、2.1 和 2.3 倍（图 4-33A）。广口瓶内的氧浓度在第 1 次缺氧首次出现喘呼吸时为 6.6%，在第 5 次缺氧时降低为 3.2%，这一数值是第 1 次缺氧的 49%（图 4-33B）。

从第 1 次到最后 1 次缺氧过程中，ECG 曲线始终保持规则（图 4-32B）。每次缺氧开始，平均初始心率从第 1 次缺氧的 744 次/分逐渐降低到第 5 次时的 180 次/分。动物出现首次喘呼吸时的心率，从第 1 次缺氧的 469 次/分，降到第 5 次缺氧的 157 次/分，是第 1 次缺氧初始心率的 1/5（图 4-33C）。

呼吸频率也出现类似的变化趋势（图 4-32B）。平均初始（结束）呼吸频率也由第 1 次缺氧的 315 次/分（300 次/分），逐渐降低到第 5 次的 96 次/分（78 次/分），也是第 1 次缺氧初始呼吸频率的 1/5（图 4-33C）。

(2) 脑内 L-精氨酸含量的变化

如图 4-34 所示，H_0、H_1、H_2、H_3、H_4 各组小鼠全脑 L-精氨酸含量分别为 347.182±49.354、430.864±41.770、307.303±55.690、296.033±41.211 和 293.080±51.830nmol/g。H_1 组的 L-精氨酸含量明显高于 H_0 组，而从 H_2 到 H_4 组 L-精氨酸含量则逐渐下降，甚至显著低于 H_0 组（图 4-34）。

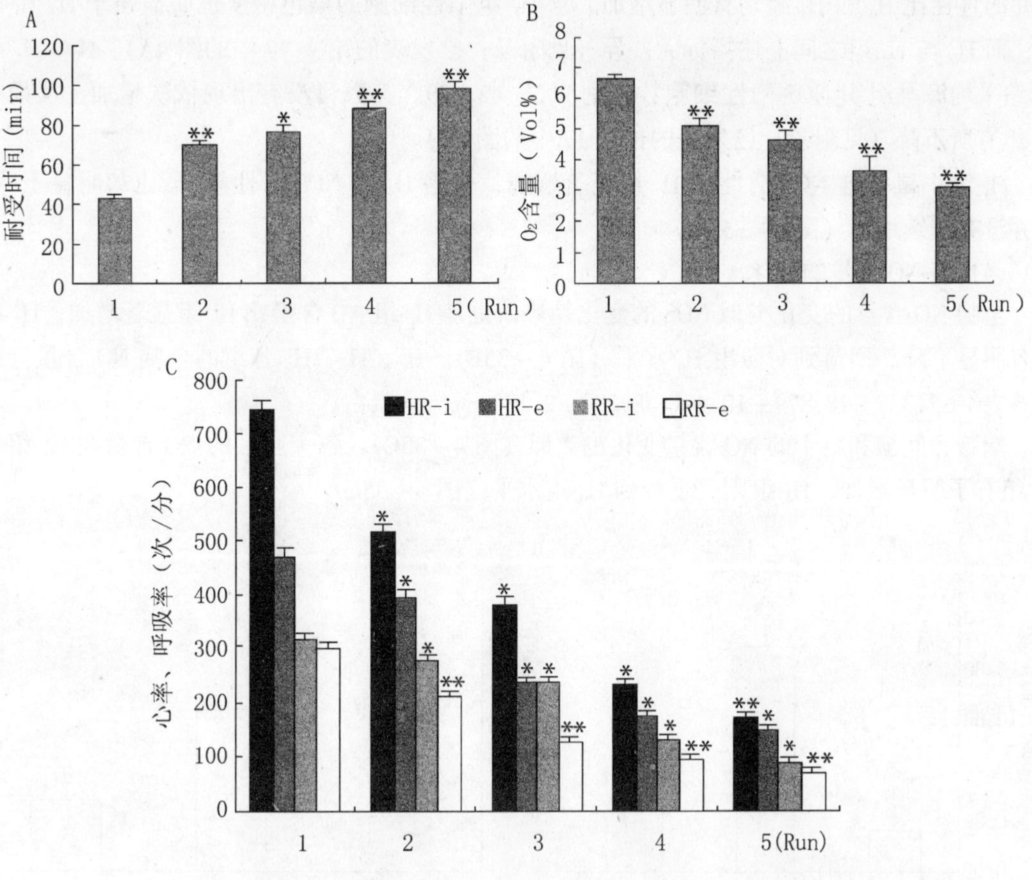

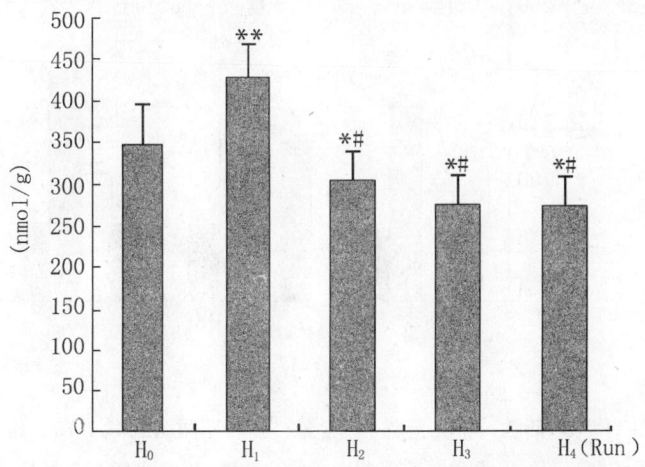

图 4-33 不同缺氧组的耐受时间（A）；结束时瓶内氧含量（B）；心率和呼吸率（C）
* $P<0.05$，** $P<0.01$；$n=15$（A，B），$n=20$（C）

图 4-34 不同缺氧组全脑内 L-ARG 含量
* $P<0.05$，** $P<0.01$ 与对照组相比；# $P<0.05$ 与 H_1 相比

（3）NOS 阳性神经元数目及 NOS 活性改变

H_0，H_1，H_4 各组未见脑皮层出现 NOS 阳性神经元数目和外形改变。但是 H_1 组阳性神

经元的直径比 H_0 和 H_4 组均有明显增加,且 H_1 组阳性细胞的染色密度也明显强于 H_0 和 H_4 组,而 H_0 与 H_4 组之间上述指标无差异(见附录:已发表的论文 17 中的图 4A)。H_0、H_1 和 H_4 组平均海马组织 NOS 阳性细胞数分别为 5、42、39。其数目没有出现依次增加,反而在 H_4 组有所下降(见附录:已发表的论文 17 中的图 4B)。

H_1 组小鼠全脑 NOS 活性比 H_0 组显著增加,但是 H_4 组 NOS 活性与 H_0 比却明显下降,而并没有继续增加(图 4-35A)。

(4) 脑 NO 含量的变化

全脑 NO 含量的变化类似 NOS 的变化趋势,也是 H_1 组 NO 含量比 H_0 组显著增加,H_4 组又有明显下降,回落到对照组 H_0 水平(图 4-35B)。H_0、H_1、H_4 各组的全脑 NO 含量分别为 6.294 ± 2.337、18.879 ± 10.491、8.280 ± 2.130 pmol/mg 蛋白。

端脑、间脑和脑干的 NO 含量变化也类似(图 4-35C)。各个脑区的 NO 含量在 H_1 组比 H_0 组有了明显增加,H_4 组则又下降到 H_0 组水平(图 4-35C)。

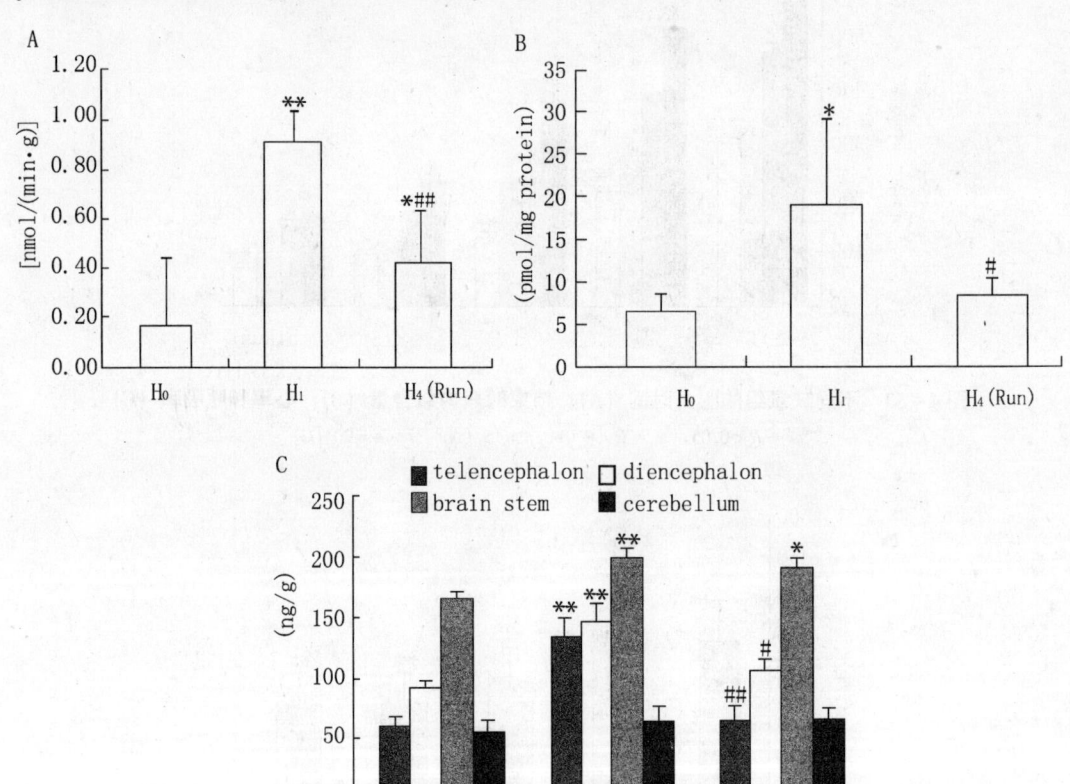

图 4-35 (A) NOS 活性;(B) 全脑 NO 含量;(C) 不同脑区 H_0、H_1、H_4 组 NO 含量
* $P<0.05$,** $P<0.01$,与 H_0 相比;# $P<0.05$,## $P<0.01$,与 H_1 相比

(5) 外源精氨酸和其相似物的效应

精氨酸组动物出现更为严重行为学的反应,在第 2、3、4 次缺氧中,其耐受时间显著下降(图 4-36)。

但是，在缺氧前给动物注射精氨酸相似物——L-NNA 组动物在第 1 次到第 4 次缺氧中则很少有行为学表现，而缺氧耐受时间明显延长（图 4-36）。

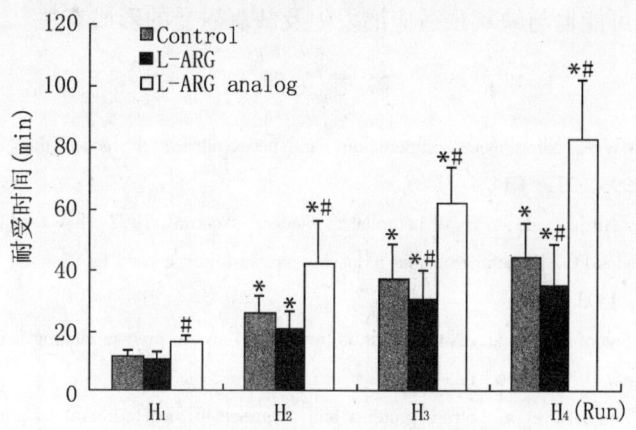

图 4-36 不同组的标准耐受时间
* $P < 0.05$，与同组相比；# $P < 0.05$，与对照组相比

【讨论】

本实验与我室前期发现类似[28-30]，表明动物能够逐步耐受低氧条件并且随着重复性缺氧暴露，其耐受时间逐渐增长，动物以低水平生理状态存活下来。进行性的低水平生理状态是通过降低氧耗、心率和呼吸频率实现的，这些看来均有利于缺氧耐受能力的逐步增强。

NO 是一种公认的神经系统内神经递质，它是由一氧化氮合酶催化底物 L-精氨酸而合成的[2,19]。根据现有的知识，神经元 NOS（nNOS）最有可能解释上述观察到的现象[12]，但是不可能完全排除内皮细胞的 NOS 同工酶对这些现象的作用。

NO 在缺氧和缺血损伤中可能既是神经保护因子又有神经破坏作用[1,18,38]。NO 供体或是通过结构型 nNOS 产生的 NO 限制了 PC12 细胞和原代神经元中因营养因子缺乏所致的凋亡[13,14,23,26]。海马内组织型 NOS 合成的 NO 可能在预适应的神经保护中起作用[4]，NO 产量及活性对于机体诱导缺血耐受极为重要[15]。

相反，NO 产生过量能够导致神经细胞死亡[8-10,18,39]。有几例关于 NO 在缺氧后增高的报道已经发表[22,31]。nNOS -/- 基因敲除小鼠中风损伤减小[20,21]，而且应用 nNOS 抑制物可以降低中风损伤[22]，由此可见 nNOS 与神经损伤密切相关[12]。

在本文中我们看到的结果与上述报道相吻合。全脑 NO 供体 L-精氨酸、NOS 阳性细胞数、NOS 活性以及 NO 浓度一开始在 H_1 组增高，随后在重复性缺氧的 H_4 组有所下降，然而耐受随缺氧次数的增加而稳定增加。看来 NOS 活性和 NO 浓度的降低与缺氧耐受相关。

上述指标的下调可能有利于增加机体对缺氧的耐受。看起来这一结论被预先应用外源性 L-精氨酸及其类似物所证实。缺氧条件下给予 L-精氨酸组动物耐受时间明显缩短，而给 L-精氨酸类似物组耐受时间延长。

应用 NOS 抑制剂后以及在 nNOS 缺陷小鼠培养细胞中，NMDA 的神经毒性明显降低[8,10]。精氨酸相似物应用后，动物对缺氧耐受性增加。耐受增加与 NOS 阳性神经元数目、活性下降呈负相关，可能都与 NNDA 神经毒性降低有关。

NO 本身可能没有毒性，只有当它与超氧化物反应并且转变为过氧亚硝基阴离子时才有毒性[1]。缺氧预适应中脂质过氧化物并非持续升高,其含量逐渐变小并趋近于对照水平[11]。此外,重复性缺氧暴露过程中超氧化物歧化酶活性增加,也可能有利于降低过氧化物水平[11]。NO毒性降低可能也与缺氧预适应的发生及缺氧耐受的形成有关。

参考文献

1. Beckman JS, Koppenal WH. Nitric oxide, superoxide, and peroxynitrite: the good, the bad, and the ugly. Am J Physiol Cell Physiol, 1996, 271: C1424 – 1437
2. Bredit DS, Snyder SH. Nitric oxide, a novel neuronal messenger. Neuron, 1992, 8: 3 – 11
3. Cai Z, Fratkin JD, Rhodes PG. Prenatal ischemia reduces neuronal injury caused by neonatal hypoxia-ischemia in rats. Neuroreport, 1997, 8: 1393 – 1398
4. Centeno JM, Orti M, Salom JB, et al. Nitric oxide is involved in anoxic preconditioning neuroprotection in rat hippocampal slices. Brain Res, 1999, 836: 62 – 69
5. Chen J, Graham SH, Zhu RL, et al. Stress proteins and tolerance to focal cerebral ischemia. J Cereb Blood Flow Metab, 1996, 16: 566 – 577
6. Choi DW. Glutamate receptors and the induction of excitotoxic neuronal death. Prog Brain Res, 1994, 100: 47 – 51
7. Choi DW. Glutamate neurotoxicity and diseases of the nervous system. Neuron, 1998, 1: 623 – 634
8. Dawson VL, Dawson TM, Bartley DA, et al. Mechanisms of nitric oxide-mediated neurotoxicity in primary brain culture. J Neurosci, 1993, 13: 2651 – 2661
9. Dawson VL, Dawson TM, London ED, et al. Nitric oxide mediates glutamate neurotoxicity in primary cortical cultures. Proc Natl Acad Sci USA, 1991, 88: 6368 – 6371
10. Dawson VL, Kizushi VM, Huang PL, et al. Resistance to neurotoxicity in cortical cultures from neuronal nitric oxide synthase-deficient mice. J Neurosci, 1996, 16: 2479 – 2487
11. Duan CL, Yan FS, Song XY, et al. Changes of superoxide dismutase, glutathione perioxidase and lipid perioxidase in the brain of mice preconditioned by hypoxia. Biol Signals, 1999, 8: 256 – 260
12. Eliasson MJL, Huang Z, Ferrante RJ, et al. Neuronal nitric oxide synthase activation and peroxynitric formation in ischemic stroke linked to neural damage. J Neurosci, 1999, 19: 5910 – 5918
13. Estevez AG, Radi R, Barbeito L, et al. Peroxynitrite-induced cytotoxicity in PC12 cells: evidence for an apoptotic mechanism differentially modulated by neurotrophic factors. J Neurochem, 1995, 65: 1543 – 1550
14. Farinelli SE, Park DS, Greene LA. Nitric oxide delays the death of trophic factor-deprived PC12 cells and sympathetic neurons cultured with brain-derived neurotrophic factor. J Neurosci, 1996, 18: 3708 – 3714
15. Gidday JM, Fitzglbbons JC, Shah AR, et al. Neuroprotection from ischemic brain injury by hypoxic preconditioning in the neonatal rat. Neurosci Lett, 1994, 168: 221 – 224
16. Glazier SS, O'Rourke DM, Graham DI, et al. Induction of ischemic tolerance following brief focal ischemia in rat brain. J Cereb Blood Flow Metab, 1994, 14: 545 – 553
17. Grabb MC, Choi DW. Ischemic tolerance in murine cortical cell culture: critical role for NMDA receptors. J Neurosci, 1999, 19: 1657 – 1662
18. Heneka MT, Loschmann PA, Gieichman M, et al. Induction of nitric oxide synthase and nitric oxide-mediated apoptosis in neuronal PC12 cells after stimulation with tumor necrosis factor-α/lipopolys accharide. J Neurochem, 1998, 71: 88 – 94
19. Holscher C. Nitric oxide, the enigmatic neuronal messenger: its role in synaptic plasticity. Trends Neurosci, 1997, 20: 298 – 303
20. Huang Z, Huang PL, Ma J, et al. Enlarged infarcts in endothelial nitric oxide syntheses knockout mice are attenuated by nitro-L-arginine. J Cereb Blood Flow Metab, 1996, 16: 981 – 987

21. Huang Z, Huang PL, Panahian N, et al. Effects of cerebral ischemia in mice deficient in neuronal nitric oxide synthase. Science, 1994, 265: 1883 – 1885
22. Iadecola C. Bright and dark sides of nitric oxide in ischemic brain injury. Trends Neurosci, 1997, 20: 132 – 139
23. Xim YM, Chung HT, Xim SS, et al. Nitric oxide protects PC12 cells from serum deprivation-induced apoptosis by cGMP-dependent inhibition of caspase signaling. J Neurosci, 1999, 19: 6740 – 6747
24. Kitagawa K, Matumoto M, Tagaya M, et al. "Ischemic tolerance" phenomenon found in the brain. Brain Res, 1990, 528: 21 – 24
25. Knowles RG, Salter M, Brooks SL, et al. Anti-inflammatory glucocorticoids inhibit the induction by endotoxin of nitric oxide synthase in the lung, liver and aorta of the rat. Biochem Biophys Res Commun, 1990, 172: 1042 – 1048
26. Li J, Billiar TR, Talanian RV, et al. Nitric oxide reversibly inhibits seven members of the caspase family via S-nitrosylation. Biochem Biophys Res Commun, 1997, 240: 419 – 424
27. Liu Y, Kato H, Nakata N, et al. Protection of rat hippocampus against ischemic neuronal damage by pretreatment with sublethal ischemia. Brain Res, 1992, 586: 121 – 124
28. Lu GW, Cui XY, Zhao BM. Alteration of oxygen consumption and energy metabolism during repetitive exposure of mice to hypoxia. Neurochem Res, 1999, 24: 625 – 628
29. Lu GW, Ding DW, Shi MT. Acute adaptation of mice to hypoxic hypoxia. Biol Signals, 1999, 8: 247 – 255
30. Lu GW, Shi MT, Li L. Effects of acute repetitive exposure to hypoxia on hypoxic tolerance. Chin J Pathophysiol, 1992, 8: 425 – 429
31. Malinski T, Bailey F, Zhang ZG, et al. Nitric oxide measured by a porphyrinic microsensor in rat brain after transient middle cerebral artery occlusion. J Cereb Blood Flow Metab , 1993, 13: 355 – 358
32. Marshall J'M , Metcalfe JD. Analysis of the cardiovascular changes induced in the rat by graded levels of systematic hypoxia. J Physiol (Lond) , 1988, 407: 385 – 403
33. Mirry CE, Jennings RB, Reimer AX. Preconditioning with ischemia: a delay of lethal cell injury in ischemic myocardium. Circulation, 1986, 74: 1124 – 1136
34. Ohta T, Arai Y, Takitani S. Fluorometric determination of nitrite with 4-hydroxycoumarin. Anal Chem, 1986, 58: 3132 – 3135
35. Simon RP, Niiro M, Gwinn R. Prior ischemia stress protects against experimental stroke. Neurosci Lett, 1993, 163: 135 – 137
36. Termin A, Hoffman M, Bing RJ. A simplified method for the determination of nitric oxide in biological solutions. Lde Sci, 1992, 51: 1621 – 1629
37. Xie JH, Lu GW, Hou YZ. Role of excitatory amino acids in hypoxic preconditioning. Biol Signals, 1999, 8: 267 – 274
38. Yonetani M. The role of nitric oxide in hypoxic-ischemic injury. No To Hatatsuj, 1996, 28: 125 – 127
39. Zhang J, Dawson VL, Dawson TM, et al. Nitric oxide activity of poly (ADP-ribose) synthetase in neurotoxicity. Science, 1994, 263: 687 – 689
40. Zhang JN, Lu GW. Changes of Na-K-ATPase and Ca-ATPase activities in brain of mice exposed to hypoxia. Chin J Appl Physiol, 1994, 10: 237 – 239
41. Zhang WL, Lu GW. Changes of adenosine and its A1 receptor in hypoxic preconditioning. Biol Signals, 1994, 8: 275 – 280
42. Zhao G, Cui XY, Lu GW. Effects of repeated hypoxia on lactate production in brain and synaptosome. Chin J Appl Physiol, 1999, 15: 165 – 168
43. Zhou HC, Tong YL, Zhu CG. Changes of positive neurons in the hippocampus and striatum following brain ischemia. J Chin Neuroanat, 1995, 11: 109 – 112

4.4.17. 急性重复缺氧动物脑组织中单胺类神经递质含量的对比研究

摘要 以昆明小鼠为实验对象，用荧光法检测急性重复缺氧动物脑组织中 DA、NE、5-HT、5-HIAA 等 4 种单胺类物质的含量。结果发现：与未经缺氧处理的对照组（A）、缺氧 1 次的实验对照组（B）及急性重复缺氧 4 次后饲养 2d 实验对照组（D）等 3 组动物相比，急性重复缺氧 4 次实验组（C）动物脑组织中 DA、5-HIAA 含量显著升高，NE 含量显著降低，5-HT 较缺氧 1 次组显著上升。而 A、B、D 3 组动物脑组织中上述 4 种成分含量接近。结果提示脑组织中单胺类物质可能参与急性重复缺氧动物对缺氧耐受的形成。

关键词 重复缺氧；单胺类；脑；小鼠

A comparative study on the contents of monoamine neurotransmitters in brain tissue of animals exposed acutely and repeatedly to hypoxia Experiments were conducted on Kunming mice. The contents of DA, NE, 5-HT and 5-HIAA in the brain was measured with fluorescent methods. Compared with the group A of blank control without exposure to hypoxia, group B of experimental control exposed to hypoxia only once, and group D of another experimental control fed for two days after acute and repetitive exposure to hypoxia for 4 times, the content of DA and 5-HIAA significantly increased and that of NE significantly decreased in the experimental animals, group C, acutely and repeatedly exposed to hypoxia for 4 times. The content of 5-HT significantly increased in group C in comparison with group B, while the content of the four chemicals was close to each other among group A, B, and D. These results indicate that substance of monoamines in the brain may be involved in the development of tolerance to hypoxia in acute and repeated hypoxia exposed animals.

Key words anoxia; monoamines; brain; mice

有关脑缺血和单胺类神经递质的相关性，早在 20 世纪 70 年代已有许多报道，但由于所采取的实验模型、缺血程度、分析方法、缺血部位等不同，其结论往往未臻一致[1]。后来的研究发现在缺血和外伤的情况下，脑内去甲肾上腺素（NE）、多巴胺（DA）、5-羟色胺（5-HT）等单胺类神经递质发生代谢紊乱，认为单胺类神经递质在缺血性脑损伤的病理生理过程中起着重要作用[1,2]。有关缺氧，尤其是急性重复缺氧时单胺类神经递质的动态变化尚少见报道。本实验室曾发现急性重复缺氧动物脑组织产生某种耐缺氧的变化[3]。本工作用荧光法对急性重复缺氧动物脑组织中单胺类神经递质的浓度进行了对比研究。

【材料与方法】

实验对象为雌雄不限、体重 16.0～22.0g 的成年昆明小鼠。取 140 只昆明小鼠，以随机原则分成 4 组，每组 35 只。以未经缺氧处理的动物为对照组（A）；缺氧 1 次者为实验对照组（B）；急性重复缺氧 4 次者为实验组（C）；急性重复缺氧 4 次后饲养 2d 者为实验对照组（D）。

急性重复缺氧动物模型按本实验室常规[3]进行，即将小鼠置于含有新鲜空气、体积经过标定的广口瓶内，以橡皮塞密闭、记时，待出现喘呼吸，立即取出，并随即转移到另一相似体积的、含有新鲜空气的广口瓶内，进行第 2 次缺氧，以此类推，重复到第 4 次。实验时，首先将缺氧 4 次后需要饲养 2d 的动物先行缺氧实验，做上标记，然后和另 3 组动物在相同条件下同时饲养 2d 后，再将另 3 组动物进行实验处理。

上述4组动物均于实验后立即断头取全脑放入液氮中（此操作不超15s），2min后取出，称脑重量，以酸性正丁醇为介质，在冰浴中用超声波细胞粉碎机（JY88-Ⅰ型）匀浆2min，4000 rpm离心5min，取上清液用荧光法[4]检测脑组织中DA、NE、5-HT、5-羟吲哚乙酸（5-HIAA）含量。所用仪器为日立650-10 S型荧光分光光度计。所用试剂均为分析纯，并经纯度检查，不合格者重新处理。

【结果和讨论】

缺氧1次（B）组动物，其缺氧耐受时间平均为 13.3 ± 1.8 min （$\bar{x} \pm s$）。急性重复缺氧4次（C）组动物及急性重复缺氧4次后饲养2d（D）组动物缺氧耐受时间见表4-46。

表4-46　实验组C、D动物缺氧1~4次缺氧耐受时间　　　　t/min, $\bar{x} \pm s$

组	n	缺氧次数			
		1	2	3	4
C	33	13.8 ± 1.8	$33.5 \pm 8.7^{**}$	$52.8 \pm 20.6^{*}$	$65.1 \pm 27.9^{\triangle}$
D	31	14.0 ± 2.6	$34.1 \pm 10.2^{**}$	$58.7 \pm 25.8^{*}$	$74.7 \pm 29.9^{\triangle}$

**：缺氧1次耐受时间与缺氧2次耐受时间相比 $P<0.01$；*：缺氧2次耐受时间与缺氧3次耐受时间相比 $P<0.01$；△：缺氧3次耐受时间与缺氧4次耐受时间相比 $P<0.05$

从缺氧耐受时间来看，急性重复缺氧4次及急性重复缺氧4次后饲养2d的两组动物，后1次缺氧耐受时间与前1次缺氧耐受时间相比，大多有非常显著的差异。两组动物的各次缺氧耐受时间均较接近，经 t 检验均无显著差异。缺氧1次实验组动物的缺氧耐受时间亦与实验组C、D组动物的缺氧1次的耐受时间相近。提示，急性重复缺氧可提高动物对缺氧的耐受性，且缺氧时间相对稳定。

A、B、C、D 4组动物脑组织中DA、NE、5-HT、5-HIAA 4种单胺类物质的含量如表4-47所示。

表4-47　动物脑组织中单胺类物质的含量　　　　nmol/g 湿脑重　$\bar{x} \pm s$

组别	5-HIAA	5-HT	NE	DA
A	0.745 ± 0.326	0.226 ± 0.090	0.191 ± 0.051	0.645 ± 0.282
	($n=30$)	($n=32$)	($n=32$)	($n=32$)
B	0.724 ± 0.212	0.195 ± 0.062	0.189 ± 0.079	0.712 ± 0.179
	($n=24$)	($n=29$)	($n=29$)	($n=28$)
C	$0.910 \pm 0.307^{*\circ\triangle\triangle}$	$0.244 \pm 0.085^{\circ}$	$0.101 \pm 0.048^{*\circ\triangle}$	$0.865 \pm 0.335^{**\circ\triangle\triangle}$
	($n=30$)	($n=31$)	($n=32$)	($n=32$)
D	0.667 ± 0.254	0.209 ± 0.095	0.226 ± 0.271	0.600 ± 0.043
	($n=27$)	($n=29$)	($n=30$)	($n=27$)

*：C组与A组相比 $P<0.05$；**：C组与A组相比 $P<0.01$；○：C组与B组相比 $P<0.05$；△：C组与D组相比 $P<0.05$；△△：C组与D组相比 $P<0.01$

从急性重复缺氧动物脑组织中4种单胺类物质浓度的检测和对比来看，可见：①缺氧1次动物脑组织中4种单胺类物质的含量与对照组（A）比较，经单因素方差分析，无显著性差异，但5-HT含量有降低、DA含量有升高趋势；②与对照组（A）比较，缺氧4次的实验组（C）脑组织中DA、5-HIAA显著或非常显著升高，NE显著降低；与缺氧1次的实验对照组（B）比较，急性重复缺氧4次动物脑组织中的DA、5-HT、5-HIAA显著升高，NE显著降低；与实验组（D）比较，DA、5-HIAA 非常显著地升高，NE 则显著地降低；③空白对照组（A）、缺氧 1 次对照组（B）及缺氧 4 次后饲养 2d 的实验组（D）等 3 组动物脑组织中 4 种成分的含量之间未见显著性差异。

上述结果说明，动物经急性重复缺氧 4 次，其脑组织中单胺类物质的浓度发生很大的改变，既不同于空白对照组（A）又不同于实验对照组（B）；与文献 [5]、[6] 所述脑缺血时脑组织中单胺类物质 DA、NE 均显著降低不尽相同。结果提示，急性重复缺氧动物脑组织中单胺类物质浓度的改变与缺氧适应的关系密切，可能参与急性重复缺氧动物耐缺氧的机制。急性重复缺氧 4 次后饲养 2d 的实验组（D）动物，其脑组织中 4 种单胺类物质的含量与空白对照组（A）比较未见显著差异，说明其脑组织中上述 4 种成分均已恢复并接近正常水平，提示急性重复缺氧脑组织中上述 4 种成分浓度的改变是可逆的。关于急性重复缺氧脑组织中单胺类物质浓度改变的生理生化意义尚待进一步探讨。

参考文献

1. 金子大成. 虚血性病变の生化学的研究——内游离アミノ酸．カテコハ–アミソ．尿酸の变动．脑神经，1986, 38（3）: 253
2. 匡培根. 脑缺血时胺类神经介质的动态变化. 中国神经精神疾病杂志，1983, 9（5）: 287
3. 吕国蔚. 急性重复缺氧对小鼠缺氧耐受的影响及其机制的初步探讨. 中国病理生理杂志，1992, 8（4）: 425–428
4. 中医研究院针灸经络研究所生化组. 脑组织中 5-羟色胺、5-羟吲哚醋酸、去甲肾上腺素和多巴胺的同时提取和荧光分光光度测定法. 中医药研究参考，1975, 5: 38
5. 金子大成. ヲシト局所脑虚血における脑内カヲコ–ハミソの变动——HPLC-ECD 法によろ测定. 脑神经，1985, 37（11）: 1079
6. 小仓浩一郎. In vivoホハメトソ法によろ内モノァミソ代谢の测定——基础实验と病态モチハへの用. 脑神经，1987, 39（12）: 1181

4.4.18. 反复低氧对小鼠脑内神经肽 Y 免疫反应活性的影响

摘要 目的：观察反复低氧对小鼠脑内神经肽 Y（NPY）免疫反应活性的影响。方法：昆明小鼠 40 只随机分为对照组、低氧 1 次（H_1）组、低氧 2 次（H_2）组、低氧 3 次（H_3）组和低氧 4 次（H_4）组。对低氧各组动物分别行不同次数的反复低氧。各组动物脑内 NPY 的免疫反应活性采用放射免疫测定法测定。结果：小鼠对低氧的标准耐受时间随反复低氧次数的增加而显著增加。经 1 次低氧和 2 次低氧后小鼠脑内 NPY 的免疫反应活性明显提高，分别为正常对照组的 145.5%±3.2% 和 147.3%±2.5%（$P<0.01$）；而低氧 3 次后则降到正常对照水平。结论：反复低氧通过预适应能显著提高小鼠对低氧的耐受性，并可诱导小鼠脑内 NPY 免疫反应活性在预适应形成的早期一过性地上升。

关键词 神经肽 Y；低氧；适应；生理学

Effects of repeated hypoxia on the NPY-like immunoreactivity in the mouse brain Objective: To observe the effects of repeated hypoxia on the neuropeptide Y (NPY)-like immunoreactivity in the mouse brain. Methods: Forty male Kunming mice were divided into 5 groups: control, H_1 (after the 1st hypoxic run), H_2 (the 2nd hypoxic run), H_3 (the 3rd hypoxic run) and H_4 (the 4th hypoxic run). The hypoxic groups were subjected to different runs of hypoxia exposure. The NPY-like immunoreactivity in the mouse brain was measured by using radioimmunoassay method. Results: The standard tolerance time of the mouse exposed to hypoxia significantly increased following each increase in runs of hypoxia exposure. After the 1st and 2nd hypoxic run, the NPY-like immunoreactivities in the mice brain significantly increased by 145.5% ± 3.2% and 147.3% ± 2.5% compared with the control ($P < 0.01$), respectively. However, the NPY-like immunoreactivities returned to the control levels after the 3rd run. Conclusion: The repeated exposure to hypoxia can significantly enhance mouse's tolerance to hypoxia by preconditioning, and can induce the increase by only one exposure in NPY-like immunoreactivities of the mouse brain during the early period of formation of hypoxic preconditioning.

Key words   neuropeptide Y; hypoxia; adaptation; physiology

神经肽 Y (neuropeptide Y, NPY) 是 1982 年 Tatemoto 从猪脑组织中分离出来的, 以酪氨酸作为 N 端, 以酪氨酰胺作为 C 端, 由 36 个氨基酸残基组成的神经肽, 广泛存在于中枢和外周神经系统内, 它既有神经递质效应又有一般活性肽的作用, 是目前日益受到重视的神经活性物质[1]。大量研究表明 NPY 与脑血管舒缩功能密切相关[2,3], 并有可能参与了脑缺血后的病理生理过程[4]。近年来有报道 NPY 在动物局部脑缺血实验中有可能对缺血半影区起保护作用[5,6]。另有报道, 在长时间慢性低氧过程中 NPY 有可能参与了低氧预适应的形成[7]。我们以往对低氧预适应的研究表明, 急性反复低氧能通过预适应显著提高小鼠对低氧的耐受性[8]。而 NPY 在急性反复低氧期间的变化, 以及在低氧预适应中的作用则未见报道。本研究旨在观察急性反复低氧对小鼠低氧耐受性影响, 并监测小鼠脑内 NPY 免疫反应活性的改变。

【材料与方法】

(1) 标准耐受时间的测定

40 只雄性昆明小鼠体重 18.0 ~ 22.0g (首都医科大学动物科学部提供) 随机分为不低氧对照组、低氧 1 次 (H_1) 组、低氧 2 次 (H_2) 组、低氧 3 次 (H_3) 组和低氧 4 次 (H_4) 组。低氧各组动物分别置于含有新鲜空气、经过标定的 125ml 广口瓶中, 以橡皮塞密闭, 一旦出现喘呼吸立即取出, 随即转移到另一同样体积的含有新鲜空气的广口瓶中密闭。如此反复 1、2、3 和 4 次, 分别记录各组动物从密闭开始 (t_0) 到喘呼吸出现 (t_1) 的时间。每 100ml 新鲜空气密闭低氧条件下的标准耐受时间 (T) 按文献报道[9] 照下式计算:

$$T = T_0/V_e \times 100$$
$$= (t_1 - t_0) / (V_0 - W_a/0.94) \times 100$$

式中, T_0: 原始耐受时间; V_e: 瓶的有效空气容积; V_0: 瓶的容积; W_a: 小鼠体重; 0.94: 预实验测出的小鼠平均密度。

(2) 脑组织内 NPY 免疫反应活性的测定

各组动物经低氧后立即断头、取脑。脑组织置于 0.2mol/L 醋酸钠溶液中煮沸 5min, 擦干称重后, 按每 100mg 脑组织 15ml 的量加入醋酸钠液, 冰浴下匀浆。匀浆液在 4℃ 条件下, 以 3000rpm 离心 30min, 取上清液。上清液样品立即置于 -25℃ 保存。样品中 NPY 的免疫反应活性采用非平衡放射免疫分析法测定, [^{125}I]-NPY 及其相应抗体由中国东亚免疫技术研究所提供。

(3) 统计学处理

数据以 $\bar{x} \pm s$ 表示，用 t 检验及方差分析做统计处理。

【结果】

(1) 标准耐受时间的变化

小鼠对低氧的标准耐受时间随反复低氧次数的增加而显著增加，反复低氧2次、3次和4次时，其标准耐受时间比低氧1次时分别提高了2、4和8倍（表4-48）。

表4-48 小鼠对低氧的标准耐受时间

组别	n	标准耐受时间 (min, $\bar{x} \pm s$)
1	32	15.6 ± 3.3
2	24	32.7 ± 3.1*
3	16	68.3 ± 5.8*
4	8	130.4 ± 8.3*

* $P < 0.01$，与第1次缺氧相比

(2) 反复低氧对脑组织内 NPY 免疫反应活性的影响

如图4-37所示，未经低氧的对照组小鼠脑组织中的 NPY 免疫反应活性为 10.61 ± 1.64 pg/mg，经1次和2次低氧后分别上升为 15.44 ± 2.13 pg/mg 和 15.63 ± 2.4 pg/mg，分别为正常对照组的 145.5% ± 3.2% 和 147.3% ± 2.5%（$P < 0.01$）；而低氧3次和4次后则下调到 9.94 ± 2.10 pg/mg 和 10.13 ± 3.20 pg/mg，与正常对照组相比无显著差异。

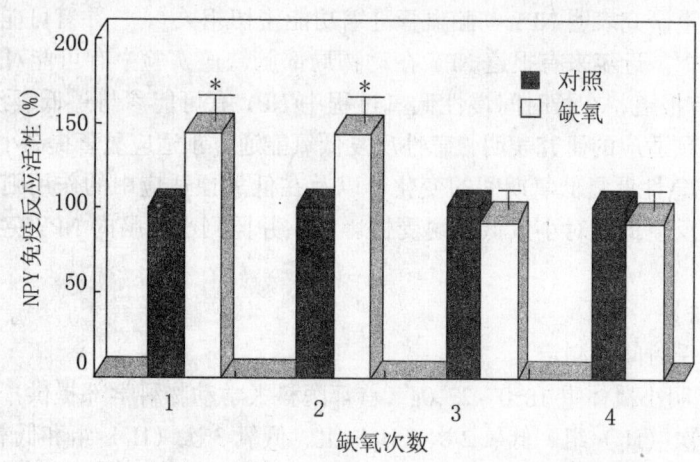

图4-37 反复低氧对小鼠脑内 NPY 免疫反应活性的影响

$\bar{x} \pm s$，$n = 8$，$P < 0.01$ 与对照相比

【讨论】

缺血/缺氧预适应现象普遍存在于多种动物，其机制尚不清楚。近期认为，机体内可能存在着多种内源性活性调节物激活这一保护过程，如腺苷、缓激肽等[10,11]。近年来有报道在动物局部脑缺血实验中，NPY 的免疫反应活性在缺血半影区特异性地增加，这种增加可能是对损害神经的保护作用，而 NPY 的保护作用来自与兴奋性氨基酸的相互作用和改变 Ca^{2+} 电流的能力并与局灶梗死后缺血半影区生化及功能恢复有关[5,6]。另有报道，在长时间慢性低氧诱导的预适应过程中，大鼠中枢与外周神经系统 NPY 免疫反应活性均有明显提高，提示 NPY 有可能参与了低氧预适应的形成[7]。

本研究观察了反复低氧对小鼠低氧耐受性的影响，并监测了小鼠脑组织内 NPY 免疫反应活性随反复低氧次数增加而发生的改变。结果表明，小鼠对低氧的标准耐受时间随反复低氧次数的增加而显著增加，此结果与我们先前的报道相一致[8]，说明轻度反复低氧能诱导小鼠低氧预适应的形成，通过预适应能显著提高小鼠对低氧的耐受性。本研究还观察到，小鼠

脑内 NPY 的免疫反应活性在 1 次和 2 次低氧后明显增加,但在 3 次和 4 次低氧后下调。其变化规律与我们在另一研究中观察到的降钙素基因相关肽在低氧预适应形成过程中的变化规律相类似。由于 NPY 能对机体多种生理活动起重要调节作用,其作用机理目前也尚未全部搞清,因此本研究观察到的小鼠脑内 NPY 免疫反应活性在反复低氧早期一过性地上升这一现象,是否与低氧预适应的形成有关还需进一步研究。

参考文献

1. 何跃. 神经肽 Y 与缺血性脑血管疾病. 国外医学·脑血管疾病分册, 1998, 6 (5): 267-270
2. Rajesh M, Michael J, Stephen P. The therapeutic potential of neuropeptide Y. Revi Artic Drugs, 1996, 52 (2): 347-383
3. Stachura Z, Obuchuwicz E, Herman ZS. Neuropeptide Y like immunoreactivity in lumbar cerebrospinal fluid of patients after severe head trauma. Neuropeptides, 1997, 31 (1): 12-14
4. Giuffride R, Bellomo M, Polizzi G, et al. Ischemia induced changes in the immunoreactivity for endothelin and other vasoactive peptides in the brain of the mongolian gerbil. J Cardiovasc Pharmacol, 1992, 20 (Suppl 12): S42-S44
5. Wiley W, Robert A, Gross LU, et al. Neuropeptide Y reduces calcium current and inhibits acetylcholine release in nodose neurons via a pertussis toxin-sensible mechanism. J Neurophysiol, 1990, 63 (1): 1449-1507
6. Gimple GF, Kirchhoff GE, Ketrenmann H. Identification of neuropeptide Y receptors in cultured astrocytes from neonatal rat brain. J Neurosci, 1993, 34 (1): 198-205
7. Poncet L, Denoroy L, Dalmaz Y, et al. Alteration in central and peripheral substance P-and neuropeptide Y-like immunoreactivity after chronic hypoxia in the rat. Brain Res, 1996, 733 (1): 64-72
8. Xie JH, Lu GW, Hou YZ, et al. Effects of aspartate and ketamine on NOS expression in hippocampus of mice repeatedly exposed to hypoxia. Chinese J Neuroanatomy, 1999, 15 (3): 234-238
9. 吕国蔚, 史美棠, 李凌等. 急性重复缺氧对小鼠缺氧耐受性的影响及其机制的初步探讨. 中国病理生理杂志, 1992, 8 (4): 425-428
10. Giannella E, Mochmann HC, Levi R. Ischemic preconditioning prevents the impairment of hypoxic coronary vasodilatation caused by ischemia/reperfusion. Circ Res, 1997, 81 (3): 415-422
11. Linz W, Wiemer G, Scholkens BA. Beneficial effects of bradykinin on myocardial energy metabolism and infarct size. J Am Cardiol, 1997, 80 (3A): 118A-123A

4.4.19. 低氧预适应过程中小鼠脑内 CGRP 和 AngⅡ 含量的变化

摘要 缺氧预适应小鼠脑内 CGRP 和 AngⅡ 含量随重复缺氧次数增加而下调。
关键词 CGRP;AngⅡ;缺氧预适应;小鼠

Alterations in contents of CGRP and AngⅡ in the brain of mice during hypoxic preconditioning
The content of CGRP and AngⅡ in the brain of hypoxic preconditioned mice was downregulated.
Key words CGRP; AngⅡ; hypoxic preconditioning; mice

近年来有研究表明,降钙素基因相关肽(calcitonin gene-related peptide, CGRP)在实验性缺血预适应中具有明显的心肌保护作用[1],而血管紧张素Ⅱ(angiotensinⅡ, AngⅡ)生成的抑制剂则能有效地保护缺血及缺血再灌注引起的脑损伤[2]。本研究观察了反复低氧对小鼠低氧耐受性的影响并监测了小鼠脑 CGRP 和 AngⅡ 含量随反复低氧次数增加而发生的动态改变。

【材料与方法】

(1) 标准耐受时间的测定

雄性昆明小白鼠体重 18.0~22.0g（首都医科大学动物科学部提供）随机分为对照组，低氧 1、2、3 和 4 次组（分别为 H_1、H_2、H_3 和 H_4）。对照组不经低氧处理，低氧各组每只小鼠分别置于含有新鲜空气、经过标定的 125ml 广口瓶中，以橡皮塞密闭，一旦出现喘呼吸立即取出，随即转移到另一同样体积的含有新鲜空气的广口瓶中密闭。如此反复 1、2、3 和 4 次，分别记录每只动物从低氧开始（t_0）到喘呼吸出现（t_1）时的时间，其标准耐受时间（T）按下式计算：$T = (t_1 - t_0) / (V_0 - W_a/0.94) \times 100$（$V_0$：瓶体积；$W_a$：小鼠体重）。

(2) CGRP 和 AngⅡ 含量的测定

各组动物经低氧后立即断头、取脑。脑组织置于 0.2mol/L 醋酸钠溶液中煮沸 5min，擦干称重后按每 100mg 脑组织 1.5ml 的量加入醋酸钠液，冰浴下匀浆。匀浆液 4℃，3000rpm 离心 30min，取上清液。上清液样品立即置于 -25℃ 保存。样品中 CGRP 和 AngⅡ 的含量分别采用非平衡和均相竞争放射免疫分析法测定，[125]I-CGRP 和 ^{125}I-AngⅡ 及其相应抗体分别由中国东亚免疫技术研究所和北京生物技术研究所提供。

(3) 数据的统计处理

数据以 $\bar{x} \pm s$ 表示，用 t 检验及方差分析做统计处理。

【结果】

(1) 标准耐受时间的变化

小鼠对低氧的标准耐受时间随反复低氧次数的增加而显著增加，反复低氧 2、3 和 4 次时，其标准耐受时间比低氧 1 次时分别提高了 2、4 和 8 倍（表 4-49）。

表 4-49 小鼠对低氧的标准耐受时间（min, $\bar{x} \pm s$）

组别	n	标准耐受时间
H_1	32	16.6±4.8
H_2	24	33.5±4.1*
H_3	16	65.7±6.9*
H_4	8	129.4±7.5*

* $P<0.01$，与 H_1 相比

(2) CGRP 和 AngⅡ 含量的变化

脑组织内 CGRP 的含量经 1 次低氧后为对照组的 149.7%±1.2%（$P<0.01$）；经 2 和 3 次低氧后仍保持较高水平，分别为对照组的 138.9%±1.5% 和 134.6%±1.7%（$P<0.05$），但在 4 次低氧后下调。AngⅡ 的含量在 1、2 次低氧后无明显改变，但在 3、4 次后显著降低，分别仅为对照组的 70.3%±1.9% 和 56.2%±2.7%（$P<0.01$）（表 4-50）。

表 4-50 反复低氧期间小鼠脑内 CGRP 和 AngⅡ 含量的变化（pg/mg, $\bar{x} \pm s$, $n=40$）

组	CGRP	% of control	AngⅡ	% of control
对照	12.45±1.10		3.82±0.52	
H_1	18.65±1.21**	149.7±1.2**	3.50±0.62	91.6±4.7
H_2	17.27±1.00*	138.9±1.5*	3.45±0.42	90.3±5.4
H_3	16.78±0.62*	134.6±1.7*	2.70±0.15**	70.3±1.9**
H_4	10.99±0.78*	88.3±1.9*	2.16±0.25**	56.2±2.7**

* $P<0.05$，** $P<0.01$，与对照组相比

【讨论】

低氧预适应现象普遍存在于多种动物，其机制尚不清楚。目前认为，机体内可能存在着

多种内源性活性调节物激活这一保护过程，如腺苷、缓激肽等。近年来研究证实，CGRP 能改善缺血大鼠的脑血流，维持细胞内 Ca^{2+} 稳态，对中枢神经元及其突触功能缺氧损伤具有保护作用[3]；而抑制中枢 AngⅡ 的产生则能减缓急性缺血或缺血再灌注所引起的脑损伤[2]。本研究观察到小鼠对低氧的标准耐受时间随反复低氧次数的增加而显著增加，说明轻度反复低氧能诱导小鼠低氧预适应的形成，通过预适应能显著提高小鼠对低氧的耐受性；小鼠脑内 CGRP 的含量在 1 次低氧后明显增加，经 2 和 3 次低氧后仍保持较高水平，但在 4 次低氧后下调，提示中枢 CGRP 很可能通过上述多种调节作用在早期参与了小鼠低氧预适应的形成。实验中可以看到，AngⅡ 的含量在反复低氧后明显降低，该结果提示低氧预适应很可能通过抑制中枢 AngⅡ 的产生减缓低氧所引起的脑损伤，从而提高了小鼠对较长时间低氧的耐受性。

参考文献

1. Peng CF, Li YJ, Deng HW, et al. The protective effects of ischemic and calcitonin gene-related peptide-induced pre-conditioning on myocardial injury by endothelin-1 in the isolated perfused rat heart. Life Sci, 1996, 59: 1507 – 1514
2. 魏江山. 肾素－血管紧张素系统抑制剂在非心血管系疾病中的应用. 国外医学·内科学分册, 1999, 26: 425 – 427
3. 王福庄, 丁爱石. 海马培养细胞的缺氧损伤及降钙素基因相关肽的保护作用. 中国应用生理学杂志, 1994, 10: 317 – 321

4.4.20. 急性重复缺氧动物脑中常量、微量元素含量的变化

摘要 本文用等离子光量计对昆明小鼠经急性重复缺氧 1、2、4 次及急性重复缺氧 4 次后饲养 2 天，其脑组织中磷、钾、钙、镁等 4 种宏量元素及铅、金、铝、钛、镉、铋、镓、银、钡、锶、铟、镧、铈、钇、钪、铍等 16 种微量元素的溶解态、非溶解态及总含量进行了测定，以未经急性重复缺氧的动物为对照组，同时测定其脑组织中相应的元素含量。实验组动物脑组织中各元素含量与对照组相比，发现钾、金、钛、铟、铈、钇、镓、银、钡、镧、铍等 11 种元素的含量在不同实验组、不同状态下有改变。结果提示，动物经急性重复缺氧，对其脑组织中多种元素的含量有一定影响。这一实验结果对揭示急性重复缺氧可引起动物神经系统的生理生化变化有一定的意义。

关键词 缺氧；微量元素；脑；小鼠

Changes of contents of major and trace elements in mouse brain tissue during acute and repeat exposure to hypoxia The present experiment was carried on mice. The changes in contents of 4 major elements and 16 trace elements in the brain of mice were measured following acute and repetitive exposure to hypoxia and its role in tolerance or adaptation to hypoxia was discussed. The contents of Ti, Sc in nonsoluble state and Be in soluble state in amount in the brain homogenate to hypoxia for one run was significantly decreased and increased, respectively, La, Ce, Sc in soluble state in the brain homogenate to hypoxia for two runs was significantly increased, respectively; in comparison with that in normal animals' brain homogenate, when the animals were fed for two days after four runs exposure to hypoxia, the contents of Au, Ti, In, La, Ce, Y, Be in soluble state and Ba in non-soluble state and Au, Ga, Ag, In,

Ce, Y in amount were significantly or very significantly changed in comparison with those in normal. These results suggest that Au and the other 11 elements may involve in animals' tolerance or adaptation to hypoxia.

Key Words hypoxia; trace elements; brain; mouse

有关动物对缺血引起神经化学变化的探讨进展很快[1,2]。微量元素的研究越来越受到现代医学、营养学、临床医学等有关专家们的重视。研究表明人体内约有1300多种酶，许多酶本身即为金属结合酶或需在某些金属存在的情况下才能发挥生物学效应，因此微量元素的营养学意义，就其重要性来说，并不亚于蛋白质、脂肪、淀粉、维生素[3,4]。研究还表明，微量元素过剩或不足将导致机体新陈代谢的紊乱，引起各种疾病，甚至死亡[5]，但是有关动物急性重复缺氧状态与微量元素含量变化之间的关系尚未见报道。本实验室曾对急性重复缺氧动物脑组织中12种必需微量元素含量的改变进行了探讨，并获得了有意义的结果[6]。考虑到有些微量元素虽属非必需微量元素，但对机体并非无足轻重；有些元素本身还可能就是尚待证实的必需微量元素，它们在医学领域的作用理所当然地应当受到重视，因此本工作对钾（K）、磷（P）、钙（Ca）、镁（Mg）等4种宏量元素，铅（Pb）、金（Au）、铝（Al）、镍（Ni）、镉（Cd）、铋（Bi）、镓（Ga）、银（Ag）、钡（Ba）、锶（Sr）、铟（In）、镧（La）、铈（Ce）、钇（Y）、钪（Sc）、铍（Be）等16种微量元素在急性重复缺氧动物脑组织中含量的改变进行了比较观察，目的是了解急性重复缺氧对动物脑组织中这些元素含量的影响，为进一步探讨急性重复缺氧对动物神经系统生理生化的改变提供依据。

【材料与方法】

实验1： 取120只体重为16~22g、不拘性别的昆明小鼠，按随机原则分成4组，每组30只。实验温度为22~26℃。以未经缺氧处理的动物为对照组A；缺氧1次者为实验组B；急性重复缺氧2次者为实验组C；4次者为实验组D。急性重复缺氧动物模型按本实验室常规进行。即把小鼠置于含有新鲜空气、经过标定的广口瓶内，以橡皮塞密闭、记时，待出现喘呼吸，立即取出，并随即转移到另一相似体积的、含有新鲜空气的广口瓶内，进行第二次缺氧，以此类推，重复到第4次[7]。

实验2： 取60只与实验1相同条件的昆明小鼠，按随机原则分成2组，每组30只。以未经急性重复缺氧处理的动物作为对照组E，按上述条件经急性重复缺氧4次者为实验组F。将2组动物在相同条件下同时饲养2天。检测2组动物脑组织中各元素的含量，以了解动物急性重复缺氧的后果或"后效应"。

上述6组动物均于实验后立即或饲养2天后断头，取全脑，加1:4（w/v）经预冷的去离子水进行匀浆处理，匀浆液经 $4800 \times g$ 离心5min，分别用等离子光量计（ICHP-900SP，美国）检测4种宏量元素及16种微量元素的含量。

上清液以10% HCl稀释10倍，用以测定脑组织中溶解态元素含量。沉淀物以干热法灰化后用10% HCl溶解，用以测定脑组织中非溶解态元素含量。二者之和为脑组织中各元素总含量。

【结果与讨论】

就缺氧耐受时间而言，实验1的C、D组，实验2的F组动物的缺氧耐受时间随着缺氧次数的增加而延长。缺氧耐受时间如表4-51所示。此结果与文献[7]一致。

将实验1中B、C、D组动物脑组织中各元素的溶解态、非溶解态及总含量分别与对照组 A 动物脑组织中相应各状态的各成分进行比较和方差分析。发现：①缺氧1次动物脑组织中溶解态钾含量非常显著地降低。其余各实验组动物脑组织中4种宏量元素含量与对照组比均无显著差异。② 缺氧1次动物脑组织中微量元素含量变化不大，只有非溶解态钪含量非常显著地降低，溶解态铍含量显著降低。这提示缺氧1次动物脑组织中微量元素基本处于动态平衡，应激变化不甚明显。③ 急性重复缺氧2次动物脑组织中溶解态镧、铈显著升高，钪非常显著地升高。④ 动物急性重复缺氧4次，其脑组织中微量元素的含量与对照组动物相比，各微量元素的溶解态、非溶解态及总含量均未见显著性差异，说明并非重复缺氧次数越多，脑组织中微量元素含量的改变越大。且说明在急性重复缺氧情况下微量元素含量的改变并非由于单一的血脑屏障障碍引起的，而是自身或不关联的代谢障碍所致。

表 4-51　实验组 B、C、D、F 缺氧 1~4 次耐受时间（min, $\bar{x} \pm s$）

组	1	2	3	4
B	15.5 ± 0.9			
C	16.4 ± 1.0	29.3 ± 1.6**		
	(1.0)	(1.8)		
D	16.1 ± 0.6	28.4 ± 0.9**	34.5 ± 2.3**	47.8 ± 3.2**
	(1.0)	(1.8)	(2.1)	(3.0)
F	16.5 ± 1.0	28.2 ± 1.5**	35.1 ± 2.3**	49.3 ± 3.9**
	(1.0)	(1.7)	(2.1)	(3.0)

注：**为后1次缺氧时间与上1次缺氧时间相比 $P < 0.01$；括弧内数值为定基比；$n = 30$

实验2的F组动物经急性重复缺氧4次后饲养2天，其脑组织中各元素含量与对照组E相比和进行方差分析。表明：动物脑组织中4种宏量元素在3种状态下均未见显著性差异。溶解态金、钛、铟、镧、钇、铈、铍等7种，非溶解态钡、金、镓、铟、铈、钇等6种微量元素均发生了显著或非常显著地升高，非溶解态银显著降低。这一变化趋势与本实验室所测的12种必需微量元素的结果一致，说明动物经急性重复缺氧后体内发生一系列适应性改变，脑组织中亦反映出相应的"后效应"。

值得提出的是，上述变化多发生在溶解态微量元素中，而溶解态元素正是在生理生化方面最活跃的成分。并且几乎所有含量的变化均为升高。这提示急性重复缺氧动物在后来的生存中，其脑组织中的生理生化过程相当活跃。

微量元素研究的深入开展，吸引了许多学科的关注和兴趣，促进了不少边缘学科的形成与发展，微量元素作为生物无机化学的重要分支，正以崭新的活力向生命科学各个领域交叉、渗透，迅速发展。随着现代医学科学、分子生物学和检测技术的迅猛发展，微量元素与生命起源、遗传、出生缺陷、生长发育、职业病、公害病等的关系，已越来越引起科学界的重视，对临床医学、运动医学和航天医学均具有重要的理论和实际意义，亦是现代医学研究的热门课题。但对于元素与缺氧之间的关系，尤其是与急性缺氧之间的关系，尚未见报道。

本实验室以前的工作业已证实急性重复缺氧的动物产生了明显缺氧耐受性，缺氧耐受动物脑组织中可能生成了某种神经化学物质，可直接帮助动物耐受低氧分压[7]。同时还发现动物经急性重复缺氧，其脑组织中12种必需微量元素[6]、4种单胺类神经物质的含量产生了相应的改变。本文就急性重复缺氧动物对脑组织中4种宏量元素、16种微量元素含量的影响进行了探讨，为进一步研究急性重复缺氧动物的缺氧耐受机制提供依据。

参考文献

1. 金子大成. 脑虚血性病变的生化学的研究——脑内迸离佳フミノ酸. カテコハミノ. 尿酸的变动. 脑神经, 1986, 38 (3): 253
2. 石川正恒. 脑虚血にちけるカハミムホソォスタ－ミケと神经传达物质. 医学のあめみ, 1989, 149 (10): 734
3. 杨顺江. 动物微量元素营养学. 武昌: 湖北科学技术出版社, 1989. 12
4. 王蘷. 生命科学中的微量元素. 北京: 中国计量出版社, 1991. 5
5. 陈国树. 微量元素与临床. 现代诊断学与治疗学杂志, 1989, 3: 37
6. 史美棠, 吕国蔚, 李凌. 急性重复缺氧动物脑组织中必需微量元素含量的变化. 中国病理生理杂志, 1993, 9 (3): 426
7. 吕国蔚, 史美棠, 李凌. 急性重复缺氧对小鼠缺氧耐受性的影响及其机制的初步探讨. 中国病理生理杂志, 1992, 8 (4): 425

4.4.21. 急性重复缺氧小鼠脑组织中必需微量元素含量的变化

摘要 本工作以小鼠为对象, 用等离子光量计, 测定并探讨了急性重复缺氧过程中动物脑组织内 12 种必需微量元素含量的变化。与正常对照组动物相比, 缺氧 1、2 次动物脑组织中的非溶解态 As 含量显著下降, 溶解态 V 含量显著升高; 急性重复缺氧 4 次动物饲养 2 天后, As、Fe、Cu、Cr、Mn、Co、V 等元素含量也发生了显著或非常显著的变化。这些变化的生物学意义及其与缺氧耐受的关系有待进一步探讨。

关键词 缺氧; 微量元素; 脑

Changes of essential trace elements contents in mouse brain tissue following acute and repeated exposure to hypoxia The present experiment was carried out on mice. The changes in contents of 12 essential trace elements in the brain of mice were measured by inductively coupled plasma emission following acute and repetitive exposure to hypoxia. Following repeat exposure to hypoxia for one or two runs, the contents of non-soluble As in brain homogenates was notably decreased, while that of the soluble V was markedly increased, when compared with that of normal group. When the animals were fed for two days, these elements were very significantly changed in comparison with the normal value. Further study is needed to find out the biological importance of these changes and the relationship between them and hypoxia tolerance.

Key words hypoxia; trace elements; brain

近年来, 关于缺血、缺氧引起的神经生化变化的研究进展很快[1,2], 但多系慢性缺血、缺氧, 且研究内容大多为能量代谢、神经递质、受体及其他生化机制, 目前尚未见到有关脑缺血、缺氧时微量元素含量变化的报道。我们先前曾发现, 急性重复缺氧动物脑组织中有可提取和可转移的抗缺氧成分[4]。本工作拟对急性重复缺氧 1、2、4 次动物脑组织中铁 (Fe)、铜 (Cu)、锌 (Zn)、锰 (Mn)、铝 (Al)、钴 (Co)、铬 (Cr)、镍 (Ni)、钒 (V)、硅 (Si)、砷 (As)、硼 (B) 等 12 种必需微量元素的含量进行测定, 为进一步探讨这些元素含量的改变与急性重复缺氧的相关性提供依据。

【材料与方法】

实验 1: 取 120 只体重为 16~22g 的昆明小鼠, 性别不限, 随机分成 4 组, 每组 30 只,以未经急性缺氧处理的动物为对照组 A，缺氧 1 次者为实验组 B，经急性重复缺氧 2 次者为实验组 C，4 次者为实验组 D。急性重复缺氧动物模型按本实验室常规[4]进行。简言之，将小鼠置于含有新鲜空气经过标定的广口瓶内，以橡皮塞密闭、记时，待出现喘呼吸，立即取出，并随即转移到另一相似体积的、含有新鲜空气的广口瓶内，进行第 2 次缺氧，以此类推，重复到第 4 次。

实验 2：取 60 只体重为 16～22g 的昆明小鼠，性别不限，随机分成 2 组，每组 30 只。以未经急性缺氧处理的动物作为对照组 E，按上述条件急性重复缺氧 4 次者为实验组 F。将 2 组动物在相同条件下同时饲养 2 天。观察两者脑组织中各元素的含量，以了解动物经急性重复缺氧后生理生化方面的后果或"后效应"，是否影响脑组织中必需微量元素的含量。

上述 6 组动物均于实验后立即断头取全脑，加入 1:4（w/v）经预冷的去离子水进行匀浆处理，匀浆液经 $4800 \times g$ 离心 5min，分别用 ICAP-900 SP 等离子光量计（美国）检测 12 种必需微量元素的含量。

上清液以 10% HCl 稀释 10 倍，用以测定脑组织溶解态元素含量。沉淀物以干热法灰化后用 10% HCl 溶解，用以测定脑组织非溶解态元素含量。二者之和为脑组织各元素的总含量。

【结果】

将实验 1 中 B、C、D 组动物脑组织中各元素的溶解态、非溶解态及总含量分别与 A 组动物脑组织中相应的各成分进行比较和方差分析。结果表明，非溶解态 As 在 B、C 组显著低于 A 组及溶解态 V 在 C 组显著高于 A 组，其余各组动物脑组织中各微量元素的含量均无显著变化。

实验 2 中 F 组和 E 组脑组织中各元素含量进行比较，实验组 F 溶解态 Fe、Cr、Mo、Co、V 显著或非常显著高于对照组 E，As 非常显著低于 E 组；非溶解态 Cu、Cr 显著高于 E 组；Cu、Cr、V 总含量非常显著高于 E 组，其余均无明显变化。

【讨论】

上述结果说明：缺氧 1 次动物脑组织中溶解态 As 显著低于对照组；缺氧 2 次动物脑组织中溶解态 V 显著高于对照组，非溶解态 As 显著低于对照组；急性重复缺氧 4 次动物脑组织中 12 种必需微量元素的溶解态、非溶解态及总含量均未见显著改变。这提示，动物经急性重复缺氧，其脑组织中这 12 种必需微量元素处于动态平衡中，应激变化不甚明显。上述结果还表明，与未经缺氧的对照组相比，缺氧 4 次又继续饲养 2 日实验组动物脑组织中①溶解态 As、Fe、Mo、Cr、Co、V 6 种元素显著或非常显著升高；② 非溶解态 Cu、Cr 显著升高；③ Cu、Cr、V 3 种元素的总含量非常显著升高；④ Si、Ni、Zn、Mn、B 5 种元素的含量未见显著性差异；⑤上述各元素含量变化多为升高并多发生在溶解态微量元素中。这些变化对缺氧而受的生物学意义有待进一步探讨。

参考文献

1. 松本胜美. 一遇性脑虚血后の蛋白，RNA 合成の变化. 脑と神经，1987，39（9）：855
2. 石川正恒. 脑虚血けねけるカハシウムホナォスターシスと神经伝达物质. 医学のあゆみ，1989，149（10）：734
3. 杨顺江. 动物微量元素营养学. 武昌：湖北科学技术出版社，1989. 12
4. 吕国蔚，史美棠，李凌等. 急性重复缺氧对小鼠缺氧耐受性的影响. 中国病理生理杂志，1992，8（4）：425

4.5. 缺氧预适应的神经化学变化（二）

4.5.1. 小鼠在急性缺氧过程中脑内 SOD、GSH-Px 及 LPO 含量变化

摘要 目的：测定小鼠在急性重复缺氧过程中脑内 SOD、GSH-Px 活性及 LPO 含量的变化，为缺氧耐受的研究提供实验依据。方法：应用急性重复缺氧的小鼠模型，测定了急性重复缺氧过程中小鼠全脑 SOD、GSH-Px 活性和海马区 LPO 含量的变化。结果：缺氧组小鼠全脑 SOD 活性和海马区 LPO 含量显著高于未经缺氧的对照组，全脑 GSH-Px 的活性显著低于对照组，但在缺氧 4 次后均趋向缺氧 1 次组水平。结论：脑内 SOD、GSH-Px 活性及 LPO 含量的适应性变化可能和小鼠急性重复缺氧耐受性的增强有关。

关键词 低氧症；超氧化物歧化酶；谷胱甘肽过氧化物酶；过氧化脂类

Changes of SOD, GSH-Px and LPO in the brain of mice during acute and repetitive exposure to hypoxia Objective: To study the changes of SOD, GSH-Px and LPO in mice brain during acutely and repetitively exposed to hypoxia. Methods: Acute and repetitive hypoxia mouse model was used and SOD, GSH-Px activity and LPO content were measured. Results: Compared with control animals, the activity of SOD in whole brain was significantly increased, while GSH-Px activity was significantly decreased. The LPO content in hippocampus was significantly increased. However those in group exposed to hypoxia for 4 runs tended to return to control level in comparison with those in group exposed to hypoxia for 2 runs. Conclusion: The adaptive changes of SOD, GSH-Px and LPO might enhance hypoxia tolerance of mouse.

Key words anoxia; superoxide dismutase; glutathion peroxidase; lipid peroxides

缺血/缺氧是临床上常见的一种病理生理现象。现在普遍认为在某些病理情况下，氧自由基对机体具有损害作用，又称作氧毒性。关于氧自由基在缺氧 – 复氧（包括缺血 – 再灌注）损伤中的作用，国内外已有大量报道，并在发展氧自由基清除剂方面取得了一定进展，但到目前为止，涉及氧自由基与急性缺氧耐受形成方面的研究较少。本工作应用急性重复缺氧的小鼠模型，初步探讨了氧自由基及其内源性清除剂——SOD 和 GSH-Px 与急性缺氧耐受形成的关系。

本实验应用急性重复缺氧的小鼠模型，测定在急性重复缺氧过程中小鼠全脑 SOD、GSH-Px 的活性及海马区 LPO 的含量变化，分析 SOD、GSH-Px 活性和 LPO 含量的变化在急性重复缺氧耐受形成中的作用与机制，为缺氧耐受或抗缺氧提供实验依据。

【材料与方法】

（1）动物模型

首都医科大学动物科学部提供的成年健康昆明小鼠，体重 16~20g，雌雄不限，随机分为 4 组，复制急性重复缺氧模型：将小鼠置于含新鲜空气、经标定的广口瓶内，以橡皮塞密闭，记时，一旦出现呼吸困难，立即取出并随即移置另一相同体积含新鲜空气的广口瓶内密闭，记时，如此重复 2~4 次，得到不同缺氧次数（0、1、2、4 次）的小鼠，并换算成标准耐受时间[1]。

(2) 仪器与试剂

UV-2201 紫外－可见分光光度计（日本岛津）；RF-5000 荧光分光光度计（日本岛津）；高速台式冷冻离心机（Beckman）；医用离心机，恒温水浴箱（北京市医疗设备厂）；JC-402 pH/mV 计（北京创业仪器厂）。

超氧化物歧化酶（SOD, Boehringer Mannheim）；还原型谷胱甘肽（GSH, Boehringer Mannheim）；5,5'-二硫代双（2-硝基苯甲酸）（DTNB, Sigma）；四乙氧基丙烷（TEP, Sigma）；叠氮钠（NaN_3, Sigma）；硫代巴比妥酸（TBA, 上海生化制剂二厂）；牛血清白蛋白（BSA, 中国科学院上海生物化学研究所）；其他试剂均为国产分析纯。

(3) 脑匀浆的制备，SOD、GSH-Px 活性及 LPO 含量的测定

动物经不同次数缺氧后，立即断头处死，于冰盘上迅速剥离全脑和海马；用冰冷的生理盐水冲洗并用滤纸吸干，精密称重；全脑用 0.1mol/L（内含 0.1mmol/L 的 EDTA）pH7.8 的 PBS 制成 20%（w/v）的匀浆，反复冻融 3 次后，于 2~4℃ 14 000r/min 离心 1h，取上清液采用改良的邻苯三酚自氧化法[2]测定 SOD 的活性；采用 DTNB 直接法[3]测定 GSH-Px 的活性；海马以生理盐水制成 1% 的匀浆，3000r/min，离心 10min，取上清液采用 TBA 荧光分光光度法[4]测定 LPO 的含量。SOD 的活性用 IU/mg protein 表示，即一定条件下（25℃，pH8.2），每毫克蛋白质，每分钟，扣除非酶反应，使每毫升反应液自氧化抑制率为 50%（I_{50}）时的酶活力单位数；GSH-Px 的活性用 μmol/（L·min·mg pro）表示，即用每毫克蛋白质，每分钟，扣除非酶反应，使 GSH 浓度降低的 μmol/L 数表示；LPO 的含量用 nmol/g wt 表示，即用每克湿组织所含 MDA 的 nmol 数来表示；蛋白质含量测定采用 Lowry 法[5]。

(4) 数据处理及统计学检查

实验结果以 $\bar{x} \pm s$ 表示，采用 SYSTAT 软件包对实验数据进行方差分析，并进行两两比较，显著性水平为 $P < 0.05$。

【结果】

(1) 缺氧耐受时间

不同缺氧次数小鼠的标准耐受时间如表 4-52 所示。

表 4-52　小鼠 1~4 次重复缺氧的标准耐受时间（min, $\bar{x} \pm s$, n=20）

分组	1	2	3	4
时间	17.20 ± 5.23	31.85 ± 4.34*	57.75 ± 7.30**	106.25 ± 6.07**
比例	1.00	1.85	3.36	6.18

** $P < 0.01$，与 1 组相比

由表 4-52 可以看出实验小鼠经急性重复缺氧后对缺氧的耐受时间逐次显著增加，其递增规律与先前报道一致[1,6-9]。

(2) SOD 活性

不同缺氧次数小鼠全脑 SOD 活性结果见表 4-53。

表 4-53　缺氧（1, 2, 4）组与对照（0）组小鼠全脑 SOD 活性（IU/mg pro, $\bar{x} \pm s$, n=10）

分组	0	1	2	4
SOD	23.48 ± 1.09	30.88 ± 1.35**	34.07 ± 1.02**	29.75 ± 0.79**##
比例	1.00	1.32	1.45	1.27

** $P < 0.01$，与对照相比；## $P < 0.01$，与 2 组相比

由表4-53可见缺氧各组SOD活性均显著高于对照组,但第4次缺氧后SOD活性显著低于第2次缺氧组,又呈下降趋势。

(3) GSH-Px 活性

不同缺氧次数小鼠全脑GSH-Px活性结果见表4-54。

表4-54 缺氧(1,2,4)组与对照(0)组小鼠全脑GSH-Px活性[μmol/(L·min·mg pro), $\bar{x} \pm s$, $n = 13$]

分组	0	1	2	4
GSH-Px	12.33 ± 1.54	8.42 ± 0.93**	4.22 ± 1.71**	9.06 ± 1.67***##
比例	1.00	0.68	0.34	0.73

** $P < 0.01$,与对照组相比;## $P < 0.01$,4组与2组相比

由表4-54可见缺氧各组GSH-Px活性均显著低于对照组,但第4次缺氧后GSH-Px活性显著高于第2次缺氧组,又呈回升趋势。

(4) LPO 含量

不同缺氧次数小鼠海马区LPO含量结果见表4-55。

表4-55 缺氧(1, 2, 4)组与对照(0)组小鼠海马LPO含量(nmol/g wt, $\bar{x} \pm s$, $n = 10$)

分组	0	1	2	4
LPO	283 ± 57	614 ± 33**	984 ± 85**	330 ± 62***##
比例	1.00	2.17	3.48	1.17

** $P < 0.01$,与对照组相比;## $P < 0.01$,与2组相比

由表4-55可见缺氧各次组小鼠海马区LPO含量均显著高于对照组,但第4次缺氧LPO的含量显著低于第2次缺氧组,又呈下降趋势。这也和全脑LPO含量的变化趋势一致[6]。

【讨论】

脑组织富含不饱和脂肪酸,铁含量也较高,而过氧化氢酶活性较低,SOD和GSH-Px活性也不高,因而最易受自由基损害发生脂质过氧化反应生成大量脂质过氧化物(LPO)。SOD和GSH-Px是体内重要的内源性自由基清除酶类,作为脑内重要的自由基清除剂,使氧自由基最终转变为水。LPO本身代表着自由基对机体组织损伤的程度,间接反映了自由基所生成的量。本实验结果表明:小鼠经1、2、4次缺氧后全脑SOD活性显著升高,GSH-Px活性显著降低,海马区LPO含量显著增加,但经4次重复缺氧后,均有向正常对照水平发展的趋势。这可能是由于小鼠在缺氧初期,能量代谢发生障碍,一方面导致ATP降解生成次黄嘌呤(HYP)增加;另一方面导致[Ca^{2+}]$_i$升高,促使黄嘌呤脱氢酶(XD)转变为黄嘌呤氧化酶(XO),XO作用于HYP,以氧分子为电子受体,在生成尿酸的同时产生O_2^-。另外由于能量代谢障碍,ATP耗竭,[Ca^{2+}]$_i$升高,导致磷脂降解,释放出游离的脂肪酸,包括花生四烯酸,后者在其代谢过程中产生O_2^-。O_2^-生成增多一方面可能诱导SOD活性升高,另一方面又抑制GSH-Px的活性,导致LPO含量升高,随着缺氧次数的增加,小鼠产生某种适应机制,可能是通过调节体温,降低能量代谢,维持一定的ATP水平,使ATPase的活性维持在一个较高的水平,离子失衡特别是Ca^{2+}内流部分得到纠正,从而使得O_2^-的生成不再继续增加,同时SOD的活性维持在相对较高的水平,加之GSH-Px活性的回升,使得氧自由基的清除能力增强,LPO含量降低。这一解释也和我们先前的实验结果一致[7-9],另外,从实

验结果——缺氧初期，SOD 活性升高，GSH-Px 活性降低，LPO 含量升高来看，单是 SOD 活性的升高，并不能减轻或阻止氧自由基对机体的损伤，只有在相关酶［例：GSH-Px，CATase（过氧化氢酶）］的协同作用下，才能最终起到清除氧自由基的作用。

参考文献

1. 吕国蔚，史美棠，李凌等. 急性重复缺氧对小鼠耐受性的影响及其机制的初步探讨. 中国病理生理杂志，1992，8：426
2. 邓碧玉，袁勤生，李文杰. 改良的联苯三酚自氧化法测定超氧化物歧化酶活性的方法. 生物化学与生物物理进展，1991，18：168
3. 夏奕明，朱莲珍. 血和组织中谷胱甘肽过氧化物酶活力的测定方法 I. DTNB－直接法. 卫生研究，1987，16：29
4. Tanizawa H, Sazuka Y, Takino Y. Micro-determination of lipoperoxide in the mouse myocardium by thiobarbituric acid fluorophotometry. Chem Pharm Bull, 1981, 29: 2910
5. Lowry OH, Rosebrough NJ, Farr AL, et al. Protein measurement with the folin phenol reagent. J Biol Chem, 1951, 193: 265
6. 徐瑞兴，周玉兰，吕国蔚. 急性缺氧对小鼠脑脂质过氧化水平的影响. 基础医学与临床，1994，14：65
7. 张锦楠，阎淑莲，刘永利等. 急性重复缺氧小鼠脑组织 Na^+-K^+-ATP 酶和 Ca^{2+}-ATP 酶活性的变化. 中国应用生理学杂志，1994，10：237
8. 刘慧敏，朱冬生，李鸿筠. 急性重复低氧对小鼠脑游离脂肪酸的影响. 基础医学与临床，1993，13：62
9. 燕福生，宋学英，刘建辉等. 急性缺氧小鼠脑组织磷脂组分的变化. 中国病理生理杂志，1995，11：37

4.5.2. 急性缺氧小鼠脑组织 Na^+-K^+-ATP 酶和 Ca^{2+}-ATP 酶活性的变化

摘要 1 次缺氧小鼠脑中 Na^+-K^+-ATP 酶和 Ca^{2+}-ATP 酶活性显著低于对照，4 次缺氧后两酶的活性向对照水平回复。

关键词 Na^+-K^+-ATP 酶；Ca^{2+}-ATP 酶；缺氧预适应；脑；小鼠

Changes of Na^+-K^+-ATPase and Ca^{2+}-ATPase in the brain of mice acutely and repetitively exposed to hypoxic The activity of Na^+-K^+ ATPase and Ca^{2+}-ATPase was significantly lower in mice exposed to hypoxia once than that in controls, while it tended to be recovered towards controls.

Key words Na^+-K^+-ATPase; Ca^{2+}-ATPase; hypoxic preconditioning; brain; mice

我们过去的工作发现，动物重复密闭缺氧后，对缺氧、低氧分压和氰化物作用的耐受性显著增加，重复缺氧 4 或 5 次动物的脑组织中有可转移的耐缺氧成分。动物缺氧或缺血时，脑神经细胞 Ca^{2+} 内流，Na^+、K^+ 跨膜运动失控，是引起缺氧病理损害的重要因素。为探讨动物急性重复缺氧对缺氧耐受性增加的机理，分别测定了在不同缺氧条件下，动物脑组织中 Na^+-K^+-ATP 酶和 Ca^{2+}-ATP 酶活性。

【材料与方法】

实验在 33 只雌雄兼有的昆明小鼠上进行，分为 3 组。将 1 次缺氧、4 次缺氧和正常小鼠断头处死，立即开颅取出全脑，放入冰冷的缓冲液（含 10mmol/L 咪唑、250mmol/L 蔗糖，pH7.5）洗涤，滤纸吸干后，称重，匀浆，全部过程在冰浴中进行。按 Lowry 法测定脑匀浆中的蛋白质含量。测定 Na^+-K^+-ATP 酶活性用乌苯苷作抑制剂，测定 Ca^{2+}-ATP 酶活性用 EGTA 作抑制剂。酶活性以 $\mu molPi\cdot mg^{-1} pro\cdot h^{-1}$ 表示（表 4-56）。

表 4-56 缺氧鼠脑内 Na^+-K^+-ATP 酶和 Ca^{2+}-ATP 酶活性的变化（$\mu mol\ Pi\cdot mg^{-1}\ pro\cdot h^{-1}$，$\bar{x}\pm s$）

缺氧次数	Na^+-K^+-ATP 酶	Ca^{2+}-ATP 酶
0	9.92 ± 1.14	8.35 ± 1.52
1	4.93 ± 1.21***	3.95 ± 0.97***
4	6.49 ± 1.56**△	5.47 ± 0.90**△△

** $P<0.01$，*** $P<0.001$，与对照组相比；△ $P<0.05$，△△ $P<0.01$ 与缺氧 1 次相比

【结果与讨论】

结果可见，1 次缺氧小鼠（平均耐受时间 $t=14.3\pm 2.5$min）脑组织 Na^+-K^+-ATP 酶和 Ca^{2+}-ATP 酶的活性都有非常显著的下降（$P<0.001$），分别降到正常小鼠的 49.7% 和 47.9%。4 次缺氧小鼠（平均耐受时间 $t=51.0\pm 10.0$min）的两种 ATP 酶活性比 1 次缺氧的有一定程度的恢复，分别为正常小鼠的 65.4% 和 65.5%，但仍低于正常小鼠的酶活性（$P<0.01$）。ATP 酶活性提高了约 16% 左右（$P<0.05$）。

本实验结果可推测，动物急性缺氧时，能量代谢加快，ATP 消耗多，体液中含量下降，可导致 ATP 酶活性降低。当脑缺氧时，组织损坏，Ca^{2+} 内流引起 ATP 减少，抑制 Na^+-K^+-ATP 酶活性，同时激活磷脂酶 A_2，使磷脂降低，因此引起 Ca^{2+}-ATP 酶活性下降。本实验结果中还发现 4 次缺氧组比 1 次缺氧组的 ATP 酶活性有一定恢复，与重复缺氧后获得的对缺氧高度耐受性的机理有关。Ca^{2+}-ATP 酶活性的恢复，有利于缓解胞内外 Ca^{2+} 的失控状态。动物反复缺氧后的适应性以及两种酶活性的提高，可能由于自身产生一种类似 Ca^{2+} 拮抗剂的物质或机制，减少 Ca^{2+} 的内流，从而恢复部分酶活性。

4.5.3. 低氧预处理中小鼠脑及血液中糖原与乳酸含量的变化

摘要 本实验采用吕国蔚教授创建的低氧预处理动物模型，以 18~22g 的成年昆明小白鼠为实验对象，雌雄不限。将实验动物随机分为 H_4 组（重复低氧 4 次，低氧预适应组）、H_1 组（只低氧 1 次，低氧对照组）和 H_0 组（正常对照组，即不低氧组），缺氧结束后迅速将动物断头处死，在 4℃ 条件下立即剥脑，分离各个脑区。测定全脑及不同脑区（端脑、间脑、中脑、脑桥、小脑和延髓）糖原、乳酸的含量，同时取全血测定血液中乳酸的含量。实验结果：H_4 组全脑糖原含量显著高于 H_1 及 H_0 组，其中 H_4 组端脑、间脑和脑桥内糖原含量显著高于 H_1 组及 H_0 组相应的脑区。H_1 组全脑糖原含量显著低于 H_0 组，但各个脑区糖原含量的差别无显著意义。H_4、H_1 组全脑乳酸含量无显著差异，但均显著高于 H_0 组。而 H_4 组血液中乳酸的含量则显著低于 H_1 组及 H_0 组。结果提示，低氧预适应过程中，脑糖原增加与脑乳酸降低同时发生，脑有氧代谢参与低氧预适应或低氧耐受的形成。

关键词 低氧预适应；糖原；乳酸；小鼠

Changes in the contents of glycogen and lactate in the brain and blood during hypoxic preconditioning Mice were randomly divided into group H_4 (hypoxic preconditioning group with repetitive hypoxic exposures for four runs), H_1 (hypoxic control group with exposure to hypoxia for one run) and H_0

(normal control group with no exposure to hypoxia). Glycogen content of whole brain in group H_4 was found to be significantly higher than those in group H_1 and H_0. The glycogen content in telencephalon, diencephalon and pons of group H_4 was markedly higher than that in the corresponding areas in group H_1 and H_0. Glycogen content of whole brain in group H_1 was markedly lower than that in group H_0, whereas no significant difference was seen in these brain subregions between group H_1 and H_0. Brain lactate contents of group H_4 and H_1 did not show significant difference, though they were significantly higher than that of group H_0. Blood lactate content of group H_4 was significantly lower than those in group H_1 and H_0. The results above indicate that the concomitant increase of glycogen and decrease of lactate in the brain are due to the participation of aerobic metabolism during hypoxic preconditioning or the formation of tolerance to hypoxia.

Key words　hypoxic preconditioning; glycogen; lactate; mice

低氧是许多疾病主要的病理过程。现在越来越多的科学家开始研究低氧预适应[1-2]，我室也进行了低氧预适应过程中有关神经化学物质变化的一系列研究[3-7]。脑耗氧率最高，对低氧非常敏感。低氧首先导致能量耗竭，然后引起其他一系列的细胞损伤，例如：细胞水肿、破裂、细胞自溶等[8]。研究低氧及低氧预适应过程中脑能量代谢的变化有助于发现可保护脑细胞抵抗低氧损伤的有效措施。应用急性重复低氧模型研究低氧及低氧预适应过程中血液及脑组织中糖原和乳酸的变化，试图为低氧预适应或低氧耐受提供实验依据[9]。

【材料与方法】

（1）动物模型

采用 18～20g 的健康成年 BALB/C 小鼠，不拘性别，共 180 只（Ⅱ级动物，首都医科大学动物科学部提供）。动物随机分成 3 组：H_4 组（低氧预适应组，即低氧 4 次组），H_1 组（急性低氧对照组，即急性低氧 1 次组），H_0 组（空白对照组，即不低氧组）。根据我室先前的方法复制低氧预适应模型[8]。首先将已称重的小鼠放入已标定的含新鲜空气的约 125ml 的广口瓶内，立即以橡皮塞密闭进行第 1 次急性低氧。动物出现翻正反射消失及喘呼吸时，立即将动物从瓶中取出，并立即放入另一经过标定含新鲜空气的容积相等的广口瓶内，进行第 2 次密闭低氧，以此重复 4 次即为低氧预处理组。至出现喘呼吸时，低氧 1 次和低氧 4 次结束时瓶内的氧含量分别为 3.7±0.5，6.6±0.2（体积%，平均值±标准差）[9]。

（2）脑糖原含量的测定

动物一出现喘呼吸立即取出断头、剥脑，在 4℃ 条件下称重，将鼠脑分为：端脑、间脑、中脑、脑桥、延髓和小脑 6 部分。根据 Handel 的方法测定糖原含量[10]。

（3）脑和血浆中乳酸的测定

动物一旦出现喘呼吸立即取出断头、剥脑，在 4℃ 条件下称重。根据杨乐天等的方法测定乳酸含量[11]。

（4）数据统计

实验数据用平均值±标准差表示，应用单因素方差分析，继以 Duncan 检验。显著性水平为 $P<0.05$。

【结果】

（1）脑组织糖原含量的变化

1) 全脑糖原含量的变化：H_4、H_1、H_0 组全脑糖原含量分别为：1.316，0.752，0.878mg/100g（湿脑重）。H_4 组糖原含量显著高于其他两组（$P<0.01$）。H_1 组糖原含量显著低于 H_0 组（$P<0.05$，图 4-38）。

2) 不同脑区糖原含量的变化：H_4 组端脑、间脑和脑桥内糖原含量显著高于 H_1 组及 H_0 组相应的脑区（$P<0.05$）。其他脑区糖原含量各组之间无显著性差异（$P>0.05$）（图 4-39）。

(2) 脑和血浆中乳酸含量的变化

1) 全脑乳酸含量的变化：H_4、H_1 和 H_0 组全脑乳酸含量分别为：2.907，3.032 和 2.323mg/100g（湿脑重）。H_4 组与 H_1 组全脑乳酸含量显著高于 H_0 组（$P<0.05$），但二者之间无显著性差异（图 4-40）。

2) 血浆乳酸含量的变化：H_1 组血浆乳酸的含量显著高于 H_4 和 H_0 组（$P<0.01$），而 H_4 组乳酸含量则显著低于 H_0 组（$P<0.01$，图 4-41）。

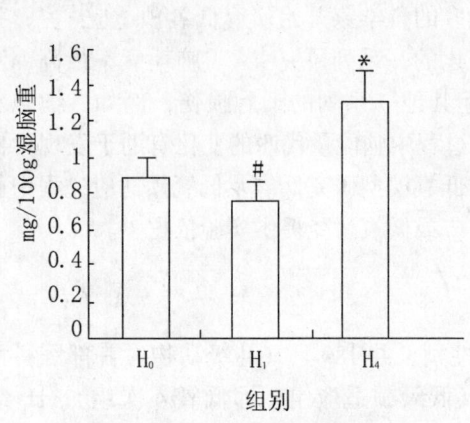

图 4-38 全脑糖原含量

*：$P<0.01$，与其他两组相比；

\#：$P<0.05$，与 H_0 组相比，$n=15$

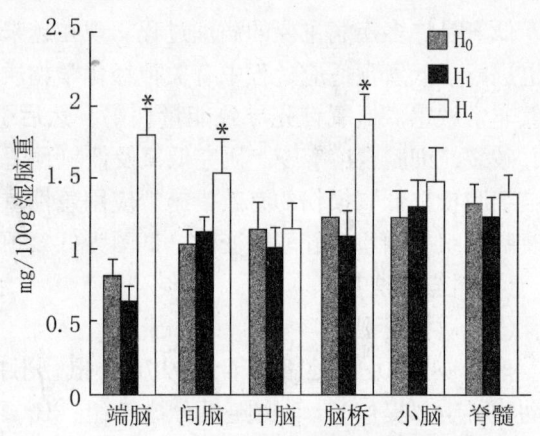

图 4-39 不同脑区糖原含量

*：$P<0.05$，与其他两组相比，$n=15$

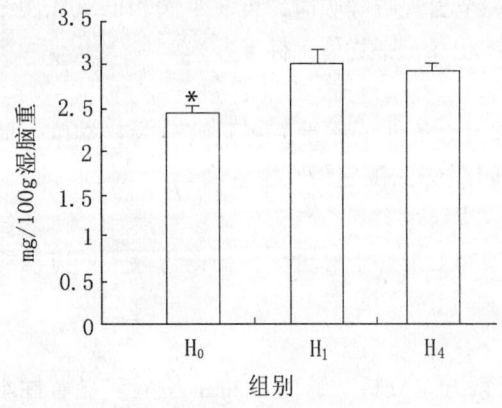

图 4-40 全脑乳酸含量

* $P<0.05$，与其他两组相比，$n=15$

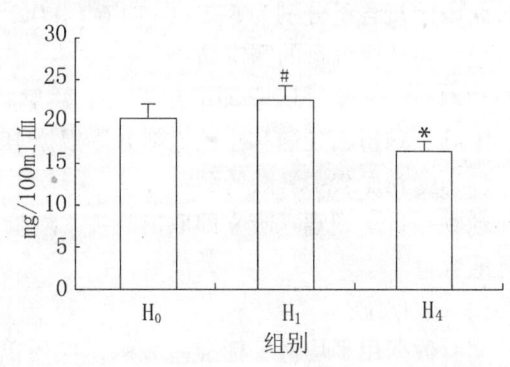

图 4-41 血液中乳酸含量

\# $P<0.05$，与 H_0 相比；* $P<0.01$，与其他两组相比，$n=15$

【讨论】

脑组织的主要能量来源于血液中的葡萄糖，脑组织在正常状态下只储存少量的葡萄糖和糖原，特别是糖原含量很少，糖原是唯一需较少能量启动其代谢的能量储存。与脑内葡萄糖含量相似，脑内糖原的含量也随血液中葡萄糖水平的变化而变化。使用 ^{14}C 标记的葡萄糖研究发现，脑组织中糖原的合成和转换速度都很快（19mmol/min）。即使在脑中糖原水平保持恒定时也有很快的转换，说明脑中糖原与细胞中葡萄糖之间存在着动态平衡。公认的一个作用是，当葡萄糖水平低于机体必需的水平时，糖原可作为一种可被利用的碳水化合物的储存库迅速被分解利用[12]。

在脑缺氧的状态下，更多的葡萄糖被分解以提供足够的 ATP 供应神经细胞的需要。这就打破了葡萄糖和糖原之间的平衡，导致糖原合成降低而分解加速。在实验中，H_1 组动物脑组织糖原含量显著低于正常对照组，但是缺氧预适应（H_4）组动物脑组织糖原含量却显著高于正常对照组而不是继续降低，这是一个有趣的现象。有人认为当组织器官适应缺氧后，其无氧代谢向有氧代谢发生了转移[13]，即无氧代谢降低而有氧代谢加强，或者是细胞在急性重复缺氧状态下需要较少的能量即可维持细胞的正常功能。这使细胞需要葡萄糖含量下降，葡萄糖剩余增加以至于有更多的葡萄糖合成糖原。根据我们以前的工作可知[9]，动物经重复缺氧预适应后，维持生命的主要能量来源于有氧代谢而不是无氧代谢。

本实验同样发现，H_4 组端脑、间脑和脑桥内糖原含量显著高于其他两组。众所周知，有些脑区对缺氧非常敏感，在缺氧状态下很容易受到伤害。一些研究发现这些部位的糖原含量很高，缺氧时分解形成过多的乳酸损伤神经细胞[14]。H_4 组糖原含量增高表明较少的葡萄糖或糖原分解，从而形成的乳酸含量也可能降低。这似乎有利于神经细胞在缺氧状态下免受乳酸的损伤。

缺氧状态下乳酸含量的增高被认为是造成神经细胞不可逆结构和功能损伤的重要因素之一[15]。另外，细胞内由于乳酸积累所造成的 pH 的降低可严重影响线粒体的呼吸功能，导致能量生成被阻滞[9]。缺氧预适应（H_4）组全脑乳酸含量并不比 H_1 组全脑含量高；另外，缺氧预适应（H_4）组血液乳酸含量则比 H_1 组显著降低。由此推想，急性缺氧预适应小鼠可能通过未知的机制使乳酸生成或积累受到限制。

本实验发现，在急性缺氧预适应状况下小鼠脑内糖原积累同时伴随脑和血液乳酸含量下降，我们认为这可能参与了急性缺氧预适应的形成，有必要进一步研究这一现象。

参考文献

1. Lu GW. Status quo and prospects of research on preconditioning. Chin J Neurosci, 1996, 3 (2): 92 – 96
2. Lu GW. Mechanism of brain hypoxia/ischemia preconditioning. Basic Med Sci Cli, 1997, 17 (1): 7 – 12
3. Lu GW, Ding DW, Shi MT. Acute adaptation of mice to hypoxic hypoxia. Biol Sign Recept, 1999, 8 (45): 247 – 256
4. Duan CL, Yan FS, Song XY, et al. Changes of superoxide dismutase, glutathione perioxidase and lipid perioxidase in the brain of mice preconditioned by hypoxia. Biol Sign Recept, 1999, 8 (45): 256 – 261
5. Duan CL, Yan FS, Lu GW, et al. Changes of phospholipids and free fatty acids in the brain of mice preconditioned by hypoxia. Biol Sign Recept, 1999, 8 (45): 261 – 267
6. Xie JH, Lu GW, Hou YZ. Role of excitatory amino acids in hypoxic preconditioning. Biol Sign Recept, 1999, 8 (45): 267 – 275
7. Zhang WL, Lu GW. Changes of adenosine and its A1 receptor in hypoxic preconditioning. Biol Sign Recept, 1999, 8

(45): 275 – 281

8. Flynn CJ, Faroqui AA, Horrocks LA. Ischemia and hypoxia. In: George S, Bernars A, eds. Basic neurochemistry. 4th edtion. New York: Raven Press, 1989. 126 – 148
9. Lu GW, Cui XY, Zhao BM. Alteration of oxygen consumption and energy metabolism during repetitive exposure of mice to hypoxia. Neurochem Res, 1999, 24 (5): 625 – 628
10. Handel EV. Estimation of glycogen in small amounts of tissue. Anal Bio chem, 1965, 17: 256 – 265
11. Yang TL, Qin XM. The improved method of microanalysis blood lactate. Motor Med, 1983, 5 (4): 47 – 50
12. Donald DC, Abel LL, Howard SM. Intermediary metabolism. In: George J, Siegel MD, eds. Basic neurochemistry, 4th edtion. New York: Raven Press, 1989. 541 – 564
13. Geoffrey CT, Robert MS. Mild acidosis protects hippocampal neurons from injury induced by oxygen and glucose deprivation. Brain Res, 1990, 506: 343 – 345
14. Hillered L, Siesjo BK, Arfors KE. Mitochondrial response to transient forebrain ischemia and recirculation in the rat. J Cereb Blood Flow Metab, 1984, 4 (3): 438 – 446
15. Friede RL, Van Houten WH. Relations between postmortem alterations and glycolytic metabolism in the brain. Exp Neurol, 1961, 4: 197 – 204
16. Hillered L, Ernster L, Siesjo BK. Influence of in vitro lactic acidosis and hypercapnia on respiratory activity of isolated rat brain mitochondria. J Cereb Blood Flow Metab, 1984, 4 (3): 430 – 437

4.5.4. 腺苷对小鼠急性重复缺氧耐受性的影响

摘要 以昆明小白鼠为实验对象，腹腔注射腺苷及类似物 5-环己腺苷以及腺苷受体拮抗剂氨茶碱，观察动物在急性重复缺氧过程中缺氧耐受性及其在低压舱中存活时间的变化。结果发现，5-环己腺苷和氨茶碱分别显著延长和缩短了小鼠各次缺氧耐受时间及低氧下的存活时间。提示，腺苷及其类似物可通过 A_1 受体保护脑神经细胞，预防缺氧损伤。

关键词 缺氧耐受；腺苷；腺苷 A_1 受体

Effects of adenosine on hypoxia tolerance in mice repeatedly exposed to acute hypoxia The effects of adenosine (ADO), cyclohexyladenosine (CHA) and aminotheophyline (AMT) were examined upon the mouse's tolerance changes of acute repeated hypoxia and survival time in hypobaric chamber. CHA and AMT significantly prolonged and shortened the tolerance and survival time, respectively. These results indicate that ADO and its analogues may protect the cerebral neurons from hypoxia damage via A_1 adenosine receptor.

Key words hypoxia tolerance; adenosine; A_1 adenosine receptor

中枢缺氧，不管是作为独立的疾病，还是作为脑血管和心衰的并发症，是引起神经元损伤的重要原因。因此，国内外很多科研工作者致力于研究缺氧对机体的损伤机制，并不断探索抗缺氧的有效措施。我室曾研究了急性重复缺氧对小鼠缺氧耐受性的影响并对其机制做了初步探讨，认为急性重复缺氧可能使组织细胞发生某种可塑的或适应的变化，从而导致动物对缺氧具有非常高的耐受水平[1]。腺苷是机体 ATP 的正常代谢产物。缺氧时脑内腺苷水平会增高 100～1000 倍[2]。近十多年来，电生理学及神经生化方面的大量证据表明腺苷在中枢神经系统起着神经调节作用[3]。本实验的目的在于观察腺苷对小鼠缺氧耐受性的影响，并初步分析其在缺氧耐受形成中的作用与机制。

【材料与方法】

（1）实验用体重 18~22g 的昆明小白鼠，雌雄不限。实验时室温为 20~23℃。称重后，随机将小鼠分成腺苷（adenosine，ADO）组，5-环己腺苷（cyclohexyladenosine，CHA）组，氨茶碱（aminotheophyline，AMT）组和 10%乙醇（ethanol，ETH）组。各组分别腹腔注射 ADO 2mg/kg，CHA 2mg/kg，AMT 0.5ml/kg，ETH 1ml/kg（注：ADO、CHA 均溶于 10/ETH 中[3]，实验已证明 10%ETH 同生理盐水相比对小鼠缺氧耐受性的影响无显著意义）。然后进行下列两项观察。

（2）缺氧耐受时间

给药 5min 后立即按急性重复缺氧的方法[1]重复缺氧 4 次：将小鼠置于含有新鲜空气、经过标定的约 150ml 广口瓶内，以橡皮塞密闭，一旦出现喘呼吸，立即取出，并随即转移到另一相似体积的含有新鲜空气的广口瓶内，密闭、计时，如此重复 4 次。各次倒瓶中，从密闭开始（t_0）到喘呼吸出现（t_1）的时间（t_1-t_0）为原始耐受时间（T_0），根据：

$$T = \frac{T_0}{V_e} \times 100 = \frac{t_1 - t_0}{V_0 - \frac{W_a}{0.94}} \times 100$$

计算出各次每 100 ml 空气中密闭缺氧的标准耐受时间（T）。注：式中 V_e 为有效空气容积，V_0 为广口瓶容积，W_a 为小鼠体重，0.94 为预实验测知的小鼠平均密度。

（3）低氧存活时间

将体重相近的小鼠配对（每组均为 10 例），给药 5min 后立即放入 PO_2 为 2.7kPa（20 mmHg）的恒定低压舱内，记录低压开始到小鼠死亡的时间为存活时间。

（4）实验数据用 SYSTAT 统计软件进行单因素方差分析或配对 t 检验，显著性水平为 0.05。

【结果】

（1）ETH 组小鼠急性重复缺氧过程中的行为与耐受时间

ETH 组小鼠在各次缺氧中的行为表现与我们先前工作的结果相一致[1]。第 1 次缺氧过程中，动物呼吸逐渐加快，出现紫绀，自主活动减少。7~8min 时，动物开始出现不安、挣扎，呼吸加深加快，紫绀更为明显，最后翻正反射消失，出现痉挛样动作和喘呼吸。第 2 次一般表现与第 1 次相似。但第 3 次后，动物大多数处于安静状态，呼吸深慢而有规律；紫绀较前更为明显，眼球呈紫黑色。小鼠缺氧耐受时间随缺氧次数的增加而逐次递增，各次缺氧耐受时间之间均有非常显著性差异（表 4-57）。

表 4-57 ADO 组、CHA 组、AMT 组和 10% ETH 组 1~4 次重复缺氧的标准耐受时间（min，$\bar{x} \pm s$）

分组	n	缺氧次数			
		1	2	3	4
ADO	20	16.48 ± 3.06	39.42 ± 9.01*	54.05 ± 13.81*	55.67 ± 10.00
CHA	22	26.46 ± 5.29##	56.88 ± 5.75*##	65.07 ± 4.38*#	69.13 ± 8.09
AMT	10	10.59 ± 0.63##	20.25 ± 2.36*##	33.35 ± 7.73*##	47.25 ± 10.04*##
ETH	22	14.62 ± 2.84	41.03 ± 9.80*	56.46 ± 9.75*	63.50 ± 6.80*

*：$P<0.05$，**：$P<0.01$，同组内与前一次相比；#：$P<0.05$，##：$P<0.01$，与 ETH 组相比

（2）其他各组小鼠急性缺氧过程中的行为与耐受时间

ADO组小鼠各次缺氧中的行为表现与ETH组基本相同。CHA组小鼠在各次缺氧中较ETH和ADO组动物安静，自主活动少，紫绀出现明显延迟。AMT组小鼠第1~4次缺氧均比ETH组兴奋，表现为不安，多动，紫绀出现早，呼吸浅快。

如表4-57所示，ADO组、CHA组小鼠第1~3次之间均有显著性差异，第4次与第3次之间的差异无显著意义。AMT组小鼠的各次耐受时间之间均有显著性差异。ADO组与ETH组相对应的各次耐受时间之间均无显著性差异。CHA组与ETH组相比，除第4次缺氧耐受时间没有显著性差异外，第1、2、3次的差异均有显著性。AMT组与ETH组相对应的各次耐受时间均有非常显著性差异。

(3) 各组小鼠低氧分压下的行为与存活时间

各组动物在低氧分压条件下的表现基本相同，立即猛烈挣扎，蹿跳，明显紫绀，痉挛，大口呼吸，最后死亡。各组平均存活时间 ($\bar{x} \pm s$) 分别为：ADO组1.24±0.17min，CHA组2.55±0.34min，AMT组0.63±0.21min，ETH组1.63±0.4min（图4-42）。经配对 t 检验处理，ADO组与ETH组的存活时间之间无显著性差异，CHA组、AMT组与ETH组之间的差异有非常显著性意义。

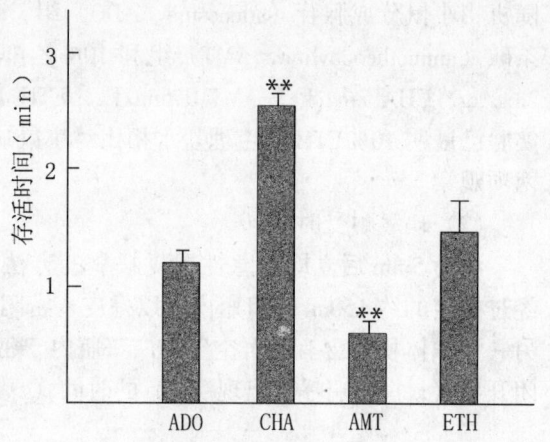

图4-42 各组小鼠低氧分压下的存活时间
**：$P<0.01$，与ETH组相比

【讨论】

CHA组有别于其余各组，在各次缺氧过程中，较安静，自主活动少，紫绀出现明显延迟，第1、2、3次缺氧耐受时间及低氧分压下存活时间显著延长。与沙土鼠短暂脑缺血后于脑室内注射CHA可提高海马神经元的存活率并保持其组织结构[3]的结果类似。

其机制可能是由于CHA通过腺苷受体抑制神经细胞的代谢，从而使动物对缺氧耐受或存活时间大为延长。已知有两种腺苷受体：A_1受体，可抑制腺苷酸环化酶（AC），使环磷酸腺苷（cAMP）水平降低，因而对细胞有抑制作用；A_2受体与之相反，刺激AC，使AMP水平增高，从而兴奋细胞[4]。腺苷同其特异性受体（A_1和A_2）结合后，通过与CHA相互作用而发挥生理功能。许多证据表明，腺苷及类似物可通过腺苷A_1受体抑制兴奋性神经递质的释放，从而保护神经细胞免受损伤。

茶碱是腺苷A_1受体的特异性拮抗剂，可阻断内源性腺苷和A_1受体结合后的抑制效应，增强细胞兴奋性[6]，事先给予茶碱可明显加重沙土鼠短暂脑缺血后发生的海马神经细胞损伤[7]。本实验AMT组小鼠在重复缺氧过程中表现为兴奋躁动，紫绀出现早。4次缺氧耐受时间及低压存活时间均显著短于ETH组，也提示腺苷通过A_1受体发挥神经调质和神经保护作用。

ADO组小鼠在急性重复缺氧过程中的行为表现与ETH组基本相同，且缺氧耐受时间及存活时间与ETH组无显著差别，可能与ADO不易透过血脑屏障有关。此结果从另一侧面提示了CHA提高动物缺氧耐受性的作用是通过对中枢神经系统的调节来完成的。

参 考 文 献

1. 吕国蔚，史美棠，李凌等. 急性重复缺氧对小鼠耐受性的影响及其机制的初步探讨. 中国病理生理杂志，1992，8：425
2. Berne RM. Release of adenosine from ischemic brain: Effect of cerebral vascular resistance and incorporation into cerebral adenine nucleotides. Circ Res, 1974, 35: 262
3. Daval JL, Von Lubitz DK, Deckert J, et al. Protective effect of cyclohexyladenosine on adenosine A_1-receptors, guanine nucleotide and forskolin binding sites following transient brain ischemia: a quantitative autoradiographic study. Brain Res, 1989, 491: 212
4. Synder SH. Adenosine as a neuromodulator. Am Rev Neuro Sci, 1985, 8: 303
5. Von Lubirz DK. Protective effect of cyclohexyladenosine in treatment of cerebral ischemia in gerbils. Neuroscience, 1985, 6: 325
6. Corradetti R, Lo Conte G moroni F, et al. Adenosine decreases aspartate and glutamate release from rat hippocampal slices. Eur J Pharmacal, 1984, 104 (1-2): 19
7. Rudolphi KA, Keil M, Hinze HJ. Effect of theophylline on ischemically induced hippocampal damage in Mongolian gerbils: a behavioral and histopathological study. J Cereb Blood Flow Metab, 1987; 7: 74

4.5.5. 急性重复缺氧对小鼠脑组织腺苷及其 A_1 受体的影响

摘要 分别应用酶鉴别分光光度法和放射性配体结合法测定小鼠脑组织腺苷（adenosine, ADO）含量及 A_1 受体在急性重复缺氧过程中的变化。发现经急性重复缺氧处理的动物全脑内 ADO 含量有一定程度的累积增加，尤其在海马、脑桥和延髓处的增加较为显著；各脑区 A_1 受体的数目显著低于正常对照组，但海马、脑桥和延髓处 A_1 受体的亲和力显著高于正常对照组。结果提示，重复缺氧后虽然脑内 A_1 受体数目减少，但由于海马、脑桥和延髓处 A_1 受体的亲和力升高，累积增加的 ADO 和 A_1 受体结合后，抑制神经细胞兴奋性的作用仍可能得到加强，从而使 ADO 仍能更好地发挥抑制性神经调制作用。

关键词 缺氧；缺氧耐受；腺苷；腺苷受体

Effects of acute repeated hypoxia on levels of adenosine and it's A_1 receptor in mouse brain Experiments were conducted on Kunming mice. Content of adenosine (ADO) and its metabolites in the brain was measured by specific enzymatic method, and radioligand binding method was used to study ADO A_1 receptor. ADO content of the hippocampus in group C (hypoxia exposure for four runs) was markedly higher than that in group A (control, without hypoxia exposure) and B (hypoxia exposure for one run), showing that ADO content can be cumulatively increased in the hippocampus, which is more sensitive to ischemia and hypoxia, during acute repeated hypoxia exposures. A_1 receptor density of group C was significantly lower than that of group A and no difference was seen between group B and C, but A_1 receptor affinity in the hippocampus, pons and medulla oblongata in group C was significantly higher than that in group A, implying that during acute repeated hypoxia A_1 receptor density decreased, but A_1 receptor affinity increased in some brain regions. These results indicate that cumulatively increased ADO in the hippocampus via A_1 receptor may play a neuroprotective role in CNS as an inhibitory neuromodulator and thus contribute to the formation and development of acute hypoxia adaptation or tolerance.

Key words　hypoxia; hypoxia tolerance; adenosine; adenosine receptor

缺氧是十分常见的生理或病理现象,对缺氧产生适应后可缓解缺氧对机体的某些损害。腺苷是机体 ATP 的正常代谢产物,对 CNS 有多方面的生理与病理作用,被认为是 CNS 的抑制性神经调质,具有神经保护作用[1]。关于腺苷与脑缺血缺氧方面的研究国内外已有大量的工作报道,近几年的工作已涉及细胞和分子水平,但较少涉及腺苷与急性缺氧适应方面的研究。本工作应用急性重复缺氧的小鼠模型[2],测定小鼠脑内 ADO 及其代谢物含量以及 A_1 受体在重复缺氧过程中的变化,分析 ADO 及其受体在缺氧耐受形成中的作用与机制,为缺氧耐受或抗缺氧提供实验依据。

【材料与方法】

(1) 实验动物与实验过程

实验用健康昆明小白鼠,雌雄不拘,体重 19～22g。随机分为正常对照组(A)、急性缺氧 1 次组(B)和急性重复缺氧 4 次组(C)。实验室温 18～22℃。将小鼠称重后放入含有新鲜空气、经过标定的约 150ml 广口瓶内,以橡皮塞密闭,一旦出现喘呼吸时立即取出,并随即转移到另一相似容积、含有新鲜空气的广口瓶内,密闭、计时,如此重复 4 次[2]。动物实验结束后马上断头、剥脑,置于冰台上,按照解剖结构分为海马、间脑、中脑、脑桥、小脑和延髓 6 个部分,立即放入液氮中冻存。整个过程在 0℃ 条件下进行,时间控制在 2min 以内。

(2) ADO 含量的测定[3]

从液氮中取出脑组织,称重,记录,用超声波组织细胞粉碎仪制备成脑匀浆(全脑测定时匀浆瓶中预先加入 6ml 0.6mol/L $HClO_4$;脑分区测定时加入 3ml 0.6mol/L $HClO_4$),于 2℃,14 000r/min 离心 30min,吸取上清液用 5mol/L K_2CO_3 溶液中和至 pH 7.4,于 2℃,14 000r/min 离心 25min,吸取上清液,加入 1/2 体积含 3mmol/L K_2HPO_4 及 3mmol/L EDTA 的 Tris-HCl 缓冲液,摇匀,使用日本岛津 UV-3000 双波长分光光度计测定。ADO 降解反应的终产物尿酸在 37℃ 恒温、单光道、双波长(292nm,319nm)条件下于 292nm 有最大吸收峰,利用此特征向反应系统中依次加入黄嘌呤氧化酶 0.08U,5-核苷酶 0.04U,腺苷脱氨酶 0.08U(均购自 Boehringer Molannheim 公司),就可依次得到代表次黄嘌呤(hypoxanthine, HX)、肌苷(inosine, INO)、ADO 含量的吸光值变化(△E292)的曲线。根据标准曲线即可测出脑组织 HX、INO 和 ADO 的含量(每 mg 组织 μmol/L)。

(3) 放射性配基结合实验[4]

各脑区分别在 40 倍体积 50mmol Tris-HCl (pH7.4) 缓冲液中匀浆,50 000×g 离心 30min。沉淀以同样液体悬浮,离心(同样转速),重复 3～4 次。沉淀以 8 倍体积 0.32mol 蔗糖溶液悬浮,得到粗制膜,-80℃ 保存。全部操作过程在 4℃ 条件进行。粗制膜使用时于室温复温,用 40 倍体积 50mmol Tris-HCl (pH7.4) 缓冲液洗 3 次,每次 50 000×g 离心 30min,然后沉淀用适量的同样缓冲液悬浮,测定蛋白质浓度。此悬浮液与腺苷脱氨酶(2U/ml)于 37℃ 孵育 45min 后加入 15ml 冰冷 Tris-HCl 缓冲液终止反应,50 000×g 离心 30min,沉淀仍用 40 倍体积同样缓冲液悬浮,50 000×g 离心 30min。而后沉淀重新用适量 Tris-HCl 缓冲液悬浮,终浓度为每 ml 1～2mg 蛋白质。标本蛋白含量以 BCA 法测定[5]。一份 100μl 处理的粗膜(约 0.1～0.2mg 蛋白)分别与 0～40nmol/L 环己腺苷 {N6-cyclohexyl [3H] adenosine (^{3}H-CHA,

34.4Ci/mmol，New England Nuclear 公司)]在 50mmol Tris-HCl 缓冲液中于室温孵育 60min，反应体积 1ml。加入 5ml 2℃缓冲液终止反应。反应物经 Whatman GF/B 玻璃纤维滤膜以恒定负压 2.0kPa 抽滤，滤膜用 5ml 2℃缓冲液迅速淋洗 4 次。液体闪烁仪（Beckman5801 型）测定滤膜上的放射强度。非特异结合实验以 1μmol/L 非标记 CHA 为竞争抑制剂。特异性结合量等于总结合量减去非特异结合量。

（4）数据处理及统计学检验

据处理应用 ANOVA 及进一步 Duncan 检验。配基结合实验的数据经最小二乘法线性回归处理得到平衡解离常数 K_d 和受体的最大结合位点数 B_{max}。

【结果】

（1）全脑组织腺苷及其代谢物含量的变化

A、B、C 3 组动物全脑 ADO、INO 及 HX 的含量见表 4-58。经 ANVOA 处理，B 组及 C 组全脑内 ADO、INO 及 HX 的含量均显著高于 A 组；而 C 组动物全脑内 ADO 含量又显著高于 B 组，是 B 组的 2.2 倍。

表 4-58　全脑组织内腺苷及其代谢物的含量（μmol/mg brain，$\bar{x} \pm s$，$n = 20$）

分组	HX	INO	ADO
A（对照组）	0.042 ± 0.003	0.024 ± 0.004	0.037 ± 0.004
B（急性缺氧 1 次组）	0.068 ± 0.006**	0.063 ± 0.016*	0.056 ± 0.003**
C（急性缺氧 4 次组）	0.074 ± 0.006**	0.071 ± 0.006*	0.122 ± 0.014****##

*：$P < 0.05$，**：$P < 0.01$，与 A 组相比；#：$P < 0.05$，##：$P < 0.01$，与 B 组相比

（2）脑分区腺苷及其代谢物含量的变化

与 A 组动物的各相应脑区相比，HX 含量在 B 组中脑、小脑、脑桥和延髓显著降低，在间脑显著升高；在 C 组中脑、小脑和脑桥中显著降低，间脑中显著升高（图 4-43）。INO 含量在 B 组海马和间脑中显著升高，而在延髓中显著降低；在 C 组延髓和小脑中显著降低（图 4-44）。ADO 含量在 B 组海马、中脑和间脑中显著升高；在 C 组除小脑外，其余脑区均显著升高。C 组海马中 ADO 含量又显著高于 B 组（图 4-45）。

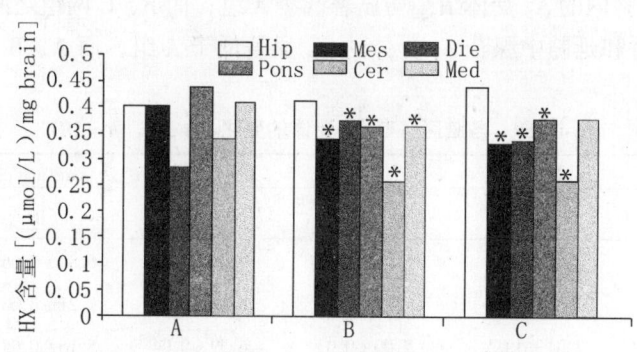

图 4-43　鼠脑不同区域 HX 的含量（$\bar{x} \pm s_{\bar{x}}$）

* $P < 0.05$，与 A 组相比

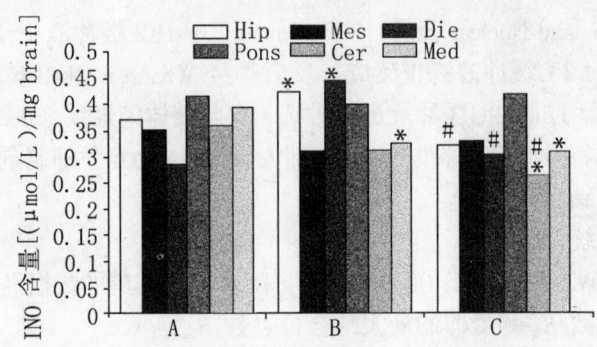

图 4-44　不同脑区 INO 的含量 ($\bar{x} \pm s_{\bar{x}}$)

* $P < 0.05$，与 A 组相比；# $P < 0.05$，与 B 组相比

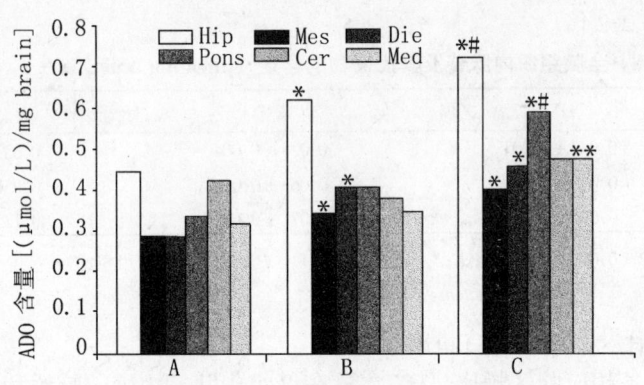

图 4-45　不同脑区 ADO 的含量 ($\bar{x} \pm s_{\bar{x}}$)

* $P < 0.05$，与 A 组相比；# $P < 0.05$，与 B 组相比

(3) 各脑区腺苷 A_1 受体的变化

B、C 两组动物脑内的 A_1 受体 B_{max} 均显著低于 A 组；而 B、C 两组之间则无显著性差异。C 组动物海马、脑桥和延髓中腺苷 A_1 受体的 K_d 显著低于 A 组，而 A、B 两组之间无显著性差异（表 4-59）。

表 4-59　各脑区腺苷 A_1 受体的变化（$\bar{x} \pm s$，$n = 10$）

脑区	K_d (nmol/L)			B_{max} (pmol/mg protein)		
	A	B	C	A	B	C
Hip	7.07 ± 0.02	7.05 ± 0.03	6.05 ± 0.07	9.02 ± 0.02	6.84 ± 0.06*	6.93 ± 0.04*
Mes	7.04 ± 0.02	7.03 ± 0.03	7.01 ± 0.03	6.47 ± 0.03	5.21 ± 0.06*	5.24 ± 0.07*
Die	7.04 ± 0.03	7.04 ± 0.02	7.00 ± 0.03	6.59 ± 0.04	5.16 ± 0.05*	5.13 ± 0.08*
Pons	7.04 ± 0.02	6.87 ± 0.10	5.81 ± 0.06*	7.14 ± 0.05	5.37 ± 0.08*	5.40 ± 0.10*
Cer	7.03 ± 0.02	7.02 ± 0.03	7.00 ± 0.04	10.77 ± 0.20	8.26 ± 0.08*	8.21 ± 0.07*
Med	6.98 ± 0.08	7.01 ± 0.04	5.77 ± 0.08*	8.27 ± 0.06	6.31 ± 0.10*	6.31 ± 0.07*

* $P < 0.05$，与 A 组相比

【讨论】

本实验发现无论是急性 1 次缺氧还是急性重复缺氧的动物，其脑内 ADO、INO 和 HX 的含量均显著高于正常对照动物的水平，可能是缺氧时动物脑内葡萄糖和糖原均加速分解产生 ATP 以应细胞的能量需求。ATP 继而转化为 AMP，后者在核苷酸酶作用下生成 ADO，并释放入细胞间隙。部分 ADO 由腺苷脱氨酶和核苷酶催化形成 INO 和 HX，因而缺氧时 ADO、INO 和 HX 的含量均显著升高。经 4 次急性重复缺氧处理的动物，其缺氧耐受时间显著延长[2]，脑内 ADO 水平不仅高于正常对照组动物，而且显著高于急性 1 次缺氧的动物，而 HX 和 INO 的含量与急性 1 次缺氧组相比无显著差异。提示，ADO 降解为 INO 和 HX 的代谢过程可能在一定程度上受到某种缺氧耐受机制的抑制，造成 ADO 含量的累积增加。累积增加的 ADO 与神经细胞突触后膜上的 A_1 受体结合，与 G_i 蛋白偶联抑制腺苷酸环化酶的活性，减少 cAMP 生成，并可激活数种 K^+ 通道，使神经元膜超极化，从而降低神经元的兴奋性。许多证据表明，ADO 还可通过突触前膜上的 A_1 受体抑制兴奋性神经递质如 GLU 和 ASP 的过度释放，降低兴奋性氨基酸的神经毒作用，从而减轻缺氧对神经细胞的损害[6]。有研究表明，内源性 ADO 作为 ATP 合成的前体，在缺氧恢复阶段由腺苷激酶催化可再生成 ATP 以供能，延长细胞的生存时间。最近 Ramkumar 等[7]提出 ADO 还可能与 A_3 受体作用增加抗氧化酶如超氧化物歧化酶等的活性，清除再给氧时产生的自由基，发挥细胞保护作用。因此，急性重复缺氧动物脑内 ADO 的累积增高可能是动物耐受缺氧的原因之一。

本实验还发现急性缺氧 1 次组和急性重复缺氧 4 次组动物脑内 HX、INO 和 ADO 的含量并不是在所有脑区都有显著升高。急性重复缺氧组动物相应各脑区 HX 和 INO 的水平与急性缺氧 1 次组比较无累积增高现象，与全脑测定的结果一致；其海马、脑桥和延髓内的 ADO 含量显著高于对照组，而海马中 ADO 水平又显著高于急性缺氧 1 次组，有累积增高。已知脑部分区域对缺氧很敏感，易受到损害。GLU NMDA 受体在海马很丰富，缺氧时 GLU 大量产生并释放，与 NMDA 受体结合后发挥神经毒作用，引起细胞死亡[8]。因而在此区域累积增加的 ADO 与 A_1 受体结合后，通过抑制神经元的兴奋性及兴奋性递质的过度释放，降低细胞的能量需求等多种机制有可能更好地发挥神经调质作用。

已知 ADO 通过 A_1 受体发挥抑制性神经调质作用与细胞外 ADO 的代谢、受体的亲和力及数目都有关，其中 A_1 受体的数目是控制 ADO 作用强度的一个重要因素[9]。本实验用 ^{3}H-CHA 作为 ADO A_1 受体的放射性配体，发现急性缺氧 1 次组和急性重复缺氧组动物脑内的 A_1 受体 B_{max} 数均显著低于正常对照组，表明急性缺氧可导致 ADO A_1 受体数目显著减少，即出现下调现象，与其他学者的研究结果一致[10]。但急性重复缺氧的动物的 A_1 受体并未随缺氧次数的增加或缺氧持续时间的延长而进行性地进一步下降，提示大量释放的 ADO 与 A_1 受体结合后，使神经元膜超极化，维持膜的稳定性，因而可能保护 A_1 受体本身不继续受损。急性重复缺氧动物海马、脑桥和延髓的 K_d 值显著降低，说明 ADO、CHA 与 A_1 受体的亲和力显著升高，推测可能与 A_1 受体的构象发生某种变化有关。海马是对缺血缺氧较敏感的区域，脑桥和延髓是脑干的重要组成部分，其中延髓有心血管及呼吸等生命中枢。因此，重复缺氧后虽然脑内 A_1 受体数目减少，但由于海马、脑桥和延髓处的 A_1 受体亲和力增高，ADO 和 A_1 受体的相互作用仍有可能得到加强，从而使 ADO 仍能在生命活动重要脑区更好地发挥抑制性神经调质作用。

参考文献

1. Rudolphi KA, Schubert P, Parkinson FE, et al. Neuroprotective role of adenosine in cerebral ischemia. Trends Pharmacol Sci, 1992, 13: 439-445
2. 吕国蔚, 史美棠, 李凌等. 急性重复缺氧对小鼠缺氧耐受性的影响及其机制的初步探讨. 中国病理生理杂志, 1992, 8 (4): 425-430
3. 孙继文, 王淑燕, 卢玲巧等. 兔急性脑缺氧时脑及脑脊液内腺嘌呤核苷含量的变化. 中国病理生理杂志, 1993, 9 (5): 613-615
4. Bruns RF, Daly JW, Snyder SH. Adenosine receptors in brain membranes: binding of N6-cyclohexyl [3H] adenosine and 1, 3-diethyl-8- [3H] phenylxanthine. Proc Natl Acad Sci, 1980, 77: 5547-5551
5. Smith PK, Krohn RI, Hermanson GT, et al. Measurement of protein using bicinchoninic acid. Anal Biochem, 1985, 150: 76-85
6. Corradetti R, Conte GL, Moroni F, et al. Adenosine decreases aspartate and glutamate release from rat hippocampal slices. Eur J Pharmacal, 1984, 104: 19-21
7. Ramkumar V, Zhong ZN, Rybak LP, et al. Adenosine, antioxidant enzymes and cytoprotection. Trends Pharmacol Sci, 1995, 16: 283-285
8. Rothman SM, Olney JW. Excitotoxity and the NMDA receptor. Trends Neurosci, 1987, 10: 299-302
9. Lee KS, Redding M, Schubert P, et al. Regulation of the strength of adenosine modulation in the hippocampus by a differential distribution of the density of A_1 receptors. Brain Res, 1983, 260: 156-159
10. Lee KS, Tetzlaff W, Kreatzberg GW. Rapid down-regulation of hippocampal adenosine receptors following brief anoxia. Brain Res, 1986, 380: 155-158

4.5.6. 不完全脑缺血期间家兔尾核与大脑皮质区细胞外腺苷的变化

摘要 实验在新西兰白兔上进行,不完全脑缺血由电刺激一侧颈上神经节1h诱发。采用在体微透析技术测定家兔纹状体及大脑皮质区细胞外(extracellular, EC)腺苷(adenosine, ADO)及其代谢物的水平。微透析探头埋入尾核及大脑皮质区,随后以3.0μl/min速度灌流Ringer液。透析样品用高效液相色谱法(HPLC)分析。随着不完全脑缺血,ADO及代谢物的EC含量明显增高。在尾核区,分别提高了10倍(ADO)、6倍(肌苷 inosine, INO)和3倍(次黄嘌呤 hypoxanthine, HYP)。在大脑皮质区,分别提高了6倍(ADO)、5倍(INO)和2倍(HYP)($P < 0.05$)。黄嘌呤(xanthine, XAN)的含量在缺血期间没有改变,但在缺血后暂时性地上升。这些结果提示,黄嘌呤形成过程所产生的有害自由基离子对这一不完全脑缺血模型中,脑内缺血样损伤的形成也许是重要的。

关键词 神经节;交感;脑缺血;大脑皮质;尾核;腺苷;透析

Changes in extracellular adenosine in the rabbit striatum and cerebral cortex during incomplete cerebral ischemia Microdialysis probes were implanted into the rabbit cerebral cortex and caudate nucleus followed by perfusion with Ringer solution at a flow rate of $3.0\mu l/min$. Cerebral ischemia was induced by electrical stimulation of the unilateral superior cervical ganglion for 1h. Dialysate samples were analyzed by high performance liquid chromatography (HPLC). Following ischemia, extracellular (EC) contents of adenosine (ADO) and its metabolites were significantly increased up to 6~10 fold (ADO), 5~6 fold (inosine, INO) and 2~3 fold (hypoxanthine, HYP) in both the cerebral cortex and caudate nucleus ($P<0.05$) respectively, while xanthine (XAN) contents rose 3.8~4.4 times during the early period of postischemia ($P<0.05$). These results suggest a significant accumulation of oxypurines in the interstitium during ischemia and the presence of an activity of xanthine oxidase in brain tissue.

Key words　ganglia; sympathetic; cerebral ischemia; cerebral cortex; caudate nucleus; adenosine; dialysis

脑缺血损伤是导致中风患者残疾和死亡的重要原因之一。由于中风后的脑缺血很少是完全的,因此不完全脑缺血模型可能更适合用于对脑保护性药物作用的评价[1]。我们实验室建立了一种通过电刺激家兔一侧颈上神经节诱发不完全脑缺血的动物模型。对该模型所作的电生理和病理学研究表明,颈上神经节过度兴奋可诱发家兔脑电活动不正常改变,某些脑区缺血神经元死亡[2-3]。近年来有研究表明,脑缺血期间,腺苷(ADO)在大脑缺血易损区含量的升高,与内源性神经保护机制有关[4]。我们最近用小鼠所作的研究表明,伴随着急性重复性低氧,小鼠脑内 ADO 的含量明显升高[5]。为了进一步探讨脑缺血在脑损伤形成中的病理机制和中枢神经系统的内源性神经保护机制,我们采用了脑内微透析方法结合高效液相色谱(HPLC)检测技术监测了在电刺激一侧颈上神经节所诱发的不完全脑缺血期间,家兔大脑皮质区和尾核区细胞外 ADO 及其代谢物含量的改变。

【材料与方法】

(1) 脑缺血动物模型制备

实验在成年新西兰白兔(雌雄兼有,体重为 2~3kg)上进行。4%戊巴比妥钠(1ml/kg 体重)耳缘静脉注射至麻醉,行气管插管术,静脉注射 1%筒箭毒(0.1ml/kg 体重)制动,人工呼吸。暴露分离右侧颈上神经节,安放双极刺激电极。按照赵兰峰等人[2]的方法,给予家兔暴露的颈上神经节方波脉冲连续刺激(10Hz, 10V, 2ms)1h 诱发动物脑缺血。

(2) 透析回收率的测定

实验前,先在体外测定微透析探头的回收率。将 CMA/10 同心圆型微透析探头(透析膜长 3mm,直径 0.5mm,膜孔径 20 000Da,瑞典 Carnegie Medicine 公司生产)浸于不同浓度的 ADO、INO、HYP 和 XAN 标准混合液中,用微灌注泵(TXDTS/110,上海医疗机械厂产品)以 3.0μl/min 的速度向探头内灌流 Ringer 液(NaCl 147.1mmol/L, KCl 14.0mmol/L, $CaCl_2$ 2.3mmol/L)。收集透析液,用 HPLC 法测定透析液中的 ADO、INO、HYP 和 XAN 含量。

(3) 脑内微量透析

动物置于立体定位仪上,在动物的右侧尾核区和大脑皮质区上方的颅骨上分别各钻两个小孔,小心移去孔内硬脑膜,暴露大脑表面。按 Sawyer 的兔脑立体定位图谱,将两个微透析探头通过小孔分别垂直插入动物右侧尾核区(AP+2.0mm, ML+4.0mm, DV-7.0mm)和大脑皮质区(AP-1.0mm, ML+1.0mm, DV-3.0mm)。以 3.0μl/min 的速度连续向微透析探头内灌流 Ringer 液。灌流至少 1h 后,以 20min 间隔在冰盒内有序地收集脑缺血前 1h、后 2h 和缺血期间的透析液。收集的透析样品立即冰冻,-25℃保存。

(4) 化学和组织学分析

收集到的透析液样品,直接用 HPLC 法测定。色谱条件为:美国 Hewllet 公司生产的 HPLC 仪(HP1050Q 型溶剂泵,HP1050A 型可变波长检测器,HP1050 型自动进样器);HP Hypsil ODS 柱:125×4.0mm, 5μm;流动相为 0.01mol/L NaH_2PO_4:CH_3OH (6:1,体积:体积,pH5.7);流速为 0.8ml/min;检验波长为 254nm;灵敏度为 0.01AμFS;柱温为 28℃;进样量

为 40μl；样品中的 ADO、INO、HYP 和 XAN 含量以外标法定量。

实验结束后，从动物脑内小心移出微透析探头，在深度麻醉条件下处死动物。动物的大脑浸于 10%福尔马林中固定，固定好的大脑，冰冻切片，用 Cresyl Violet 染色，显微镜下检查微透析探头在动物脑内的位置是否正确。

(5) 数据分析

由于不同的微透析探头其透析的回收率并不完全相同，因此，测得的透析样品中的 ADO 及其代谢物的含量首先要乘以探头的平均回收率，计算得到的数据采用单因素方差分析，成对的 t 检验用于比较动物大脑皮质区和尾核区细胞外 ADO 及其代谢物含量的改变。$P < 0.05$ 为显著性差异。

【结果】

(1) 微透析探头的回收率

微透析探头浸于 0.1~10.0μmol/L 标准混合液中，以 3.0μl/min 速度灌流 Ringer 液，测得的探头的平均回收率分别是：ADO 为 10.6%，INO 为 10.6%，HYP 为 12.3%，XAN 为 12.7%。

(2) 微透析探头的植入对脑内 ADO 及其代谢物水平的影响

在微透析探头植入家兔尾核区和大脑皮质区最初的 60min 里，收集到的透析液中 ADO、INO、HYP 和 XAN 的水平相对较高。60min 后下降并保持稳定水平，连续观察 4h 无明显波动（图 4-46）。

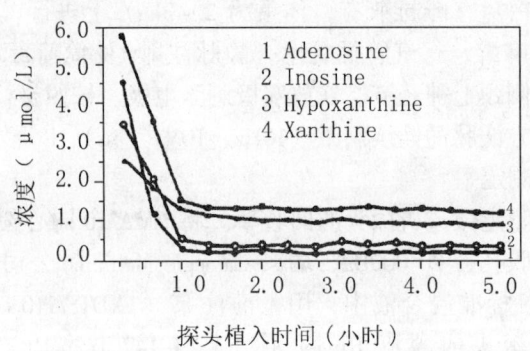

图 4-46 微透析探头植入对脑内 ADO 及其代谢物水平的影响

(3) ADO 及其代谢物的基础水平

采用脑内微透析技术监测了家兔尾核区和大脑皮质区 ADO、INO、HYP 和 XAN 的基础水平。图 4-47 显示了含有 ADO、INO、HYP 和 XAN 的标准混合物和在基础情况下收集的透析样品的色谱图。表 4-60 总结了所有测定物质的平均基础水平。在尾核区内，细胞外 ADO、INO、HYP 和 XAN 的含量分别为 0.28mol/L，0.50mol/L，1.44mol/L 和 0.89mol/L。尾核区和大脑皮质区内细胞外 ADO 及其代谢物的基础水平无统计学差异。

表 4-60 兔脑内 ADO 及其代谢物的基础水平（$\bar{x} \pm s_{\bar{x}}$）

组别	n	细胞外浓度（μmol/L）			
		ADO	INO	HYP	XAN
尾核区	24	0.28 ± 0.02	0.50 ± 0.05	1.14 ± 0.09	0.89 ± 0.08
大脑皮层	24	0.32 ± 0.04	0.48 ± 0.04	1.62 ± 0.12	0.92 ± 0.07

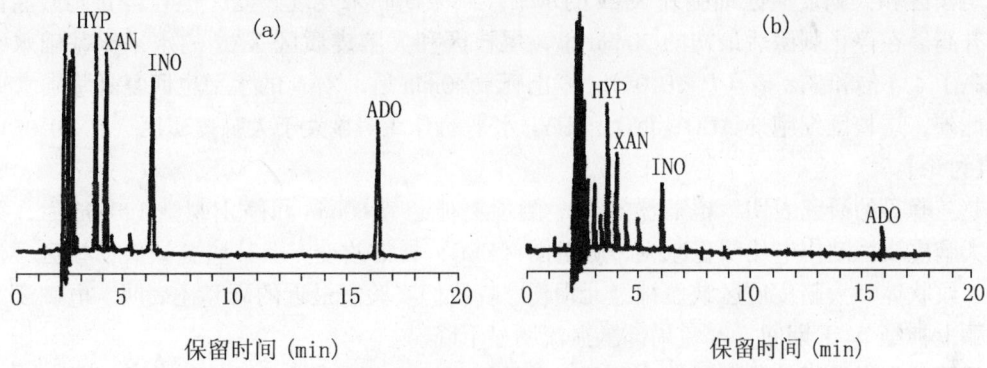

图 4-47 高效液相色谱图
(a) 标准品混合物；(b) 脑内微透析样品

(4) 脑缺血期间 ADO 及其代谢物水平的变化

伴随着电刺激家兔一侧颈上神经节 1h 诱发的脑缺血，家兔尾核区和大脑皮质区细胞外 ADO、INO 和 HYP 的水平明显上升（图 4-48）。在刺激 40min 时，尾核区 ADO 的含量达到 2.8mol/L，大脑皮质区 ADO 的含量达到 1.8mol/L，与基础水平相比分别提高了 10 倍和 6 倍（$P<0.05$）。INO 和 HYP 的水平稍后也明显上升，在刺激 60min 时，尾核区和大脑皮质区 INO 的水平比基础水平分别提高了 6 倍和 4.5 倍（$P<0.05$）；HYP 的水平比基础水平分别提高了 3.2 倍和 1.8 倍（$P<0.05$）。停止刺激 20min 后，ADO、INO 和 HYP 的水平回复到各自的基础水平。

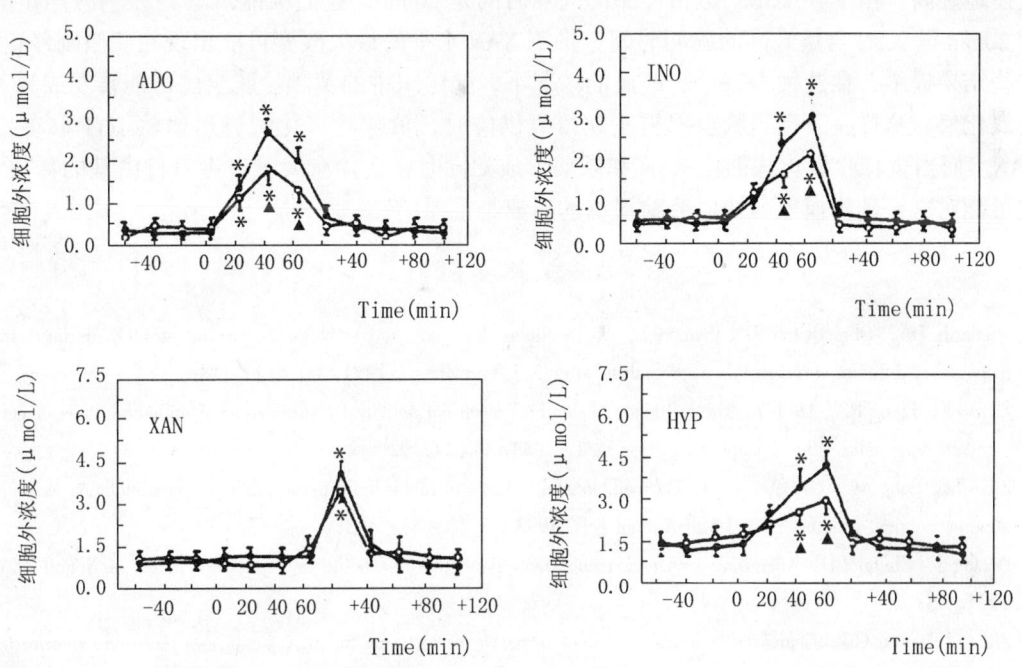

图 4-48 缺血期间 ADO 及其代谢物水平的变化（$\bar{x} \pm s$）

●-● 尾核组（$n=8$）；○-○ 大脑皮层组（$n=8$）； * $P<0.05$，与基础水平相比；▲$P<0.05$，与尾核组相比

尾核区和大脑皮质区细胞外 XAN 的水平在刺激期间未发现改变,但在停止刺激后暂时性地升高。在停止刺激后最初的 20min 里,尾核区和大脑皮质区 XAN 的水平比基础水平分别提高了 4.4 倍和 3.8 倍（$P<0.05$）。停止刺激 40min 后,XAN 的水平也回复到基础水平。

此外,尾核区细胞外 ADO、INO 和 HYP 水平的升高明显大于大脑皮质区（$P<0.05$）。

【讨论】

赵兰峰等的研究表明,电刺激家兔一侧颈上神经节 60min 和停止刺激 120min 后,家兔两侧大脑皮质区动作电位明显减少,脑电图（EEG）异常改变[2]。某些脑缺血易损区,包括海马、纹状体和大脑皮质区缺血神经元损伤[3]。我们实验室最近的研究还表明,电刺激家兔一侧颈上神经节 1h 期间,家兔局部脑血流明显下降[7]。

采用脑内微透析技术进行的本项研究结果显示,电刺激家兔一侧颈上神经节 20min,尾核区细胞外 ADO 的水平即明显改变。随后,INO 和 HYP 的水平也明显上升。这些结果与赵兰峰等人报道的电生理学及病理学结果相一致。相似的细胞外 ADO 水平的改变也分别见于由大脑中动脉闭塞、三血管闭塞和两侧颈总动脉闭塞所诱发的大鼠和沙土鼠短暂性脑缺血模型中。

在本研究中,电刺激期间,尾核区细胞外 ADO、INO 和 HYP 水平的升高明显大于大脑皮质区。对这一现象一种可能的解释是,分布在大脑尾核区的脑血管接受了更多的来自颈上神经节的神经支配[6]。

此外,Hagberg 等报道,在给予成年大鼠短暂性的脑缺血 15min 期间里,大鼠纹状体区细胞外 XAN 水平保持不变,但在再灌流时突然升高[9]。相似的是,本研究也观察到,尾核区和大脑皮质区细胞外 XAN 的含量在刺激期间未见提高,但在刺激停止的最初 20min 里一过性地升高。由于收集每个透析样品的间隔时间是 20min,我们没能观察到在刺激停止的最初 20min 里 XAN 含量升高的确切时间,推测 XAN 水平的最大改变可能出现在刺激刚停止时。这些结果提示,在这种不完全脑缺血的情况下,脑组织中的黄嘌呤脱氢酶可能转变成为黄嘌呤氧化酶。这样,一旦当脑组织再次获得氧供应时,黄嘌呤氧化酶就迅速将 HYP 转变成为 XAN。而当黄嘌呤氧化酶催化 XAN 和尿酸形成的同时,会伴有大量有害氧自由基的释放[11],这可能对这一动物模型脑缺血后脑损伤的形成是重要的。

参考文献

1. Richards DA, Obrenovitch TP, Symon L. Extracellular dopamine and serotonin in the rat striatum during transient ischemia of different severities: a microdialysis study. J Neurochem, 1993, 60（1）: 128
2. Zhao LF, Liang RZ, He GY. The influence of cerebral electrical activity by stimulation of unilateral superior cervical sympathetic ganglia. Chin J Capital Institute Med, 1988, 9（2）: 92
3. Zhao LF, Song AL, Lu GW, et al. The pathological changes in rabbit brain tissue produced by stimulation of unilateral superior cervical ganglia. Chin J Lab Animal Sci, 1993, 3（3-4）: 143
4. Decker J, Gleiter CH. Adenosine—an endogenous neuroprotective metabolite and neuromodulator. J Neural Transm, 1994, 43: 23
5. Zhang WL, Lu GW. Changes of adenosine content in mouse brain tissue following acute and repeated exposure to hypoxia. Chin Neuroscience, 1995, Suppl: 244
6. Gu ZZ. Cerebral circulation and clinic. Shanghai: Science and Technology Press, 1983. 82-97
7. Zhao LF, Lu GW. Effect of stimulation of the unilateral superior cervical sympathetic ganglion on the rabbit cerebral blood flow. Chin Neuroscience, 1995, Suppl: 250

8. Hillered L, Hallstrom A, Segersvard S, et al. Dynamics of extracellular metabolites in the striatum after middle cerebral artery occlusion in the rat monitored by intracerebral microdialysis. J Cereb Blood Flow Metab, 1989, 9 (5): 607
9. Hagberg H, Andersson P, Lacarewicz J, et al. Extracellular adenosine, inosine, hypoxanthine, and xanthine relation to tissue nucleotides and purines in rat striatum during transient ischemia. J Neurochem, 1987, 49 (1): 227
10. Dux E, Fastbom J, Ungerstedt U, et al. Protective effect of adenosine and a novel xanthine derivative propentofylline on the cell damage after bilateral carotid occlusion in the gerbil hippocampus. Brain Res. 1990, 516: 248
11. Wu JZ. Cerebral vessels disease. In: Han JS, eds. Essentials of neuroscience. Beijing: the Peking Union Medical College and Beijing Medical University Press, 1993. 834 – 843

4.5.7. 电刺激一侧颈上神经节后家兔海马 CA1 区腺苷及其代谢物含量的变化

摘要 脑缺血由电刺激家兔一侧颈上神经节诱发。腺苷（adenosine，ADO）及其代谢物在两侧海马 CA1 区细胞外的含量采用在体微透析技术结合高效液相色谱法（HPLC）监测。伴随着电刺激，在与刺激同侧的海马 CA1 区细胞外，腺苷、肌苷（inosine，INO）和次黄嘌呤（hypoxanthine，HYP）的含量分别显著地提高了 6.5 倍（ADO）、4.5 倍（INO）和 2.3 倍（HYP）（$P < 0.05$），而黄嘌呤（xanthine，XAN）的含量在刺激期间没有改变，但停止刺激后暂时性地上升了 3.3 倍（$P < 0.05$）。这些结果与我们先前报道的电生理学及病理学结果相一致。本结果表明，腺苷可能是在脑缺血的早期起神经保护作用，而伴随黄嘌呤形成过程所产生的有害自由基离子，可能对这一不完全脑缺血模型缺血后脑损伤的形成是重要的。

关键词 颈上神经节；脑缺血；海马；腺苷；微透析

Changes in contents of adenosine and its metabolites in the rabbit hippocampal CA1 after electrical stimulation of the unilateral superior cervical ganglion Cerebral ischemia was induced by electrical stimulation of the rabbit unilateral superior cervical ganglion. Extracellular (EC) contents of adenosine (ADO) and its metabolites in the bilateral hippocampal CA1 were monitored by in vivo microdialysis combined with high performance liquid chromatography (HPLC) method. Following electrical stimulation, EC contents of ADO, inosine (INO) and hypoxanthine (HYP) were significantly increased 6.5-folds (ADO), 4.5-folds (INO) and 2.3-folds (HYP) in the hippocampal CA1 on ipsilateral side to stimulation, respectively ($P < 0.05$), while the content of xanthine (XAN) was found unaltered during stimulation but transiently increased 3.3-folds after stoppage of stimulation ($P < 0.05$). These results are consistent with our electrophysiological and pathological findings previously reported and indicate that ADO might play a neuroprotective role in the early period of ischemia and that harmful free radicals are released when XAN is formed by xanthine oxidase, which could be important for development of postischemic cerebral injuries in this animal model of incomplete cerebral ischemia.

Key words superior cervical ganglion; cerebral ischemia; hippocampus; adenosine; microdialysis

除 GABA 和甘氨酸外，腺苷（adenosine，ADO）作为中枢神经系统中另一主要的抑制性神经调质现已为人们广泛接受，并推测它是一种具有内源性神经保护作用的代谢物。例如在缺血应激情况下，ADO 降低了机体对能量的需求提高了能量的供应[1]。近年来有研究表明，ADO 的类似物防止了由短暂性脑缺血所诱导的脑损伤的发生[2-4]。相反，由 ADO 分解产生的 HYP 则可在脑缺血期间积累，并在再灌流时氧化，这可能是一种由氧自由基产生所导致的缺血后脑损伤的机制[5]。

我们实验室建立了一种通过电刺激家兔一侧颈上神经节诱发不完全脑缺血的动物模型[6,7]。对该模型所作的电生理和病理学研究表明，颈上神经节过度兴奋可诱发家兔脑电活动不正常改变，某些脑区缺血神经元死亡[6,7]。但颈上神经节过度兴奋对中枢神经系统能量代谢的影响尚不清楚。为了进一步探讨由电刺激一侧颈上神经节诱发的脑缺血期间，脑内能量代谢的改变和 ADO 的内源性神经保护机制，以及 ADO 的代谢物在缺血后脑损伤中的病理作用，我们采用了脑内微透析方法结合高效液相色谱和紫外检测（HPLC-UVD）技术监测了电刺激一侧颈上神经节前、中、后期间，腺苷（adenosine，ADO）及其代谢物在家兔两侧海马 CA1 区细胞外含量的改变。

【材料与方法】

(1) 动物制备

实验在成年新西兰白兔（雌雄兼有，体重为 2.0~2.5kg）上进行。动物用 4% 戊巴比妥钠（1ml/kg 体重）麻醉，行气管插管术，静脉注射 1% 筒箭毒（0.1ml/kg 体重）制动，人工呼吸。暴露分离右侧颈上神经节，安放双极刺激电极。动物置于立体定位仪上，在动物的左、右两侧海马 CA1 区上方的颅骨上分别各钻两个小孔，小心移去孔内硬脑膜，暴露大脑表面。

(2) 诱发脑缺血

按照赵兰峰等人[6]的方法，给予家兔单侧颈上神经节方波脉冲连续刺激（10Hz，10V，2ms）1h 诱发动物不完全脑缺血。

(3) 脑内微量透析

按 Sawyer 的兔脑立体定位图谱，将两个 CMA/10 同心圆型微透析探头（透析膜长 3mm，直径 0.5mm，膜孔径 20 000Da，瑞典 Carnegie Medicine 公司生产）通过小孔分别垂直插入动物左、右两侧海马 CA1 区（AP－4.0mm，ML＋4.0mm，DV－9.0mm）。探头的平均回收率分别是：ADO 为 10.6%，INO 为 10.6%，HYP 为 12.3%，XAN 为 12.7%。通过一个微灌流泵（TXDTS/110，上海医疗机械厂产品），以 3.0μl/min 的速度连续向微透析系统灌流 Ringer 液（NaCl 147.1mmol/L，KCl 14.0mmol/L，$CaCl_2$ 2.3mmol/L）。灌流至少 1h 后，以 20min 间隔在冰盒内有序地收集电刺激前 1h、后 2h 和刺激期间的透析液。收集的透析样品立即冰冻，－25℃ 保存。

实验结束后，从动物脑内小心移出微透析探头，在深度麻醉条件下处死动物。动物的大脑浸于 10% 福尔马林中固定，固定好的大脑，冰冻切片，用 Cresyl Violet 染色，显微镜下检查微透析探头在动物脑内的位置是否正确。

(4) 透析样品中 ADO 及其代谢物的测定

收集到的透析液样品，直接用 HPLC 法测定。色谱条件为：美国 Hewllet 公司生产的 HPLC 仪（HP1050Q 型溶剂泵，HP1050A 型可变波长检测器，HP1050 型自动进样器）；HP Hypsil ODS 柱：125×4.0mm，5μm；流动相为 0.01mol/L NaH_2PO_4:CH_3OH（6:1，体积:体积，pH5.7）；流速为 0.8ml/min；检验波长为 254nm；灵敏度为 0.01AμFS；柱温为 28℃；进样量为 40μl；样品中的 ADO、INO、HYP 和 XAN 含量以外标法定量。每天测定透析样品前、后分别测定 3 个不同浓度的标准样品，以便对样品的测定进行校正。图 4-49 显示了标准样品和透析样品的色谱图。

(5) 数据分析

由于不同的微透析探头其透析的回收率并不完全相同,因此,测得的透析样品中的 ADO 及其代谢物的含量首先要乘以探头的平均回收率,计算得到的数据采用 ANOVA 数据分析系统进行统计分析,成对的 t 检验用于比较动物两侧海马 CA1 区细胞外 ADO 及其代谢物含量变化的不同。$P < 0.05$ 为显著性差异。

【结果】

(1) ADO 及其代谢物的基础水平

采用脑内微透析结合 HPLC-UVD 技术监测了家兔两侧海马 CA1 区 ADO 及其代谢物的基础水平。

图 4-49 显示了标准混合物和在基础情况下收集的透析样品的色谱图。HYP 在透析样品中的含量相对较高(图 4-49b)。在初始的 60min 后,每隔 20min 收集一个透析样品连续收集 180min,图 4-50 显示了收集的透析样品中 ADO、INO、HYP 和 XAN 的基础水平。ADO 和它的代谢物含量在透析的全过程中保持稳定,在 180min 内收集的样品之间无统计学上的明显差异。

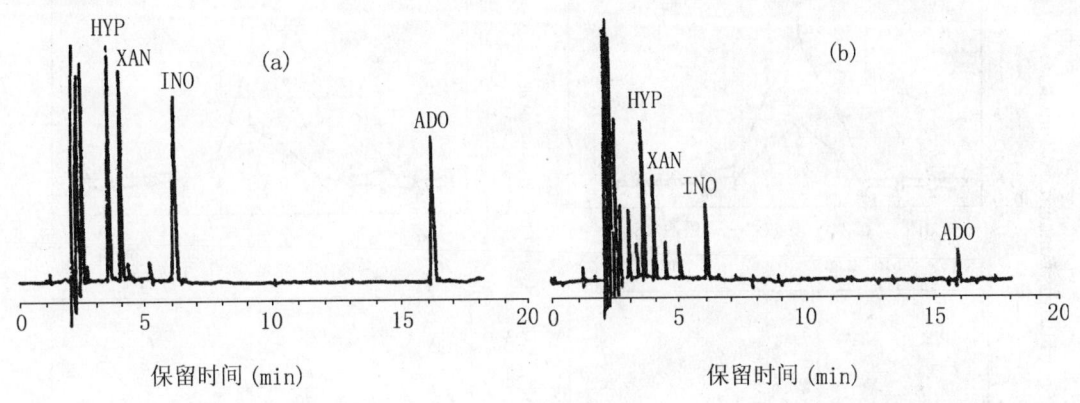

图 4-49　(a) 标准混合物色谱图;(b) 样品色谱图

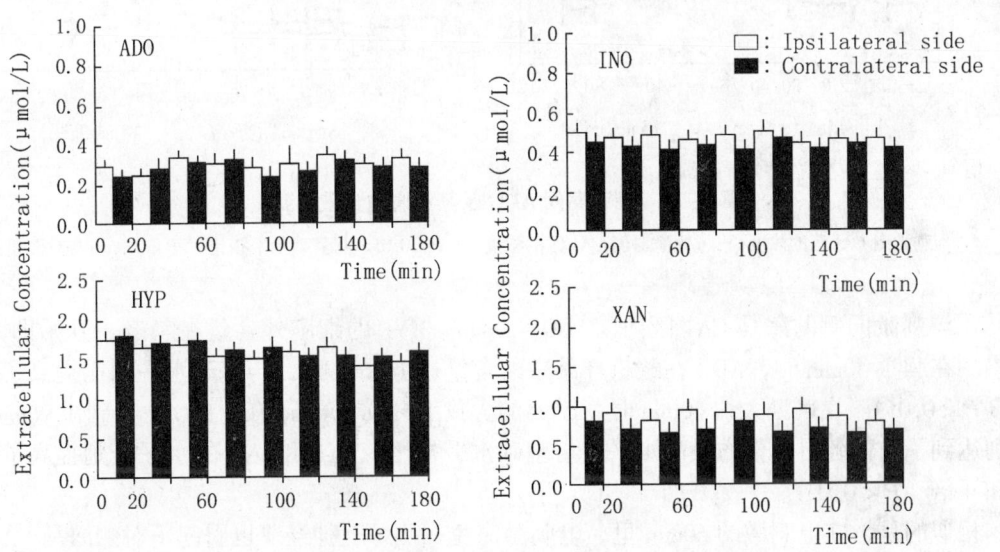

图 4-50　透析样品 ADO 及其代谢物的基础水平

表 4-61 总结了所有测定物质的平均基础水平。在与刺激同侧的海马 CA1 区，细胞外 ADO、INO、HYP 和 XAN 的含量分别为 0.30mol/L（ADO），0.49mol/L（INO），1.54mol/L（HYP）和 0.98mol/L（XAN）。两侧海马 CA1 区细胞外 ADO 及其代谢物的基础水平无统计学差异。

表 4-61 海马 CA1 区 ADO 及其代谢物的基础水平

EC 浓度	海马 CA1 区	
（μmol/L）	刺激同侧	刺激对侧
ADO	0.30 ± 0.05	0.26 ± 0.04
INO	0.49 ± 0.05	0.42 ± 0.05
HYP	1.54 ± 0.17	1.60 ± 0.13
XAN	0.98 ± 0.12	0.70 ± 0.08

$n = 36$，$\bar{x} \pm s$

（2）刺激期间 ADO 及其代谢物含量的变化

当 ADO 及其代谢物的基础水平达到稳定 1h 以上时，电刺激家兔一侧颈上神经节诱发不完全脑缺血。伴随着刺激，家兔两侧海马 CA1 区内细胞外嘌呤分解物含量的变化见图 4-51 所示。

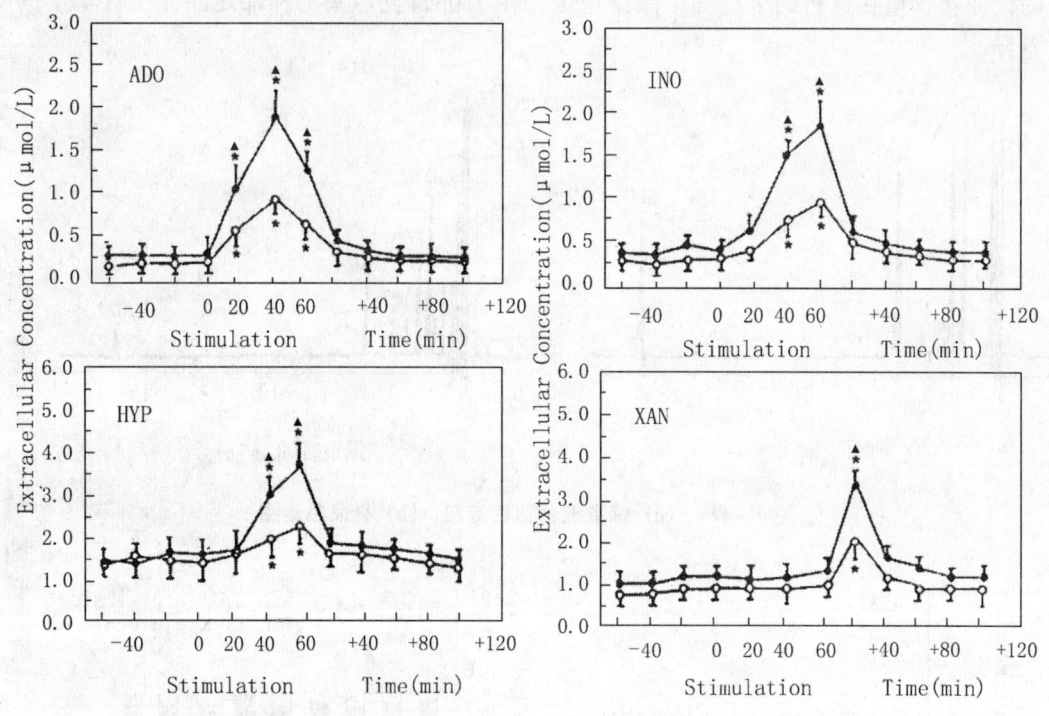

图 4-51 刺激期间 ADO 及其代谢物含量的变化

●-● 刺激侧 CA1 区的浓度；○-○ 刺激对侧 CA1 区的浓度　*$P < 0.05$，与基础水平相比；▲$P < 0.05$，与对侧相比

在与刺激同侧的海马 CA1 区内，ADO、INO 和 HYP 的细胞外含量在刺激一开始即开始积累。在刺激 40min 时，ADO 在透析样品中的含量达 1.96mol/L，与基础水平相比提高了 6.5 倍（$P < 0.05$）。在刺激大约 60min 时，HYP 的含量上升到 3.67mol/L，INO 上升到 1.96mol/L，分别达到了它们各自含量的最高水平。与基础水平相比，HYP 和 INO 的水平分别提高了 2.3 倍和 4 倍（$P < 0.05$）。

相似的是，在电刺激的 60min 里，电刺激家兔一侧颈上神经节也引起了对侧海马 CA1 区细胞外 ADO、INO 和 HYP 含量的升高，但改变明显小于同侧（$P < 0.05$）。

然而，两侧海马 CA1 区细胞外 XAN 的含量在刺激期间均未发现改变。

（3）停止刺激后 ADO 及其代谢物含量的变化

从图 4-51 中可以看出，在停止刺激 20min 后，ADO、INO 和 HYP 的细胞外水平回复到各自的基础水平，而 XAN 的含量却暂时性地升高，在与刺激同侧的海马 CA1 区升高了 3.3 倍，对侧区升高了 1.5 倍（$P<0.05$）。

【讨论】

脑血管受两侧颈上神经节发出的交感神经纤维支配。颈上神经节的过度兴奋可引起脑血管的强烈收缩，导致脑血流的急剧下降[8]、脑电活动异常[6]和部分脑区缺血后神经元损伤[7]。

赵兰峰等的研究表明，电刺激家兔一侧颈上神经节 60min 和停止刺激 120min 后，家兔两侧大脑皮质区动作电位明显减少，脑电图（EEG）异常改变[6]。

本研究发现，在电刺激家兔一侧颈上神经节期间和刺激之后，动物两侧海马 CA1 区细胞外 ADO 及其代谢物的水平并未持续性地改变，而是在刺激的早期暂时性地升高（图 4-51）。结果提示，ADO 可能在缺血的早期起神经保护作用。此外，赵兰峰等人发现，电刺激家兔单侧颈上神经节 60min 可诱发部分脑区缺血神经元死亡[7]。本研究观察到，在电刺激的后期，HYP 的水平明显上升，XAN 的水平在刺激期间虽无改变，但在刺激停止的最初 20min 里一过性地升高。Hagberg 等报道，在给予成年大鼠短暂性的脑缺血 15min 期间里，大鼠纹状体区细胞外 XAN 水平保持不变，但在再灌流时突然升高[9]。我们的结果与 Hagberg 的发现相一致。这些提示，在这种不完全脑缺血的情况下，通过细胞内 Ca^{2+} 浓度的升高可能导致了脑组织中的黄嘌呤脱氢酶转变成为黄嘌呤氧化酶[10]。这样，当 O_2 一进入脑组织，黄嘌呤氧化酶就迅速将 HYP 转变成为 XAN。而当黄嘌呤氧化酶催化 XAN 和尿酸形成的同时，会伴有大量有害氧自由基的产生[5]，这可能对这一不完全脑缺血模型缺血后脑损伤的形成是重要的[7]。

在本研究中，电刺激家兔一侧颈上神经节也引起了对侧海马 CA1 区细胞外 ADO 及其代谢物水平的改变，但变化明显小于同侧。对这一现象一种可能的解释是，分布在大脑基底和大脑中动脉两侧上的交感神经纤维有交互，单侧的交感神经过度兴奋也能够诱发对侧大脑缺血，但缺血的程度较低[8]。

此外，与我们用同样动物模型所作的另一研究[11]结果相比，我们发现，电刺激期间海马 CA1 区细胞外 ADO 及其代谢物水平的升高小于尾核区。这可能是因为在尾核区的脑血管接受了更多的来自颈上神经节的神经支配[8]。

本研究表明，单侧颈上神经节的过度兴奋可引起家兔部分脑区出现不完全缺血。腺苷可能是在脑缺血的早期起神经保护作用。而伴随黄嘌呤形成过程所产生的氧自由基，可能在这一脑缺血模型缺血后神经损伤中起了神经毒作用。

参考文献

1. Decker J, Gleiter CH. Adenosine —— an endogenous neuroprotective metabolite and neuromodulator. J Neural Transm, 1994, 43（Suppl）: 23-31
2. Von Lubitz DK, Dambrosia JM, Kempski O, et al. Cyclohexyl adenosine protects against neuronal death following ischermia in the CA1 region of gerbil hippocampus. Stroke, 1988, 1（9）: 1133-1139
3. Dux E, Fasbom J, Ungerstedt U, et al. Protective effect of adenosine and a novel xanthine derivative propentofylline on the cell damage after bilateral carotid occlusion in the gerbil hippocampus. Brain Res, 1990, 516: 248-256

4. Simpson RE, O'Regan MH, Perkins LM, et al. Excitatory transmitter amino acid release from the ischemic rat cerebral cortex: effects of adenosine receptor agonists and antagonists. J Neurochem, 1992, 58 (5): 1683 – 1690
5. Wu JZ. Cerebral vessels disease. In: Han JS, eds. Essentials of neuroscience. Beijing: the Peking Union Medical College and Beijing Medical University Press, 1993
6. Zhao LF, Liang RZ, He GR. The influence of cerebral electrical activity by stimulation of unilateral superior cervical sympathetic ganglia. Chin J Capital Institute of Medicine, 1988, 9 (2): 96 – 99
7. Zhao LF, Song AL, Lu GW, et al. The pathological changes in rabbit brain tissue produced by stimulation of unilateral superior cervical ganglia. Chin J Experimental Animal Science, 1993, 3 (3 – 4): 143 – 145
8. Gu ZZ. Cerebral circulation and clinic. Shanghai: Science and Technology Press, 1983
9. Hagberg H, Anderssom P, Lacarewicz J, et al. Extracellular adenosine, inosine, hypoxanthine, and xanthine relation to tissue nucleotides and purines in rat striatum during transient ischemia. J Neurochem, 1987, 49 (1): 227 – 231
10. McCord JM. Oxygen-derived free radicals in postischemic tissue injury. N Engl Med, 1985, 312: 159 – 163
11. Hou YZ, Lu GW. Changes in extracellular adenosine in the rabbit striatum and cerebral cortex during incomplete cerebral ischemia. Chin J Pathol Physiol, 1997, 13 (3): 225 – 231

4.5.8. 兔脑内腺苷的微透析法测定

摘要 同心圆型微透析探头垂直插入家兔尾核和大脑皮质区,随后以 3.0μl/min 速度灌流 Ringer 液。收集的透析液样品直接用本文的 HPLC 法检测其中的腺苷、肌苷、次黄嘌呤与黄嘌呤浓度,测定的线性范围为 0.1 ~ 15.0μmol/L,最低检测限为 0.05μmol/L,测定样品的回收率为 90% ~ 110%,4 种物质在透析样品中的变异系数(coefficient of variation,CV)为 1% ~ 40%。

关键词 脑微透析;高效液相色谱;腺苷;脑缺血

Measurement of brain adenosine by microdialysis in rabbits The concentric microdialysis probes were inserted vertically into the cerebral cortex and caudate of rabbit and perfused subsequently with Ringer solution at a flow rate of 3.0μl/min. The concentrations of adenosine, inosine, hypoxanthine and xanthine in each dialysate sample were detected directly by the present HPLC method. The linear ranges of determination was 0.1 ~ 15.0μmol/L, the minimum limits of detection was 0.05μmol/L, and recovery rate was 90% ~ 110%. The coefficient of variation (CV) for ADO and its metabolites in dialysate samples was 1% ~ 4%.

Key words intracerebral microdialysis; high performance liquid chromatography; adenosine; cerebral ischemia

　　脑缺血引起脑损伤是脑卒中患者死亡和生活能力丧失的重要原因之一。脑缺血过程中脑内易损伤区域内腺苷及其代谢物含量的变化与脑损伤的发生及内源性脑保护机制的调动密切相关[1,2]。为了进一步研究脑缺血引起脑损伤的病理机制以及脑内存在的内源性保护机制,我们建立了家兔部分脑区腺苷微透析 – HPLC 动态测定方法,并应用于颈上神经节过度兴奋所致的不完全脑缺血家兔研究中。

【材料与方法】

(1) 试剂

腺苷（adenosine，ADO）、肌苷（inosine，INO）、次黄嘌呤（hypoxanthine，HYP）和黄嘌呤（xanthine，XAN）为美国 Sigma 公司产品，其余均为国产分析纯试剂。

（2）动物模型复制

健康新西兰白兔（雌雄兼有，2~3kg），4% 戊巴比妥钠（1ml/kg 体重）耳缘静脉注射至麻醉，行气管插管术，静脉注射 1% 筒箭毒制动，人工呼吸。暴露分离右侧颈上神经节，安放双极刺激电极，按赵兰峰等人[3]方法给予颈上神经节方波脉冲连续刺激（10Hz，10V，2ms）1h，复制动物不完全脑缺血模型。

（3）微透析实验

1）微透析探头：选用瑞典 Camegie Medicine 公司生产的 CMA/10 同心圆型微透析探头，透析膜长 3mm，直径 0.5mm。

2）透析探头体外回收率的测定：将透析探头置于不同浓度的 ADO、INO、HYP 和 XAN 标准混合液（超纯水配制）中，用微灌注泵（TXDTS/110，上海医疗机械厂产品）以 $3.0\mu l$/min 速度向探头内灌流 Ringer 液（NaCl 147.1 mmol/L，KCl 4.0mmol/L，$CaCl_2$ 2.3mmol/L，超纯水配制），收集透析液，用 HPLC 法测定，观察探头外 4 种物质的浓度对探头回收率的影响。

3）脑内微量透析：家兔置于立体定位仪上，按 Sawyer 的兔脑立体定位图谱，在右侧尾核与大脑皮质区上方的颅骨上各钻两个直径约 3mm 大小的小孔，移去孔内硬脑膜，暴露大脑表面，将两个微透析探头通过小孔分别垂直插入背侧尾核（AP + 2.0mm；ML + 4.0mm；DV - 7.0mm）和大脑皮质（AP - 1.0mm；ML + 1.0mm；DV - 3.0mm），以 $3.0\mu l$/min 的速度连续灌流 Ringer 液至少 1h，然后以 20min 间隔在冰盒内有序地收集动物脑缺血前、中和后期间的透析液。

（4）样品的 HPLC 法测定

收集到的透析液样品，直接用 HPLC 法测定，色谱条件为：Hewllet 公司生产的 HPLC 仪（HP1050Q 型溶剂泵，HP1050A 型可变波长检测器，HP1050 型自动进样器，IBM486 电脑控制系统，HP Pheonix DOS 化学工作站数据处理系统）；HP Hypsil ODS 柱：125×4.0mm，$5\mu m$；保护性：ODS，4.0×4.0mm，$5\mu m$；流动相 A 为甲醇，B 为 0.01mmol/L NaH_2PO_4 缓冲液 [pH = 5.7（超纯水配制）]，A∶B = 1∶6；流速为 0.8ml/min；检测波长为 254nm；灵敏度为 0.01 $A\mu FS$；柱温为 28 ± 1℃；进样量为 $40\mu l$；样品中 ADO、INO、HYP 和 XAN 含量以外标法定量。

【结果】

（1）微透析探头的体外回收率

以 $3\mu l$/min 速度灌流微透析探头，随着 ADO 标准混合液浓度的增高，探头回收率逐渐降低，在 $0.1 \sim 15.0\mu mol/L$ 的溶液中，回收率可达 10.6%（ADO）、10.6%（INO）、12.3%（HYP）和 12.7%（XAN）。

（2）微透析探头的埋入对脑内 ADO 水平的影响

透析样品中 ADO、INO、HYP 和 XAN 的水平在微透析探头垂直埋入家兔尾核与大脑皮质区后均明显升高，60min 后下降并保持稳定水平，连续观察 4h，无明显波动（图 4-52）。

（3）微透析样品的 HPLC 色谱图

用本研究的 HPLC 法测定标准混合液与微透析样品中 ADO 及代谢物的浓度，得到的色谱图（图 4-53）。从图中可以看出，在本色谱条件下，ADO、INO、HYP 和 XAN 能较好地与杂质峰分离，且峰形对称性好，保留时间恒定，分析时间仅需 17min。

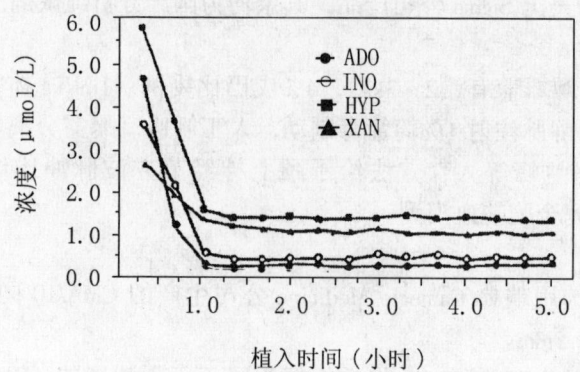

图 4-52 微透析探头的埋入对尾核区 ADO 及代谢物水平的影响

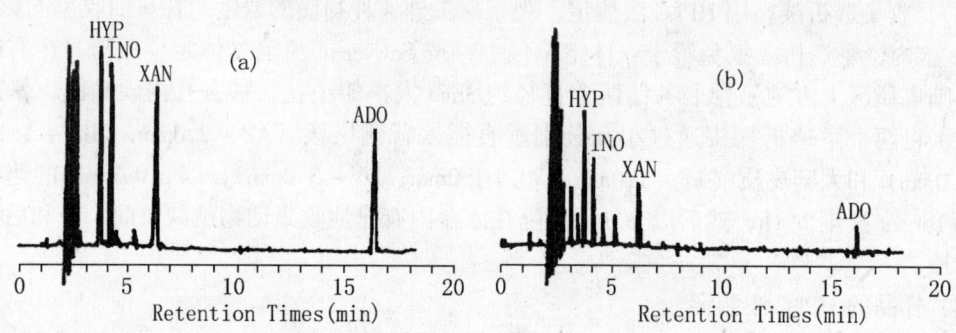

图 4-53 ADO 标准混合液 (a) 和微透析样品 (b) 色谱

(4) HPLC 工作曲线

用 HPLC 法测定 ADO 及代谢物标准混合液，以测得的 ADO、INO、HYP 和 XAN 峰面积为纵坐标，含量为横坐标，绘制工作曲线（图 4-54），4 种物质在 $0.1\sim15.0\mu mol/L$ 的浓度范围内相关系数分别为 ADO：$r=0.994$，INO：$r=0.998$，HYP：$r=0.995$，XAN：$r=0.992$。

(5) 精密度与回收率

同一脑区收集到的透析样品，平行管测定 ADO、INO、HYP 和 XAN 在透析液中的 CV 值；ADO 标准混合液以 1:4 比例加入到透析液样品中测定样品的回收率，结果总结于表 4-62 中。

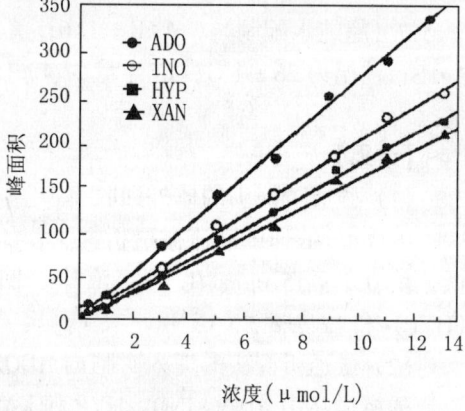

图 4-54 ADO、INO、HYP 和 XAN 标准曲线

(6) 在脑缺血研究中的应用

用本研究方法连续监测由刺激一侧颈上神经节引起的脑缺血前、中、后期家兔尾核及大脑皮质区内 ADO 及代谢物含量的变化，结果见图 4-55。

表 4-62 精密度与回收率

	n	(%)	ADO	INO	HYP	XAN
精密度	8	CV	3.2	1.3	2.4	4.0
回收率	8	$\bar{x} \pm s$	90±2.8	95±4.6	110±7.4	92±2.5

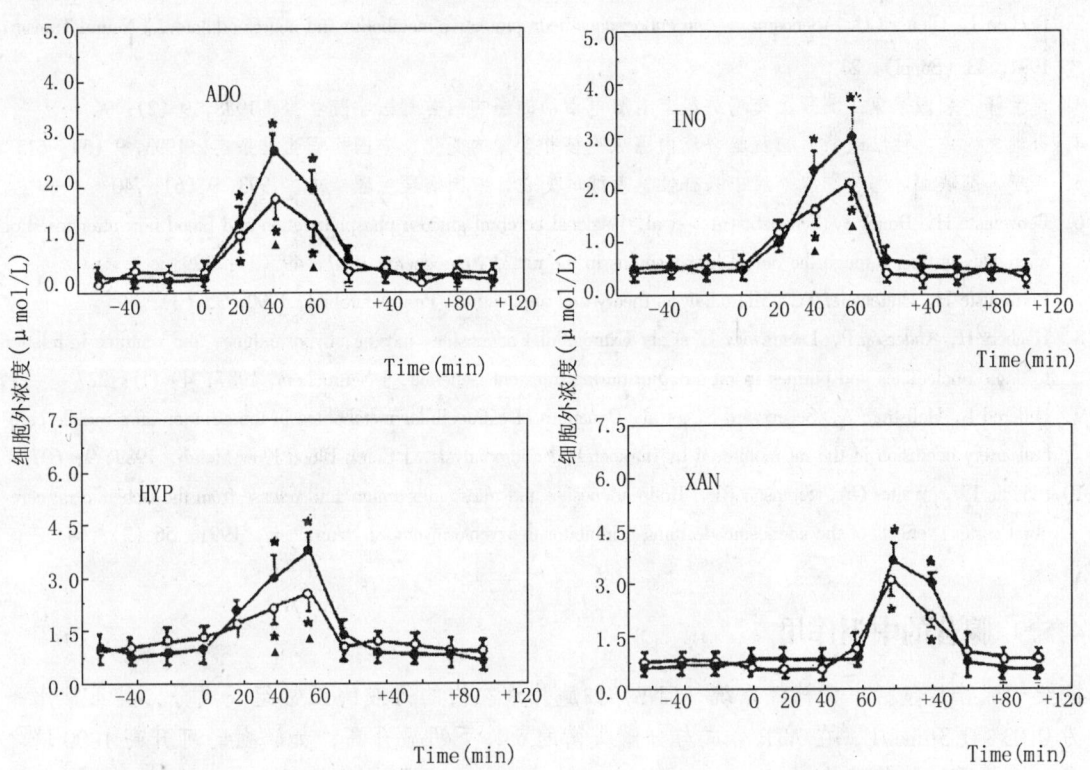

图 4-55 刺激一侧颈上神经节前、中、后期，家兔尾核及大脑皮质区细胞外 ADO、INO、HYP 和 XAN 的浓度变化曲线

●—●：尾核区的浓度；○—○：大脑皮层的浓度；＊$P<0.05$，与基础水平相比；▲$P<0.05$，与尾核组相比

【讨论】

脑缺血、缺氧时脑组织内 ADO 及代谢物的测定，国内多采用动物缺血、缺氧后，将其处死，组织匀浆前处理后，再进行化学测定的方法进行[4]，无法监测神经化学物质含量在动物脑缺血、缺氧过程中所发生的动态改变。脑内微透析技术是国外近几年发展起来的一种新的生物化学样品收集技术，其主要优点是可以在脑组织损伤小的情况下，在体监测神经化学物质在特定脑区浓度的动态改变。国内曾有人报道采用横穿式埋入探头方法测定脑缺血时大鼠海马区兴奋性氨基酸的变化[5]，但此种埋入法不仅对动物脑组织损伤较大，而且对局部脑血流有较大影响[6]。本工作采用国产部分仪器和试剂，选用同心圆型微透析探头，采用垂直埋入法将探头埋入特定脑区，该埋入法对脑组织损伤小，且对局部脑血流无影响[7]。采用本研究的灌流条件测定探头对 ADO 及代谢物的平均回收率均高于国外同类报道[8]。本研究选用合适的色谱条件分离测定微透析样品，其方法具有较好的重现性与较高回收率，检测时间较短，灵敏度较高，实验测得数据和结果与国外作者用类似方法[9]及其他方法[10]研究的结

果相一致。用本方法能够同时测定同一样品中 ADO、INO、HYP 和 XAN 的含量,能同时监测不同脑区内细胞外 4 种物质在颈上神经节过度兴奋引起的家兔不完全脑缺血过程中的变化。

参考文献

1. 韩济生. 神经科学纲要. 第 1 版. 北京:北京医科大学中国协和医科大学联合出版社,1993. 836-841
2. Deckert J, Gleiter CH. Adenosine—— an endogenous neuroprotective metabolite and neuromodulator. J Neural Transm, 1994, 43 (Suppl):23
3. 赵兰峰. 刺激家兔一侧颈上交感神经节对脑电活动的影响. 首都医学院学报, 1988, 9 (2):96
4. 孙继文. 兔急性脑缺氧时脑及脑脊液内腺嘌呤核苷含量的变化. 中国病理生理杂志, 1993, 9 (5):613
5. 李宁. 脑缺血时海马细胞外液中兴奋性氨基酸的变化. 中国病理生理杂志, 1993, 9 (6):740
6. Benveniste H, Drejer J, Schousboe A, et al. Regional cerebral glucose phosphorylation and blood flow after insertion microdialysis fiber through the dorsal hippocampus in the rat. J Neurochem, 1987, 49 (3):729
7. Benveniste H, Huttemeier PC. Microdialysis theory and application. Prog Neurobiol, 1990, 35 (3):195
8. Hagberg H, Anderson P, Lacarewicz J, et al. Extracellular adenosine, inosine, hypoxanthine, and xanthine in relation to tissue nucleotides and purines in rat striatum during transient ischemia. J Neurochem, 1987, 49 (1):227
9. Hillered L, Hallstrom A, Segersvard S, et al. Dynamics of extracellular metabolites in the striatum after middle cerebral artery occlusion in the rat monitored by intracerebral microdialysis. J Cereb Blood Flow Metab, 1989, 9:607
10. Phillis JW, Walter GA, Simpson RE. Brain adenosine and transmitter amino acid release from the ischemic rat cerebral cortex: effects of the adenosine deaminase inhibitor deoxycoformycin. J Neurochem, 1991, 56 (2):644

4.5.9. 腺苷的中枢作用

摘要 腺苷是包括中枢神经系统(CNS)细胞外液在内的体液的正常组成成分,其正常水平为 $0.03 \sim 0.3 \mu mol/L$,在 ATP 合成与分解失衡的条件下明显升高,如缺血时可升高 1000 倍之多。腺苷通过腺苷受体(adenosine receptor, AR)对 CNS 具有多方面的生理与病理作用,被认为是 CNS 的抑制性神经调质,具有神经保护作用。

关键词 腺苷;腺苷受体;神经调质;神经保护

The role of adenosine in the central nervous system Adenosine is one of the normal elements in body fluid including extracellular fluid within the CNS. Its normal level is $0.03 \sim 0.3 \mu mol/L$. When ATP's metabolism loses balance, for example, during ischemia, the level of adenosine increases dramatically, may reach as much as 1000 times of the normal. Adenosine plays many physiological and pathological roles in CNS via its receptors. It is recognized as an inhibitory neuromodulator playing a neuroprotective role in CNS.

Key words adenosine; adenosine receptors; neuromodulator; neuroprotection

早在 1929 年,Drury 和 Szent-Gyorgy 就已发现许多组织提取液对心脏有抑制作用,主要是由于其中所含的腺苷(adenosine)和腺苷酸。Holton (1959) 逆行刺激兔耳大神经引起兔耳血管扩张时伴有三磷酸腺苷(ATP)释放,提出 ATP 可能是初级传入神经的递质。Burnstock (1972) 在研究肠胃神经效应器传递时,发现存在一种非胆碱能非肾上腺能传递,因伴有 ATP 释放而提出嘌呤能神经(purinergic nerve)假说。从此腺苷和 ATP 的研究日益受到重视,并发现腺苷和免疫、血小板功能、心血管、肾功能都有关系。近年来，电生理研究发现腺苷及其衍生物也能抑制中枢神经元的电活动，药理学研究证实腺苷有受体而且找到了高亲和性的激动剂和拮抗剂。迄今积累的大量离体和在体资料表明，嘌呤类物质，特别是腺苷作为脑内的一种重要活性物质，可能起着抑制性神经调质作用，并且具有神经保护功能。

(1) 腺苷的生化代谢

无论细胞内或细胞外的 ATP 都可以经过二磷酸腺苷（ADP）、一磷酸腺苷（AMP）转化为腺苷。AMP 经 5′-核苷酸酶催化形成腺苷。细胞外腺苷被细胞摄取后又经腺苷激酶催化形成 AMP，再进一步转变为 ATP。ATP 也可经腺苷酸环化酶生成环一磷酸腺苷（cAMP），后者经磷酸二酯酶作用形成 AMP。腺苷经腺苷脱氨酶可以形成肌苷，后者再经核苷酶形成次黄嘌呤。细胞内的腺苷与 S-腺苷基半胱氨酸（SAH）可相互转化。用标记腺苷灌流组织，发现 50% 被细胞摄取，25% 降解为肌苷，因此摄取在腺苷失活中占有重要地位。由于存在高效的失活机理，细胞内外的腺苷浓度都低于 $1 \sim 2 \mu mol/L$[1]。

(2) 腺苷受体

1) 腺苷受体亚型及其分布：Landos 和 Wolff（1977）把腺苷受体分为细胞外的 R 受体和细胞内的 P 部位两类。P 部位激动剂要求有完整的嘌呤（purine），R 受体激动剂要求有完整的核糖（ribose）。Van Calker 等（1979）又把 R 受体分为 A_1（又称 R_i 受体）和 A_2 受体（又称 R_s 受体）两种受体亚型。

A_1 受体对腺苷的敏感性高于 A_2 受体，主要与百日咳毒素敏感的 G 蛋白族（$G_{i1 \sim 3}$，G_o）偶联。这些 G 蛋白抑制腺苷酸环化酶（AC）的活性，减少 cAMP 生成，并可激活数种 K^+ 通道，使某些电压依赖性 Ca^{2+} 通道（如 N 型和 P 型通道）失活[2]。A_1 受体在脑内各部分的分布有较大差异。Goodman 等（1989）应用放射自显影技术表明，在海马尤其是 CA1 区锥体细胞的突触处有高密度的 A_1 受体，而 CA1 区对缺血缺氧损害尤其敏感，且谷氨酸 NMDA 受体含量亦很丰富。此外，大脑皮层和小脑也有丰富的 A_1 受体。进一步研究证实，A_1 受体不仅存在于突触前和突触后，在星形胶质细胞上也存在[3]。

A_2 受体激动时使 AC 活性增加，根据其选择性激动剂 CGS21680 对其作用强度的不同，又分为高亲和力的 A_{2a} 和低亲和力的 A_{2b} 两种亚型。它们均通过 G_s 蛋白引起 cAMP 的增加，也可能激活某些电压依赖性 Ca^{2+} 通道，尤其是 L 型通道[4]。两种 A_2 受体在信号传递中的作用是否有所不同尚不清楚，但二者的药理作用和分布确有不同。A_{2a} 受体主要位于富含多巴胺的脑区如尾核、壳核、缰核和嗅结节等部位，但 A_{2b} 受体却普遍存在。激活 A_{2a} 受体所需的腺苷及其类似物的浓度低于激活 A_{2b} 受体所需的浓度，提示基础浓度的腺苷能激活 A_{2a} 受体，但只有高于生理水平或达到病理水平的腺苷浓度才能激活 A_{2b} 受体。

A_3 受体是通过克隆技术从鼠脑 cDNA 文库中发现的新受体（Zhou 等，1992），而且从人（Salvatore 等，1993）和羊的脑 cDNA 文库（Linden 等，1993）中也克隆出相似的受体。人们对 A_3 受体的生理功能已有了部分了解。A_3 受体与 G_i 和 G_o 蛋白偶联，激活时可抑制 AC 的活性，并激活磷脂酶 C，还可抑制行进运动[5]。肥大细胞上的 A_3 受体激活可使其脱颗粒，提示其选择性拮抗剂对过敏性和感染性疾病可能有治疗作用。A_3 受体在结构、组织分布和药理学特性等方面有很大的种属差异性。鼠 A_3 受体的作用不能被黄嘌呤所拮抗，而人和羊的 A_3 受体却能被黄嘌呤如 8-phenylxanthines 阻断。人的 A_3 受体主要分布在肺、肝、心、脑次之[6]。

A_1、A_{2a}、A_{2b}和A_3受体均位于细胞外，甲基黄嘌呤咖啡因和茶碱（theophylline）拮抗其作用。细胞内侧的P部位对腺苷亲和力较低，它位于AC的催化亚单位上，生理意义还不十分清楚。高浓度腺苷与其结合后能抑制cAMP生成。P部位的作用不能被甲基黄嘌呤拮抗（Snyder, 1985）。

2) 腺苷受体的激动剂和拮抗剂：目前有关腺苷受体激动剂和拮抗剂的研究发展很快，使人们对腺苷的生理功能及其受体分型有了更确切的了解。环己腺苷（N6-cyclohexyladenosine, CHA）、环戊腺苷（N6-cyclopentyadenosine, CPA）、苯基异丙基腺苷[R(-)-N6-(2-phenylisopropyl)adenosine, R-PIA]是A_1受体的选择性激动剂。8-环戊二丙基黄嘌呤（8-cyclopentyl-1,3-dipropylxanthine, CPX）、环戊茶碱（cyclopentytheophylline, CPT）是其选择性拮抗剂。2-[4-(2-carboxyethyl)phenethylamino]-5'-N-ethylcarboamidoadenosine（CGS21680）是A_2受体选择性激动剂。quinazolines（CP66713）和triazoloquinoxalines（CGS15943）是其选择性拮抗剂。乙基羧基酰胺腺苷（N-ethylcarboxamidoadenosine, NECA）与A_{2b}受体的亲和力较高，其选择性拮抗剂尚待确定[4]。A_3受体的选择性激动剂是N6-(3-iodobenzyl)adenosine-5'-N-methyl(carboxamide)（IB-NIECA），其选择性拮抗剂亦不详[7]。

3) 腺苷受体的分子结构：尽管有关受体-配体构效关系的研究很多，但是腺苷受体的分子结构并不清楚。近来A_1与A_2受体克隆成功，使人们对腺苷受体的一些结构特征有了大致了解[8]。腺苷A_1与A_2受体均属于糖蛋白，其分子量分别为34~38kD和45kD。它们都有7个跨膜功能区（HⅠ~HⅦ），由右手α螺旋构成，通过3个细胞外环（EⅠ~EⅢ）和3个胞浆侧的内环（CⅠ~CⅢ）相联系。胞浆内的功能区含多个丝氨酸和苏氨酸残基，可能与蛋白激酶A和C等引起的磷酸化有关，并且可能参与受体-G蛋白相互作用。已知A_1和A_2受体均可受Na^+调节，在HⅡ的胞浆侧发现一个位点可与Na^+作用（犬A_1, Asp^{55}；A_2, Asp^{52}）。在HⅥ和HⅦ上有组氨酸残基，可能参与配体-受体结合反应。A_1和A_2受体HⅦ以后的羧基端分别含有34和119个氨基酸残基。

(3) 腺苷及其受体的中枢作用

1) 腺苷及其受体对神经元兴奋性和胶质细胞的作用：腺苷通过A_1受体实现的一个非常重要的作用是降低整个中枢水平神经元的兴奋性，抑制其自发放电，减少发放率，并可抑制大脑皮层、海马、尾状核及嗅区皮层等处的诱发放电。其作用机制主要是通过激活K^+电导，使神经元膜超极化，降低膜的兴奋性[9]。

腺苷对神经元发放和递质释放的抑制效应可降低某些神经元通路的活动。反之，阻断这种抑制效应，如应用咖啡因，可增加有关神经元通路的活动。何种神经元最易受到激动尚了解不详，但兴奋性通路看来比抑制性通路更易受到影响。由前脑巨细胞核起源的胆碱能神经元以及由蓝斑核起源的肾上腺素能神经元在中介咖啡因所致的警觉效应中可能起重要作用。

脑内胶质细胞的数量远多于神经细胞，由于胶质细胞也存在A_1和A_2受体，因而对腺苷亦发生反应。星形胶质细胞上A_{2b}受体分布最多，通常需高浓度腺苷才能使之激动，提示胶质细胞上的腺苷受体只在腺苷形成增多的病理条件下才被激活。但在这种情况下腺苷受体激活后的作用尚不了解。由于是A_2受体，可知其反应是通过增加cAMP介导的，据此推测会出现糖原分解。这可增加可代谢基质的可利用性，对缺血缺氧等产生有益的作用。腺苷也很可能使小胶质细胞生成自由基减少，从而减轻对神经细胞的损害。但它对胶质细胞的作用也可以是有害的,能引起胶质细胞肿胀和脑水肿[10]。

2)腺苷及其受体对神经递质释放的调节:腺苷及其类似物抑制神经递质释放的能力最早是在外周神经系统发现的,但现在已知,许多中枢神经递质的释放也是由 AR 调节的。腺苷通过 A_1 受体可使 Ach、NE、5-HT、GABA 和 Glu 等释放减少,其中兴奋性递质比抑制性递质更易受到影响,这与腺苷限制其自身合成以及神经元活动增加腺苷合成的观点相一致。

腺苷对递质释放的调节既与神经元发放率的变化有关,也与神经末梢突触前受体的激活有关。腺苷对递质释放的抑制作用通常与神经元发放率成反比关系。长期应用 AR 拮抗剂如咖啡因导致突触前受体反应上调。突触前受体激活可导致数种 K^+ 通道开放;A_2 受体所致的递质释放增强,通常包括 A_1 受体的作用,只有在 A_1 受体抑制之后才能观察到 A_2 受体的作用。

迄今尚无足够证据说明,腺苷降低电刺激引起的突触前递质释放与 K^+ 通道阻断有关;也没有证据表明,腺苷的突触前抑制效应与 cAMP 或蛋白激酶 C 的活动有关[9]。人们的注意力主要集中在 Ca^{2+} 依赖性释放机制。Greengard 等[11]报道胞浆内 Ca^{2+} 水平升高时,突触素 1(synapsin 1)Ca^{2+}/calmodulin 依赖性的蛋白激酶作用下磷酸化,然后与突触囊泡及胞浆内肌动蛋白纤维相互作用,使囊泡移动至释放部位,引起递质释放。但 Fredholm 等[12]用细胞内 Ca^{2+} 螯合剂缓冲细胞内 Ca^{2+} 水平时,腺苷的作用却不受影响。这提示腺苷的作用部位是 Ca^{2+} 通道或触发胞吐的 Ca^{2+} 敏感性释放机制。

电刺激诱发的神经递质释放高度依赖于细胞外 Ca^{2+} 浓度,而较少受细胞内 Ca^{2+} 浓度的影响;神经递质的自发释放则与之相反。Mogul 等(1993)报道通过 A_1 受体能影响海马 CA1 区和 CA3 区神经元的 N 型 Ca^{2+} 通道,减少 Ca^{2+} 内流。然而应用 N 型 Ca^{2+} 通道阻断剂(ω-conotoxin)时在某些类型的神经元也能看到腺苷的作用[13],提示腺苷通过 A_1 受体不只影响 N 型通道,也许还可影响 P 或 Q 型通道,或者腺苷作用部位与 Ca^{2+} 通道无关。还有一种可能是腺苷直接影响递质释放机制中的 Ca^{2+} 敏感性成分如小 GTP 结合蛋白(rab3A 和 rab3C),参与囊泡释放[14]。看来,AR 突触前抑制的机制不是单一的,AR 对突触前神经递质释放的调节也绝非单一的。因此只有在将其他突触前机制阻断的情况下,才能充分显示 AR 的作用。例如,腺苷对突触前 NE 释放的抑制作用在阻断突触前 α_2 受体的条件下才大为增强。α_2 受体和 AR 的作用机制可能迥然有别。

3)腺苷和多巴胺之间的相互作用:如上所述,A_{2a} 受体主要分布在富含多巴胺的脑区,如尾核、壳核、缰核和嗅结节。原位杂交实验表明,尾、壳核中的 A_{2a} 受体大多见于中等大小的棘神经元,而极少分布在大的无棘胆碱能神经元上。这些神经元看来是以 GABA 为主要递质,构成该脑区的主要输出[15]。该输出有两个主要部分,一是与脑啡肽共有的纹状体-苍白球系统,另一个是与 P 物质共有的纹状体-黑质系统。众所周知,多巴胺对这两个输出系统有重要的控制作用。D_1 受体位于纹状体-黑质神经元,激活时导致 GABA 能神经元活动增强;D_2 受体位于纹状体-苍白球神经元,被多巴胺激动时,这些神经元的活动降低。A_{2a} 受体主要见于表达脑啡肽和 D_2 受体的纹状体-苍白球神经元。激动时使多巴胺受体激动剂与 D_2 受体的结合力降低,而不影响 D_2 受体与多巴胺受体拮抗剂的结合。提示并非由于简单的受体竞争机制[14]。有证据表明,腺苷拮抗剂引起的运动兴奋与多巴胺激动剂引起的十分相似,但分别由 A_{2a} 和 D_2 受体介导。腺苷受体拮抗剂还使苍白球释放 GABA 增加。因此通过腺苷受体与多巴胺受体之间的相互作用,可以选择性增加或降低突触后 D_2 受体的活动,从而对帕金森病和精神分裂症的治疗有所启示。

4) 腺苷及其受体的神经保护作用：缺血缺氧时，兴奋性氨基酸（excitatory amino acid, EAA）GLU 和 ASP 释放显著增多，而过多的 GLU 是引起神经细胞死亡的重要原因（Rothman, Olney, 1987）。细胞间隙内过量的 GLU 与其海人藻酸和/或使君子酸受体结合后使神经元膜去极化，并且同时激活 NMDA 受体门控通道，Ca^{2+} 大量内流。细胞内 Ca^{2+} 超载引起一系列病理变化，如磷脂酶活性增高，氧自由基形成等，最终导致细胞死亡。

然而，缺血缺氧时，神经细胞也会迅速大量生成并释放腺苷。细胞外腺苷含量可较正常增高 100~1000 倍。研究表明，应用腺苷受体的非选择性拮抗剂咖啡因和茶碱以及选择性受体拮抗剂 CPT 均能加剧缺血沙土鼠海马 CA1 区的神经细胞死亡。而腺苷的非选择性激动剂 2-chloroadenosine（2-CLA）及选择性 A_1 受体激动剂 CHA 及 R-PIA 能提高缺血动物的生存率，减少神经细胞死亡数目。应用腺苷代谢抑制剂如转运抑制剂 propentofyline 和脱氨酶抑制剂 pentostatin 时，也有类似的保护作用（Greene, Haas, 1991）。我室应用急性重复缺氧小鼠模型，在缺氧前给小鼠腹腔注射 CHA 可显著延长动物第 1、2、3 次缺氧耐受时间，提示内源性腺苷在一定程度上可能会延迟或减少神经细胞损害。

缺血缺氧时，腺苷的保护作用机制可能在于降低细胞的能量需求并增加能量供应（Bruns, 1991）。能量需求的降低是通过 A_1 受体抑制神经元兴奋性实现的：①腺苷可使神经元膜 K^+ 电导增加而发生超极化；②抑制 Ca^{2+} 内流，从而降低磷脂酶活性；③抑制某些神经递质如 Ach, NE, 5-HT 和 DA 等释放；④更重要的是由于脑内腺苷 A_1 受体和 GLU NMDA 受体有相似的分布，使腺苷能在缺血后短时间内抑制 GLU 及 ASP 释放，减轻 EAA 的神经毒作用。另一方面，腺苷可与 A_2 受体作用增加糖原酵解，并通过扩张局部脑血管及抑制血小板聚集增加受损脑区的血流量，从而增加细胞的能量供应。Mori 等[16]研究表明，内源性腺苷作为 ATP 合成的前体，在缺氧恢复阶段由腺苷激酶催化可再生成 ATP，从而延长细胞的生存时间。研究表明，无论是短暂的还是长期的脑缺血缺氧，腺苷浓度仅是暂时升高，很快会发生分解代谢，转化为肌苷等无活性物质。因此腺苷可能通过以上多种作用在缺血缺氧的早期病理阶段维持神经元的自稳态，延迟或减少细胞死亡，发挥神经保护作用。

内源性腺苷系统不仅在缺血缺氧时有神经保护作用，在癫痫的发病机制中也起重要作用。给动物脑室注射腺苷或其激动剂能防止或减轻各种癫痫模型的发作。相反，甲基黄嘌呤通过拮抗内源性腺苷有明显的致惊厥作用。因此腺苷还有抗惊厥作用（Dragunno, Faull, 1988）。

(4) 腺苷及其受体活性的临床应用前景

有关腺苷的实验研究已进行了 60 多年，已经确定腺苷是 CNS 内的抑制性神经调质，可在一定程度上减轻缺血缺氧、癫痫等引起的神经元损害。腺苷受体激动剂和拮抗剂有了很大发展，因而选择合适的 A_1、A_{2a}、A_{2b} 和 A_3 受体的特异性激动剂在代谢性疾病和心血管疾病的治疗方面可能有益。但由于腺苷在体内普遍存在，作用广泛，可作用于机体不同的组织系统，临床应用时会产生有害的作用，如呼吸系统抑制。目前腺苷的主要临床用途是诊断和治疗室上性心律失常[17]。而应用腺苷受体拮抗剂的研究更有吸引力，因为其作用强度主要依赖于内源性腺苷水平而不仅是腺苷受体的分布。A_1 受体选择性拮抗剂有可能对肾病（Collis 等，1991）和缺血性心动过缓（Weslley 等，1989）有治疗作用。A_2 受体的选择性拮抗剂可能治疗肾移植后发生的红细胞溶解（Barkris 等，1990）。腺苷受体的非选择性拮抗剂茶碱主要用来治疗哮喘。最近 Deckert 等[18]提出腺苷转运抑制剂和代谢抑制剂可能仅作用于其形成和释放增加的部位,对外周系统的负面作用因而降低。

Rudophi 等(1989)报道,长期应用咖啡因可降低鼠脑对缺血损害的敏感性,而急性给予咖啡因则加剧脑缺血损伤(Dux 等,1990)。已知大剂量的咖啡因对人和动物有致惊厥作用,但长期给予小鼠饮用量的咖啡因实际上却降低了 NMDA 受体激活或 GABA 受体阻断所致的癫痫发作,提示长期阻断腺苷受体可引起对抗癫痫的适应性变化[19]。有趣的是,长期给予腺苷 A_1 受体激动剂 CHA 提高了脑对缺血损伤的敏感性[20]。这些研究提示长期给予人类饮用量的咖啡因可引起脑内重要的而且是有益的适应性变化。由于咖啡因有成瘾性,因而有待于现代生化技术发展出新型的咖啡因样药物,降低其负面作用[14]。

参考文献

1. 邹冈. 腺苷和三磷酸腺苷. 见:邹冈主编. 基础神经药理学. 第 1 版. 北京:科学出版社,1988. 308-315
2. Fredholm BB, Abbracchio MP, Burnstock G, et al. Nomenclature and classification of purinoceptors. Pharmacol Rew, 1994, 46: 143-156
3. Rudolphi KA, Schubert P, Parkinson FE, et al. Neuroprotective role of adenosine in cerebral ischemia. Trends Pharmacol Sci, 1992, 13: 439-445
4. Collis MG, Hourani SM. Adenosine receptor subtype. Trends Pharmacol Sci, 1993, 14: 360-365
5. Von Lubitz DK, Lin RCS, Popik P, et al. Adenosine A_3 receptor stimulation and cerebral ischemia. Eur J Pharmacol, 1994, 263: 59-67
6. Linden J. Cloned adenosine A_3 receptors: pharmacological properties, species differences and receptor functions. Trends Pharmacol Sci, 1994, 15: 298-306
7. Von Lubitz DK, Lin RCS, Popik P, et al. Adenosine A_3 receptor stimulation on seizures in mice. Eur J Pharmacol, 1995, 27: 23-29
8. Kenneth AJ, Philip JM, Williams M. Adenosine receptors: pharmacology, structure-activity relationships, and therapeutic potential. J Med Chem, 1992, 35: 407-422
9. Fredholm BB, Dunwiddie TV. How does adenosine inhibit transmitter release? Trends Pharmacol Sci, 1988, 9: 130-134
10. Fredholm BB. Adenosine receptors in the central nervous system. NIPS, 1995, 10: 122-128
11. Greengard P, Voltorta F, Czernik AJ, et al. Synaptic vesicle phosphoproteins and regulation of synaptic function. Science, 1993, 259: 780-785
12. Frednolm BB, Hu PS. Effect of an intracellular calcium chelator on the regulation of electrically evoked [^{3}H] noradrenaline regulation of rat hippocampal slices. Br J Pharmacol, 1993, 108: 126-131
13. Fredholm BB. Presynaptic regulation of hippocampal acetylcholine release is unaffected by calcium channel blockers and intracellular calcium chelator. Acta Physiol Scand, 1993, 147: 461-463
14. Fredholm BB. Adenosine, adenosine receptors and the actions of caffeine. Pharmacol Toxicol, 1995, 76: 93-101
15. Ferre S, Faxe K, Von Euler G, et al. Adenosine-dopamine interactions in the brain. Neuroscience, 1992, 51: 501-502
16. Mori M, Nishizaki T, Okada Y. Protective effect of adenosine on the anoxic damage of hippocampal slice. Neuroscience, 1992, 46: 301-307
17. Conti JB, Belardinelli L, Utterback DB, et al. Endogenous adenosine is an antiarrhythmic agent. Circulation, 1995, 15: 1761-1767
18. Deckert J, Gleiter GH. Adenosinergic psychopharmaceuticals just an extra cup of coffee? J Psy chopharmacol, 1990,

19. Geogiev V, Johanson B, Fredholm BB. Longterm caffeine treatment leads to a decreased susceptibility to NMDA-induced clonic seizures in mice without changes in adenosine A_1 receptor number. Brain Res, 1993, 612: 217–277

20. Von Lubitz DK, Paul IA, Carter M, et al. Effect of N6-cyclopentyl adenosine and 8-cyclopentyl-1,3-dipropylxanthine on N-methyl-D-aspartate induced seizures in mice. Eur J Pharmacol, 1993, 249: 265–270

4.6. 缺氧预适应的分子神经生物学

4.6.1. 关于脑缺血的分子生物学研究

摘要 脑缺血的主要直接后果是脑缺氧。脑缺血或脑缺氧除引起一系列神经化学变化与蛋白质的合成降低外，还引起热休克蛋白（HSP）和 c-fos 蛋白等特殊蛋白质的特殊变化。轻度缺血可引起 *HSP70* 基因转录与翻译；中度缺血只引起其转录而不翻译；重度缺血时转录与翻译均终止。轻、中度脑缺血引起 c-fos mRNA 剧烈而短暂的表达，*c-fos*、*junB*、*c-jun* 等基因转录增加；严重缺血可能因神经元死伤，导致 c-fos 蛋白水平降低，但局部胶质细胞 c-fos 诱导增强。

关键词 脑缺血；核酸；热休克蛋白；即早基因

On molecular biological study of brain ischemia Changes in nucleic acids, HSP and c-fos following brain ischemia are reviewed in the article.

Key words brain ischemia; nucleic acids; HSP; immediate-early genes

（1）脑缺血改变脑蛋白质与核酸的代谢

缺血时蛋白质合成明显降低，以脑干、间脑和前脑等部位最为明显。一般认为蛋白质合成的抑制主要发生在翻译水平。由于蛋白质合成抑制伴随核糖体解聚，蛋白质合成抑制的最可能机制是多肽链启动的抑制。

缺血时蛋白磷酸化也明显受抑。缺血损伤早期，蛋白激酶 C 和钙/钙调素依赖性蛋白激酶受抑制，但 cAMP 依赖性蛋白激酶不受影响。有证据提示，缺血时可能产生一种内源性蛋白激酶 C 的抑制物。另一种可能是缺血使蛋白激酶 C 从胞浆转位到膜上以及 Ca^{2+} 激活引起的蛋白质分解。与膜结合的蛋白激酶 C 比胞浆中的蛋白激酶 C 对蛋白质分解更为敏感。这样，缺血可导致与膜结合的蛋白激酶 C 迅速而广泛的降解，使酶功能丧失。这些结果提示，蛋白磷酸化对缺血时神经元机能的维持是至关重要的（Aranowski 等，1992）。

缺血时 Ca^{2+} 引起的蛋白-Caplain 的激活，使细胞骨架蛋白-血影蛋白和微管相关蛋白 2（MAP_2）崩解，导致细胞严重损伤。Caplain 引起黄嘌呤脱氢酶向黄嘌呤氧化酶转化，参与游离脂肪酸的生成（Farooqui 等，1991）。

关于缺血对神经元 DNA 和 RNA 的影响，了解很少。核酸通过指导某些酶（鸟尿酸脱羧酶和谷氨酸合成酶）和各种蛋白质的合成，在缺血引起的反应中具有重要作用。缺血仅数小时即引起广泛的 DNA 缺口和染色质结块。据推测，Ca^{2+} 依赖性核酸内切酶亦可被激活并在神经变性中具有重要作用（Wanick 等，1984）。

（2）脑缺血诱导热休克蛋白合成

热休克蛋白（HSP）基因家族主要有 20~30kD、60~70kD 和 90~110kD 等（Lindquist，1986；Craig，1989）。HSP70 基因产物在正常大鼠脑内不存在，但可被各种损伤迅速诱导出来。其机能仍处于推测阶段。Pelham（1986）认为，HSP 基因被变性蛋白质激活，随即与部分变性蛋白质结合，通过一种 ATP 依赖的机制，防止这些蛋白质的三级结构的进一步丧失。现在认为，HSP70 的激活是由热应激所致的一种蛋白质寡聚物——热休克因子（heat shock factor, HSF）引起的（Pelhan，1986）。HSF 与 HSP70 基因启动子的热休克序列结合，并启动转录。HSP70 mRNA 从核转运到核糖体上，合成 HSP70（Nowak，1990）。HSP70 再结合到胞浆中的变性蛋白质，重新进入核，防止前核糖体和核蛋白质变化。

Currie 和 White 首次报道，创伤在大鼠脑引起应激蛋白[1]：结扎颈总动脉后大鼠脑诱导 70kD 应激蛋白。Brown 等（1983）随后报道，过热和药物处理也使脑产生应激蛋白。Nowak 首次证明，蒙古沙鼠一过性脑缺血诱导 HSP70[2]。其他学者也做过类似的报道（Dienel 等，1986；Kiessling 等，1986）。Welch 和 Suhan（1986）利用 HSP70 的特异单克隆抗体，在细胞水平上研究了缺血后应激蛋白的产生。

Vass 等首次在蒙古沙鼠全脑缺血模型上证明，对缺血损伤抵抗力高的 CA3 区和齿状回 HSP70 表达最多，抵抗力最低的 CA1 区神经元表达最少，认为 HSP 主要在抵抗力高的脑区神经元诱导[3]。Gonzalez 等（1991）在双侧颈总动脉阻断的全脑缺血模型上观察到，短期缺血（5min）时，CA1 区锥体细胞诱导 HSP70；较长时间缺血（10min）CA1 区 HSP70 免疫染色减轻，但 CA3 和齿状回神经元则呈明显的免疫染色，提示 HSP70 首先在对缺血最敏感的 CA1 区细胞诱导，其次在缺血抵抗区 CA3 和齿状回细胞诱导，随着缺血严重性的提高，HSP70 又在胶质细胞诱导，最后在对缺血最具抵抗力的血管内皮细胞诱导。

这些结果还提示，随着缺血的加重，可发生转录性和翻译性阻断。中度缺血的 CA1 区神经元虽可合成 HSP70，但较长时间缺血时，这些神经元很少表达 HSP70，说明这些细胞已不再能合成 HSP70。严重缺血时，所有海马结构的神经元均不能合成 HSP70。这些资料提示，对缺血的敏感性与 HSP70 转录、翻译衰竭的顺序依次为 CA1 锥体神经元→CA4 中间神经元→CA3 锥体神经元→齿状核颗粒细胞→胶质细胞→内皮细胞。在同一全脑缺血模型上，皮层和纹状体的 HSP70 诱导，经常呈分散的斑片式小岛状分布（Sharp 等，1991）。小岛状分布的组成是 HSP70 免疫染色的胶质细胞，推测是在缺血血管周围诱导的。

有研究表明，大脑中动脉阻断造成的局灶性脑缺血主要在皮层和纹状体神经元上诱导 HSP70（Kinouchi 等，1993）。较长时间的缺血只在梗死核心区的内皮细胞引起 HSP70 诱导，梗死边缘的半影区的神经元偶可诱导，但几乎全部胶质细胞均可诱导。Sharp 等（1994）证明，局灶性缺血导致梗死核心即将出现时，几乎所有神经元和胶质细胞 HSP70 基因的转录和翻译均被破坏，但梗死脑区血管内皮细胞的 HSP70 基因的转录和翻译仍能维持。原位杂交表明，大脑中动脉短期缺血既诱导神经元 HSP70 也诱导神经元 HSP70mRNA。长期缺血导致梗死时，梗死区神经元则不诱导 HSP70mRNA 或 HSP70，但梗死区血管内皮细胞仍可诱导 HSP70 mRNA 和 HSP70。在半影区的神经元和神经胶质细胞均可诱导 HSP70 mRNA 和 HSP70。因此，在局灶性脑缺血条件下，梗死区神经细胞和胶质细胞 HSP70 基因的转录与翻译均遭破坏。与此不同，另一研究表明，蒙古沙鼠全脑缺血时，CA1 锥体神经元诱导 HSP70 mRNA，但很少或完全不诱导 HSP70（Nowak 等，1994）。这种差异的原因可能与全脑和局部脑缺血模型动物种属和损伤程度的不同有关。看来轻度缺血可引起 HSP70 基因的转录和翻译，中度缺血则引起 HSP70 的转录而不引起翻译，重度缺血时 HSP70 基因的转录和翻译均被终止。

阻断HSP70翻译而不阻断HSP70转录可能是全脑缺血时CA1区神经元发生延迟性神经元死亡的一种标志。

越来越多的迹象提示，HSP具有保护脑细胞，从而增加脑细胞对缺氧的耐受性，抵抗进一步致死性损伤的作用。这一作用的最有说服力的一个实验是蒙古沙鼠经2min缺血作用后，其CA2神经元可耐受随后的5min缺血，并与有关神经元70kD HSP表达的增高明显相关[4]。足以引起HSP70表达的热休克预处理，明显降低培养神经元对谷氨酸毒性作用的敏感性[5]。尽管尚未见到CA1神经元HSP70表达的有力证据，但事先高温应激处理确也增加动物的耐受性（Chopp等，1989；Kitagawa等，1991）。据报道，脑缺血再灌30min后HSP70阳性反应的动物体温升高，HSP70阴性动物则未见升高，体温 > 39℃看来是HSP70表达的一种可靠指征（Suga等，1999）。

(3) 脑缺血诱导Fos和Jun表达

原核细胞广泛存在的 c-fos、c-jun 等原癌基因或即刻早期基因（IEG，即早基因），在cAMP、cGMP、甘油二酯（DAG）和 Ca^{2+} 等脑内胞浆第二信使的诱导下，表达Fos和Jun等磷核蛋白。Fos和Jun是潜在的转录因子，能启动机体对中枢神经系统刺激或损伤的遗传反应。Fos和Jun通过亮氨酸拉链形成异源二聚体，与许多基因的AP-1（激活蛋白-1）结合位点或TPA（佛波脂）反应序列结合，增加AP-1和TPA的表达[6]。

中枢神经系统缺血或损伤时，神经递质向细胞外间隙的释放增多，可引起两个联结的反应。首先是由 Ca^{2+}、IP_3、DAG、cAMP、cGMP等第二信使介导的即刻短程变化，接着是由c-fos、c-jun等第三信使介导的长时程过程，改变基因表达，影响神经元机能的表型。Ca^{2+} 在联结第二、第三信使的信号转导过程中具有重要作用。由DAG激活的蛋白激酶C（PKC），将各种细胞外信号传过细胞膜，调节许多细胞内过程并参与基因调节（Nishizuka，1986；Choi等，1990）。

许多工作表明，脑缺血可改变IEG的表达（Sharp等，1999；Nowak等，1990；Kindy等，1991）。Taketa等[7]用Northern印迹和核酸酶S1保护分析方法发现，海马和大脑皮层的 c-fos 和 c-jun mRNA的表达一过性升高。Dragunow等[8]报道，缺氧性缺血和癫痫发作引起神经元延迟性死亡时伴有 c-jun 的大量表达；癫痫尚可引起Fos和JunB轻微诱导，认为 c-jun 参与神经元程序性死亡的遗传性雪崩事件。Jensen等（1993）报道，缺氧后新生与成年大鼠脑的c-fos样免疫活性均升高。Gubits等[9]在未成年动物上发现，缺血后一些同侧脑区 c-fos、c-jun、junB、TIS1（nur77）、TIS7（Zif268）、TIS10、TIS11、TIS21 等8种IEG mRNA的相对浓度均升高，对侧脑区则不经常升高；HSP70 mRNA的水平只在IEG升高的脑区升高，提示未成年脑的多种IEG均对缺血发生明显反应。Blumenfeld等（1992）用原位杂交技术发现，一侧缺氧性脑缺血后，未成年大鼠脑的 c-fos 和HSP70 mRNA的表达均升高，但随年龄不同，表达的脑区有所差异。

Popovici等[10]比较海人藻酸引起的癫痫发作与缺氧性脑缺血时c-fos样蛋白质表达时发现，癫痫发作时开始在海马，特别是齿状回引起c-fos样免疫反应活性升高，随后扩展到其他脑区，但乏血性缺血只在齿状回引起c-fos样免疫反应活性极其轻微而短暂的升高，据而认为c-fos样表达与癫痫发作有关而不是由于缺氧所致。Gunn等（1990）也发现，一侧性脑缺血时，非缺血侧脑的神经元c-fos样免疫反应蛋白出现时间依赖性升高，并只见于缺血后出现癫痫发作的大鼠。缺血侧胼胝体、漏斗和内囊的胶质样细胞以及侧脑室的室管膜细胞可见c-fos表达，在缺血引起神经元损伤的区域未见c-fos诱导。MK-801等NMDA受体阻断剂既防止缺血引起的癫痫发作，也防止非缺血侧脑 c-fos 的诱导，但却引起缺血侧海马神经元以及胶质样细胞和室管膜细胞 c-fos 诱导增加。这些结果提示：首先，严重缺血可能因神经元损伤或死亡，伴有神经元 c-fos 蛋白水平降低；其次，伴有癫痫发作的缺血引起尚存活的神经元诱导 c-fos，最后，缺血引起的神经元丧失区的胶质样细胞也诱导 c-fos，并可能与随后的神经元增殖和生长因子的生成有关。

Hsu[6]等用 Northern 印迹法发现，局部脑缺血引起 c-fos mRNA 剧烈而短暂的表达；用原位杂交法发现，局部脑缺血引起 *Zif*268 和 *nur*77 等其他 IEG 也发生类似的表达，但 *c-myc* 未出现可察觉的变化；转录测定发现，*c-fos*、*junB* 和 *c-jun* 等 mRNA 水平的增高是由于这些基因转录的增加而不是转录后过程的增加；进一步发现，缺血 90min 时 AP-1 结合活性增高 4～6 倍，持续至少 24 小时，并可被反义-Fos 和反义-JunB 抗体减低。

cAMP 反应序列（CRE）和血清反应序列（SRE）位于 *c-fos* 基因的 5'区，在调节 *c-fos* 表达上可能起着重要作用（Morgan 等，1991）。*c-jun* 或 *junB* 基因的启动子区不存在 CRE 和 SRE，但可通过其启动子区上 SP1 位点，调节它们的表达（De Groot 等，1991）。有迹象表明，缺血皮层细胞核的提取液对 CRE 和 SP1 的结合活性比对照皮层高，提示这两种成分参与 *c-fos* 和 *c-jun* 基因表达的调节[6]。缺血再灌后 *c-fos*，*junB* 和 *c-jun* 的表达，提示转录因子 AP-1 的活性也增高。AP-1 结合活性的增高可诱导包括 NGF 在内的神经营养因子等晚期效应器基因表达增强（D'Mello，Heinrich，1990）。

关于脑缺血机理与防治的实验研究为数甚多。当前的一个重要动向是向分子或基因水平深入，首当其冲的又是上述的 HSP 和 IEG。这些特殊蛋白质的诱导机制虽不同，但均可能是各种损伤的非特异标示物（Welsh 等，1992），其变化的幅度看来与缺血或损伤的严重程度相关。其中，HSP 作为各种应激的产物，似侧重反映脑细胞损伤时伴有的耐受或防御性变化；*c-fos* 和 *c-jun* 等 IEG 作为控制新蛋白质合成的细胞开关（cellular switch），似侧重反映脑细胞损伤时触发的细胞分化与再生的活性。但要确切说明脑缺血以及其他损伤或应激时这些变化的特异生物学意义，看来尚需时日。

参考文献

1. Currie RW, White FP. Trauma-induced protein in rat tissues: a physiological role for a 'heat shock' protein. Science, 1981, 214: 72-73
2. Nowak TTr. Synthesis of a stress protein following transient ischemia in the gerbil. J Neurochem, 1985, 45: 1635-1641
3. Vass K, Berget ML, Nowal TJr. Localization of 70kD stress protein induction in gerbil brain after ischemia. Acta Neuropathol, 1988, 77: 128-135
4. Kirino T, Tsujita Y, Tamura A. Induced tolerance to ischemia in gerbil hippocampal neurons. J Cereb Bloode Flow Metab, 1991, 11: 299-307
5. Rodorf G, Koroshetz WJ, Bonverutre JV. Heat shock protects cultured neurons from glutamate toxicity. Neuron, 191, 7: 1043-1051
6. Hsu CY, An G, Liu J, et al. Neurotrophin expression and gene regulation in a focal cerebral ischemia model in the rat. In: Hartmam, Yatsu F, Kudchinsky W, eds. Cerebral ischemia and basic mechanisms. Berlin: Pringer-Verlag, 1994. 250-263
7. Takeda A, Onodera H, amasaki V, et al. Decreased expression of neurotrophin-3 mRNA in the rat hippocampus following transient forebrain ischemia. Brain Res, 1992, 569: 177-180

8. Dragunow M, Young D, Hughes P, et al. Is c-jun involved in nerve cell death following status epilepticus and hypoxic-ischemic brain injury. Brain Res Mol Brain Res, 1993, 18: 347-352
9. Gubits RM, Burke RE, Casey-McIntosh G, et al. Immediate early gene induction after neonatal hypoxia-ischemia. Brain Res Mol Brain Res, 1993, 18: 228-238
10. Gunn AJ, Dragunow M, Faull RL, et al. Effects of hypoxia-ischemia and seizures on neuronal and glia-like c-fos protein levels in the infant rat. Brain Res, 1990, 521: 105-116

4.6.2. 氧感受与缺氧诱导因子-1

摘要 本文综述了氧感受器、HIF-1、氧感受与信号转导。

关键词 氧信号传递；HIF-1

Oxygen sensing and HIF-1 Oxygen sensor, HIF-1, oxygen sensing, signal transduction are reviewed in the article.

Key words oxygen signaling; HIF-1

氧的供求平衡是细胞代谢和生存所必需的。人与动物可通过多种生理反应适应缺氧，如红细胞生成素（EPO）增多，使红细胞增多；酪氨酸羟化酶（TH）的诱导，通过颈动脉体促进肺通气；血管内皮生长因子（VEGF）增多，刺激血管再生；糖酵解酶增多，提供缺氧时所需能量[1]。这些蛋白的基因调节有赖于精确地感受氧分压和后继的信号转导过程，从而活化缺氧诱导因子-1（HIF-1）。HIF-1 是一种异源二聚体转录因子，能与 DNA 结合，是效应基因转录的关键因子，并且是缺氧诱导基因转录和缺氧信息传递的共同路径[2]。

(1) 血红素类蛋白可能是氧感受器的假说及其特点

CO 在生物系统中的显著特性是能与含铁血红素族（如血红蛋白、肌红蛋白、细胞色素和其他血红素蛋白）非共价键结合，通过细胞色素 c 氧化酶和其他血红素蛋白还原偶联氧化生成 CO_2[3]。血红素蛋白与 CO_2 亲和力低（相对于 CO 对血红蛋白的亲和力），氧感受器对 CO 亲和力低更具适应意义。CO 的主要毒性在于它与血红蛋白的亲和力极高，把四聚体血红素蛋白锁定在氧合状态（OXY），增强 O_2 的亲和力，减少 O_2 释放，导致组织缺氧。NO 与 CO 相似，作为一种气体配体，可与血红蛋白中的铁原子结合。从硝普钠或其他供体来源的 NO 可抑制 HIF-1 与 DNA 结合、HIF-1 的稳定和含有 HIF-1 反应元件报道基因的诱导[4]。

Co^{2+}、Ni^{2+}、Mn^{2+} 等过渡金属可诱导 EPO 产生，是由于 Co^{2+}、Ni^{2+}、Mn^{2+} 替代了氧感受器血红素中的 Fe^{2+}，Fe^{2+} 增多，可竞争性抑制过渡金属对 *EPO* 基因表达的刺激性效应[5]。报道基因实验表明，*EPO* 的 3′增强子在不同组织不同细胞系对缺氧和 Co^{2+} 敏感。CO 不能阻断由 Co^{2+}、Ni^{2+} 引起的 *EPO* 诱导，是由于 Co^{2+}、Ni^{2+} 替代了血红素中的 Fe^{2+}，使得 CO 不能与其结合[4]。迄今有以下两种关于氧感受器的假说[6]。

1) 一种类似血红蛋白的感受器（a haemoglobin-like sensory）？Co^{2+} 是铁螯合酶的底物，可替代血红素中的 Fe^{2+}，钴卟啉在高浓度时才能与氧结合。Goldberg 等[5]提出氧感受器可能像血红蛋白的分子，Co^{2+} 可将此分子锁定在脱氧合（DE-OXY）状态。他们还做了实验支持此模型尤其是 CO 的作用，CO 高浓度时可抑制氧感受器对缺氧的反应，即可将感受器由活性状态（DE-OXY）转化为无活性状态（OXY），认为 OXY – DE-OXY 构型变化能激活信号转导系统（如蛋白磷酸化调节级联），导致转录活动。对氧感受和信号转导研究最彻底的系统是根瘤菌等固氮菌，血红素蛋白相关激酶被认为是氧感受器[7]。

2) 一种以氧化还原反应为基础的感受器（a redox-based sensor）？氧在还原系统中作为电子接受体，许多生物还原反应受到氧浓度的影响。实验表明，还原活性化合物将影响 HIF-1 或 HIF-1 效应基因的活化[8]。用 3% H_2O_2 处理细胞，将消除 HIF-1 活化和 *EPO*、*VEGF* 等缺氧诱导基因的表达。由于 H_2O_2 产物是氧依赖性的，缺氧时被还原，从而活化 HIF-1 及其效应基因的表达。Fandrey 等[9]认为这种分子是信号转导途径的介质。氧化还原系统的另一个特点是对高碘复合物敏感[10]，此复合物是 NADPH 相关氧化酶，还可作为还原激活的黄素蛋白抑制剂；因此氧感受功能被认为与 NADPH 氧化酶有关[11]。另一个还原调节的证据来源于对 DNA 结合活性的离体研究，巯基氧化剂可消除 HIF-1 与 DNA 的结合，而巯基还原剂可恢复 HIF-1 与 DNA 结合能力[9]。光谱分析表明，氧感受器是一种细胞色素 b 类物质，与 O_2 和 CO 的亲和力均较低[12]。Acker 等研究了中性粒细胞的 cytb558，发现其功能为 NADPH 氧化酶，可将氧转变为过氧化物。用 Co^{2+} 处理 HepG2 细胞，可消除细胞色素 b 类对缺氧的反应，而线粒体细胞色素 c 和 aa3 的还原水平不受影响[13]。

(2) HIF-1 的结构及特点

HIF-1 是缺氧诱导细胞产生的一种核蛋白，能与 *EPO* 3′增强子结合，是由一个相对分子质量 12 万的 α 亚基和一个相对分子质量 9.1 万～9.4 万的 β 亚基组成的异源二聚体，其中 α 亚基的水平和功能起关键性作用[14]。人 HIF-1α cDNA 全长为 3720bp，编码 826 个氨基酸，5′和 3′非翻译区分别为 28bp 和 1211bp，开放阅读框 2478bp，基因定位于第 14 号染色体 (14q21-24)，小鼠 HIF-1a 的 cDNA 序列全长 3746bp，开放阅读框 2430bp，编码 810 个氨基酸，5′和 3′非翻译区分别为 125bp 和 1188bp，与人的 HIF-1α cDNA 序列有 90% 同源性，基因定位于 12 号染色体，HIF-1 的 DNA 结合序列为 5′TACGTGCT3′[2]。

HIF-1 的活化：缺氧诱导 HIF-1 活化有赖于氧感受与信号转导途径的机制还不明了。HIF-1 本身不被缺氧所诱导[8]，表明 HIF-1 活化涉及翻译后和（或）翻译机制。Western 分析全细胞提取物表明，缺氧刺激导致 HIF-1α 迅速增加，复氧时迅速降解。HIF-1β/ARNT 在常氧时就具一定水平，缺氧时几乎不被诱导。通过核/胞质细胞分析，发现 HIF-1α 的免疫活性在缺氧细胞的核提取物中聚集增多，在胞质提取物中则低于可测水平。缺氧时 HIF-1α 可使 HIF-1β 稳定，并与 HIF-1β/ARNT 结合，从胞质转位至核[10]，表明通过 HIF-1α 亚基水平来控制 HIF-1 的活性和功能。HIF-1α 序列与异源性转录因子 DNA 结合域结合表明，氧调节活性与 HIF-1α 有关，与 HIF-1β/ARNT 无关。α 亚基分析表明，其 N 末端及其异源化与 DNA 结合有关，HIF-1α 的调节域在 C 末端[15]。剔除分析表明，在 HIF-1α C 末端至少有 2 个位点负责这个效应。除缺氧外，HIF-1 还能被过渡金属 Co^{2+} 或铁螯合物激活[16]。

HIF-1 活动的抑制：HIF-1α 含有 2 个转录活性域即氧依赖型降解域（oxygen-dependent degradation domain, ODD）和 C 末端[2]。血红素蛋白结合配体（CO、NO）可抑制 HIF-1 的激活和一系列效应基因的表达，CO、NO 抑制效应的发生需要 ODD。ODD 对缺氧诱导的 HIF-1α 的稳定性起调节作用。CO 可特异地作用于 HIF-1α 的内源性 ODD，内源去除 ODD 可使 HIF-1α 稳定[17]。CO、NO 可抑制 HIF-1α 的转录活性。CO、NO 除了通过 ODD 影响 HIF-1α 的稳定性外，还可影响 C 末端活性域。CO 和 NO 通过作用于 HIF-1α C 末端活性域及其蛋白稳定性而发挥抑制效应。

(3) 氧感受与信号转导

缺氧诱导不同的相关基因有赖于共同的氧感受和信号转导途径，触发转录因子 HIF-1 的激活。编码有关蛋白的基因调节有赖于精确地感受氧分压和后继的信号转导过程，从而活化 HIF-1，对缺氧预适应动物耐受缺氧具有重要意义。细胞通过血红素蛋白感受缺氧，血红素蛋白传递信号激活异源二聚体转录因子 HIF-1，诱导许多生理相关基因（如 *EPO*、*VEGF* 等）的表达。

研究表明，大多数细胞享有共同的氧感受器和信号转导机制[18]。氧感受器可在胞质内或与膜结合。多亚基 b 类细胞色素可与氧结合，并促使其转变为过氧化物，产生活性氧基团（reactive oxygen species，ROS），作为化学信号影响转录因子 HIF-1 表达，从而调节氧反应基因转录。在常氧细胞，胞膜上的黄素血红蛋白作为一种 NADPH 氧化酶，通过黄素和血红素传递电子到分子氧，产生过氧化物 O_2^-，在有铁存在时，可转变为 OH·和其他活性氧中间体，使 HIF-1α 的-SH 氧化为-S-S，迅速被蛋白酶识别而降解。低氧时血红素蛋白与氧结合少，活性氧中间体减少，HIF-1α 稳定并能与 HIF-1β 结合形成异源二聚体，从而激活 HIF-1 转位进入核内，进一步与缺氧诱导基因反应元件结合，促进效应基因转录。

线粒体是氧代谢的主要部位，氧感受和信号转导可能发生在线粒体。Chandel 等[19]提出线粒体复合体Ⅳ血红素蛋白（线粒体细胞色素氧化酶）为心肌细胞、肝细胞中的氧感受器。线粒体膜电位测定表明，伴随缺氧的呼吸减少是由于线粒体质子泵的直接抑制。线粒体是在呼吸链中引起电子无效传递的 O_2^- 的主要来源。Schumacker 等做了一系列实验证明，O_2^- 可随氧分压以 1%～5%的梯度下降而导致 ROS 进行性升高。抑制剂实验表明，线粒体是 ROS 的源泉，如抗霉素 A 和叠氮化合物（线粒体复合体Ⅲ、Ⅳ的抑制剂）可导致 ROS 增加。研究表明，HIF-1 的活化和 *EPO* 基因在 Hep3B 细胞的表达直接与 ROS 变化相关，可通过线粒体抑制剂减少其诱导[17]。

(4) 在中枢神经系统研究中的应用

通过血红素蛋白感受器，低氧可触发海马基因表达引起的神经保护性变化[20]，体外海马脑片暴露于低氧环境一段时间，可提高 SC-CA1 突触功能耐受后来的长时间缺氧，否则将导致突触传递的不可逆损伤。由于缺氧可致蛋白合成变化，新表达的蛋白可介导缺氧诱导的神经保护。CO 能把血红素蛋白锁定在氧合状态，可阻断缺氧诱导的神经保护作用；因此认为缺氧通过血红素蛋白脱氧合而激活保护性机制，触发基因表达从而保护突触功能免受缺氧损伤。

为证实感受缺氧的血红蛋白是诱导神经保护所必需的，对海马脑片进行了 CO 加缺氧处理。在 CO 存在时，缺氧不能诱导神经保护，CO 消除了缺氧诱导的神经保护作用。其机制为，低氧时，血红素蛋白部分转变成活化的脱氧合构型，这种血红素蛋白的激活可导致一种或多种蛋白合成，从而保护神经元和突触传递不发生严重缺氧所致的不可逆损伤。CO 可阻断缺氧引起的 *EPO* 表达的诱导，把血红素蛋白锁定在无活性状态，表明血红素蛋白感受缺氧是 *EPO* 基因表达上调的一个必要步骤，因此认为在中枢神经系统存在类似的氧感受器，缺氧时可触发导致神经保护的基因表达的代偿型变化。本室最近的实验表明，CO 可对缺氧预适应小鼠海马 HIF-1 表达起抑制作用（待发表）。尽管它们通过不同机制起作用，但血红素蛋白感受器是直接调节细胞代谢和长期基因表达的共同通路。

(5) 研究及应用前景

HIF-1α 是适应缺氧的核转录因子，所有哺乳动物细胞缺氧时均表达 HIF-1α[18]。通过免疫组织化学分析，HIF-1α 蛋白在数种癌组织中过度表达（如肺、结肠、脑、乳腺等），而正常时却低于检测水平[21]。这种明显高表达提示，HIF-1α 在肿瘤生长中起重要作用，因此推测通过药物抑制 HIF-1α 活性可为癌症治疗提供新途径。

本室研究发现，小鼠经反复密闭重复缺氧后，相继各次的耐受时间逐次递增。腹腔注射 4 次脑匀浆提取液的正常动物在低压舱中的存活时间比注入等体积的生理盐水或正常动物脑匀浆提取液的正常动物分别延长 1.8 或 2.1 倍，提示重复缺氧动物脑中出现已知及（或）未知的神经保护物质或抗缺氧物质[22]。最近用差异显示技术寻找缺氧预适应小鼠海马相关基因，发现确有差异基因表达，可能还涉及新基因的产生和新蛋白的合成（待发表）。腺苷被认为是 CNS 的抑制性神经调质，具有神经保护作用[23]。然而不同的细胞对缺氧产生不同的反应，这些反应可能有赖于特异的细胞型或基因型、其他生理信号和缺氧严重程度。HIF-1α 轻度升高可能介导适应性反应，而过高表达可能与无氧有关（如脑、心肌梗死或早期肿瘤），可通过诱导 P53 触发凋亡。通过转录活化编码 VEGF 和其他血管再生因子的基因，HIF-1α 基因治疗能诱导血管再生和缺氧耐受性。

参考文献

1. Bunn HF. Oxygen sensing and molecular adaptation to hypoxia. Physiol Rev, 1996, 76: 839 – 885
2. Wang GL. Hypoxia-inducible factor 1 is a basic-helix-loop-helix-PAS heterodimer regulated by cellular O_2 tension. Proc Natl Acad Sci USA, 1995, 92: 5510 – 5514
3. Bicker D. Carbon monoxide-driven reduction of ferric heme and heme proteins. J Biol Chem, 1984, 17: 10777 – 10783
4. Eric Huang. Inhibition of hypoxia-inducible factor 1 activation by carbon monoxide and nitric oxide. J Biol Chem, 1999, 274: 9038 – 9044
5. Goldberg MA. Regulation of the erythropoietin gene: evidence that the oxygen sensor is a heme protein. Science, 1988, 242: 1412 – 1415
6. Gilles-Gonzalez MA. A haemoprotein with kinase activity encoded by the oxygen sensor of Rhizobium meliloti. Nature, 1991, 350: 170 – 172
7. Rodgersetal KR. Structural basis for ligand discrimination and response initiation in the heme based oxygen sensor Fix L. Biochemistry, 1996, 35: 9539 – 9548
8. Huang LE. Activation of hypoxia-inducible transcription factor depends primarily on redox sensitive stabilization of its α subunit. J Biol Chem, 1996, 271: 32 253 – 32 259
9. Fandrey J. Role of hydrogen peroxide in hypoxia-induced erythropoietin production. Biochem J, 1994, 303: 507 – 510
10. Gleadle JM. Diphenylene iodionium inhibits the induction of erythropoietin and other mammalian genes by hypoxia: implications for the mechanism of oxygen sensing. Eur J Biochem, 1995, 234: 92 – 99
11. Cross AR. Involvement of an NAD (P) H oxidase as a PO_2 sensor protein in the rat carotid body. Biochem J, 1990, 272: 743 – 747
12. Gorlach A. Photometric characteristics of haemoproteins in erythropoietin-producing hepatoma cells (HepG2). Biochem J, 1993, 290: 771 – 776
13. Gorlach A. Effects of cobalt on haem proteins of erythropoietin-producing HepG2 cells in multicellular spheroid culture. FEBS Lett, 1994, 348: 216 – 218
14. Guang LW, Gregg LS. Purification and characterization of hypoxia-inducible factor-1. Biochem J, 1995, 270: 1230 – 1237
15. Pugh CW. Activation of hypoxia inducible factor-1; definition of regulatory domains within the α subunit. J Biol Chem,

1997, 272: 11205 - 11214
16. Morwenna S. Mammalian oxygen sensing and hypoxia inducible factor-1. J Biochem Cell Biol, 1997, 29: 1419 - 1432
17. Huang LE. Regulation of hypoxia-inducible factor-1α is mediated by an O_2-dependent degradation domain via the ubiquitin-proteasome pathway. Proc Natl Acad Sci USA, 1998, 95: 7987 - 7992
18. Hao Zhu. Oxygen sensing and signaling: impact on the regulation of physiologically important genes. Respir Physiol, 1999, 115: 239 - 247
19. Chandel NS. Mitochondrial reactive oxygen species trigger hypoxia induced transcription. Proc Natl Acad Sci USA, 1999, 95: 11715 - 11720
20. Allyson TG. Hypoxia triggers neuroprotective alterations in hippocampal gene expression via a heme-containing sensor. Brain Res, 1996, 719: 172 - 178
21. Gregg LS. Regulation of mammalian O_2 homeostasis by hypoxia-inducible factor-1. Annu Rev Cell Dev Biol, 1999, 15: 551 - 578
22. 吕国蔚. 急性重复性缺氧对小鼠缺氧耐受性的影响及其机制的初步探讨. 中国病理生理杂志, 1992, 8(4): 425 - 428
23. 张伟利, 吕国蔚. 腺苷的中枢作用. 生理科学进展, 1996, 27(4): 313 - 318

4.6.3. 缺氧预适应小鼠脑组织中缺氧诱导因子-1 的表达

摘要 为探讨缺氧诱导因子-1 (HIF-1) 在缺氧预适应小鼠脑组织中的表达，用 Western 印迹法检测慢性缺氧 (H) 和不缺氧 (C) Hela 细胞，急性重复性缺氧 0 次 (H_0)、1 次 (H_1)、4 次 (H_4) 小鼠脑组织中的 HIF-1α。结果：慢性缺氧 Hela 细胞中可检测到较多的 HIF-1α，H_0 组脑组织中检测不到 HIF-1，H_1 组检测到微量 HIF-1α，H_4 组检测到较多 HIF-1α。结果显示：脑组织中 HIF-1α 的含量随缺氧预适应的产生而逐步增加，提示 HIF-1 可能参与缺氧预适应的形成。

关键词 缺氧诱导因子-1；缺氧预适应；Western 印迹法

Expression of hypoxia inducible factor-1 in the brain of hypoxia preconditioned mouse Hypoxia inducible factor-1 (HIF-1) is a transcriptional factor induced when mammalian cells are exposed to chronic hypoxia. In this study, chronic hypoxic (H) and normoxic (C) Hela cells, brain tissue without hypoxia exposure (H_0), that with 1 run of hypoxia exposure (H_1) and with 4 runs of hypoxia exposure (H_4) were collected. Cellular extract were prepared and analyzed by Western blotting assay to detect HIF-1α. HIF-1α could be detected in chronic hypoxic Hela cells. No HIF-1α could be found in group H_0, while a small amount of HIF-1α and much more HIF-1α could be found in group H_1 and H_4, respectively. These results indicate that HIF-1α in brain cells increases during hypoxia preconditioning. The increase of HIF-1 is a possible mechanism for hypoxia preconditioning.

Key words hypoxia inducible factor-1; hypoxia preconditioning; Western blotting assay

1999 年 9 月至 2000 年 12 月，通过检测缺氧预适应小鼠脑组织中的缺氧诱导因子-1 (HIF-1)，探讨缺氧预适应动物模型中 HIF-1 的表达。研究结果将有助于揭示缺氧预适应的机制，为预适应用于预防和治疗缺氧性疾病提供理论依据。

【材料与方法】

(1) 动物模型的制备

健康昆明系小鼠75只（购自首都医科大学实验动物中心），雌雄不拘，重量18～22g。按数字表法随机分为缺氧0次组（H_0）、急性缺氧1次组（H_1）、急性重复缺氧4次组（H_4）。

急性重复性缺氧实验：室温18～22℃。将小鼠称重后放入含有新鲜空气、经过标定的约150ml广口瓶内，以橡皮塞密封，一旦动物出现喘呼吸时立即取出，并随即转移到另一相似容积、含有新鲜空气的广口瓶内密闭，记时，如此重复4次。缺氧实验结束后，动物立即断头，于液氮中速冻。

(2) 细胞培养及慢性缺氧实验

Hela细胞生长于100mm培养皿中，在37℃、5% CO_2、21% O_2 条件下培养。培养液为高糖DMEM培养液（Gibco公司产品），其中含10%灭活新生牛血清（购自邦定生物医学工程公司）、青霉素100U/ml，链霉素100mg/L（Gibco公司产品）。当细胞长满时，将培养皿随机分为2组：对照组（C组）仍在37℃、5% CO_2、21% O_2 条件下继续培养4h；慢性缺氧组（H组）移入 O_2、CO_2、N_2 的体积分数分别为1%、5%、94%的密闭容器内培养4h（37℃）。

(3) 细胞提取物的制备

实验操作均在4℃下进行。从液氮中取出鼠脑，置于冰台上，迅速剥脑。将脑组织剪碎，移入缓冲液A中（缓冲液A：20mmol/L HEPES, pH7.5, 1.5mmol/L $MgCl_2$, 0.2mmol/L EDTA, 100mmol/L NaCl，临用时加5mmol/L DTT, 1mmol/L PMSF, 1.2mmol/L Na_3VO_4, 4mol/L NaCl，使其终浓度为0.45mol/L）匀浆。离心10 000×g，30min。离心后取上清液与同体积缓冲液B混合（缓冲液B：20mmol/L HEPES, pH7.5, 1.5mmol/L $MgCl_2$, 0.2mmol/L EDTA, 100mmol/L NaCl, 40%甘油, 5mmol/L DTT, 1mmol/L PMSF, 1.2 mmol/L Na_3VO_4）。

培养细胞：慢性缺氧实验结束后，迅速将培养细胞置于冰台上，以5ml冰PBS洗细胞2次，然后用细胞刮刀将细胞刮于缓冲液A中，余操作同上。

(4) Bradford法测定细胞提取物中蛋白质的浓度

准确吸取0.1ml细胞提取物，对照为缓冲液A和B各50μl，均加蛋白质反应液5ml，混匀后在595nm处比色，并在标准曲线上查出样品的蛋白质含量。

(5) Western印迹法

将蛋白标准品、C、H、H_0、H_1 和 H_4 组细胞提取物，以7.5% SDS聚丙烯酰胺凝胶电泳。电泳结束后，用电转印仪将凝胶中的蛋白质转印到硝酸纤维素膜上。将转印后的膜依次与一抗（抗HIF-1α单克隆抗体，Novus Biologicals公司产品，1:1000稀释）和二抗（与辣根过氧化物酶标记的山羊抗小鼠IgG，北京中山生物技术有限公司，1:5000稀释）孵育，化学发光显影（化学发光检测试剂盒，Santa Cruz公司产品）。

【结果】

(1) 慢性缺氧Hela细胞中HIF-1α的表达

Hela细胞于1% O_2 培养4h后，细胞提取物在相对分子质量120万附近可检测到一个发光条带，而21% O_2 培养4h后，细胞提取物不出现这一条带。

(2) 急性重复性缺氧小鼠脑组织中HIF-1α的表达

H_0 组脑组织的细胞提取物中，在相对分子质量120万附近检测不到发光条带；H_1 组在上述位置出现微弱的发光条带；H_4 组在上述位置出现较强的发光条带。

【讨论】

缺氧诱导因子-1（HIF-1）是近年发现的与慢性缺氧和缺氧耐受密切相关的转录因子[1]，是慢性缺氧时，哺乳动物细胞中产生的一种 basic-helix-loop-helix PAS 异二聚体蛋白质，由 α 和 $β_2$ 个亚基构成[2]。正常细胞中，存在 HIF-1α 和 β 的 DNA、mRNA 及 β 亚基蛋白，但不能检测到 HIF-1α 亚基蛋白。慢性缺氧时 HIF-1α 亚基迅速增加，与 β 亚基结合，形成具有活性的 HIF-1 二聚体，作为转录因子，调节多种基因的转录，例如：红细胞生成素[2]、血管内皮生长因子[3]、与糖无氧酵解有关的酶类[4]、血红素氧化酶-1[5]、可诱导的一氧化氮合酶[6]等。这些基因产物或能增加缺氧组织的氧供应，或能降低细胞耗氧量，从而缓解氧供求之间的矛盾，以维持内环境的稳定，使机体对缺氧产生耐受与适应。在缺血缺氧性心脑血管疾病的发病及病程进展中，HIF-1 的产生将对机体形成保护。

HIF-1 是引发缺氧耐受的重要蛋白质分子，是哺乳动物不同组织、细胞形成缺氧耐受的共同的分子生物学机制。本研究显示，慢性缺氧 Hela 细胞中存在 HIF-1α，与文献相符，提示 HIF-1 普遍存在于各种慢性缺氧细胞中。

虽然 HIF-1 是与缺氧耐受密切相关的蛋白质，但是它在缺氧预适应动物模型中的表达尚未见报道。本研究显示，随着缺氧次数的增加，脑组织中 HIF-1α 的含量逐渐增加。提示 HIF-1 很可能参与缺氧预适应的形成。对于 HIF-1α 与缺氧预适应之间关系的深入研究，将有助于阐明预适应的机制，为其用于预防和治疗缺氧性疾病提供理论依据。

参考文献

1. Semenza GL, Wang GL. A nuclear factor induced by hypoxia via de novo protein synthesis binds to the human erythropoietin gene enhancer. Mol Cell Biol, 1992, 12: 5447-5454
2. Wang GL, Semenza GL. Characterization of hypoxia-inducible factor-1 and regulation of DNA binding activity by hypoxia. J Biol Chem, 1993, 268: 21 513-21 518
3. Forsythe JA, Jiang BH, Iyer NV, et al. Activation of vascular endothelial growth factor gene transcription by hypoxia-inducible factor 1. Mol Cell Biol, 1996, 16: 4604-4613
4. 吕国蔚, 史美棠, 李凌等. 急性重复缺氧对小鼠缺氧耐受性的影响及其机制的初步探讨. 中国病理生理杂志, 1992, 8 (4): 425-430
5. Semenza GL, Jiang BH, Passantino R, et al. Hypoxia response elements in the aldolase A, enolase 1 and lactate dehydrogenase A gene promoters contain essential binding site for hypoxia-inducible factor-1. J Biol Chem, 1996, 271: 32529-32537
6. Lee PT, Jiang BH, Chin BY, et al. Hypoxia-inducible factor 1 mediates transcriptional activation of the heme oxygenase-1 gene in response to hypoxia. J Biol Chem, 1997, 272: 5375-5381

4.6.4. 缺氧预适应小鼠脑中一氧化氮合酶与缺氧诱导因子-1 的表达

摘要 目的：探讨缺氧预适应小鼠海马组织中内皮型一氧化氮合酶（eNOS）和缺氧诱导因子-1α 的表达。方法：Hela 细胞分为：不缺氧（H_0）组、缺氧 1h（H_1）组和缺氧 4h（H_4）组；小鼠分为 3 组：不缺氧（M_0）组、急性缺氧 1 次（M_1）组和重复缺氧 4 次（M_4）组，SDS-PAGE 和 Western 印迹法检测 HIF-1α 和 eNOS 的表达。结果：H_0 组 Hela 细胞中未见 HIF-1α，H_1 组出现少量 HIF-1α，H_4 组 HIF-1α 有所增加。M_0 组小鼠海马中几乎检测不到 HIF-1α，可见 eNOS；M_1 组可检测到较少的 HIF-1α，eNOS 无明显变化；M_4 组 HIF-1α 和 eNOS 水平均增高。结论：慢性缺氧 Hela 细胞中出现 HIF-1α，可作为检测 HIF-1α 的阳性对照；随着小鼠缺氧次数的增加，HIF-1α 和 eNOS 的水平均升高，提示它们可能参与预适应的保护作用。

关键词 缺氧预适应；缺氧诱导因子-1；内皮型一氧化氮合酶；Western 印迹

The expression of hypoxia inducible factor-1 and eNOS in hypoxia preconditioned mice Objective: To study the expression of hypoxia inducible factor-1α (HIF-1a) and eNOS in hippocampus of hypoxia preconditioned mice. Methods: Hela cells were divided into 3 groups: normoxia (group H_0), hypoxia for 1 hour (group H_1) and for 4 hours (group H_4). Mice were also divided into 3 groups: normoxia (group M_0), 1 run of hypoxia exposure (group M_1) and 4 runs of hypoxia exposure (group M_4). SDS-PAGE and Western blotting were used to detect HIF-1α and eNOS. Results: ①HIF-1α could not be detected in group H_0, emerged in group H_1 and increased in group H_4. ②There were almost no HIF-1α but some eNOS in group M_0. HIF-1α emerged and eNOS remained unchanged in group M_1. Both HIF-1α and eNOS increased in group M_4. Conclusion: ①Hypoxic Hela cells produce HIF-1α. They could be the positive control for the detection of HIF-lα. ②HIF-1α and eNOS increase during hypoxia preconditioning. They may act as neuronal protective agents.

Key words hypoxia preconditioning; HIF-1; eNOS; Western blotting

哺乳动物在经过多次短暂的缺血或轻度缺氧后，可触发机体内在的防护机能，而对随后的严重缺血缺氧产生防御和保护作用，这种现象称为缺血/缺氧预适应[1,2]。吕国蔚教授首创的缺氧预适应模型中，小鼠经急性重复缺氧后，对低氧的耐受性逐次呈线性递增，第 2、3、4、5 次缺氧的耐受时间分别为第 1 次的 2、4、6 和 8 倍[3,4]。但是预适应的机制尚未明确。我们推测为脑组织中神经保护性物质增加，神经损伤性物质减少。

内皮型一氧化氮合酶（eNOS）是脑缺血时一种重要的神经保护物质，主要由内皮细胞产生，在组织中持续表达[5,6]。脑缺血时，eNOS 催化产生的一氧化氮（NO）能稳定脑血流量，缩小坏死区域。

缺氧诱导因子-1（HIF-1）是与缺氧耐受有关的核转录因子[7]，由 α（120 kD）和 β（94 kD）两个亚基构成[8-10]。慢性缺氧时 HIF-1α 亚基迅速增加，与 β 结合形成具有活性的二聚体，调节多种基因的转录[9,11-13]。基因产物能缓解氧气供求之间的矛盾，维持内环境的稳定，使机体适应缺氧环境。虽然 eNOS 和 HIF-1 都能保护细胞免受缺氧损伤，但是，在缺氧预适应模型中它们的表达尚未见报道。本研究将检测缺氧预适应小鼠海马中 eNOS 和 HIF-1α 的表达，以研究预适应中 eNOS 和 HIF-1 所发挥的作用，探讨预适应的可能机制。

【材料与方法】

(1) Hela 细胞培养及缺氧实验

Hela 细胞在二氧化碳培养箱中培养（37℃，5% CO_2，21% O_2），培养基为高糖 DMEM 培养基，含 10% 灭活的新生牛血清，青霉素 100μg/ml，链霉素 100μg/ml。待细胞长满时，将培养皿随机分为 3 组。对照组（H_0 组）：37℃，5% CO_2，21% O_2 培养 4h；缺氧 1h 组（H_1 组）：培养皿移入 37℃ 的密闭容器内，1% O_2，5% CO_2，94% N_2 培养 1h；缺氧 4h 组（H_4 组）：培养皿在上述密闭容器内，1% O_2，5% CO_2，94% N_2 培养 4h。

(2) Hela 细胞核提取物的制备

细胞培养实验结束后，迅速将培养皿置于冰台上，以下各步骤均在 4℃操作。

冰 PBS 洗涤细胞 2 次，将细胞刮于缓冲液 A［10mmol/L Tris-HCl（pH7.6），1.5mmol/L $MgCl_2$，10mmol/L KCl，2mmol/L DTT，0.4mmol/L PMSF，1mmol/L Na_3VO_4，2μg/ml antipain，2μg/ml leupeptin，2μg/ml pepstatin］中。2500×g 离心 10min。沉淀移至 5 倍体积缓冲液 A 中，孵育 10min，2500×g 离心 5min。沉淀移至 2 倍体积的缓冲液 A 中，匀浆，10 000×g 离心 10min。沉淀移至 3.5 倍体积的缓冲液 C［20mmol/L Tris-HCl（pH7.6），1.5mmol/L $MgCl_2$，420mmol/L KCl，2mmol/L DTT，0.4mmol/L PMSF，1mmol/L Na_3VO_4，20% 甘油，2mg/L antipain，2mg/L leupeptin，2mg/L pepstatin］中，搅拌 30min，15 000×g 离心 30min。上清液以 Bradford 法测定蛋白含量，分装后保存在液氮中。

（3）动物分组及小鼠缺氧预适应模型的制备

取体重 18~22g 的成年昆明系小鼠（雌雄不限），共 45 只，随机均分为 3 组。不缺氧对照组（M_0 组）；急性缺氧 1 次组（M_1 组）；重复缺氧 4 次组（M_4 组）。

具体步骤：室温 18~22℃。将小鼠称重后放入含有新鲜空气、经过标定的约 150ml 广口瓶内，以橡皮塞密封，一旦动物出现喘呼吸时立即取出，记为急性缺氧 1 次。并随即转移到另一相同容积、含有新鲜空气的广口瓶内，密闭，记时，如此重复 4 次[4]，记为重复缺氧 4 次。

记录各次倒瓶中，从密闭开始到出现喘呼吸的时间，即"缺氧耐受时间"。并根据公式换算为标准缺氧耐受时间[4]。

（4）海马组织全细胞提取物的制备

以下各步骤均在 4℃操作。

迅速从液氮中取出海马组织，置缓冲液Ⅰ［20mmol/L HEPES（pH7.5），1.5mmol/L $MgCl_2$，0.2mmol/L EDTA，100mmol/L NaCl，5mmol/L DTT，1mmol/L PMSF，1.2mmol/L Na_3VO_4，10mg/L antipain，10mg/L leupeptin，10mg/L pepstatin］中，匀浆。向匀浆液中加入适当体积的 4mmol/L NaCl 使其终浓度为 450mmol/L。15 000×g 离心 30min。取上清液，与相同体积的缓冲液Ⅱ［20mmol/L HEPES（pH7.5），1.5mmol/L $MgCl_2$，0.2mmol/L EDTA，450mmol/L NaCl，40% 甘油，5mmol/L DTT，1 mmol/L PMSF，1.2mmol/L Na_3VO_4，10mg/L antipain，10mg/L leupeptin，10μg/L pepstatin］混合。Bradford 法测定全细胞提取物的蛋白质含量，分装后保存在液氮中。

（5）SDS-PAGE 和 Western blotting

将蛋白分子量标准品、Hela 细胞核提取物和小鼠海马全细胞提取物以 7.5% SDS 聚丙烯酰胺凝胶电泳。电泳结束后，一块胶以考马斯亮蓝染色，另一块胶用电转印仪将蛋白质转印到硝酸纤维素膜上。转印后的膜依次与一抗（检测 HIF-1α：抗 HIF-1α 单克隆抗体，Novus Biologicals 公司产品；检测 eNOS：抗 eNOS 单克隆抗体，Santa Cruz 公司产品）、二抗（辣根过氧化物酶标记的山羊抗小鼠或兔 IgG，购自北京中山生物技术有限公司）孵育，化学发光检测（化学发光检测试剂盒，Santa Cruz 公司产品）。

【结果】

（1）Hela 细胞中 HIF-1α 的表达

蛋白质分子量标准品和 H_0、H_1、H_4 组 Hela 细胞核提取物进行 SDS-PAGE 电泳和 Western 印迹杂交。凝胶染色后可见 1 条蛋白质标准品和 3 条细胞核提取物条带。Western 印迹法检测，在 X 线底片上 116kD 附近，H_4 组见 1 条较粗的黑色条带；H_1 组条带较弱；而 H_0 组几乎未见这一条带（见附录：已发表的论文 26 中图 1）。

（2）小鼠缺氧预适应模型（1~4 次重复缺氧）标准缺氧耐受时间的变化（表 4-63）。

表 4-63 标准缺氧耐受时间（min, $\bar{x} \pm s$）

1 次缺氧	2 次缺氧	3 次缺氧	4 次缺氧
$n = 48$	$n = 3$	$n = 24$	$n = 12$
20.17 ± 0.82	44.69 ± 2.93	80.28 ± 6.24	138.49 ± 5.30

（3）缺氧预适应小鼠海马组织中 HIF-1α 的表达

蛋白质分子量标准品和 M_0、M_1、M_4 组海马全细胞提取物进行 SDS-PAGE 电泳和 Western 印迹杂交。凝胶染色后可见 1 条蛋白质标准品和 3 条海马全细胞提取物条带。Western 印迹法检测，在 X 光底片上 116kD 附近，M_4 组见 1 条黑色条带；M_1 组条带很弱，只隐约可见；而 M_0 组几乎未见到（见附录：已发表的论文 26 中图 2）。

（4）缺氧预适应小鼠海马组织中 eNOS 的表达

Western 印迹法检测，在 X 线底片上 116kD 上方，M_0 和 M_1 组见 1 条黑色条带，M_4 组条带更强（见附录：已发表的论文 26 中图 3）。

【讨论】

本研究结果为，缺氧 1h 和 4h 的 Hela 细胞中均出现 HIF-1α，量逐渐增加。不缺氧小鼠海马中未见 HIF-1α，可见 eNOS；急性缺氧 1 次见微弱的 HIF-1α 条带，eNOS 无明显变化；重复缺氧 4 次 HIF-1α 和 eNOS 条带均加深。

缺氧诱导因子-1（HIF-1）是近年发现的与缺氧耐受密切相关的核转录因子[7]，由 α（120kD）和 β（94kD）两个亚基构成[8-10]。慢性缺氧时 HIF-1α 迅速增加，与 β 结合形成具有活性的二聚体，调节多种基因的转录[11-13]。基因产物或能增加缺氧组织的氧气供应，或能降低细胞耗氧量，从而缓解了氧气供求之间的矛盾，维持内环境的稳定，使机体耐受缺氧。在缺血缺氧性心脑血管疾病的发病及病程进展中，HIF-1 的增多将对机体形成保护。

HIF-1 最初是从慢性缺氧 Hep3B 和 Hela 细胞中分离得到的[10]。本研究结果与文献相吻合，在缺氧 1 和 4h 的 Hela 细胞检测到 HIF-1α。说明慢性缺氧可诱导 Hela 细胞表达 HIF-1α，提示慢性缺氧 Hela 细胞核提取物可以作为检测 HIF-1α 的阳性对照[10]。

慢性缺氧可使哺乳动物的各种组织，以及各种体外培养的细胞系中产生 HIF-1。因此学者们认为，HIF-1 是介导慢性缺氧耐受的重要蛋白质分子。但是，HIF-1 与缺氧预适应的关系尚未见报道。本研究显示，不缺氧小鼠海马中几乎检测不到 HIF-1α，缺氧 1 次可检测到较少的 HIF-1α，缺氧 4 次 HIF-1α 水平有所增高。提示经过重复缺氧，海马中 HIF-1α 随着缺氧次数的增加而逐步增加，HIF-1 很可能参与形成预适应时神经组织的缺氧耐受与自我保护，是预适应的机制之一。

内皮型一氧化氮合酶（eNOS）是脑缺血时一种重要的神经保护物质。主要由内皮细胞产生，中枢神经系统中有少数神经元也能产生[14]。它可以在不缺血组织中表达，脑缺血时，钙离子浓度升高，进而激活 eNOS[5,6]，使 eNOS 含量增加，催化 NO 的合成。eNOS 催化产生的 NO 能稳定脑局部血流量，缩小缺血坏死区域，减轻缺血损伤。但是，预适应时脑组织中 eNOS 的变化尚未见报道。本文中，不缺氧和缺氧 1 次小鼠海马中可以检测到 eNOS，缺氧 4 次 eNOS 有所增加。说明重复缺氧 4 次能促进海马 eNOS 的表达，eNOS 调节脑血流量，增加脑组织的氧气供给，很可能是预适应的机制之一。

在缺氧预适应小鼠脑组织中，HIF-1α 能够增强细胞自身耐受缺氧的能力，而 eNOS 则通过调节脑血流量，增加氧气供应。可见，HIF-1α 和 eNOS 分别从细胞内部和细胞外环境两个方面发挥了某种神经保护作用，使小鼠耐受缺氧。

参考文献

1. 李晓瑜. 腺苷在缺氧缺血性脑损伤中的作用. 国外医学·儿科分册，1997，24（1）：33-36
2. Murry CE, Jennings RB, Reimer KA. Preconditioning with ischemia: a delay of lethal cell injury in ischemia myocardium. Circulation, 1986, 74 (5): 1124-1136
3. 吕国蔚. 缺氧适应的组织机制. 见：潘世崴主编. 病理生理学进展（一）. 北京：人民卫生出版社，1963. 196-237
4. 吕国蔚，史美棠，李凌等. 急性重复缺氧对小鼠缺氧耐受性的影响及其机制的初步探讨. 中国病理生理杂志，1992，8（4）：425-430
5. Bredt DS, Snyder SH. Nitric oxide: a physiologic messenger molecule. Ann Rev Biochem, 1994, 63 (1): 175-195
6. Marletta MA. Nitric oxide synthase: aspects concerning structure and catalysis. Cell, 1994, 78 (6): 927-930
7. Semenza GL, Wang GL. A nuclear factor induced by hypoxia via de novo protein synthesis binds to the human erythropoietin gene enhancer at a site required for transcriptional activation. Mol Cell Biol, 1992, 12 (12): 5447-5454
8. Wang GL, Semenza GL. Characterization of hypoxia-inducible factor-1 and regulation of DNA binding activity by hypoxia. J Biol Chem, 1993, 268 (29): 21513-21518
9. Wang GL, Semenza GL. Purification and characterization of hypoxia-inducible factor-1. J Biol Chem, 1995, 270 (3): 1230-1237
10. Wang GL, Jiang BH, Rue EA. Hypoxia-inducible factor 1 is a basic-helix-loop-helix PAS heterodimer regulated by cellular O_2 tension. Proc Natl Acad Sci USA, 1995, 92 (6): 5510-5514
11. Forsythe JA, Jiang BH, Iyer NV. Activation of vascular endothelial growth factor gene transcription by hypoxia-inducible factor 1. Mol Cell Biol, 1996, 16 (9): 4604-4613
12. Semenza GL, Jiang BH, Leung SW. Hypoxia response elements in the aldolase A, enolase 1 and lactate dehydrogenase A gene promotors contain essential binding site for hypoxia-inducible factor 1. J Biol Chem, 1996, 271 (51): 32529-32537
13. Lee PJ, Jiang BH, Chin BY. Hypoxia-inducible factor 1 mediates transcriptional activation of the heme oxygenase-1 gene in response to hypoxia. J Biol Chem, 1997, 272 (9): 5375-5381
14. Dinerman JL, Dawson TM, Schell MJ, et al. Endothelial nitric oxide synthase localized to hippocampal pyramidal cells: implications for synaptic plasticity. Proc Natl Acad Sci USA, 1994, 91 (10): 4214-4218

4.6.5. 一氧化碳对缺氧预适应小鼠缺氧诱导因子-1 表达的影响

摘要 目的：探讨缺氧预适应小鼠中一氧化碳对缺氧诱导因子-1 表达和缺氧耐受时间的影响。方法：小鼠腹腔注射生理盐水（NS）或氯化高铁血红素（hemin）后，进行重复缺氧 4 次实验，Western 印迹法检测海马中缺氧诱导因子-1α（HIF-1α）的表达，并记录缺氧耐受时间。结果：缺氧 1 次和 2 次，注射 NS 和注射 hemin 小鼠海马中 HIF-1α 的水平基本相同，缺氧耐受时间相似。重复缺氧 3 次和 4 次，注射 hemin 小鼠海马中 HIF-1α 含量少于注射 NS 小鼠，缺氧耐受时间低于注射 NS 小鼠（$P<0.05$）。结论：在缺氧预适应模型中，CO 能减少海马中 HIF-1α 的表达，进而降低缺氧耐受时间。其机制可能为 CO 抑制血红素蛋白氧感受器

的功能。

关键词 缺氧；预适应；一氧化碳；印迹法；蛋白质；小鼠

Effects of carbon monoxide on hypoxia inducible factor-1 expression in hypoxia preconditioned mice Objective: To study the effect of carbon monoxide (CO) on hypoxia inducible factor-1α (HIF-1α) expression and on hypoxic tolerance duration in hypoxia preconditioned mice. Methods: Mice were injected with normal saline (NS) or hemin intraperitoneally. Western blotting was used to detect HIF-1α in hippocampus. The tolerant duration of each hypoxic run was recorded. Results: After 1 and 2 runs of hypoxia exposure, there were no significant differences in HIF-1α expression and hypoxic tolerance duration between NS and hemin injection groups. After 3 and 4 runs of hypoxia exposure, the content of HIF-1α was lower and hypoxic tolerance duration was shorter ($P<0.05$) in hemin injected groups than that in NS injected groups. Conclusion: CO decreases the expression of HIF-1α, and the hypoxic tolerance duration in hypoxia preconditioned mice. The mechanism may be in that CO binds to hemoprotein and inhibits hemoprotein oxygen sensor.

Key words anoxia; preconditioning; carbon monoxide; blotting; protein; mice

哺乳动物通过事先多次短暂的缺血或轻度缺氧，可激发机体内在的防护机能，对随后的严重缺血缺氧产生强大的防御和保护作用，称为缺血/缺氧预适应[1,2]。吕国蔚首创的缺氧预适应模型中，小鼠经急性重复缺氧后，海马中缺氧诱导因子-1α（hypoxia inducible factor-1α, HIF-1α）的含量迅速增多，缺氧耐受时间逐次呈线性递增[3,4]。HIF-1能使机体耐受慢性缺氧，上述研究提示 HIF-1 也促进了急性缺氧预适应的形成。

Verma 等[5]发现，氯化高铁血红素（hemin）可在体内转化生成一氧化碳（CO），CO 与血红素蛋白氧感受器结合，抑制缺氧信号转导。

但是，在缺氧预适应模型中，血红素蛋白氧感受器-缺氧信号转导通路是否参与缺氧信号的传递？CO 能否通过抑制缺氧信号转导，进而影响 HIF-1α 和缺氧耐受时间？尚未见报道。

本文旨在研究缺氧预适应小鼠中 CO 对 HIF-1α 以及缺氧耐受时间的影响，探讨缺氧预适应时血红素蛋白氧感受器-缺氧信号转导通路所发挥的作用。

【材料与方法】

（1）动物分组

取体重 18~22g 的成年昆明系小鼠（雌雄不限），共 120 只，随机均分为 10 组。

第 1~5 组为对照组：小鼠以 15mg/kg 生理盐水腹腔注射，随后分别进行不缺氧（NS_0 组）和重复缺氧 4 次实验（NS_1、NS_2、NS_3 和 NS_4）组。

第 6~10 组为实验组：小鼠以 15mg/kg 氯化高铁血红素腹腔注射，随后分别进行不缺氧（H_0）组和重复缺氧 4 次实验（H_1、H_2、H_3 和 H_4）组。

（2）小鼠缺氧预适应模型的复制

室温 18~22℃。将小鼠称重后放入含有新鲜空气、经过标定的约 150ml 广口瓶内，以橡皮塞密封，一旦动物出现喘呼吸时立即取出，并随即转移到另一相似容积、含有新鲜空气的广口瓶内，密闭，记时，如此重复 4 次[4]，分别为第 1、2、3、4 次重复低氧。记录各次倒瓶中，从密闭开始到出现喘呼吸的时间，即耐受时间。并根据公式换算为标准耐受时间[4]。

(3) 海马组织全细胞提取物的制备

以下各步骤均在4℃操作。

迅速从液氮中取出海马组织，置缓冲液Ⅰ[20mmol/L HEPES（pH7.5），1.5mmol/L $MgCl_2$，0.2mmol/L EDTA，100mmol/L NaCl，5mmol/L DTT，1mmol/L PMSF，1.2mmol/L Na_3VO_4，10mg/L antipain，10mg/L leupeptin，10mg/L pepstatin]中匀浆。向匀浆液中加入适当体积的4mol/L NaCl使其终浓度为450mmol/L。15 000×g离心30min。取上清液，与相同体积的缓冲液Ⅱ[20 mmol/L HEPES（pH7.5），1.5mmol/L $MgCl_2$，0.2mmol/L EDTA，450mmol/L NaCl，40%甘油，5mmol/L DTT，1mmol/L PMSF，1.2mmol/L Na_3VO_4，10mg/L antipain，10mg/L leupeptin，10μg/L pepstatin]混合。以Bradford法测定全细胞提取物的蛋白质含量，分装后保存在液氮中。

(4) SDS-聚丙烯酰胺凝胶电泳（SDS-PAGE）和Western印迹法检测HIF-1α

将蛋白分子量标准品和小鼠海马全细胞提取物以7.5%SDS-聚丙烯酰胺凝胶电泳。电泳结束后，一块胶以考马斯亮蓝染色，另一块胶用电转印仪将蛋白质转印到硝酸纤维膜上。转印后的膜依次与一抗（抗HIF-1α单克隆抗体，Novus Biologicals公司产品）、二抗（辣根过氧化物酶标记的山羊抗小鼠IgG，购自北京中山生物技术有限公司）孵育，化学发光检测（化学发光检测试剂盒，Santa Cruz公司产品）。

(5) 统计学处理

应用SPSS 8.0统计软件，对实验组和对照组的（1、2、3、4次）标准缺氧耐受时间分别进行两组 t 检验。

【结果】

(1) 实验组和对照组小鼠标准缺氧耐受时间的变化

实验组和对照组小鼠缺氧1次和重复缺氧2次时，标准缺氧耐受时间无显著差异。重复缺氧3次和4次时，实验组小鼠的标准缺氧耐受时间显著低于对照组，$P<0.05$（表4-64）。

表4-64 标准缺氧耐受时间 (min, $\bar{x}\pm s$)

分组	1次缺氧 ($n=48$)	2次缺氧 ($n=36$)	3次缺氧 ($n=24$)	4次缺氧 ($n=12$)
对照组	20.17±0.82	44.69±2.93	80.28±6.24	138.49±5.30
实验组	19.41±0.73	42.18±2.06	69.51±5.38*	122.72±5.71*

* $P<0.05$，与对照组比较

(2) 实验组和对照组小鼠海马全细胞提取物中HIF-1α水平的变化

1) 不缺氧：NS_0 组和 H_0 组在分子量116kD上方未见黑色条带。

2) 急性缺氧1次和重复缺氧2次：NS_1、NS_2 组和 H_1、H_2 组，在分子量116kD上方见很浅的黑色条带。但腹腔注射生理盐水（NS组）和注射氯化高铁血红素（H组）之间无明显差异。

3) 重复缺氧3次和4次：NS_3、NS_4 组和 H_3、H_4 组，在分子量116kD上方见较深的黑色条带。但腹腔注射氯化高铁血红素（H组）比注射生理盐水（NS组）条带稍浅。

【讨论】

缺氧诱导因子-1（HIF-1）是近年发现的能够提高缺氧耐受性的核蛋白[6-9]。慢性缺氧时

HIF-1α 亚基迅速增加,并与 β 亚基结合形成二聚体,调节多种基因的转录[8]。我们以往的研究证实,急性重复缺氧(即缺氧预适应)同样能够诱导海马组织产生 HIF-1α。随着缺氧次数的增加,标准缺氧耐受时间呈线性递增,与此同时 HIF-1α 水平持续升高,提示 HIF-1 参与预适应的建立,保护机体免受缺氧损伤。

慢性缺氧时,缺氧信号与血红素蛋白氧感受器结合,并通过缺氧信号转导通路,使细胞适应缺氧环境。CO 阻碍缺氧信号与血红素蛋白结合,抑制细胞的缺氧耐受[5]。但是,小鼠缺氧预适应模型中血红素蛋白氧感受器是否参与缺氧信号转导? CO 是否调节 HIF-1α 的表达? HIF-1α 的改变是否影响缺氧耐受时间,还未见报道。

氯化高铁血红素在体内转化生成 CO,注射后 30min 起效,作用逐渐增强,4~6h 达高峰。本研究中,小鼠腹腔注射氯化高铁血红素(实验组)或生理盐水(对照组)后,随即进行 4 次重复缺氧实验。缺氧 3 次和 4 次(约为注射后 2~4h),实验组海马中 HIF-1α 含量低于对照组。提示 CO 很可能通过阻碍血红素蛋白与缺氧信号结合,降低 HIF-1α 的水平。血红素蛋白氧感受器很可能参与缺氧预适应模型中缺氧信号的转导。

缺氧耐受时间是衡量脑组织缺氧耐受性的重要指标。缺氧预适应的典型表现是缺氧耐受时间大幅度升高[10],体现了脑组织缺氧耐受性的显著提高。本研究中,重复缺氧 3 次和 4 次时,实验组与对照组相比,不仅脑组织中 HIF-1α 水平下降,而且标准缺氧耐受时间降低($P < 0.05$)。提示:预适应时脑内 HIF-1α 的水平影响脑组织对缺氧的耐受能力。可能机制为:HIF-1 能促进基因转录,基因产物增强血液携氧能力和细胞无氧代谢活动,缓解氧气供需矛盾,增强脑组织抵抗缺氧的能力,标准缺氧耐受时间延长。

参考文献

1. 李晓瑜. 腺苷在缺氧缺血性脑损伤中的作用. 国外医学·儿科分册, 1997, 24 (1): 33-36
2. Murry CE, Jennings RB, Reimer KA. Preconditioning with ischemia: a delay of lethal cell injury in ischemia myocardium. Circulation, 1986, 74 (4): 1124-1136
3. 吕国蔚. 缺氧适应的组织机制. 见:潘世崴主编. 病理生理学进展 (一). 北京:人民卫生出版社, 1963. 196-237
4. 吕国蔚, 史美棠, 李凌等. 急性重复缺氧对小鼠缺氧耐受性的影响及其机制的初步探讨. 中国病理生理杂志, 1992, 8 (4): 425-430
5. Verma A, Hirsch DJ, Glatt CE, et al. Carbon monoxide: a putative neural messenger. Science, 1993, 259 (28): 381-384
6. Semenza GL, Wang GL. A nuclear factor induced by hypoxia via de novo protein synthesis binds to the human erythropoietin gene enhancer at a site required for transcriptional activation. Mol Cell Biol, 1992, 12 (12): 5447-5454
7. Wang GL, Semenza GL. Characterization of hypoxia-inducible factor-1 and regulation of DNA binding activity by hypoxia. J Biol Chem, 1993, 268 (29): 21 513-21 518
8. Wang GL, Semenza GL. Purification and characterization of hypoxia-inducible factor 1. J Biol Chem, 1995, 270 (3): 1230-1237
9. Wang GL, Jiang BH, Rue EA. Hypoxia-inducible factor 1 is a basic-helix-loop-helix PAS heterodimer regulated by cellular O_2 tension. Proc Natl Acad Sci USA, 1995, 92 (6): 5510-5514
10. 侯燕芝, 焦晓惠, 吕国蔚等. 反复低氧对小鼠脑内神经肽 Y 免疫反应活性的影响. 中国病理生理杂志, 2001, 17 (10): 1016-1018

4.6.6. 急性重复缺氧暴露小鼠海马 HIF-1α 表达的变化

摘要 目的：检测小鼠脑海马组织中 HIF-1α 在急性重复缺氧条件下的变化，探讨缺氧预适应过程中 HIF-1α 活化对脑的保护作用。方法：小鼠缺氧 0 次（H_0）、1 次（H_1）、4 次（H_4）后取海马组织，应用 RT-PCR 技术、Western blotting、EMSA，对 HIF-1α mRNA、蛋白质含量及 HIF-1 DNA 结合活性进行测定。结果：与 H_0 组相比，H_1 组 HIF-1α mRNA 显著升高，而 H_0 和 H_4 之间未见显著差异。蛋白质含量及 HIF-1 DNA 结合活性在 H_0、H_1、H_4 中依次增加。结论：HIF-1α 蛋白质的含量及 HIF-1 DNA 结合活性增加与缺氧预适应小鼠获得脑保护的关系密切。

关键词 缺氧预适应；海马；HIF-1；小鼠

Alterations of expression of hypoxia-inducible factor-1α subunit in the hippocampus of mice acutely and repeatedly exposed to hypoxia Objective: To detect the effect of hypoxia preconditioning on HIF-1α expression in acute repeated hypoxic mice hippocampus. Methods: Mice were divided into 3 groups randomly and were exposed to hypoxia for 4 runs (H_4 group), 1 run (H_1 group) and 0 run (control group). RT-PCR, Western blotting and EMSA were used to examine the HIF-1α responses in mice hippocampus following exposure to hypoxia. Total mRNA, total protein and nuclear protein were extracted from mice hippocampus for RT-PCR, Western blotting and EMSA respectively. Results: HIF-1α mRNA levels were found to be increased in H_1 and decreased in H_4 (vs H_1). HIF-1α protein levels and HIF-1 DNA binding activities were increased in H_1 and markedly increased in H_4. Conclusion: HIF-1 activation is closely related to protection of the brain in hypoxic preconditioned mice.

Key words hypoxic preconditioning; hippocampus; HIF-1; mouse

缺氧预适应现象是指机体经预先亚致死性的缺氧/缺血暴露，可以增强机体对随后致死性缺氧/缺血的耐受力，被认为是细胞内源性防护机制的启动[1]，其具体机制尚不十分清楚，但作用效果却很肯定。国外最早对缺氧/缺血预适应现象的报道是 1986 年对心肌缺血的研究[2]。脑缺氧/缺血预适应现象最早见于 1990 年对全脑的缺血模型报道[3]。吕国蔚等在 20 世纪 60 年代发现小鼠经间断重复密闭缺氧处理后，对低氧的耐受性随缺氧的次数的增加而递增[4,5]。

缺氧引起脑内众多基因的表达变化，其中一些对神经细胞在应激状态下的存活有重要的意义。HIF-1 作为缺氧诱导的核转录因子，调节脑内多种基因在缺氧/缺血条件下表达的改变[6]，HIF-1 被认为是调节哺乳动物细胞缺氧诱导基因表达的关键物质[7]。海马组织是大脑对缺氧/缺血最为敏感的部位。本工作在吕国蔚等急性重复缺氧模型上，研究成年小鼠海马组织 HIF-1α 的变化，探讨其与神经细胞的保护的关系。

【材料与方法】

(1) 动物模型复制

BALB/C 近交系雄性小鼠，6~8 周龄，体重 18~22 克，属清洁级动物，由军事医学科学院提供。按吕国蔚等先前报道复制模型[4]，实验分 H_0、H_1、H_4 3 组，H_0 为正常对照组，H_1 为缺氧 1 次组，H_4 为重复缺氧 4 次组。随后立即断头取脑，剥离海马。

(2) RT-PCR

用 QIAGEN 公司提供的 RNeasy Mini Kit 提取海马总 RNA，紫外分光光度计检测 RNA 纯度和含量。

逆转录反应：在 0.5ml Eppendorf 管中加入总 RNA 2μg，Oligo（dT）$_{15}$ 引物 1μl，用 DEPC 水补足 12μl。70℃，孵育 10min；立刻冰浴 1min。再加入 5×RT 反应缓冲液 4μl；dNTP（10mmol/L），1μl；DTT（0.1mol/L），2μl，混匀，42℃孵育 5min。随后加入 SuperscripⅡRT 酶 1μl，在 42℃，反应 50min；70℃，反应 15min。得到 cDNA 产物 -20℃保存。

引物设计：根据 Genebank 序列，用 Primer premier 5.0 软件分别设计小鼠 HIF-1α 基因和内参 GAPDH 基因的引物。引物由上海生物公司合成，引物序列如下。GAPDH 的正向引物为：5′- CCCTTCATTGACCTCAAC -3′；反向引物为 5′- TTCACACCCATCACAAAC -3′；产物片段为 301bp。HIF-1α 的正向引物为：5′- TATAAACCTGGCAATGTCTCC -3′；反向引物为：5′- GATGCCTTAGCAGTGGTCGT -3′；产物片段为 672bp。

PCR 反应：在 0.5ml Eppendorf 管中依次加入无菌水 11.3μl，10×PCR 缓冲液 2μl，3′和 5′端引物（5μmol/L）各 2μl，dNTP（2.5 mmol/L）1.5μl，Taq DNA 聚合酶（5×10^{6}U/L）0.2μl，混匀。滴加 20μl 石蜡油覆盖，稍加离心，在 PCR 反应仪上反应。

HIF-1α 反应参数：94℃预变性3min；再进行92℃，30s；53℃，35s；72℃，1min（29 cycles）；最后 72℃延伸 5 min 停止反应。GAPDH 反应参数：94℃预变性3min；再进行92℃，40s；50℃，40s；72℃，45s（20 cycles）；最后 72℃延伸 5 min 停止反应。

PCR 产物定量：HIF-1α 及 GAPDH PCR 反应产物 9μl 加 1μl 10×上样缓冲液。以 1×TBE 为电泳缓冲液，在含 EB 的 1%琼脂糖凝胶上 5V/cm 电压降进行电泳，电泳约 1h。电泳完毕后，通过紫外光激发成像原理，将琼脂糖凝胶用凝胶成像分析仪进行图像扫描，用 Bandscan 凝胶分析软件分析图像。然后计算 HIF-1α 与 GAPDH 的 OD 比值，比较各组 HIF-1α/GAPDH 比值的大小。统计学处理：结果以 $\bar{x} \pm s$ 表示，用 SPSS10.0 数据统计软件 ANOVA 和 Tukey 对组间数据进行处理和分析，以 $P<0.05$ 为显著差别的界限。

(3) Western blotting

将海马置冻存管液氮冻存，然后移入裂解液中，用超声粉碎仪匀浆。用 BCA 法进行总蛋白定量。加 5×上样缓冲液，配制样品，100℃加热 10min 变性。从上述各组样品中分别取 80μg 的总蛋白上样，用 8%SDS-PAGE，4℃，20mA 电泳，当指示剂溴酚蓝电泳到分离胶时调节电流为 30mA 继续电泳 3.5h。随后立即于 4℃，400mA 条件下通过湿转法将蛋白从 SDS-PAGE 胶上转移到硝酸纤维素（NC）膜上，转膜 5h。将 NC 膜用 TBS（10mmol/L Tris-HCl，pH7.5，250mmol/L NaCl）振摇漂洗 10min，10%脱脂牛奶封闭 1h，再用 TTBS（10mmol/L Tris-HCl，pH7.5，250mmol/L NaCl，0.25% Tween-20）振摇洗膜 3 次，每次 10min。NC 膜与用 TTBS 稀释的 HIF-1α 多克隆抗体（1:500）常温下孵育 4h，用 TTBS 洗膜，同上，再与用 TTBS 稀释的二抗（HRP 标记的羊抗兔 Ig，1:5000）孵育 1h，TTBS 洗膜，同上。ECL 试剂 1:1 混合与膜反应均匀，约 5min。在暗室中与 X 光片曝光 5~20min，再将胶片置于显影液和定影液各 2min 后观察。

(4) 凝胶迁移改变试验（EMSA）

核蛋白的提取：剥离小鼠海马，然后在冰上用匀浆缓冲液（Hepes 10mmol/L, MgCl$_2$ 1.5mmol/L，KCl 10mmol/L，DTT 0.5mmol/L，PMSF 0.5mmol/L，aprotinin 10μg/ml，pepstatin 2μg/ml，leupepin 1μg/ml）匀浆，4℃、3300×g 离心 15 分钟。在冰上沉淀用低盐缓冲液（Hepes 20mmol/L，

EDTA 0.2mmol/L, MgCl₂ 1.5mmol/L, KCl 0.02 mmol/L, 25% glycerol, DTT 0.5 mmol/L, aprotinin 10μg/ml, pepstatin 2μg/ml, leupepin 1μg/ml) 悬浮, 轻微振荡并滴加高盐缓冲液 (Hepes 20mmol/L, EDTA 0.2mmol/L, MgCl₂ 1.5mmol/L, KCl 1.2mol/L, 25% glycerol, DTT 0.5 mmol/L, PMSF 0.5mmol/L, aprotinin 10μg/ml, pepstatin 2μg/ml, leupepin 1μg/ml), 150r/min 振荡 1 小时, 3000×g 离心 30 分钟。上清液用透析袋透析 6 小时, 除去过高的钾。BCA 法定量, 分装冻存于 -70℃。将已粘连的 W18 (GCCCTACGTG CTGCCTCGCATGGC) 探针用 T4 多核苷酸激酶, 以 γ-P^{32}N-ATP 进行放射性标记, 用 QIAquick Nucleotide Removal Kit 除去未标记的 γ-P^{32}-ATP。结合反应含有 5×binding buffer (Hepes 60mmol/L, EDTA 5mmol/L, KCl 300mmol/L, 25%glycerol, DTT 5mmol/L, Tris-HCl 20mmol/L), 1.5μg poly (dI·dC), γ-P^{32} 放射性标记的 W18 探针, 20μg 核蛋白粗提物。4%非变性聚丙烯酰胺凝胶电泳, 电泳结束后干胶, -70℃进行放射自显影。

【结果】

不同低氧次数对小鼠耐受时间的影响 (表 4-65)。可见随缺氧次数的增加小鼠的缺氧耐受性增强。

表 4-65 不同低氧次数对小鼠耐受时间的影响 ($\bar{x} \pm s$)

	1次	2次	3次	4次
耐受时间 (min)	17.2±2.9	37.4±5.7#	58.5±7.3#	78.7±7.9#
比值	1	2	3	4

与前次比较, # $P<0.01$

HIF-1α mRNA RT-PCR 扩增产物的电泳结果 (图 4-56)。将各组的结果进行图像分析后得到图 4-57。由图 4-56 和 4-57 可见 H₁ 组小鼠海马组织 HIF-1α mRNA 表达增高 (vs H₀, $P<0.05$), H₄ 组 HIF-1α mRNA 表达回降 (vs H₁, $P<0.05$)。H₄ 组虽比 H₀ 组高, 但两组未见显著性差异。

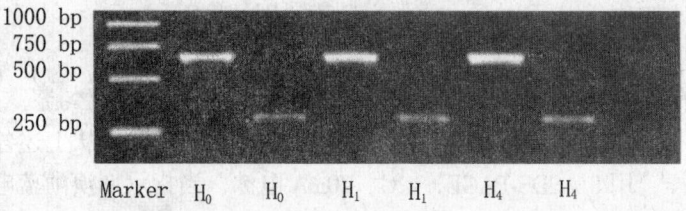

图 4-56 H₀、H₁、H₄ 组 HIF-1α 及 GAPDH mRNA RT-PCR 电泳分析 ($n=6$)

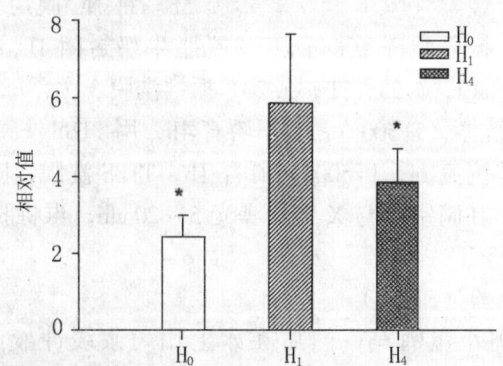

图 4-57 不同组 HIF-1α mRNA 与 GAPDH mRNA 的比例 ($n=6$, * $P<0.01$, 与 H₁ 相比)

Western 印迹检测表明，正常对照 H_0 组海马可见很微弱 HIF-1α 蛋白的条带，在 H_1 组相应的位置上可明显见到 HIF-1α 蛋白的条带，含量是 H_0 组的 1.3～3.4 倍，在 H_4 组 HIF-1α 蛋白的量又明显高于 H_1 组，含量是 H_0 组的 3.7～13.1 倍（图 4 - 58）。

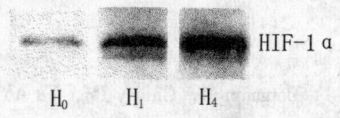

图 4 - 58　不同组海马 HIF-1α Western-blotting 分析（$n = 6$）

EMSA 测定小鼠海马 HIF-1 结合活性结果表明，在正常对照 H_0 组海马 HIF-1 的 DNA 结合活力较低；H_1 组 HIF-1 的 DNA 结合活力升高为 H_0 的 20 倍以上；H_4 组 HIF-1 的 DNA 结合活力又有所增高，是 H_1 的 1.2 倍（见 Fig. 5 - 9）。

【讨论】

HIF-1 是由 HIF-1α 和 HIF-1β 组成的异二聚体，二者均属于碱性螺旋 - 环 - 螺旋（bHLH）PAS 家族转录因子。正常情况下 HIF-1 激活依赖一定量的 HIF-1α 蛋白，HIF-1α 蛋白在缺氧状态下显著升高，HIF-1β 组成性表达与氧分压变化无关。常氧状态下，HIF-1α N 末端存在氧依赖的降解区（ODDD），经蛋白酶体系降解[8]，蛋白较难检测到。在降解过程中，von Hippel-linau（pVHL）肿瘤抑制蛋白扮演了重要角色，pVHL 直接与 HIF-1α 的 ODDD 亚结构域相互作用调节 HIF-1α 泛素化，使 HIF-1α 被蛋白酶体系降解[9,10]。HIF-1α C 末端有脯氨酸羟基化位点，其脯氨酸残基羟基化是 pVHL 与 HIF-1α 结合必要条件，这一过程需氧依赖的脯氨酸羟化酶参与。缺氧条件下，HIF-1α 避免降解而转位进入核内与 HIF-1β 形成二聚体，调节其他基因转录。

本实验发现，HIF-1α mRNA 在 H_1 表达升高，而 H_4 表达回落，H_4 与 H_0 组之间未见显著差异，在缺氧状态下表达量迅速、短暂升高。经过重复缺氧以后，H_4 HIF-1α mRNA 含量下降，这与慢性低氧再缺血的变化不同[1]。HIF-1 的激活除 HIF-1α 降解受到抑制之外，还需要蛋白质持续合成[11]，H_1 组 HIF-1α mRNA 变化的原因可能是由于缺氧状态下 HIF-1α 的转录被激活，随着预适应的形成，翻译、转录等生理过程受到抑制，mRNA 含量下降。从 mRNA 水平来看，急性缺氧重复条件下 HIF-1α 的调节主要是翻译后的调节。

HIF-1α 蛋白质 Western blotting 检测的结果显示，常氧状态下，HIF-1α 蛋白质可以检测到，而 H_1、H_4 HIF-1α 的量依次增加。EMSA 结果显示，在 H_0 组检测到了较弱的 HIF-1 的 DNA 结合活力，HIF-1 的 DNA 结合活性在 H_1、H_4 组中依次增高。HIF-1α 在缺氧条件下迅速积累，在复氧情况下又被降解，本实验中动物经间断重复密闭缺氧暴露，HIF-1α 蛋白量必然随缺氧复氧变化而变化。结果显示随重复缺氧次数增加 HIF-1α 蛋白量增加，提示 HIF-1α 蛋白量升高与急性重复缺氧所致缺氧耐受时间显著升高关系密切。

HIF-1 介导许多基因表达的改变，这其中包括红细胞生成素（EPO）、血管内皮生长因子（VEGF）、葡萄糖转运体（GLUT）及糖酵解有关的酶[6,12,13]。受 HIF-1 调控的基因大多含有缺氧应答元件，HIF-1 神经保护作用主要与这些基因的表达上调有关。EPO 及 VEGF 已被证明有神经元存活因子的功能[14,15]，可降低脑缺氧/缺血对脑组织的损伤。本实验发现急性重复缺氧暴露使 HIF-1 与 EPO 缺氧应答元件结合能力增加。因此可以推测，HIF-1α 蛋白量升高与 HIF-1 DNA 结合活性增加可能在缺氧后脑保护及脑缺氧预适应的形成中发挥着重要作用。研究 HIF-1 及其调控基因的变化有助于进一步了解低氧预适应形成的分子机制并为临床实践拓展思路。

参考文献

1. Bergeron M, Gidday JM, Yu AY, et al. Role of hypoxia-inducible factor-1 in hypoxia-induced ischemic tolerance in neonatal rat brain. Ann Neurol, 2000, 48 (3): 285 – 296
2. Murry CE, Jennings RB, Reimer KA. Preconditioning with ischemia: a delay of lethal cell injury in ischemic myocardium. Circulation, 1986, 74: 1124 – 1136
3. Kitagawa K, Matsumoto M, Tagaya M, et al. Ischemic tolerance phenomenon found in the brain. Brain Res, 1990, 528: 21 – 24
4. 吕国蔚. 缺氧适应的组织机制. 见: 潘世葳主编. 病理生理学进展 (一). 北京: 人民卫生出版社, 1963. 169 – 273
5. 吕国蔚, 史美棠, 李凌等. 急性重复缺氧对小鼠缺氧耐受性的影响及其机制的初步探讨. 中国病理生理杂志, 1992, 8 (4): 425 – 428
6. Jones NM, Bergeron J, Bergeron M. Hypoxic precondition induces changes in HIF-1 target genes in neonatal rat brain. J Cereb Blood Flow Metab, 2001, 21 (9): 1105 – 1114
7. Semenza GL. HIF-1: mediator of physiological and pathophysiological responses to hypoxia. J Appl Physiol, 2000, 88: 1474 – 1480
8. Huang LE, Gu J, Schau M, et al. Regulation of hypoxia-inducible factor 1α is mediated by an O_2-dependent degradation domain via the ubiquitin-proteasome pathway. Proc Natl Acad Sci USA, 1998, 95: 7987 – 7992
9. Tanimoto K, Makino Y, Pereira T, et al. Mechanism of regulation of the hypoxia-inducible factor 1α by the von Hippel-lindan tumor suppressor protein. EMBO J, 2000, 19: 4298 – 4309
10. Masson N, Willam C, Maxwell PH, et al. Independent function of two destruction domains in hypoxia-inducible factor 1α chains activated by prolyl hydroxylation. EMBO J, 2001, 20: 5197 – 5206
11. Semenza GL, Wang GL. A nuclear factor induced by hypoxia via de novo protein synthesis binds to the human erythropoietin gene enhancer at a site required for transcriptional activation. Mol Cell Biol, 1992, 12: 5447 – 5454
12. Bernaudin M, Nedelec AS, Divoux D, et al. Normobaric hypoxia induces tolerance to focal permanent cerebral ischemia in association with an increased expression of hypoxia-inducible factor-1 and its target genes, erythropoietin and VEGF, in adult mouse brain. J Cereb Blood Flow Metab. 2002, 22: 393 – 403
13. Semenza GL, Jiang BH, Leung SW, et al. Hypoxia response elements in the aldolase A, enolase 1 and lactate dehydrogenase A gene promoters contain essential binding sites for hypoxia-inducible factor 1. J Biol Chem, 1996, 271: 32529 – 32537
14. Sakanaka M, Wen TC, Matsuda S, et al. In vivo evidence that erythropoietin protects neurons from ischemic damage. Proc Natl Acad Sci USA, 1998, 95: 4635 – 4640
15. Hayashi T, Abe K, Itoyama Y, et al. Reduction of ischemia damage by application of vascular endothelial growth factor in rat brain after transient ischemia. J Cereb Blood Flow Metab, 1998, 18: 887 – 895

4.6.7. ATP 敏感的 K^+ 通道及其在缺氧预适应中的作用

摘要 本文综述了 K_{ATP} 通道的构筑、调制及其开放的双重作用。

关键词 K_{ATP} 通道

ATP sensitive potassium channel and its role in hypoxic preconditioning The architecture and modulation of K_{ATP} channel as well as double action of its opening are reviewed in the article.

Key words K_{ATP} channel

K_{ATP}通道是Noma于1983年在心肌细胞上发现的[1]。随后在胰岛β细胞、骨骼肌细胞、血管与非血管平滑肌细胞以及神经细胞等多种细胞也都陆续发现K_{ATP}通道的存在,并对其中的胰岛β细胞和下丘脑腹内侧核神经元的K_{ATP}通道进行了较深入的研究[2,3]。

K_{ATP}通道的发现将细胞的生物能态与细胞的膜电位联结了起来,在许多细胞的代谢与电活动之间提供重要联系,为了解各种细胞反应的内在机理提供了新的渠道[1-3]。

K_{ATP}通道是一种对K^+具有高度选择性的离子通道,对Na^+/K^+通透性比值仅为0.01,在150mmol/L K^+存在下,电压低于K^+平衡电位,单个K_{ATP}通道的电导为70~90pS,+40mV的正电压时,外向电流低于内向电流,呈较弱的内向整流[4]。K_{ATP}通道开放的特征表现为成簇的阵发性发放间以较长的关闭期,其开放不以电压依赖的方式激活,但受电压的调控[4]。

(1) K_{ATP}通道的构筑

K_{ATP}通道由Kir 6.2和SUR1两种蛋白质构成。Kir 6.2为内向整流/ATP通道家族成员,包括390个氨基酸的α亚单位,形成K_{ATP}通道的中心孔道,其跨膜功能区的氨基酸序列与电压门控离子通道的H5或P区同源,具有ATP结合抑制位点,控制K_{ATP}通道对K^+的选择性,也起ATP感受器(sensor)的作用。SUR1是一种硫酰脲受体(sulfonylurea receptor),为ATP结合盒(ATP-binding cassette, ABC)超家族成员,有多达17个的跨膜功能区序列与核苷酸结合折叠,是K_{ATP}通道对ATP、ADP等因素的敏感性的调节亚单位。编码人Kir 6.2和SUR1的基因均位于人染色体的11P15.1区,二者的表达很可能是偶联的[3,5-8](见附录:已发表的论文42中的图1)。

(2) K_{ATP}通道的调制

K_{ATP}通道的活性受代谢调节。游离ATP是K_{ATP}通道的最强而有效的阻断剂,在$[ATP]_i$而不是$[ATP]_o$升高时,K_{ATP}通道受抑制而关闭。游离ATP、非水解的ATP、与Mg^{2+}结合的ATP等升高时均可导致K_{ATP}通道抑制,因此,这种抑制似不需要ATP的磷酸化与水解,而只是由于ATP的配体活动引起的。ADP、AMP、CTP、UTP以及ITP等腺嘌呤核苷酸也可抑制K_{ATP}通道,但均比ATP的作用弱[1,8]。

在ATP作用下,K_{ATP}通道的阵发发放持续期缩短,阵发发放之间的间期延长,但K_{ATP}通道发放的快速闪动(fast flickering)的动力学和单个通道的电导无任何变化[1,8]。ATP对内面朝外的膜片K_{ATP}通道活动的半最大抑制浓度低于100μmol/L($[ATP]_i$通常是20~30μmol/L),1mmol/L时达到完全抑制。K_{ATP}通道虽受高$[ATP]_i$抑制,但在ATP缺如时,其活性随时间的推延而逐渐降低,出现所谓渐停(rundown)过程[8]。在膜片的胞浆侧施以蛋白分解酶可阻止或延缓这种渐停过程,推测与K_{ATP}通道的失活颗粒或调节亚单位的消除有关。膜片内侧面施以高浓度的Ca^{2+}、Mg^{2+}等二价阳离子也可引起K_{ATP}通道的渐停[4]。

自发的渐停或Ca^{2+}等引起的渐停均可被Mg-ATP复新(refreshment)[4,8]。可见,尽管ATP是K_{ATP}通道的强抑制剂,但K_{ATP}通道活动的维持也离不开ATP。与K_{ATP}通道抑制相反,是Mg-ATP而不是游离的ATP使K_{ATP}通道重新激活,提示Mg-ATP是一种强激活剂[3],也提示磷酸化可能参与K_{ATP}通道开放态的依据。然而应用各种蛋白分解酶抑制剂的实验均不支持磷酸化与脱磷酸化参与渐停及其后的再激活,从而提示与ATP的水解有关。已知,利用ATP水解的能量进行肌纤蛋白细胞骨架装卸过程可调节K_{ATP}通道的渐停和再激活[9],抑制各种肌纤蛋白结合蛋白和促进长F-肌纤蛋白多聚化的磷脂酰肌醇-4,5-二磷酸盐也能引起K_{ATP}通道的再激活[10]。

K_{ATP}通道活动还受其他因素调制。其中最重要的是 ADP，但需有 Mg^{2+} 存在。实际上这是 ATP/ADP 比值而不是 ADP 本身的作用。ADP 的另一种作用是复新渐停。细胞内的 pH 由 7.2~7.4 降至 6.0 或 6.5 时也抑制通道活动，pH 进一步低于 6.0 时则可通过降低通道电导来抑制通道活动[10,11]。腺苷、乙酰胆碱、去甲肾上腺素也刺激 K_{ATP} 通道开放[11]。K^+ 通道的开放剂 KCO_s 增加 K_{ATP} 通道的开放概率而不改变电导；KCO_s 不影响通道阵发发放的快速闪动，但延长阵发发放的持续期和缩短阵发发放之间的间期[2,11,16]。K_{ATP} 通道的选择性阻断剂优降糖 (glibenclamide) 明显对抗 [ATP]$_i$ 引起的通道抑制，提示优降糖与 ATP 二者竞争 K_{ATP} 通道的 ATP 结合抑制位点 (Wilde, Janse, 1994)。硫酰脲既能有效地阻断 K_{ATP} 通道活动也能有效地阻断 KCO_s 引起的 K_{ATP} 通道开放[2,10,11]（图 4-59）。

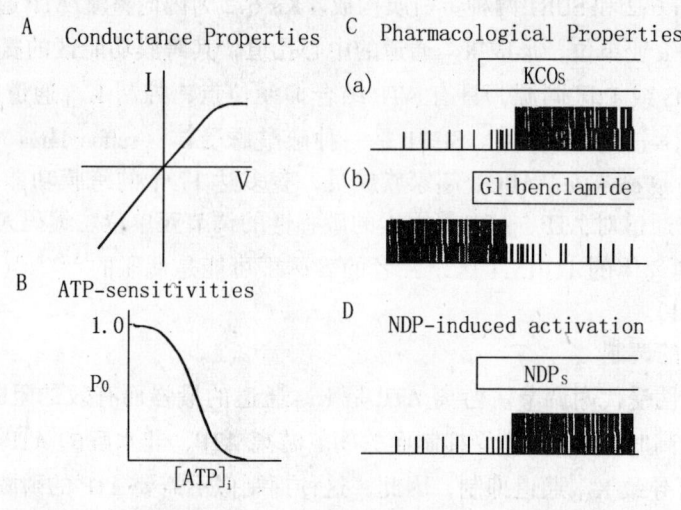

图 4-59 K_{ATP} 通道的电导特性（A）及其对 ATP 的敏感性（B）和药理反应特性（C，D）[3]，NDP 为二磷酸核苷

（3）K_{ATP} 通道开放的双重作用

心、脑组织处于正常功能活动状态时，K_{ATP} 通道通常是关闭的；但处于病理状态特别是缺血/缺氧时，由于 ATP 水平的降低而开放。心肌缺血/缺氧早期，K_{ATP} 通道开放，一方面使心肌动作电位持续期明显缩短，细胞内 K^+ 外流与积聚，导致心律失常乃至停搏；另一方面由于动作电位持续期的缩短与心肌收缩力的下降，减少细胞外 Ca^{2+} 过多内流和减少 ATP 消耗，以及 K^+ 外流所引起的超级化和细胞兴奋性降低，均有利于防止细胞损伤，提示 K_{ATP} 在缺血/缺氧预适应中有重要作用[2]。K_{ATP} 通道开放的损害作用与细胞外 K^+ 积聚有关。缺血/缺氧时细胞内 K^+ 外流导致细胞外 K^+ 积聚的途径可以涉及 Na^+-K^+-ATP 酶活性降低、水向细胞内移动以及 K_{ATP} 通道开放，但以后者为主。[ATP]$_i$ 明显降低时，膜片上的 K_{ATP} 通道开放[1]，阻断细胞色素氧化酶或线粒体解偶联，借以阻断氧化 ATP 生成时，完整细胞的 K_{ATP} 通道也开放[12]，优降糖阻断 K_{ATP} 通道开放又防止细胞外 K^+ 积聚；K_{ATP} 通道缺血/缺氧时开放的时程也与细胞外 K^+ 积聚的时程相似[13]（图 4-60）。

K_{ATP} 通道开放的保护效应在于介导缺血/缺氧预适应。K_{ATP} 通道开放剂 nicorandil 显著推迟离体豚鼠心乳头肌停搏的发生时间，并被优降糖所翻转[14]。短时低氧、腺苷、PMA（phorobal 12-myristate 13 acetate，一种PKC激动剂）等预处理所致的缺氧预适应效应，均可被PKC激动剂chelerythrine或calphostin C以及K_{ATP}通道的选择性阻断剂优降糖或5-羟癸酸所阻断，提示腺苷受体-PKC-K_{ATP}通道系统参与缺氧预适应的形成[15,16]。短时（5min）低氧、K_{ATP}通道开放剂cromakalim、PKC激动剂DOG（1,2-dioctanoyl-sn-glyceral）等预处理，均使随后90min低氧作用下恢复心房小梁收缩力的百分率比对照组提高2~3倍以上[17,18]。令人有兴趣的是，吗啡除通过μ和δ阿片受体中介镇痛效应外，还通过激活K_{ATP}通道介导缺血预适应的效应。在体大鼠心肌3次5min预缺血所致的缺血预适应的效应，可用3次5min 100mg/kg吗啡的预静注所模拟，并可被优降糖或纳洛酮所阻断，提示缺血预适应中有阿片受体-K_{ATP}通道机制参与[19]。K_{ATP}通道开放的保护作用也见于脑[3]。缺血/缺氧时释放的腺苷，通过激活K_{ATP}保护脑，KCO_s可防止脑缺血引起的神经元死亡[20]。

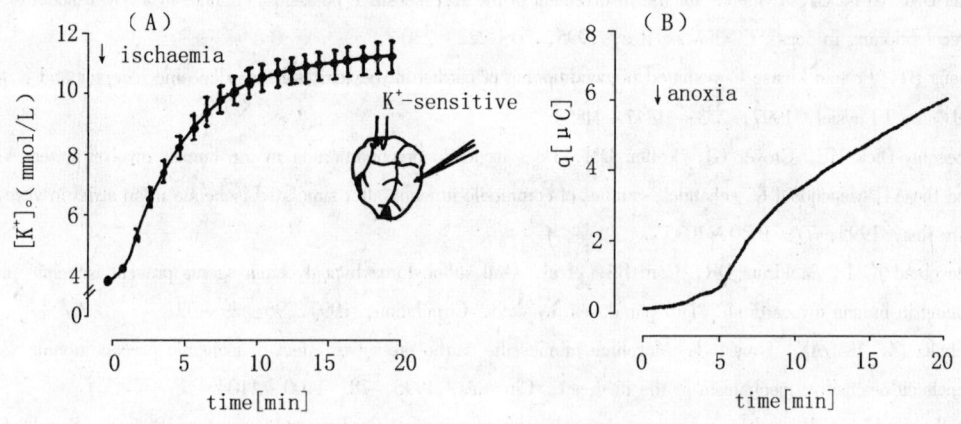

图4-60 缺血/缺氧后心肌细胞外K^+积聚（A）与豚鼠心肌细胞K_{ATP}通道的电荷转移（B），示二者在时程上的相似性[16]

参考文献

1. Noma A. ATP-regulated K^+ channels in cardiac muscle. Nature, 1983, 305: 147-148
2. Edwards G, Weston AH. The pharmacology of ATP-sensitive potassium channels. Annu Rev Pharmacol Toxicol, 1993, 33: 597-637
3. Trapp S, Ashcroft FM. A metabolic sensor in action: news from the ATP-sensitive K^+-channel. NIPS, 1997, 12: 255-263
4. Hiraoka M, Furukawa T. Functional modulation of cardiac ATP-sensitive K^+-channels. NIPS, 1998, 13: 131-137
5. Dunne MJ, Aynsley-Greem A, Lindley KJ. Nature's K_{ATP}-channel knockout. NIPS, 1997, 12: 197-203
6. Inagak iN, Gonoi T, Clement IV JP, et al. Reconstruction of K_{ATP}: an inward rectifier subunit plus the sulphonylurea receptor. Science, 1995, 270: 1166-1170
7. Tucker ST, Gribble FM, Zhao C, et al. ATP-sensitive K^+-channels in the absence of the sulphonylurea receptor. Nature, 1997, 387: 179-183
8. Ashcroft SJH, Ashcroft FM. Properties and function of ATP-sensitive K^+-channels. Cell Signaling, 1990, 2: 197-214

9. Hilgemann DW, Ball R. Regulation of cardiac Na$^+$, Ca^{2+} exchange and K$_{ATP}$ potassium channels by PIP2. Science, 1996, 273: 956 – 959
10. Terzic A, Jahangir A, Kurachi Y. Cardiac ATP-sensitive K$^+$-channels: regulation by intracellular nucleotides and K$^+$-channel-opening drugs. Am J Physio l, 1995, 269: C525 – C545
11. Fan Z, Nakayama K, Hiraoka M. Multiple action of pinacidil on adenosine triphosphate-sensitive potassium channels in guinea-pig ventricular myocytes. J Physiol (Lond) 1990, 430: 273 – 295
12. Weiss TN, Lamp ST. Glycolysis preferentially inhibits ATP-sensitive K$^+$-channels in isolated guinea-pig myocytes. Science, 1987, 238: 67 – 69
13. Benndorf K, Thierfelder S, Doepner B. Role of cardiac K$_{ATP}$-channels during anoxia and ischemia. NIPS, 1997, 12: 78 – 83
14. Sugimoto S, Iwashiro K, Monti F, et al. The risk of myocardial stunning is decreased concentration-dependently by K$_{ATP}$-channel activation with nicorandil before high K$^+$ cardioplegia. Int J Cardiol, 1995, 48: 11 – 25
15. Mei DA, Gross GJ. Evidence for the involvement of the ATP-sensitive potassium channel in a novel model of hypoxic preconditioning in dogs. Cardiovasc Res, 1995, 30: 222 – 230
16. Liang BT. Protein kinase C-mediated preconditioning of cardiac myocytes: role of adenosine receptor and K$_{ATP}$ channel. Am J Physiol, 1997, 273: H847 – H853
17. Speechly-Dick ME, Grover GJ, Yellon DM. Does ischemic preconditioning in the human involve protein kinase C and the ATP-dependent K$^+$-channel? Studies of contractile function after simulated ischemia in an atrial in vitro model. Circ Res, 1995, 77: 1030 – 1035
18. Cleveland JC Jr, Meldrum DR, Cain BS, et al. Oral sulfonylurea hypoglycemia agents prevent ischemic preconditioning in human myocardium. Two paradoxes revisited. Circulation, 1997, 96: 29 – 32
19. Schultz JZ, Hsu AK, Gross GJ. Morphine mimics the cardio-protective effect of ischemic preconditioning via a glibenclamide-sensitive mechanism in the rat heart. Circ Res, 1996, 78: 1100 – 1104
20. Lazdunsky M. ATP-sensitive potassium channels: an overview. J Cardiovasc Pharmacol, 1994, 24 (Suppl): S1 – S5

4.6.8. 缺氧预适应鼠脑提取液对海马神经元 ATP 敏感性钾通道活动的影响

摘要 目的：观测缺氧预适应的小鼠脑提取液对大鼠海马神经元 ATP 敏感性钾通道（K$_{ATP}$）的影响。方法：用膜片钳全细胞记录优降糖（GLI）处理前后急性分离大鼠海马神经元外向钾电流（I$_K$）的变化。结果：给予氰化钠（NaCN）时，I$_K$ 显著增加（1448→2381pA），再给予 GLI 时，I$_K$ 增加受到抑制（2381→1725pA）；给予腺苷（ADO）和 GLI 后，I$_K$ 的相应显著变化为 1399→2584→1703pA；给予 4 次缺氧预适应鼠脑提取液和 GLI 后，I$_K$ 亦产生类似的显著变化（1298→2413→1713pA）；1 次缺氧、未缺氧鼠脑匀浆提取液对 I$_K$ 的作用未见显著影响。结论：缺氧预适应小鼠脑提取液，通过腺苷样神经活性物质，激活海马神经元 K$_{ATP}$，参与缺氧预适应。

关键词 缺氧预适应；海马神经元；ATP 敏感性钾通道

Effect of brain extract of hypoxic preconditioned mice on activity of ATP sensitive potassium channel in hippocampal neurons Objective: To observe the effect of brain extract taken from hypoxic preconditioned mice on activity of ATP sensitive potassium channel (K$_{ATP}$). Methods: Changes of outward potassium current (I$_K$) were recorded by whole cell patch clamp in acutely dissociated rat hippocampal neurons prior to and after application of glibenclamide (GLI) to the brain extract of hypoxic preconditioned mice. Results: I_K was significantly increased by addition of sodium cyanide (NaCN) (1448→2381 pA) and the increase was significantly inhibited (2381→1725 pA) by application of glibenclamide (GLI). Similar increase and decrease were shown when adenosine (ADO) and GLI were added (1399→2584→1703 pA). The current was also significantly increased and inhibited, respectively, when brain extract of preconditioned mice who had been exposed to hypoxia 4 times and GLI were applied (1298→2413→1713 pA). No significant change was seen when brain extract taken from mice exposed to hypoxia only once was added. Conclusion: K_{ATP} of hippocampal neurons is activated by ADO like neuroactive substances in the brain extract of hypoxic preconditioned mice.

Key words hypoxic preconditioning; hippocampal neurons; ATP sensitive K^+ channel

重度及轻度缺血/缺氧预处理或预适应（preconditioning）对随后的严重缺血/缺氧损伤具有强大的保护作用，已成为抗缺血/缺氧研究的一大热点。但多限于研究心肌缺血预适应，有关脑缺血/缺氧预适应的报道几乎没有[1]。为此，首都医科大学神经生物学研究室建立了一种小鼠急性缺氧预适应模型；经过重复低氧作用的小鼠，对低氧的耐受性显著增高；其脑匀浆提取液的低氧耐受性显著高于正常小鼠[2,3]。本研究对缺氧预适应小鼠脑匀浆提取液对大鼠海马神经元ATP敏感性钾通道（K_{ATP}）的影响及其机制进行了研究。

【材料与方法】

(1) 小鼠脑匀浆上清液的制备

成年昆明小鼠（体重18～22g），称重后放入125ml广口瓶内，以橡皮塞密闭，出现喘呼吸时记时，立即取出并转移至另一广口瓶内密闭，如此重复4次[2,3]。将1和4次缺氧小鼠（H_1、H_4）以及未缺氧小鼠（H_0）断头取脑。每个鼠脑放入2ml 0℃浴槽液中，低温下超声粉碎成脑匀浆。4℃离心（15 000r/min，30min），取上清液，冷藏备用。

(2) 大鼠海马神经元的分离

将10～15d的SD乳鼠断头取脑，置于0℃人工脑脊液（ACSF，126mmol/L NaCl、5mmol/L KCl、2mmol/L $CaCl_2$、26mmol/L $NaHCO_3$、1.25mmol/L NaH_2PO_4、2mmol/L $MgSO_4$、10mmol/L 葡萄糖，以NaOH调至pH7.4）中，分离出海马，沿长轴切成500μm厚的脑片，室温（18℃～22℃）下ACSF中孵育1～2h。取少量脑片置于含0.1%（1g/L）链霉蛋白E的ACSF中，在32℃恒温水浴中消化20min。在以上过程中持续通以95%O_2+5%CO_2的混合气。用含10 mmol Hepes的ACSF冲洗3～4次。用尖端火抛光的直径分别为300μm和150μm的Pasteur吸管将脑片吹打成细胞悬液。经200目滤膜过滤后，滴加于事先涂有0.1%多聚赖氨酸的盖玻片上。静置20～30min，待细胞贴附。以浴槽液（140mmol/L NaCl、5mmol/L KCl、2mmol/L $CaCl_2$、1mmol/L $MgCl_2$、10mmol/L Hepes、10mmol/L 葡萄糖、0.3mmol/L $CdCl_2$，以NaOH调至pH7.4）冲洗未贴壁和贴壁不牢的细胞和多余碎片，加入适量浴槽液准备记录。所有液体使用前均用100%O_2饱和。

(3) 大鼠海马神经元的膜片钳记录

玻璃微电极经抛光后尖端直径为1～2μm，充灌电极内液（130mmol/L KCl、1mmol/L $MgCl_2$、1mmol/L $CaCl_2$、10mmol/L Hepes、10mmol/L EGTA、0.3mmol/L $CdCl_2$，以KOH调至pH7.4）后阻抗为2～6MΩ。18～22℃室温下记录。电极尖端与细胞膜之间形成高阻封接（大

于 5GΩ）后，撤除正压，稍给负压，形成常规全细胞模式。用 Pclamp 5.7.1 软件收集处理信号。信号滤波为 1 kHz。用命令电压 A 和 B 分别测试外向钾电流（I_K）的幅值和膜电导（Kg）。命令电压 A 时，保持电压（holding potential）设为 -60mV，命令电压从 -120mV 至 +100mV，阶跃 20mV，每阶测试电压持续 400ms 后返回保持电压，持续 1s 后开始下一阶测试电压。命令电压 B 时，保持电压设为 -60mV，命令电压从 -60mV 至 +40mV，持续 100ms 以失活内向电流，然后用锯齿波从 +40mV 复极化到 -120mV。

（4）氰化钠（NaCN）、腺苷（ADO）、小鼠脑匀浆上清液对海马神经元 K_{ATP} 电流的影响

将海马神经元随机分为 NaCN 缺氧组、ADO 标准对照组、H_0 空白对照组、H_1 实验对照组、H_4 缺氧预适应组等 5 组。形成全细胞记录模式并记录到稳定的电流信号后，向记录槽内分别加入 5.4mmol 的 NaCN，10μmol/L 的腺苷，1:5 比例的 H_0、H_1、H_4 鼠脑匀浆上清液，4min 后记录电流变化。然后再分别加入 30μmol/L 的优降糖（GLI），4min 后记录电流反应。

（5）统计学处理

数据以均数±标准差表示。应用 SPSS 统计软件包。各实验因素处理前后的比较用配对 t 检验。各实验因素之间的比较采 ANOVA 和 Neuman Keuls 检验。

【结果】

命令电压 A 下，加入 NaCN 后，I_K 由 1448±1089pA 显著增至 2381±143pA（$n=6$，$P<0.01$），在加 GLI 后 I_K 的增加被显著抑制，降至 1725±1176pA（$n=6$，$P<0.01$）（图 4-61）。

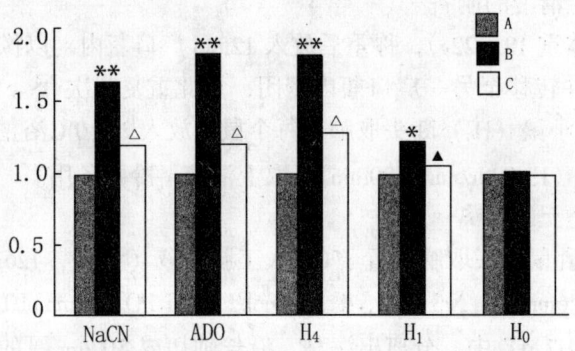

图 4-61 NaCN，ADO，H_4，H_1，H_0 组 ATP 敏感性钾电流的相对变化

A: 对照，B: 加药前，C: 加药后，以 A 为 1；** $P<0.01$，* $P<0.05$，B vs A；△ $P<0.01$，▲ $P<0.05$，C vs B

用 Pclamp 5.7.2 的 Substract 功能，从施加 GLI 前的 I_K 中减去施加 GLI 后的 I_K，得到 GLI 敏感性钾电流成分。运用 Pclamp 模块作出其Ⅳ曲线，与Ⅴ轴交于 -70mV 处，说明该电流成分的翻转电位（Erev）为 70mV，接近由 Nernst 方程计算出的 K^+ 离子平衡电位（E_K，-70mV）表明该电流成分为 K^+ 电流，这提示 NaCN 诱导的化学缺氧可激活 GLI 敏感性 K^+ 电流。

命令电压 B 下，加入 NaCN 后，在 40mV 膜电位水平 I_K 变大，复极段斜率变大，Kg 增加。在加 GLI 后，I_K、Kg 的增加被显著抑制。同样运用 Pclamp 5.7.2 的 Substract 功能分离出其中的GLI敏感性钾电流成分，从膜电位水平复极至 -69.7mV 处，电流值为 0，Erev 为

-69.7mV，接近 E_K，这提示该电流成分为 K^+ 电流，膜电导的增加是由 K_g 的增加造成。命令电压 A 下，加入 ADO 后，I_K 由 1399±386 pA 显著增至 2584±558 pA（$n=8$，$P<0.01$），加 GLI 后 I_K 的增加被显著降至 1703±325 pA（$n=8$，$P<0.01$）（图 4-61）。Pclamp 模块的 Substract 功能检出该电流成分的 Erev 接近于 -80mV，与 E_K 相近，这提示 ADO 可激活 GLI 敏感性 K^+ 离子电流。命令电压 B 下，检出此电流成分的 Erev 为 -74.3mV，接近 E_K，这提示该电流为 K^+ 电流，膜电导的增加由 K_g 的增加造成（图 4-62）。

命令电压 A 下，H_4 缺氧预适应鼠脑匀浆上清液显著增加 I_K，使之由 1298±328 pA 增至 2413±674 pA（$n=7$，$P<0.01$），加 GLI 后 I_K 降至 1713±462 pA（$n=7$，$P<0.01$）；H_1 缺氧鼠的脑匀浆上清液亦可增加 I_K，使之由 1197±422 pA 增至 1511±362 pA（$n=7$，$P<0.05$），GLI 使其降至 1290±400 pA（$n=7$，$P<0.05$）；加入 H_0 小鼠脑匀浆上清液前后 I_K 未见变化，GLI 对此亦无影响（$n=7$，$P>0.05$）（图 4-61、4-62）。

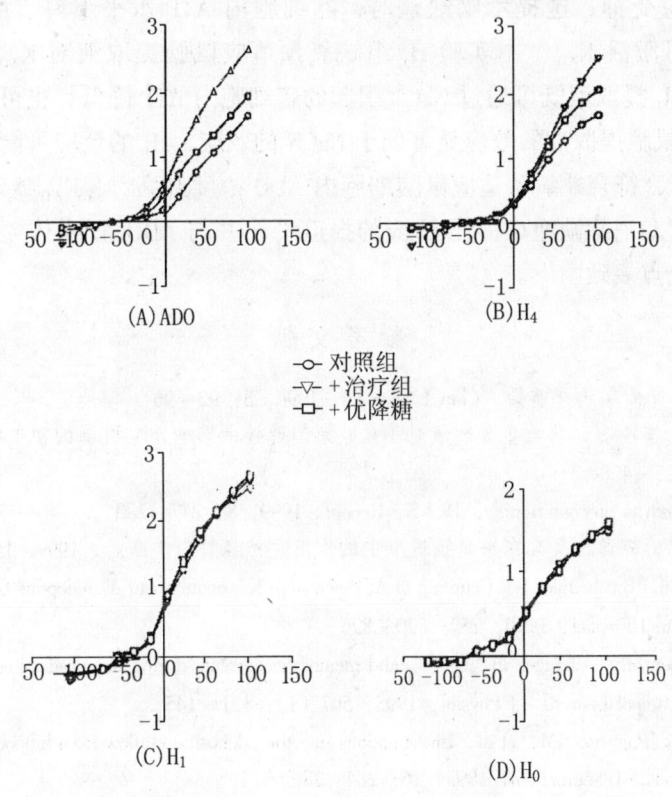

图 4-62 ADO 和 H_4 鼠脑匀浆提取液增强 I_K，此效应被 GLI 阻断（A，B）；
H_1 和 H_0 鼠脑匀浆提取液对 I_K 无影响（C，D）

ANOVA 显示，ADO、H_4、H_1、H_0 的效应之间差异有显著意义（$P<0.05$）。两两比较显示，ADO 与 H_0，ADO 与 H_1，H_4 与 H_1，H_4 与 H_0 的效应之间差异有显著意义，ADO 与 H_4、H_1 与 H_0 之间差异无显著意义（图 4-61）。

【讨论】

钾通道（K_{ATP}）广泛分布于各种可兴奋细胞，在 $[ATP]_i$ 或 $[ATP]_i/[ADP]_i$ 正常或升高时关闭，在［ATP］$_i$ 或［ATP］$_i$/［ADP］$_i$ 降低时开放，也可直接被 ADO 和一些激素以及神经递质激活；作为 K_{ATP} 的选择性拮抗剂，GLI 使 K_{ATP} 发生变构而关闭。施加 GLI 后，缺氧诱导的 I_K 受抑制，这表明其中含有 K_{ATP} 的电流成分[4,5]。代谢抑制剂 NaCN 与线粒体内的细胞呼吸酶结合，阻断氧呼吸链，诱导细胞化学性缺氧[6]。本研究中施加 NaCN 前，海马细胞 K_{ATP} 的活动受胞内 ATP 水平的抑制，处于关闭状态；给予 NaCN 后，细胞有氧代谢的呼吸链被阻断，细胞内 ATP 水平下降，K_{ATP} 被激活，导致 I_K 增强、Kg 升高。

ADO 是组织细胞在生理或病理情况下产生与释放的 ATP 内源性代谢产物，被认为是中枢神经系统的抑制性神经调质，具有神经保护作用；正常水平为 0.03～0.30μmol/L。ATP 合成与分解失衡时 ADO 明显升高，缺血时可升高 1000 倍；ADO 作为中枢神经系统抑制性神经调质，在脑缺血或缺氧的情况下大量释放，具有重要的神经保护作用[7,9]。本研究中施加 ADO 后，I_K、Kg 显著增高，使细胞膜电位超极化，细胞兴奋性降低。施加 GLI 后，ADO 增加，I_K、Kg 的效应受抑，这提示脑缺氧时，除细胞内 ATP 水平下降、ADP 水平上升外，ADO 水平升高也可激活 K_{ATP}。本实验 H_4 组缺氧预适应鼠脑提取液对 K_{ATP} 的作用与 NaCN、ADO 相似，提示 H_4 提取液既可通过 NaCN 引起的脑细胞内 ATP 降低，也可通过 ADO 升高激活 K_{ATP}。由于 H_1 鼠脑提取液的效应显著低于 NaCN 的效应，H_4 的效应可能主要通过 ADO 激活 K_{ATP}。这一分析，符合缺氧预适应鼠脑细胞内 ADO 浓度升高[3]，K_{ATP} 激动剂和 ADO A_1 受体拮抗剂分别引起和消除缺血/缺氧预适应的报道[10]，并与 ADO A_1 受体 – PKC – K_{ATP} 系统参与缺氧预适应的论点一致[10,11]。

参考文献

1. 吕国蔚. 预适应研究的现状与前景. Chin J Neurosci, 1996, 3: 92–96
2. 吕国蔚, 史美棠, 李凌等. 急性重复缺氧对小鼠缺氧耐受性的影响及其机制的初步探讨. 中国病理生理杂志, 1992, 8: 425–428
3. Lu GW. Hypoxia and its preconditioning. Biol Sig Recept, 1999, 8: 247–280
4. 吕国蔚. ATP 敏感的钾通道及其在缺氧预适应中的作用. 神经解剖学杂志, 1999, 15: 201–204
5. Kirsch GE, Codina J, Birnbaumer L. Coupling of ATP-sensitive K$^+$ channels to A_1 receptors by G proteins in rat ventricular myocytes. Am J Physiol, 1990, 259: 820–826
6. Nowicky AV, Duchen MR. Changes in [Ca^{2+}]$_i$ and membrane currents during impaired mitochondrial metabolism in dissociated rat hippocampal neurons. J Physiol, 1998, 507 (1): 131–145
7. Declata F, Latini S, Pugliese AM, et al. Investigations into the adenosine outflow from hippocampal slices evoked by ischemia-like conditions. J Neurochem, 1993, 16: 284–289
8. Johnson AW, Fredhom BB. Release of adenosine and other purines from hippocampal slices stimulated electrically or by hypoxia/hypoglycemia. Life Science, 1994, 55: 721–728
9. 张伟丽, 吕国蔚. 腺苷的中枢作用. 生理科学进展, 1996, 27: 313–318
10. Heurteaux C, Lauritzen I, Widmann C, et al. Essential role of adenosine, adenosine A_1 receptors, and ATPsensitive K$^+$ channels in cerebral ischemic preconditioning. Proc Natl Acad Sci USA, 1995, 92: 4666–4670
11. 张伟丽, 吕国蔚. 腺苷对急性重复缺氧耐受性的影响. 基础医学与临床, 1996, 16: 149–152

4.6.9. 脑红蛋白在急性重复低氧小鼠脑皮质中的表达

摘要 目的：探讨小鼠在急性重复低氧过程中脑皮质神经元的脑红蛋白表达变化。方法：复制急性重复低氧的小鼠模型，利用脑红蛋白抗体在脑皮质组织中进行 Western blotting。结果：低氧组小鼠皮层神经元的脑红蛋白表达显著高于未经低氧的对照组；低氧预适应组小鼠皮层神经元的脑红蛋白表达高于低氧组。结论：小鼠大脑皮层脑红蛋白的表达增高，增强了小鼠对低氧的耐受性。

关键词 脑红蛋白；低氧预适应；脑皮质神经元

Neuroglobin expression of cerebral cortex neuron in acute repeated hypoxia mice Objective: To observe neuroglobin expression of cerebral cortex neurons in the course of acute repeated hypoxia mice. Methods: The mouse model of rapid repeated hypoxia was utilized and neuroglobin expression was studied by Western blotting. Results: With increasing of the hypoxic times expression of neuroglobin showed gradual increasing tendency. Conclusion: Neuroglobin enhances the endurance of mice to hypoxia.

Key words neuroglobin; hypoxia preaccommodation; cerebral cortex neuron

低氧（或）缺血造成的脑组织损伤是临床上最常见的病理生理现象之一，近年来，人们逐渐认识到脑组织中具有一种耐受缺氧（或）缺血性损伤的内源性保护机制，即低氧（或）缺血预适应。在与氧密切相关的运输和贮存这一生理过程中，人们认识到血红蛋白和肌红蛋白的功能。德国 Burmester 等[1]在人和小鼠中发现了一种属于珠蛋白家族，但与血红蛋白和肌红蛋白不同的蛋白质，并且命名为脑红蛋白（neuroglobin，NgB）。Yun 等[2]研究 NgB 与缺氧损伤关系中发现，脑红蛋白在缺氧性损伤中，作为一个缺氧诱导的神经保护因子发挥着作用。但是 NgB 在低氧预适应机制中是否具有一定的作用，尚未见报道。本文利用实验性急性重复低氧的小鼠模型，旨在探讨低氧过程中脑神经元的脑红蛋白表达的变化及其意义。

【材料与方法】

(1) 模型复制与实验方法

选择体重 18~22g 的昆明种小鼠，雌雄不限（由首都医科大学动物科学部提供）。按我室曾用方法复制急性重复低氧预适应模型[3]，将小鼠置于含有新鲜空气、经过标定约 140ml 的广口瓶内，以橡皮塞密闭，记时，观察，待小鼠出现喘呼吸，翻转反射消失，立即取出，转移至另一相同容积并含有新鲜空气的广口瓶内，密闭，记时，如此重复 4 次。在室温 10~18℃下进行。实验分缺氧 0 次（H_0）、缺氧 1 次（H_1）、缺氧 4 次（H_4）3 组，每组 10 只，各组取出后立即断头，迅速取出脑组织并置于液氮中。

(2) 仪器与试剂

甘氨酸，十二烷基硫酸钠（SDS），溴酚蓝，甘油，过硫酸铵（APS），N,N,N′,N′-四甲基乙二胺（TEMED），丙烯酰胺，N,N′-亚甲双丙烯酰胺，乙二胺四乙酸（EDTA），乙二醇双(2-氨基乙醚)四乙酸（EGTA），焦磷酸钠（sodium pyrophosphate），氟化钾（potassium fluoride），leupeptin, aprotinin, 抑肽素（pepstatin），chymostatin, thimerosal, 以上试剂均为 Sigma 公司产品；BCA 蛋白分析试剂盒，super signal west pico chemiluminescent substrate（Pierce 公司产品）；Tween-20（北方同正公司产品）；脑红蛋白抗体（Anti-NgB）血清（中国军事医学科学院惠赠）；0.2μmol/L 硝酸纤维素膜（NC membrane，BIO-RAD 公司产品）；Kodak BioMax MR X 光片，显影液，定影液（Kodak 公司产品）；手持式组织匀浆器（Sigma 公司产品）；DU530 型紫外分光光度计（Beckman 公司产品）；台式高速冷冻离心机（Beckman 公司产品）；

SE600-15-1.5 垂直电泳槽(Pharmacia 公司产品);TE62 电转 f 装置(Pharmacia 公司产品)。

【结果】

(1) 不同低氧次数小鼠的耐受时间比较

结果见表 4-66。由表 4-66 可以看出，经过 4 次低氧处理的小鼠组对低氧的耐受性显著提高。

表 4-66 不同低氧次数小鼠的耐受时间 ($\bar{x} \pm s$)

低氧次数	1	2	3	4
耐受时间 (s)	13.2 ± 3.1	$26.7 \pm 4.6^{\triangle}$	$39.2 \pm 6.2^{\triangle}$	$85.2 \pm 7.1^{\triangle}$
比值	1	2	3	6.5

注：与低氧 1 次比较，$^{\triangle}P < 0.01$

(2) 脑红蛋白在 H_0、H_1、H_4 3 组小鼠脑皮质神经元中的表达

结果见附录：已发表的论文 7 中图 1。

由该图可以看出，随着低氧处理次数的增加，脑红蛋白的表达呈逐渐增高的趋势。低氧组小鼠皮层神经元的脑红蛋白表达显著高于未经低氧的对照组，低氧预适应组小鼠皮层神经元的脑红蛋白表达高于低氧组。

【讨论】

氧是机体新陈代谢和维持生命的必需物质，在与氧密切相关的运输和贮存这一生理过程中，人们认识到血红蛋白[4]和肌红蛋白[5]的功能。为探讨脑组织中是否存在一种类似肌红蛋白的物质，Burmster 等[1]在人和小鼠的 cDNA 数据库中发现了一种类似珠蛋白的序列，此序列并非是已知的血红蛋白和肌红蛋白，他们克隆并进行了测序，小鼠和人的基因编码产物为 151 个氨基酸，命名为脑红蛋白（neuroglobin，NgB）。人体脑红蛋白的基因位于染色体 14q24，仅有一个外显子和内含子结构。Burmester 等对人体不同组织和不同发育阶段进行了 Northern 杂交研究，发现脑红蛋白主要在脑组织中表达，尤其是额叶、下丘脑核和丘脑。在进行脑红蛋白对氧亲和力的实验中，脑红蛋白具有比血红蛋白更高的氧亲和力，但是低于肌红蛋白对氧的亲和力。脑红蛋白与肌红蛋白具有类似的功能，前者主要在神经细胞中起作用，后者主要在肌细胞中起作用，我们知道脑组织的足够量氧供对脑组织的功能是非常重要的，尽管脑仅占体重的 2%，但在安静状态下其氧耗约占机体总氧耗的 20%，在这样血氧浓度低的情况下，与氧具有更高亲和力的脑红蛋白将十分有利于氧跨越血脑屏障，而向脑组织中转运，从而满足代谢十分活跃的脑组织对氧的利用[6]。随着脑组织中脑红蛋白的发现，使我们很容易想到脑红蛋白与脑缺氧之间的联系。在脑红蛋白发现后 1 年，Yun 等[2]通过皮层细胞培养、Western blotting、细胞化学的方法以及用脑红蛋白 mRNA 反义寡聚脱氧核酸转染培养细胞等方法，观察了脑红蛋白与皮层细胞缺氧之间的关系。对培养的皮层细胞进行持续 24h 的缺氧，Western blotting 显示，随着缺氧时间的增加，脑红蛋白的表达呈逐渐增高的趋势。脑红蛋白表达较未进行转染组明显下降，下降的脑红蛋白表达在缺氧环境下加速了神经细胞的死亡。通过脑红蛋白表达重组质粒 peDNA-NgB 转染 HN33 细胞，Western blotting 显示，转染后的 HN33 细胞的脑红蛋白表达明显高于未进行转染的对照组 HN33 细胞表达，同时证实脑红蛋白的过量表达可降低缺氧环境下的细胞死亡，说明脑红蛋白在缺氧或缺血性损伤中作为一个缺氧诱导的神经保护因子发挥着作用。

自从脑红蛋白被发现以来，有报道证明脑红蛋白在缺氧时表达增加，并有助于神经细胞对缺氧提高耐受。本实验对在低氧预适应过程中是否脑红蛋白发挥作用作出初步的探索。结

果表明，小鼠大脑皮层脑红蛋白的表达增高可能与小鼠急性重复性低氧所形成的耐受性增高有关。遗憾的是对缺氧如何诱导脑红蛋白的表达目前仍不清楚。在缺氧诱导血红蛋白的合成过程中，现在认为缺氧诱导因子-1（HIF-1）调控了β-珠蛋白的基因表达，我们知道缺氧刺激可以诱导 HIF-1 的表达，HIF-1 作为一个多功能的转录因子，对红细胞生成素[7,8]、血管内皮生长因子、参与糖无氧酵解的酶类、NO 合酶的基因转录[9]等均有调节作用。HIF-1 通过诱导红细胞生成素而刺激红细胞的发生和成熟，提高全身血液系统的携氧能力；诱导血管内皮生长因子而刺激血管再生，提高缺氧局部的血液灌注；诱导与无氧氧化相关的酶，而增加缺氧细胞合成 ATP 的能力，在无需氧参与的情况下产生足够的能量维持细胞的生存及其必需的生理活动[10,11]。Genebank 发现，脑红蛋白 5′端非编码区域中存在数个与 HIF-1 结合的序列 5′– RCGTG – 3′片段，有可能同时促进脑红蛋白基因的转录，使脑红蛋白得以高表达，以利于神经细胞在缺氧环境中仍能摄取足够的氧气分子，满足其功能的需要。总之，这些基因产物或能增加缺氧组织的氧供，或能降低细胞的氧耗，从而缓解氧供需之间的矛盾，以维持细胞生理功能，使机体对缺氧产生耐受与适应。Dewilde 等认为，在正常情况下脑红蛋白很少表达，一般看作是不起作用的，然而在缺氧时表达增多，以便尽可能地多结合氧并传递给线粒体，使神经细胞得以功能维持。目前，尽管许多机制尚未阐明，但是脑红蛋白以及在缺氧研究的结果足以证明，脑红蛋白的表达可以作为一种内源性的机制在低氧环境下使神经细胞受到保护，免受或减少低氧或缺血性损伤。

对脑红蛋白的研究日益高涨；在我国军事医学科学院放射医学研究所的张成岗也进行了大量的工作[12]，对大鼠脑红蛋白基因编码区进行了克隆和多态性分析，为日后脑红蛋白的研究提供一定的帮助。现在已有许多实验从不同角度都证实了神经细胞存在预适应。低氧（或）缺血预适应是一个复杂的适应机制，随着研究的日益深入，人类会逐渐认清这种潜在的机制，这将对临床医学、高原医学、运动医学和航天医学的发展起到推动作用。

参考文献

1. Burmester T, Weich B, Reinhardt S, et al. A vertebrate globin expressed in the brain. Nature, 2000, 407 (3): 520 – 523
2. Yunjuan S, Kunlin J, Xiao QM, et al. Neuroglobin is up-regulated by and protects neurons from hypoxic-ischemic injury. PNAS, 2001, 98 (20): 15 306 – 15 311
3. 吕国蔚, 史美棠, 李凌等. 急性重复缺氧小鼠耐受性的影响及其机制的初步探讨. 中国病理生理杂志, 1992, 8 (4): 425 – 428
4. Bunn HF. Evolution of mammalian hemoglobin function. Blood, 1981, 58 (2): 189 – 197
5. Brunori M. Nitric oxide, cytochrome-c oxidase and myoglobin. Trends Biochem Sci, 2001, 26 (1): 21 – 23
6. Moens L, Dewilde S. Globins in the brain. Nature, 2000, 407 (2): 461 – 462
7. Wang GL, Semenza GL. General involvement of hypoxia-inducible factor-1 in transcriptional response to hypoxia. Proc Natl Acad Sci USA, 1993, 90 (20): 4304 – 4308
8. Webster KA, Murphy BJ. Regulation of tissue specific glycolytic isozyme genes: coordinate response to oxygen availability in myogenic cells. Can J Zool, 1998, 66 (8): 1046 – 1058
9. Wang CL, Semenza GL. Purification and characterization of hypoxia-inducible factor-1. J Biol Chem, 1995, 270 (1): 123 – 237
10. 吕国蔚. 低氧耐受动物的耐低氧策略. 高原医学杂志, 2001, 11 (1): 63 – 65
11. Lutz PL. Mechanisms for anoxic survival in the vertebrate brain. Annu Rev Physiol, 1992, 54 (3): 601 – 618

12. 张成岗,李林,邓美玉等.大鼠脑红蛋白基因编码区的克隆、多态性分析及该基因组织表达谱研究. 遗传学报,2001,28(11):997-1001

4.6.10. 低氧预适应增加小鼠海马组织内神经细胞黏附分子的表达

摘要 观察重复性低氧对小鼠海马组织内神经细胞黏附分子（neural cell adhesion molecule, NCAM）表达的影响,复制低氧0次（H_0）、1次（H_1）、4次（H_4）组模型小鼠,用半定量反转录－聚合酶链反应（semi-quantitative reverse transcription and polymerase chain reaction, SqRT-PCR）和 Western blotting 技术,检测小鼠海马组织内 NCAM 的 mRNA 和蛋白表达变化。实验发现 H_1 组海马组织内 NCAM mRNA 显著降低（$P<0.05$, $n=8$）；H_4 组海马组织内 NCAM 的 mRNA 表达水平回升显著高于 H_1 组（$P<0.05$, $n=8$）；NCAM 180ku 亚型蛋白在 H_1 组显著下降（$P<0.05$, $n=8$）；H_4 组显著回升,高于 H_0 和 H_1 组（$P<0.05$, $n=8$）。NCAM 在急性低氧预适应小鼠海马组织表达增加可能参与预适应的形成。

关键词 缺氧预适应；海马；NCAM

Hypoxic preconditioning increases expression of NCAM in the hippocampus of mice The effect of repetitive hypoxia on expression of NCAM in the hippocampus was observed in mice. The level of NCAM expression in the hippocampus was determined and compared among the groups H_0 (normal control, without hypoxic exposure), H_1 (exposure to hypoxia once) and H_4 (exposure to hypoxia for 4 runs) by semi-quantitative reverse transcription and polymerase chain reaction (SqRT-PCR) as well as Western blotting. NCAM mRNA in the hippocampus was significantly decreased (vs H_0, $P<0.05$, $n=8$) in group H_1, while the decrease was significantly relieved (vs H_1, $P<0.05$, $n=8$) in group H_4. NCAM 180ku isoform protein was significantly decreased in group H_1 (vs H_0, $P<0.05$, $n=6$) and increased in H_4 (vs H_0, H_1, $P<0.05$, $n=6$). The increase of NCAM may play a role in the hypoxic preconditioning.

Key words hypoxic preconditioning; hippocampus; NCAM (neural cell adhesion molecule)

近年来,脑低氧预适应的研究已经成为神经科学界的热门课题,虽然其确切的形成机制尚不清楚,但现已明确低氧预适应可以对机体起到保护作用[1]。目前,关于低氧预适应可影响一些基因表达变化的文章已有报道[2],但关于学习记忆相关基因表达变化的尚未见诸报道。鉴于低氧会造成哺乳动物认知、学习和记忆功能的障碍,本实验观察低氧及低氧预适应对小鼠海马组织内学习、记忆相关基因 NCAM 表达的影响,探讨 NCAM 在低氧所致学习、记忆功能障碍或低氧预适应对脑功能保护中的作用,进一步揭示脑低氧预适应的细胞分子机制。

【材料与方法】
(1) 动物及有关试剂

用清洁级成年健康雄性 BALB/C 近交系小鼠,体重 18～22g（由军事医学科学院实验动物中心提供）。常用试剂：总 RNA 提取试剂盒（美国 QIAGEN 公司）；BCA 蛋白定量试剂盒,ECL 反应试剂盒（美国 Pierce 公司）；焦碳酸二乙酯（DEPC）,dNTP（10mol/L, 0.25mol/L）,

EDTA，EGTA，Tris 碱，聚丙烯酰胺，甲叉双丙烯酰胺，SDS，Tween-20，DTT（美国 Sigma 公司）；SuperscripⅡRT 酶（美国 Invitrogen 公司）；Olig（dT）$_{15}$，引物（0.5g/L）（美国 Promega 公司）；NCAM 多抗（美国 Santa Cruz 公司）；X 光片（美国 Kodak 公司）；Taq DNA 聚合酶（5×10^{6}U/L）（大连 Takara 公司）；羊抗兔二抗（北京中山生物技术公司）；其余均为国产分析纯。

(2) 低氧预适应模型制备

小鼠随机分为 3 组：H_0（正常对照）、H_1（低氧 1 次）和 H_4（重复性低氧 4 次），复制小鼠低氧预适应模型[3]。低氧结束后，迅速断头处死，取脑，剥离海马组织，用于 RT-PCR 的置于 DEPC 水处理过的 1.5ml 离心管中 -70℃ 冻存；用于 Western blotting 的海马组织置于 2ml 冻存管中液氮保存待用。

(3) 总 RNA 提取和逆转录反应

按照 QIAGEN 公司 RNeasy Mini kit 说明提取小鼠海马总 RNA。逆转录反应在 0.5 ml Eppendorf 管中进行，即首先加入总 RNA 2μg，Oligo（dT）$_{15}$ 引物（0.5g/L）2μl，用 DEPC 水补足 12μl，在 70℃ 孵育 10 min 后，立刻取出，冰浴 1min。然后，再加入如下试剂：5×RT 反应缓冲液 4μl、dNTP（10mmol/L）、DTT（0.1mol/L）2μl 混匀，42℃ 孵育 5 min。随后加入 Superscrip Ⅱ RT 酶（1×10^{8}U/L）1μl，在 42℃ 反应 50min；70℃，反应 15min。得到 cDNA 产物 -20℃ 保存。

(4) 引物设计和 PCR 反应

小鼠 *NCAM* 和内参基因 *GAPDH* 的 PCR 引物如下：

NCAM 上游引物 5′ - ACTCCTCTACCCTCACCATC - 3′

NCAM 下游引物 5′ - GCCTCGTCGTTTTATCC - 3′

GAPDH 上游引物 5′ - CCCTTCATTGACCTCAAC - 3′

GAPDH 下游引物 5′ - TTCACACCCATCACAAAC - 3′

此两对引物由北京赛百盛基因技术有限公司合成。PCR 反应：在 0.5 ml Eppendorf 管中依次加入无菌水 7.3μl，10×PCR 缓冲液 2μl，*NCAM* 3′ 和 5′ 端引物（5μmol/L）各 2μl，dNTP（0.25 mmol/L）1.5μl，Taq DNA 聚合酶（5×10^{6}U/L）0.2μl，混匀。滴加 20μl 石蜡油覆盖，稍加离心，在 PCR 反应仪上 94℃，预变性 2min；然后 94℃，50s 变性；50℃，50s 退火；72℃，1.5 min 延伸；进行 5 个循环再 72℃ 延伸 5 min。暂停，加入 *GAPDH* 3′ 和 5′ 端引物（5μmol/L）各 2μl，稍微离心后继续 PCR 反应，反应参数同上，再进行 20 个循环，最后 72℃ 延伸 10 min。PCR 反应完成后，取 6μl 的 PCR 产物进行 1% 琼脂糖凝胶电泳（含 0.5 mg/L EB）约 1h。

(5) 全细胞蛋白制备及 Western blotting 分析

海马组织匀浆液用 BCA 法进行总蛋白定量，从各组样品中分别取 40μg 的总蛋白上样，用 8%SDS-PAGE，4℃，20mA 电泳，当指示剂溴酚蓝电泳到分离胶时调节电流为 30mA 继续电泳 3h。随后立即于 4℃、400mA 条件下通过湿转法将蛋白从 SDS-PAGE 胶上转移到硝酸纤维素（NC）膜上，转膜 5h。NC 膜用 10% 脱脂牛奶常温下封闭 1h，NCAM 兔多克隆抗体（1:500）孵育 4h，再与 HRP 标记的羊抗兔 IgG 二抗（1:300）孵育 1h。按 Pierce 公司的 ECL 试剂盒进行荧光显色反应。暗室中曝光，显影，定影。

(6) 光密度扫描，定量和统计学处理

PCR 产物电泳完毕后的琼脂糖凝胶及 Western blotting 的胶片用凝胶成像分析仪进行光密度扫描。用 Bandscan 分析软件对上述图像作半定量分析，RT-PCR 结果以 *NCAM*/*GAPDH* 光密度值计算 NCAM 的相对表达量，Western blotting 结果以 NCAM 条带光密度值计算。H_0、H_1 和 H_4 3 组 PCR 产物 NCAM/GAPDH 光密度比值以及 Western blotting 胶片的条带光密度，以 $\bar{x} \pm s$ 表示，用 SPSS10.0 数据统计软件 ANOVA 和 Tukey 对组间数据进行处理和分析。

【结果】

(1) 海马组织内总 RNA 的制备

实验提取的 RNA 在 1% 甲醛变性琼脂糖凝胶电泳上，可在 28s 和 18s 处显示出无拖尾及杂带的 rRNA 清晰条带，亮度比约为 2:1，表明 RNA 没有降解（图 4-63）；而经紫外 DU-530 蛋白核酸分析仪测定，可得 OD_{260}/OD_{280} 比值约为 1.8~2.0，表明本实验提取的 RNA 纯度较高，可作为逆转录反应的模板。所用样品 RNA 含量通过 OD_{260} 的分光光度值计算得出，一般在 0.5~1.0g/L 左右。

(2) 低氧预适应对海马组织 NCAM mRNA 表达的影响

通过反转录-聚合酶链反应，H_0、H_1 和 H_4 3 组海马组织均可得到 NCAM（621bp）和 GAPDH（301bp）的产物（图 4-64）。用 GAPDH 作为整个反应体系的内参照，NCAM mRNA 的表达水平以 NCAM/GAPDH 的比值表示，1 次低氧（H_1）后海马组织内 NCAM 与 GAPDH 光密度比值（1.05 ± 0.43）比正常对照组（H_0）的（1.60 ± 0.36）明显降低（$P<0.05$, $n=8$），经过 4 次低氧预适应后，海马组织内 NCAM mRNA 的表达水平（1.62 ± 0.42）得到了恢复，与 H_1 组比具有统计学上的显著性意义（$P<0.05$, $n=8$），与 H_0 组无明显差异。

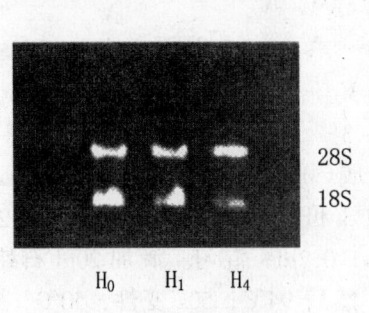

图 4-63 1% 甲醛变性琼脂糖凝胶电泳图

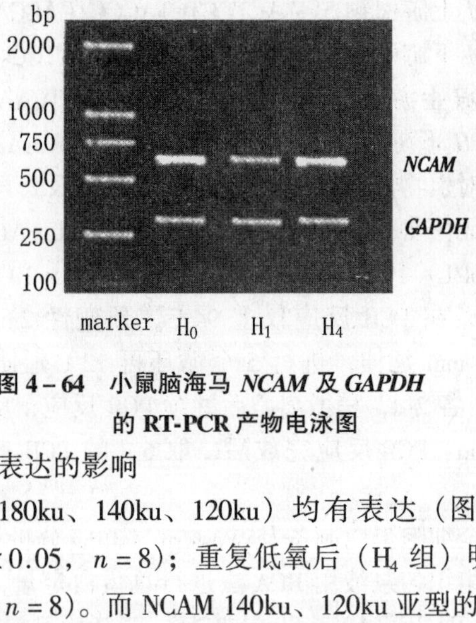

图 4-64 小鼠脑海马 NCAM 及 GAPDH 的 RT-PCR 产物电泳图

(3) 低氧预适应对海马组织 NCAM 蛋白表达的影响

H_0、H_1、H_4 3 组的 NCAM 3 种亚型（180ku、140ku、120ku）均有表达（图 4-65），180ku 亚型在 H_1 组表达显著低于 H_0 组（$P<0.05$, $n=8$）；重复低氧后（H_4 组）明显升高，与 H_0、H_1 组比均有显著性意义（$P<0.05$, $n=8$）。而 NCAM 140ku、120ku 亚型的表达在各组间未见明显变化（表 4-67）。

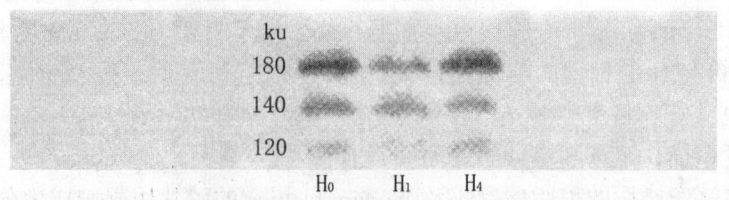

图 4-65 小鼠脑海马 NCAM 蛋白表达变化 Western blotting 图

表 4-67 低氧预适应对小鼠脑海马 NCAM 表达的影响 ($\bar{x} \pm s$, $n=8$)

isoform	H_0 (total gray)	H_1 (total gray)	H_4 (total gray)
180ku	33 723.4 ± 1834.1	23 894.6 ± 5653.6*	40 113.5 ± 4580.3**▲
140ku	25 695.4 ± 7176.0	24 079.3 ± 7394.6	25 747.5 ± 8238.0
120ku	17 771.8 ± 7198.2	18 188.6 ± 7471.7	16 965.4 ± 7258.3

* $P < 0.01$, vs H_0; ** $P < 0.05$, vs H_0; ▲ $P < 0.01$, vs H_1

【讨论】

脑缺血/低氧可导致脑组织细胞损伤,与学习、记忆相关的海马脑区对低氧的损伤最为敏感,海马的损伤程度与学习、记忆功能的衰退有明显的相关性。低氧预适应是一种内源性保护机制,经短暂的重复性低氧预暴露可引起组织或器官对后继严重低氧的耐受,从而使组织或器官免遭更严重的低氧性损伤[1]。由于低氧预适应可以对机体起到保护作用,提高机体对低氧的耐受,并有研究表明此过程中有多种基因表达变化,因而推测在这一过程中可能伴有脑部学习、记忆相关基因表达的改变。

本实验结果证明,在 mRNA 水平上 NCAM 在 1 次缺氧后显著降低,NCAM 180ku 亚型蛋白也有下降,可能是脑低氧应激反应的一种表现。经过低氧预适应后,由于机体一系列的调节代偿作用,使得 mRNA 表达量恢复,与正常对照组基本相同,180ku 亚型蛋白明显增高与 H_0 和 H_1 组均有显著性差异,提示 NCAM 可能参与低氧或低氧预适应所致早期脑功能的损伤和晚期的保护机制。NCAM 可能有助于损伤后突触连接的重建并在低氧损伤后神经细胞的再生中发挥作用。

目前认为中枢神经系统在低氧损伤后有自我修复能力[4],NCAM 可能是参与这一修复再生过程的重要因子之一[5],通过激活成年动物脑部干细胞调控基因的成分而发挥作用。此过程中 NCAM 有可能是和一般的膜受体的机制类似,即经 G 蛋白偶联,通过第二信使途径参与缺血脑损伤后记忆功能的恢复[6]。现已证明 180ku 和 140ku 亚型为跨膜蛋白,通过棕榈酸酰化定位于脂质筏上,其胞内结构可与有关分子相互作用,使丝氨酸、苏氨酸磷酸化,进行信号转导[7]。另有实验表明 NCAM 通过 Fyn 激酶途径激活胞内酪氨酸激酶 FAK,并可以作为胶质源性神经营养因子(GDNF)受体发挥作用[8]。因此,探讨 NCAM 在低氧预适应形成过程中的变化,可为研究缺血/低氧后学习、记忆功能的恢复提供有价值的线索。也有实验证明,在神经元缺血损伤后 NCAM 的表达水平提高[9],与本实验所观察到 1 次低氧组 NCAM 表达降低的实验结果不一致,这可能与所用动物缺血/低氧模型不同或缺血/低氧后检测时间不同有关。有关低氧预适应后,动物学习、记忆功能的行为学表现、其他相关基因表达变化规律等尚有待进一步的研究和探讨。

参考文献

1. 吕国蔚. 脑低氧/缺血性预适应的机制. 基础医学与临床,1997,17 (2):7-12
2. Bernaudin M, Tang Y, Reilly M, et al. Brain genomic response following hypoxia re-oxygenation in the neonatal rat. J Biol chem, 2002, 277 (42): 39 728-39 838
3. 梁元晶,吕国蔚. 缺氧预适应小鼠中一氧化氮合酶与缺氧诱导因子-1 的表达. 解剖学报,2002,18 (5): 494-496
4. Jin K, Mao XO, Sun Y, et al. Stem cell factor stimulates neurogenesis in vitro and in vivo. J Clin Invest, 2002, 110 (3): 311-319

5. Iwai M, Hayashi T, Zhang WR, et al. Induction of highly polysialylated neural cell adhesion molecule (PSA-NCAM) in postischemic gerbil hippocampus mainly dissociated with neural stem cell proliferation. Brain Res, 2001, 902 (2): 288-293
6. Kitagawa K, Matsumoto M, Hori M. Protective and regenerative response endogenously induced in the ischemic brain. Can J Physiol Pharmacol, 2001, 79 (30): 262-265
7. Delling M, Wischmeyer E, Dityatev A, et al. The neural cell adhesion molecule regulates cell-surface delivery of G-protein-activated inwardly rectifying potassium channels via lipid rafts. J Neurosci, 2002, 22 (16): 7154-7164
8. Paratcha G, Ledda F, Ibanez CF. The neural cell adhesion molecule NCAM is an alternative signaling receptor for GDNF family ligands. 2003, 113 (7): 867-879
9. Hayashi T, Seki T, Sato K, et al. Expression of polysialylated neural cell adhesion molecule in rat brain after transient middle cerebral artery occlusion. Brain Res. 2001, 907 (1-2): 130-133

4.6.11. *NDR2* mRNA 在缺氧预适应小鼠海马组织中的差异表达

摘要 检测小鼠脑海马组织在缺氧预适应前后 *NDR2* mRNA 表达变化，以探讨缺氧预适应对 *NDR2* 基因表达的影响及为研究该基因功能提供线索。小鼠缺氧 0 次（H_0）、1 次（H_1）、4 次（H_4）后取海马组织，应用半定量 RT-PCR 技术，检测 *NDR2* mRNA 的表达量的变化。H_1 和 H_4 与 H_0 比，*NDR2* mRNA 表达量显著升高，但 H_1 和 H_4 之间无明显差异。结果显示缺氧以及预适应诱导 *NDR2* 基因的表达。

关键词 缺氧预适应；海马；*NDR2*；RT-PCR

The differential expression of *NDR2* mRNA in the hippocampus of hypoxia preconditioned mice
The study was aimed to detect the change of expression of *NDR2* gene under hypoxia preconditioning. RT-PCR was used to examine the *NDR2* gene responses to hypoxia exposure in mice hippocampus. Mice were divided into 3 groups randomly and were exposed to hypoxia for 4 runs (H_4 group), 1 run (H_1 group) and 0 run (control group). Total mRNA were extracted from mice hippocampus. The abundance of *NDR2* mRNA was quantified. It was found that the level of *NDR2* expression in hippocampus was increased significantly in group H_1 and H_4. These findings indicate that the *NDR2* may play an important role in hypoxia and its preconditioning.

Key words hypoxic preconditioning; hippocampus; *NDR2*; RT-PCR

缺氧引起脑内众多基因表达的变化，其中一些对神经细胞在应激状态下的存活具有重要的意义。*NDR2* 基因在脑内表达[1]，其生理功能尚不十分清楚。已知鼠 *NDR* 家族包括 3 个成员，其中 *NDR1* 受多种物质调节，缺氧条件下其表达上调[2]。在人体内，*NDR2* 表达如 *NDR1* 一样与分化状态有关，在脑组织中有高表达均可能对神经细胞的成活有重要作用。因此，我们推测 *NDR2* 可能与 *NDR1* 一样，在缺氧应激条件下表达也上调。本实验采用半定量 RT-PCR 方法，对正常对照、缺氧暴露 1 次、缺氧暴露 4 次小鼠海马组织 *NDR2* mRNA 水平进行检测，为进一步研究缺氧预适应分子机制和该基因功能提供线索。

【材料与方法】
(1) 试验动物
BALB/C 近交系雄性小鼠，6~8周龄，体重18~22克，属清洁级动物，由军事医学科学院提供。

(2) 试剂

总 RNA 提取试剂盒，QIAGEN；SuperscripⅡ RT 酶（1×10^8 U/L），Invitrogen；Taq DNA 聚合酶（5×10^6 U/L），Takara；dNTP（10mmol/L，0.25mmol/L），Olig (dT)$_{15}$ 引物（0.5 g/L），焦碳酸二乙酯（DEPC），Sigma；琼脂糖，Spanish。

(3) 引物设计

根据 Genebank 序列，用 Primer premier 5.0 软件分别设计小鼠 NDR2 基因和内参 GAPDH 基因的引物。引物由赛百盛公司合成，引物序列如下：GAPDH 的正向引物为：5′ – CCCT-TCATTGACCTCAAC – 3′；反向引物为 5′ – TTCACACCCATCACAAAC – 3′；产物片段为 301bp。NDR2 的正向引物为：5′ – CTATCTCGGTCTCGCACAG – 3′；反向引物为：5′ – GAACATA-CAAGCCTTCTCAA – 3′；产物片段为 414bp。

(4) 模型复制

实验动物随机分 H_0、H_1、H_4 3组，每组 6 只，H_0 为正常对照组，H_1 为实验对照组，H_4 为实验组。根据我已经建立的缺氧预适应模型复制预适应小鼠[3]，随后立即断头取脑，剥离海马，置 2ml 冻存管中 –70℃冻存。

(5) 半定量 RT-PCR

总 RNA 提取：用 QIAGEN 公司提供的 RNeasy Mini Kit 提取海马总 RNA。逆转录反应：在 0.5ml Eppendorf 管中加入总 RNA 2μg，Oligo (dT)$_{15}$ 引物 1μl，用 DEPC 水补足 12μl。70℃，孵育 10min；立刻取出冰浴 1min。再加入 5×RT 反应缓冲液 4μl；dNTP（10mmol/L），1μl；DTT（0.1mol/L），2μl；混匀，42℃孵育 5min。随后加入 SuperscripⅡ RT 酶 1μl，在 42℃，反应 50min；70℃，反应 15min。得到 cDNA 产物 –20℃保存。PCR 反应：在 0.5ml Eppendorf 管中依次加入无菌水 7.3μl，10×PCR 缓冲液 2μl，NDR2 3′和 5′端引物（5μmol/L）各 2μl，dNTP（2.5 mmol/L）1.5μl，Taq DNA 聚合酶（5×10^6 U/L）0.2μl，混匀。滴加 20μl 石蜡油覆盖，稍加离心，在 PCR 反应仪上 94℃，预变性 3min；再进行 94℃，50s；50℃，50s；72℃，1min；进行 5 个循环。暂停，加入 GAPDH 3′和 5′端引物（5μmol/L）各 2μl，稍微离心后继续 PCR 反应，反应参数同上，进行 20 个循环。最后 72℃延伸 5min 停止反应。PCR 产物定量：每孔加样量为 PCR 反应产物 4.5μl 加 0.5μl 10×上样缓冲液，以 1×TBE 为电泳缓冲液，在含 EB 的 1%琼脂糖凝胶上 5V/cm 电压电泳约 1h。电泳完毕后，通过紫外光激发成像原理，将琼脂糖凝胶用凝胶成像分析仪进行图像扫描，用 claritySC 凝胶分析软件分析图像。然后计算 NDR2 与 GAPDH 的 OD 比值，比较各组 NDR2 / GAPDH 比值的大小。

(6) 统计学处理

结果以 $\bar{x} \pm s$ 表示，用 SPSS10.0 数据统计软件 ANOVA 和 Tukey 对组间数据进行处理和分析，以 $P < 0.05$ 为显著差别的界限。

【结果】

(1) 总 RNA 的定量

本实验提取的 RNA 1%甲醛变性琼脂糖凝胶电泳显示 28S 和 18S rRNA 条带清晰，其亮度之比约为 2∶1，无拖尾及杂带，表明 RNA 没有降解。经紫外 DU-53 蛋白核酸分析仪测得 OD_{260}/OD_{280} 比值为 1.80～2.0 之间，表明提取的 RNA 纯度较高，没有蛋白质等的污染，可以作为逆转录反应的模板。通过测定 OD_{260} 的分光光度值计算 RNA 含量（$\mu g/\mu l$）。

(2) RT-PCR 产物的半定量测定

NDR2 基因在小鼠海马组织中表达（图 4 – 66）。经管家基因 *GAPDH* 作为内参照进行处理后发现，*NDR2* mRNA 丰度在 H_0 组为 2.20 ± 0.38，H_1 组为 2.92 ± 0.19（H_1 vs H_0，$P < 0.01$），H_4 组为 3.15 ± 0.38（H_4 vs H_0，$P < 0.01$）。H_1 组及 H_4 组 *NDR2* mRNA 丰度高于对照组 H_0，但 H_1 与 H_4 之间无显著差异（图 4 – 67）。

【讨论】

1986 年缺血/缺氧预适应概念的提出后，虽然其具体的分子机制还不清楚，但它对机体的保护作用是肯定的。我室早在 20 世纪 60 年代就提出缺氧组织预适应概念[3]，建立相应模型并对急性重复性缺氧对小鼠缺氧耐受性及机制进行了探讨[4,5]。

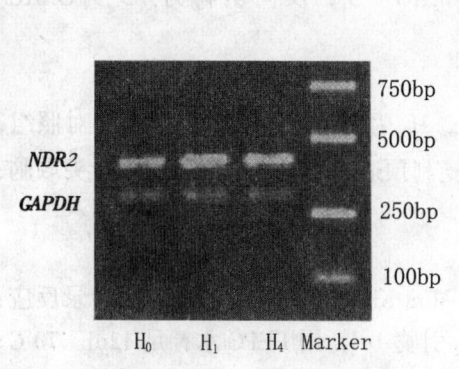

图 4 – 66 应用 RT-PCR 分析 H_0、H_1 和 H_4 组 *NDR2* 与 *GAPDH* mRNA 表达

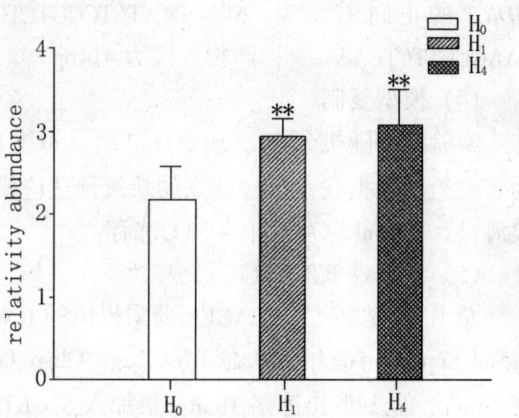

图 4 – 67 H_0、H_1 和 H_4 组 *NDR2* mRNA 对 *GAPDH* mRNA 的相对丰度值（$n = 6$，H_1 vs H_0，$**P < 0.01$；H_4 vs H_0，$**P < 0.01$）

NDR（N-myc downstream regulator）基因家族中的 *NDR1* 基因是 1996 年用差异显示法从人血管内皮细胞中得到的[6]，目前在人体中已发现 4 个成员，*NDR1* 广泛分布于身体各处，家族的其他基因表达有其组织特异性，但它们在脑中均高表达[7]。在小鼠中已发现 3 种不同类型的 *NDR* 基因。3 种基因表达产物在小鼠各有不同的组织分布，*NDR1* 主要分布于肝和肠上皮，*NDR2* 主要分布于脑区，*NDR3* 主要分布于胸腺和脊髓[8]。关于 *NDR* 基因家族的功能了解得较少，认为其可能为抑癌基因家族，已知 *NDR1* 受缺氧诱导的核转录因子缺氧诱导因子-1（HIF-1）的调节[2]，*NDR2* 在大鼠肾中的表达受醛固酮调节[9]。

本实验利用半定量 RT-PCR 的方法对 *NDR2* 基因表达水平进行研究，利用管家基因 *GAPDH* 作为内参照，可以比较好地排除 RNA 提取过程中及 PCR 效率的差异。同时，由于内参照与目的基因在同一反应体系中，增加了均一性。

实验结果表明，缺氧及预适应使 *NDR2* 的表达量增加，在缺氧应激的条件下 *NDR2* 上调，提示 *NDR2* 可能对神经细胞缺氧条件下的存活起重要作用。NDR 蛋白的确切功能尚不十分清楚，随着研究的进行，特别是对脑的研究的发展，将有助于这一问题的解决。

参考文献

1. 邓艳春，药立波，刘新平等. 一种含有 ACP 样结构域新基因的发现. 生物化学与生物物理进展，2001，28（1）: 72 – 76

2. Salnikkow K, Blagosklonny MV, Ryan H, et al. Carcinogenic nickel induces genes involved with hypoxic stress. Cancer Research, 2000, 60: 38-41
3. 吕国蔚. 缺氧适应的组织机制. 见：潘世崴主编. 病理生理学进展（一）. 北京：人民卫生出版社, 1963. 169-273
4. 吕国蔚, 史美棠, 李凌等. 急性重复缺氧对小鼠缺氧耐受性的影响及其机制的初步探讨. 中国病理生理杂志, 1992, 8 (4): 425-428
5. Lu GW, Ding DW, Shi MT. Hypoxia and its preconditioning. Biol Sig Recept, 1999, 8 (4-5): 247-255
6. Deng YC, Yao LB, Su CZ. Progress in pleckstrin homology domain study. Chinese Bulletin of Life Science, 2000, 12 (3): 117-121
7. Qu X, Zhai Y, Wei H, et al. Charaterization and expression of three novel differentiation-related genes belong to human NDRG gene family. Mol Cell Biochem, 2002, 229: 35-44
8. Okuda T, Kondoh H. Identification of new genes ndr2 and ndr3 which are related to Ndr1/RPT/Drg1 but show distinct tissue specificity and response to N myc. Biochem Biophys Res Commun, 1999, 266 (1): 208-215
9. Boulkroun S, Fay M, Zennaro MC, et al. Characterization of rat NDRG2 (N-myc downstream regulated gene 2), a novel early mineralocoticoid specific induced gene. J Biol Chem, 2002, 277: 31 506-31 515

5. 缺氧预适应的理论机制

5.1. 缺氧的防治策略与措施

脑缺血缺氧后导致细胞死亡的系列级联事件可作如下所述的循环：血中缺血缺氧，ATP 浓度耗竭，包括 Na^+-K^+-ATP 酶在内的能量需求过程下调。Na^+-K^+ 泵活动的降低，细胞内 Na^+ 以及 Cl^- 浓度升高，水移入细胞，细胞肿胀。此外，胞外 K^+ 浓度升高，K^+ 平衡电位趋向于更正，导致膜去极，激活电压门控的 Ca^{2+} 通道，促进谷氨酸等兴奋性神经递质过量释放。正常将谷氨酸从突触间隙移除的 Na^+-K^+ 依赖性谷氨酸转运体依赖于 Na^+-K^+-ATP 酶。缺血缺氧时，胞内 Na^+ 和胞外 K^+ 浓度改变，迫使 Na^+/K^+ 转运体反向工作，将谷氨酸从神经细胞和胶质细胞移入细胞间隙。高度去极化与突触性激活 NMDA、AMPA、代谢型谷氨酸受体，导致 Ca^{2+} 内流。

由于胞内 Na^+ 高，胞外 K^+ 高，Na^+/Ca^{2+} 交换也反向运行。Ca^{2+} 不可控制地大量内流使正常降低胞内 Ca^{2+} 的转运体体系和缓冲系统超载，触发事实上杀死细胞的过程。

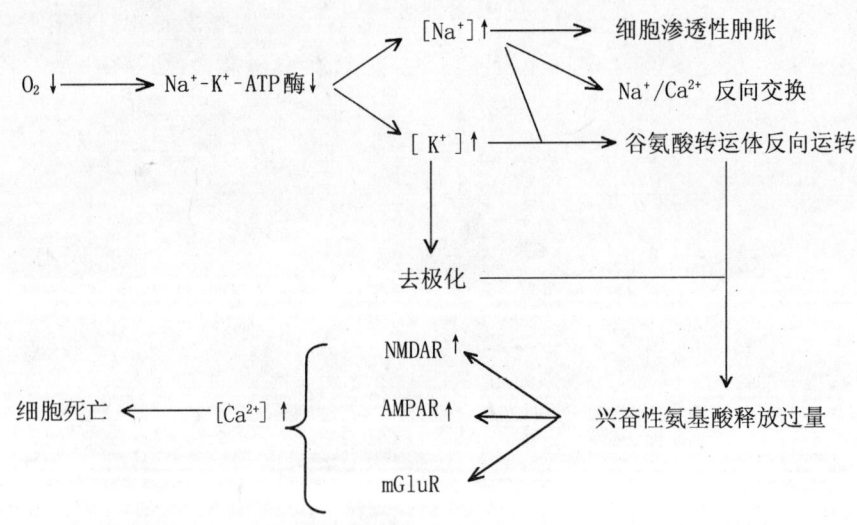

理论上，为了防治缺氧可以设想用阻断上述级联反应的任一环节，如应用 NMDA 受体、AMPA 受体、代谢型谷氨酸受体的拮抗剂类，Ca^{2+} 通道拮抗剂类，自由基清除剂类，Zn^{2+} 入胞阻断剂等措施，但临床实践中仍以吸氧方法乃至高压舱等措施为最普遍可行。但是吸氧疗法的效果也有很大的局限性。

5.2. 吸氧疗法的适用性与局限性

吸氧可升高溶于血浆的氧和与血红蛋白结合氧的量，使动脉血氧含量升高，增加对组织细胞的供氧能力，但其效应却因缺氧类型不同而有所不同。对低张性缺氧效果最佳，但解剖分流而致的肺换气功能下降，因真正参与肺泡气体交换的血量不足，吸氧难以达到提高动脉血氧分压的作用；对于死腔样通气导致的肺换气功能低下的效果稍高于吸氧对解剖分流所致的肺泡通气低下的效果。

对于血液性缺氧，吸氧的疗效因血液性缺氧的原因不同而有很大的差异。严重贫血患者，因其动脉血氧分压不低，血红蛋白氧饱和度高达95%以上，氧解离曲线处于平坦区，吸氧后血氧含量的增高极其有限；但动脉血氧分压的增高则能增大组织细胞部位血管内外的氧分压差或氧分压梯度，从而增加组织细胞的氧供；重症高铁血红蛋白血症患者，通过吸氧可增加血浆中溶解的氧量而起治疗作用；严重CO中毒患者吸氧，通过O_2、CO与血红蛋白结合的竞争，与血红蛋白结合的氧量可显著增多，加速CO从碳氧血红蛋白的解离，加上吸氧后氧合血红蛋白量增多，使红细胞内的酸性增强，使氧解离曲线右移，亦可增加组织细胞的氧供。循环性缺氧的主要原因是单位时间流经组织细胞的血流量少，导致氧供不足，吸氧虽可通过增加血浆中溶解的氧量和组织细胞部位的氧分压梯度而有一定疗效，但主要应靠血液循环的改善。吸氧对组织中毒性缺氧的疗效有限，因组织自己氧利用障碍而无供氧障碍。

此外，如吸入气氧分压过高及/或长时间吸入高浓度氧，患者可出现听或视觉障碍、恶心、抽搐甚至晕厥，有的患者可能出现溶血反应以及严重呼吸衰竭一类的氧中毒综合征，大量氧自由基及/或活性氧损害组织细胞，造成肺型或脑型氧中毒。早产新生儿因常规吸氧而导致视网膜病变和失明的报道已见诸报端，《实用新生儿学》中已明确规定早产儿供氧勿常规使用。

5.3. 缺氧预适应的脑机制

摘要 20世纪60年代提出了缺氧适应组织机制/缺氧预适应并建立了相应的动物模型。本文简略地介绍大鼠、家兔特别是小鼠模型的复制方法。适应动物对缺氧的耐受性显著增高。简介了动物行为、神经形态学、神经生理学、呼吸与循环生理学的在体变化和离体脑与脊髓的变化，以及适应动物脑匀浆提取液的在体与离体保护作用和神经化学与分子神经生物学的变化。从生物进化和实践意义角度对缺氧组织适应/预适应的实质和意义作了讨论。

关键词 低氧预适应；低氧耐受性；保护效应；神经生理学；神经形态学；神经化学；分子神经生物学

Cerebral mechanism of hypoxic preconditioning A concept of tissue adaptation to hypoxia (i.e., hypoxic preconditioning) was developed and its corresponding animal models were reproduced in 1960s. The methods of model reproduction in rat, rabbit, and mouse in particular and the main results are briefly introduced in this review. The tolerance to hypoxia of preconditioned animals is significantly increased. Regular changes in animals' behavior, neurophysiology, respiratory and circulatory physiology, and neuromorphology in vivo and function of brain and spinal cord in vitro are briefly demonstrated. The protective effects in vivo and in vitro of homogenate extract taken from the brain of preconditioned animals, neurochemicals and molecular neurobiological alterations are briefly presented. The essence and significance of tissue adaption to hypoxia/hypoxic preconditioning are discussed in the review in terms of evolution and practical implication.

Key words　hypoxic preconditioning; hypoxic tolerance; protective effects; neurophysiology; neuromorphology; neurochemistry; molecular neurobiology

　　1960年前有关低氧研究的文献不下七千余篇，并有多篇综述和专著作过较详细的总结或评述。这些文献所积累的内容主要是有关低氧对机体所造成的损害，以及机体器官系统对低氧的习服、代偿和适应。通过对有关文献的系统回顾，我们发现，人们所熟知的呼吸、循环功能加强等器官系统水平的适应变化与机体对低氧的耐受能力之间并不存在严格的依赖或相关关系。器官、系统功能活动加强的主要后果是向机体组织细胞提供较充足的氧供、维持组织细胞氧分压的相对恒定。但分析可见，①低氧适应并非一定伴有器官系统活动的加强即或有所加强也不一定能使血氧分压和组织细胞氧分压总能恒定于正常或接近正常的水平；②器官系统活动的变化不足以解释低氧适应机体对低氧极限的"高度的耐受性"；③难以解释低氧适应动物的离体器官为什么在完全无氧条件下仍能存活较长时间。有鉴于此，我们认为，通过重复低氧策略，机体的组织细胞特别是脑组织产生适应，能耐受更低或更苛刻的低氧暴露，提出低氧适应的组织机制（即现时的预适应），并建立相应的动物模型[1-3]。

低氧组织适应/预适应的模型[4-7]

　　20世纪90年代始有报道，大鼠预先在"高山"停留2h、大鼠海马脑片预先经5min低氧，甚至大鼠预先经进行性低氧仅3min，均可对随后更严格苛刻的低氧产生高度耐受性。我们早在1964年建立了小鼠重复低氧模型，并在20世纪90年代又在大鼠和家兔上建立了相应的模型。

　　(1) 小鼠模型[2,3]

　　以昆明或BALB/C小鼠为实验对象，将其置于含有新鲜空气、经过标定的125ml广口瓶内，以橡皮塞密闭、记时，并以喘呼吸的出现作为动物耐受极限，立即取出并转移到另一相似容积含新鲜空气的广口瓶内密闭、记时，如此重复2、3、4或5次。各次密闭过程中，从密闭开始到喘呼吸出现之间的持续时间为原始耐受时间，并按有关公式换算出100ml有效空气量下的标准耐受时间。考虑到密闭条件下除动物自身耗氧造成的瓶内氧分压下降外尚有大气压下降和二氧化碳生成两因素，需予以除外。为平衡气压变化，通过橡皮塞瓶内连接向外界开口气囊。为消除二氧化碳的影响，瓶内置有钠石灰，随时吸收动物呼出的二氧化碳。为检测瓶内气体含量水平的变化，通过橡皮塞连接与外界相通的可随时夹闭或开放的插管，取气时，将微量注射器与插管相接，自瓶中吸取微量气体供检测用；为监测重复低氧过程中，动物呼吸、循环功能的变化，将平衡气压用的气囊与压电晶体相连，描记动物的呼吸运动；通过动物胸部单程导联与心电图机相连，记录动物的心电图。

　　(2) 大鼠模型[4]

　　实验动物选用成年SD大鼠。模拟小鼠急性重复低氧适应模型，通过大鼠气管插管连接容积为150ml的恒压广口瓶（用钠石灰吸收瓶内的CO_2）进行第1次低氧，以喘呼吸的出现为低氧耐受极限，此刻立即计时并更换另一相同容积的含有新鲜空气的广口瓶，进行第2次低氧，依次重复 4 次。以大鼠气管接瓶开始到喘呼吸出现之间的时间为各次低氧耐受时间。记录 4 次低氧耐受时间。第 1 次低氧前在大鼠皮层体感 I 区分别记录皮层脑电图和体感诱发电位（CSEP），在海马 CA1 和 CA3 区分别记录海马群锋电位（PS）和海马脑电图，然后依次记录并比较各次低氧过程中上述观察指标的变化，同时监测呼吸及心电的变化。

(3) 家兔模型[5]

实验动物选用青紫蓝家兔。模拟小鼠急性重复低氧预适应模型，通过重复刺激家兔一侧颈上交感神经节，导致脑血管重复痉挛，复制不完全性重复脑缺血模型。实验开始先记录双侧躯体感觉诱发电位（SEP）及正常呼吸频率，然后将一含新鲜空气的 150ml 恒压广口瓶连在气管插管上进行低氧，观察呼吸频率的变化。以呼吸频率减少至正常呼吸频率的半数所经历的时间为耐受极限，记录呼吸频率减半的时间。然后刺激颈上神经节 20 min，刺激停止后即刻以上述方法进行低氧至呼吸减半为止，如此重复 6 次。第 6 次低氧时，记录呼吸频率减半的时间后，继续低氧直至动物死亡，记录死亡时间。同时记录各次低氧期间双侧 SEP，如此重复 6 次。

低氧预适应过程中动物低氧耐受性的变化[2-5]

重复低氧过程中，小鼠对低氧的耐受能力随重复低氧次数的增多而线性增强。重复低氧各次的耐受时间显著延长。低氧 1～5 次的耐受时间分别平均为 12.2 ± 0.31min、25.1 ± 1.03min、44.8 ± 2.72min、71.1 ± 4.49min 和 95.5 ± 5.85min，第 2、3、4、5 次低氧的耐受时间分别为第 1 次低氧的 2、4、6、8 倍。体重 16.6～16.9g 的年幼动物的各次耐受时间均显著长于 17.0 g 以上的成年动物，1 例幼年动物第 5 次低氧的耐受时间竟长达 232 min，为其第 1 次的 19 倍。

在 27 kPa PO_2 的低压舱中，正常对照小鼠平均只能存活 1.60 ± 0.36min；但同时放入低压舱经 4 次重复低氧的动物却平均存活 15.33 ± 2.94min，比对照动物长 10 倍。如按体重和性别配对，正常动物在低压舱中只平均活 1.7min，而重复低氧 4 次的动物却平均存活达 146.0min，为对照动物的 86 倍；个别配对动物中的重复低氧鼠存活 185min 时取出后仍能健康存活，其行为与正常动物无异。

重复低氧过程中，大鼠对低氧的耐受能力随重复低氧次数的增加而增强。重复低氧各次的耐受时间显著延长。低氧 1～4 次的平均低氧耐受时间分别为 8.04 ± 1.25min、11.4 ± 1.25min、14.14 ± 1.15min、18.04 ± 2.25min。经重复缺血的家兔对低氧的耐受能力亦有所增加。第 6 次低氧时呼吸频率减半的时间为 192 ± 145s，而第 1 次低氧时为 155.4 ± 13.2s。经重复缺血适应的动物，在低氧条件下的存活时间为 492s，而未经重复缺血适应的动物为 369s。

低氧预适应过程中动物行为与代谢的变化[2-7]

(1) 行为学

第 1 次低氧过程中，小鼠烦躁不安，上下蹿动，逐渐紫绀，最后出现痉挛样活动并很快出现喘呼吸。其中 10min 左右自主活动消失，12min 左右翻正反射消失。第 2 次低氧过程中，小鼠自主活动明显减少，烦躁不安减轻，紫绀明显后出现痉挛样活动和喘呼吸。13 min 时自主活动消失，25min 时翻正反射消失。第 3、4 次低氧过程中，小鼠的表现基本相似，更加安静，自主活动极少，直到出现痉挛样活动之前，小鼠才出现轻微的烦躁不安，出现喘呼吸时，小鼠紫绀严重，眼睛呈黑色。第 3、4 次低氧的动物翻正反射消失出现的时间晚且持续时间长，可达52.3min后才出现喘呼吸。大鼠在固定状态下，第1次低氧期间部分大鼠肢体抽动，第2、3次低氧后动物行为基本趋于稳定。

(2) 气体与能量代谢

随着重复低氧次数增加，动物单位时间（min）单位体重（g）的耗氧量和二氧化碳生成量按指数曲线下降，氧耗率由第1次耐受极限时的0.05 ml·g^{-1}·min^{-1}降至第5次耐受极限时0.01 ml·g^{-1}·min^{-1}，为第1次的1/5；二氧化碳的生成率也逐次递减。动物体温也指数式地降低，由实验前的平均35℃降到第5次低氧耐受极限时20℃，与室温相近。

为了检测动物在重复低氧过程中能量代谢途径的变化，我们分别给重复低氧3次动物和对照动物腹腔注射碘乙酸、丙二酸和氰化钾，分别阻断能量合成过程中的糖酵解、三羧酸循环和呼吸链3条途径后，重复低氧动物的低氧耐受时间分别为对照动物的3.9、1.4、2.6倍，低氧预适应后动物能量代谢过程中的糖酵解、三羧酸循环和呼吸链3条途径的能效增加及/或能需降低。

低氧预适应过程中动物机能系统功能的变化[2-7]

(1) 神经生理学

运动记录表明，小鼠的主动运动活动在第1次低氧过程中平均经10.4min消失，平均持续消失3.1min，第2次低氧时平均经0.2min主动运动开始恢复，但平均经12.6min再次消失，之后即一直处于一动不动的安静状态，持续消失主动运动平均长达256.0min之久。代表脑干活动的小鼠翻正反射在第1次低氧过程中平均比主动运动晚1.3min消失，持续消失1.8min；第2次低氧时比第1次低氧晚11.4min消失，平均持续消失4.7min，第5次低氧时平均经59.6min消失，平均持续消失52.3min。代表延髓活动的喘呼吸出现时间远晚于主动运动和翻正反射消失的时间，第1、2、3、4、5次低氧过程中的平均出现时间分别为13.5min、28.8min、60.8min、83.4min和111.8min。

随着低氧程度的持续进行或加重，大鼠皮层自发脑电的波幅与频率逐渐下降成低幅慢波，最后成直线，第4次低氧开始，自发脑电基本为直线，偶见低频慢波；海马CA1区常呈癫痫发作样波，CA3区多呈低频的δ节律。刺激腓神经引起的皮层诱发电位的振幅逐渐降低至实验前的30%，第4次低氧期间成一直线，未见诱发电位。刺激隔区，分别在海马CA1区和CA3区锥体细胞层记录的群峰电位（population spikes, PS）的振幅均随低氧加重而逐降，第1次低氧7min时CA1区PS波消失，但CA3区仍为低氧前的60%，并在喘呼吸出现后开始消失；第4次低氧过程中，CA1、CA3区的PS波均处于恢复状态，但CA3区早于CA1区，随后CA1区平均10min消失，CA3区仍为前对照的30%。

经5次脑缺血适应的动物，刺激腓神经引起的同、对侧SEP的P波振幅在低氧条件下分别下降至各自前对照的86.9%和71.7%，与1次缺血动物的44.7%和49.7%相比存在非常显著性差异。未经脑缺血适应的动物在1次和5次低氧条件下的同、对侧SEP的P波振幅之间均无显著性差异。

(2) 呼吸、循环生理学

心电与呼吸运动记录表明，随重复低氧次数的增加，小鼠心率和呼吸率逐次降低，心率由实验前的平均744次/分降至第5次低氧末期157次/分，心率减少达80%；呼吸率由实验前的315次/分，降至第5次低氧末期78次/分，呼吸率减少75%。整个重复低氧过程中除心率如心电振幅的变化外，未见到心律的异常。

首次低氧后，大鼠呼吸急促、心率加快，随着低氧程度的加重，呼吸逐渐加深变慢，心率减慢，随后出现喘呼吸。第2、3次低氧后，动物基本上亦是由浅快呼吸逐渐转为深慢呼吸。第4次低氧后，先浅快后深慢的双相式呼吸完全为深慢呼吸所取代，且呼吸、心率、体温等生命基本活动在低水平的基础上趋于稳定。

低氧预适应过程中神经形态学的变化[8-11]

(1) 大脑皮层神经元

电镜观察表明，正常对照组小鼠皮层神经元未见肿胀，核膜完整，核染色质分布均匀，胞质内线粒体、粗面内质网形态正常。低氧1次动物皮层神经元出现肿胀，核膜内陷或断裂，核染色质凝集边聚，胞浆内线粒体明显肿胀，并可见嵴断裂或部分缺失，粗面内质网扩张；但低氧适应动物皮层神经元却向正常逆转，细胞器基本正常，线粒体、粗面内质网轮廓清晰，核仁染色质分布均匀，核膜完整，偶见内陷。

(2) 海马神经元

光镜下小鼠海马CA1区锥体层神经元在低氧1、3、5次组均可见肿大；低氧1次组存活7d、低氧3次组存活3d、低氧5次组存活1d时出现萎缩；低氧1次组未见固缩，低氧3次组存活7d、5次组存活3d时始见固缩，核萎缩肿大的神经元可能开始参与适应，固缩神经元可能反映神经元迟发性坏死。

(3) ROS（活性氧）与PKC（蛋白激酶C）阳性细胞

流式细胞仪检测表明，对照（H_0）以及低氧1、2、3、4次（$H_1 \sim H_4$）的活性氧阳性细胞数，分别为29.7%、36.6%、33.4%、29.5%和25.6%。PKC α、β、ε、ζ亚型阳性细胞的百分数发生下调，H_1组比H_0组增高，H_2、H_3、H_4组依次降低。

(4) NOS（一氧化氮合酶）阳性细胞

荧光酶免疫组化观察表明，小鼠H_1组的NOS阳性细胞数多，着色深，突起粗而长；H_4组NOS阳性细胞数反有所减少，着色变浅，突起变细。小鼠H_0组海马NOS阳性细胞为2个、H_3组为4个、H_4组为5个。

低氧预适应过程中动物离体头与脊髓机能活动的变化[2,3]

重复低氧4或5次动物断头后，离体头的下颌呼吸运动形式与正常动物离体头相似，也可区分出4个时期（呼吸暂停Ⅰ、Ⅱ和呼吸Ⅰ、Ⅱ相），但除呼吸Ⅰ相外，其余3个时相，特别是呼吸暂停时相的持续时间均较正常动物离体头显著延长。离体头的4个时相分别是呼吸暂停Ⅰ、Ⅱ和呼吸Ⅰ、Ⅱ相。适应动物离体头的呼吸暂停和呼吸相分别比正常动物离体头长15倍和5倍。根据文献，离体头的呼吸相和呼吸暂停分别由延髓呼吸中枢的有氧代谢和无氧代谢决定。结果提示，适应动物离体头的呼吸活动主要是由延髓的无氧代谢支持的。适应动物离体脊髓对针刺下肢皮肤的运动反应平均维持66s，为对照动物的3倍。

低氧预适应动物脑匀浆提取液的保护效应[2,3,12]

(1) 对动物在体保护效应

将重复低氧5次动物和正常对照动物的全脑分别匀浆，制备出提取液，再分别腹腔注射给正常动物后，在低压舱中的存活时间分别平均为24min和11min，注射生理盐水的动物平均生存 13min，接受适应动物匀浆液的正常动物的存活时间分别比接受正常脑匀浆液和生理盐水的正常动物长 1.8 和 2.0 倍。提示适应动物脑组织中存在某种或某些可转移、可通过血脑屏障的抗/耐低氧的活性物质。

(2) 对培养 PC12 细胞的保护效应

与正常动物脑匀浆提取液共同孵育 48 h 的培养 PC12 细胞，低氧下 95% 死亡，MTT 活性仅为 0.02%，LDH（乳酸脱氢酶）透出率升至 96%；而与重复低氧 3 次组动物脑匀浆提取液共同孵育的 PC12 细胞存活良好，MTT 活性高达 13%，LDH 透出率低到 47%。与正常动物脑匀浆提取液共同孵育 24h 的 PC12 细胞，低氧下 K^+ 透出率高达 50%，而与重复低氧 3 次组动物脑匀浆提取液共同孵育的 PC12 细胞低氧下 K^+ 透出率低至 18%。

(3) 对急性分离皮层突触体的保护效应

与正常动物脑匀浆提取液共同孵育 24h 的大脑皮层突触体，低氧下 LDH 的透出率高达 33%，而与重复低氧 4 次动物脑匀浆提取液共同孵育的大鼠皮层突触体的 LDH 透出率下降到 20%。

低氧预适应过程中神经化学成分变化[3,13-20]

未低氧（H_0）、低氧 1 次（H_1）和重复低氧 4 次（H_4）3 组动物脑匀浆提取液进行神经化学分析表明：

(1) 不利于低氧耐受的物质

脑中脂质过氧化物、钙离子、乳酸、谷氨酸、天门冬氨酸、CGRP、AngⅡ、磷脂酶 A_2、脑磷脂、游离脂肪酸、精氨酸、一氧化氮等含量下调，H_1 组先升高，H_4 组后降低。

(2) 有利于低氧耐受的物质

另一类物质，如脑中糖原、腺苷、腺苷 A_1 受体、Na^+-K^+-ATP 酶、Ca^{2+}-ATP 酶、5-羟色胺、多巴胺、γ-氨基丁酸、超氧化物歧化酶、谷胱甘肽等成分上调，H_1、H_4 组依次增加。

低氧预适应过程中分子神经生物学变化[26-28]

(1) K_{ATP} 通道的变化

膜片钳全细胞记录优降糖（GLI）处理前后急性分离大鼠海马神经元外向钾电流（I_K）的变化表明，给予 NaCl 时 I_K 显著增加（1448→2381 PA），再给予 GLI 时 I_K 增加受抑（2381→1725 PA）；给予腺苷（ADO）和 GLI 后 I_K 为 1399→2584→1703 PA；给予重复 4 次低氧动物脑提取液后 I_K 亦发生类似的显著变化（1298→2413→1713 PA）；低氧 1 次和未经低氧动物脑匀浆提取液对 I_K 未见显著影响，提示低氧预适应动物脑提取液，通过腺苷样神经活性物质，激活海马神经元 K_{ATP}，参与低氧预适应。

(2) HIF-1α 的变化

应用 SDS-PAGE 和 Western 印迹法检测动物海马中低氧诱导因子-1α（HIF-1α）表达的结果表明，Hela 细胞未低氧组未见表达，低氧 1h 组有少量表达，低氧 4h 组有所增加；未低氧小鼠（H_0）几乎检测不到 HIF-1α，低氧 1 次组（H_1）可见较少的 HIF-1α，低氧 4 次组（H_4）HIF-1α 表达显著增高。提示 HIF-1α 作为转录因子，参与低氧预适应。

(3) 抗低氧相关基因

应用 mRNA 差异显示技术，从总 RNA 入手，经逆转录及 PCR 反应后，将扩增物进行

SDS-PAGE电泳和放射自显影,分离出56条差异条带,将其中14条只在低氧4次脑匀浆提取液中高表达的条带,在相同条件下进行PCR扩增、纯化克隆和测序,得到差异片段的序列与Genebank进行同源性比较表明,其中9条为已知,与HSP、前列腺素2、P53、LDH、酪氨酸激酶等有高度同源性,5条基因的同源性低,可能为抗低氧相关基因片段。

低氧组织适应/预适应的实质与意义

（1）低氧组织适应/预适应的实质

根据我们的上述系列研究成果,可以认为预适应的实质即组织细胞适应;从进化角度看来,低氧组织适应/预适应的实质是机体抗/耐低氧的一种生物学策略,是通过反复的低氧暴露或训练,在器官系统机能无能为力情况下,对组织细胞耐低氧潜能的重新动员、调动和启用,借以在低氧、低能供条件下维系机体特别是中枢神经系统的生命活动。有理由预期,在现有研究的基础上,作为诱导低氧反应基因和修复细胞氧内环境稳定的核心调节因子——HIF-1及其所诱导一系列低氧反应效应基因或靶基因的表达,将为低氧组织适应/预适应的研究带来进一步的深入和启迪。

（2）低氧组织适应/预适应的意义

低氧组织适应/预适应概念的提出及其实质的揭示,将为低氧适应基础研究开辟出一条有别于传统器官系统适应改变组织氧供的新概念、新理解和新应用。直到目前,人们对低氧的防治措施还一直限于供氧或氧疗乃至现代高压舱以及20世纪90年代刚刚报道的脑红蛋白（neuroglobin）,其目的均仍只限于向组织细胞尽可能地供氧和维持组织氧水平的相对恒定。

但是低氧组织适应/预适应则侧重于调动组织细胞的一系列耐低氧的潜在策略和机制,从而获得低氧条件下保持组织细胞和机体的生命活动能力。根据上述研究结果,可以提出完全不同于改善细胞氧供的传统氧疗的新的动员机体组织细胞内在的抗/耐低氧机制或策略:通过①重复低氧暴露或训练。正常人,高原、航天航空和水下作业人员以及耐力运动员通过自身努力调动自身组织细胞的抗/耐低氧的一系列潜能,可起到健身、增强体质和预防低氧的作用。②对于临床低氧症患者,特别是需抢救的濒危患者可以采用降低低氧敏感脑成分及/或增加低氧耐受脑成分的策略,外源性地人为给予治疗或抢救,其中给予镇静剂及/或降低体温特别是脑温的措施即是简易可行的,其他如注射环己腺苷,补充糖原,以及使用低氧敏感成分的抑制剂/拮抗、阻断剂,低氧耐受脑成分的兴奋/激动剂等亦属可行。③随着低氧组织适应/预适应研究的进一步深入发展,设想可能克隆或合成抗低氧的神经活性物质,并制成抗低氧的体内生物制剂。这一设想的实现,将对垂危的低氧病人的抢救以极大的福音。让我们期待这一天的到来。

参考文献

1. 吕国蔚. 缺氧适应的组织机制. 见:潘世崴主编. 病理生理学进展（一）. 北京:人民卫生出版社, 1963. 216-237
2. 吕国蔚,史美棠,李凌等. 急性重复缺氧对小鼠缺氧耐受性的影响及其机制的初步探讨. 中国病理生理杂志, 1992, 8（4）: 425-429
3. Lu GW. Hypoxia and its preconditioning. Biol Signals Recept, 1999, 8（4-5）: 245-322
4. 李海涛,吕国蔚. 急性重复缺氧对大鼠海马电活动的影响. 中国应用生理学杂志, 1996, 12（2）: 124-

5. 吕国蔚, 崔秀玉, 吴滨镛. 小鼠急性重复低氧时中枢神经系统功能的变化. 基础医学与临床, 1997, 17 (1): 34 – 39

6. 赵兰峰, 吕国蔚. 不完全脑缺血早期家兔大脑皮层兴奋性的变化. 中国应用生理学杂志, 1994, 10 (4): 375 – 376

7. Lu GW, Cui XY, Zhao G. Alteration of oxygen consumption and energy metabolism during repetitive experience of mice to hypoxia. Neurochemic Res, 1999, 24 (5): 625 – 628

8. 李江, 吕国蔚. 急性重复低氧小鼠脑皮质神经元的超微结构研究. 华北煤炭医学院学报, 2002, 4 (5): 548 – 549

9. 张金波, 张致身, 吕国蔚. 急性重复缺氧海马锥体层神经元光镜观察. 武警医学, 1996, 6 (6): 313 – 316

10. Duan CL, Liu HY, Lu GW. Role of reactive oxygen species in hypoxic preconditioning. Chin J Neuroanat, 2001, 17 (4): 377 – 379

11. Lu GW, Liu HY. Downregulation of nitric oxide in the brain of mice during their hypoxic preconditioning. J Appl Physiol, 2001, 91 (3): 1193 – 1198

12. 刘亮, 吕国蔚. 缺氧预适应小鼠脑匀浆去蛋白液对缺氧突触体膜的保护作用. 中国神经科学杂志, 2001, 17 (4): 373 – 375

13. 徐瑞兴, 周玉兰, 吕国蔚. 急性重复缺氧对小鼠脑脂质过氧化水平的影响. 基础医学与临床, 1994, 14 (6): 65 – 67

14. Zhao G, Liu HY, Lu GW. Role of calcium ion in cerebral hypoxic preconditioning. Chin J Neuroanat, 2001, 17 (2): 136 – 140

15. Cui XY, Li L, An YY, et al. Changes in the contents of glycogen and lactate in the brain and blood during hypoxic preconditioning. Acta Physiol Sin, 2001, 53 (4): 325 – 328

16. 赵光, 崔秀玉, 吕国蔚. 重复缺氧与过氧化氢对脑与突触体乳酸生成的影响. 中国应用生理学杂志, 1999, 15 (2): 165 – 168

17. Xie JH, Lu GW, Hou YZ. Effects of aspartate and ketamine on nos expression in hippocampus of mice repeatedly exposed to hypoxia. Chin Neuroanat, 1999, 15 (3): 234 – 238

18. 侯燕芝, 焦晓惠, 吕国蔚等. 低氧预适应过程中小鼠脑内 CGRP 和 Ang Ⅱ 含量的变化. 基础医学与临床, 2002, 22 (1): 574 – 576

19. 刘慧敏, 朱冬生, 李鸿筠等. 急性重复缺氧对小鼠脑游离脂肪酸的影响. 基础医学与临床, 1993, 13 (5): 62 – 64

20. 燕福生, 宋学宗, 刘建辉等. 急性缺氧小鼠脑组织磷脂组分的变化. 中国病理生理杂志, 1995, 11 (4): 375 – 378

21. Hou YZ, Lu GW, Matsui Y. Changes in extracellular adenosine in the rabbit striatum and cerebral cortex during incomplete cerebral ischemia. Chin J Pathophysiol, 1997, 13 (3): 225 – 231

22. 张伟丽, 吕国蔚. 急性重复缺氧对小鼠脑组织腺苷及其 A1 受体的影响. 中国应用生理学杂志, 1997, 13 (2): 114 – 117

23. 张伟丽, 吕国蔚. 腺苷对小鼠急性重复缺氧耐受性的影响. 基础医学与临床, 1996, 16 (2): 149 – 152

24. Hou YZ, Lu GW, Matsui Y. Changes in contents of adenosine and its metabolites in the rabbit hippocampal CA1 after electrical stimulation of the unilateral superior cervical ganglion. Chin J Neurosci, 1997, 4 (4): 145 – 151

25. 张锦楠, 阎淑莲, 刘永利等. 急性缺氧小鼠脑组织 Na^+、K^+-ATP 酶和 Ca^{2+}-ATP 酶活性的变化. 中国应用生理学杂志, 1994, 10 (3): 237

26. 张晓飞, 吕国蔚. 缺氧预适应鼠脑提取液对海马神经元 ATP 敏感性钾通道活动的影响. 中华医学杂志, 2002, 82 (2): 108 – 110

27. 梁元晶, 吕国蔚. 缺氧预适应小鼠中一氧化氮合酶与缺氧诱导因子-1 的表达. 解剖学报, 2002, 33 (4): 431–434
28. 马鲁锋, 李俊发, 李菁锦等. 缺氧预适应小鼠海马组织差异表达基因的研究. 首都医科大学学报, 2002, 23 (4): 289–293

5.4. 低氧耐受极限与低氧预适应

摘要 人和动物对低氧的耐受极限随种系进化、个体发育和条件变化而不同。低氧预适应，通过以重复低氧暴露和 HIF-1 表达为基础，在组织细胞水平上调动起来一系列耐低氧的级联反应，可显著提高机体对低氧的耐受极限，预期将为防/治和抗/耐低氧提供一种崭新而古老的策略。

关键词 低氧耐受；低氧预适应；HIF-1；级联反应

Tolerance limit to hypoxia and hypoxic preconditioning The most lowest oxygen limit to which human and animal tolerate is different in terms of phylogenetic evolution, individual development and environmental alteration. The limit can greatly be heightened by hypoxic preconditioning, a hypoxia resistant cascade based on repetitive hypoxic exposure and HIF expression at tissue and cell level. It is expected that an entirely novel and ancient stratagem for prevention / treatment and defense / resistance of hypoxia might thus be provided by the preconditioning.

Key words hypoxic tolerance; hypoxic preconditioning; HIF-1; cascade response

人类生存的地球表面的氧浓度是人类生存的适宜条件之一，但从一个大气压的海平面到空气稀疏的高原地球表面的每一个角落都有生命的种子在开花结果，人类和高等哺乳动物对低氧的耐受极限、可耐受的最高高度或最低氧浓度/分压在哪里？

低氧作用的效应范围通常人为地划分为 4 个区域：①从地平面到海拔 2000m 可进行劳动而无需启用代偿功能的中性区；②2000m 到 4000m 的可完全代偿区；③4000m 到 7000m 的不完全代偿区，未习服人群出现各种障碍，4000m 被视为安全极限，超越时将严重影响体力和脑力活动，但仍属可逆；④7000m 以上的临界区，肺泡氧分压低于临界阈值 30~35mmHg (4.0~4.7kPa)，将出现意识丧失和痉挛等潜在的致死性障碍。低氧时，组织细胞存在一个从功能未受损到受损的潜伏期，超过此期，细胞的代谢与功能受损，能储消耗，甚至连细胞功能都难以维持时，即出现功能丧失和结构改变。细胞的损伤开始是可逆的，最后以不可逆的细胞死亡告终。高级分化的中枢神经系统约在 10min 时出现。组织细胞缺氧到完全丧失功能的功能极限短于复苏极限。脑的复苏极限为 8~10min。

低氧耐受极限与低氧适应的进化[1-6]

氧浓度为 20% 的地球表面大气是海平面居民和动物所须臾不可或缺的，但是岩羊、棕熊和牦牛等高等哺乳动物却能在海拔 6000m 乃至 8000m 的高原活动自如，智利的所谓"蓝血人"能在 6000m 以上的高山常年正常生活。龟作为一种兼性耐低氧动物，通过下调能量需求和上调 ATP 生成能效，能长期耐受低氧，在低氧条件下从每 mol O_2 最大限度地获取 ATP，而在无氧条件下，则通过无氧代谢通路，从每 mol H^+ 最大限度地获取 ATP。大肠杆菌等原核细胞具有几种不同的呼吸链，利用不同的电子接受体和终末氧化还原酶，能在无氧环境中生存。有氧时优先利用 O_2 作为电子接受体，利用两个呼吸链中的一个链，由 cyoABCDE 操作子编码的细胞色素 bo 氧化酶氧化还原食物，最终生成 CO_2 和 H_2O；低氧时利用由 cyoAB 操作子编码的细胞色素 bo 氧化酶；完全无氧时至少可利用 5 种氧化还原酶中的一种进行无氧代谢（表 5-1）。

表 5-1 Gene enzyme relationship for terminal oxydoreductase in E. col [2]

Electron acceptor	Terminal respiratory enzyme	Operator
O_2	cytochrome bo oxides	cyoABCDE
O_2	cytochrome bo oxides	cyoAB
NO_3^-	nitrate reductase	narGHJ
NO_3^-	nitrate reductase	narZYWV
fumarate	fumarate reductase	frdABCD
DMSO	DMSO/MAO reductase	dmsABC
TMAO	TMAO reductase	torA

低氧耐受极限与低氧适应反应 [6-8]

低氧条件下，维持机体内环境相对恒定的机体器官系统反应通常被视为低氧适应反应。但百余年来的研究表明，高原土著居民等低氧适应人群并不一定伴有器官系统功能的增强；环境低氧或心肺疾患时即使器官系统功能加强也无助于对抗或治疗缺氧；器官系统功能加强并不足以解释人/动物对低氧的高度耐受能力。

同一种系的个体发育水平愈低，对低氧的耐受力愈高，在低氧环境中维系生命活动的可能性愈大，尽管器官系统的反应并不强烈。成年动物夹闭气管后呼吸循环系统反应极其强烈，但历时不到 5min 血压即骤降至零；而生后 3d 婴幼年动物虽无明显的器官系统反应，但血压却经 17min 才降到正常水平的 60%。孕猫在 CO 或氰化物作用下很快死亡，但开腹取出的胎猫却仍然存活。断头后成年动物心跳很快停止，而新生动物心跳仍可持续 1h。

经过 7600 米低压适应的动物能在 13 000 米高度存活 10min，未经适应的对照动物的存活时间不超过 1min。4270m 高山土著居民能在 9150～12 200 米高山保持意识活动的时间远远长于海平面居民。事先接受微量氰化物注射的动物能耐受中毒剂量的氰化物。事先在"高山"停留仅 2d 的大鼠或事先仅经 5min 低氧暴露的大鼠脑片均对随后更严苛的低氧作用产生高度耐受性。

这些事例是已有的传统知识或器官系统反应所难以解释的。约 80 年前，Haldane 等称其为"一种用理化头脑所难以解释的生物学现象"[7]。

耐受极限与低氧预适应 [6,8-12]

约 40 年前我们曾从组织细胞适应的角度，将这种难以理解的现象理解为组织细胞的一种"获得性耐受"或低氧适应的组织机制，并建立了以重复低氧或缺血为基础的动物模型。

（1）低氧预适应动物模型

以昆明或 BALB/C 小鼠为实验对象，将其置于含有新鲜空气、经过标定的 125ml 广口瓶内，以橡皮塞密闭、记时，并以喘呼吸的出现作为动物对低氧的耐受极限，立即取出并转移到另一相似容积含新鲜空气的广口瓶内密闭、记时，如此重复 2、3、4 或 5 次。各次密闭过程中，从密闭开始到喘呼吸出现之间的持续时间为原始耐受时间，再按有关公式换算出 100ml 有效空气量下的标准耐受时间。考虑到密闭条件下除动物自身耗氧造成的瓶内氧分压下降外，尚有大气压下降和二氧化碳生成两因素，需予以排除。为平衡气压变化，通过橡皮塞瓶内连接向外界开口气囊。为消除二氧化碳的影响，瓶内置有钠石灰，随时吸收动物呼出的二氧化碳。为检测瓶内气体含量水平的变化，通过橡皮塞连接一个与外界相通的可随时夹闭或开放插管，取气时将微量注射器与插管相接，自瓶中吸取微量气体供检测；为监测重复缺氧过程中，动物呼吸、循环功能的变化，将平衡气压用的气囊与压电晶体相连，描记动物的呼吸运动；通过动物胸部单程导联与心电图机相连，记录动物的心电图。

在成年 SD 大鼠和成年青紫蓝家兔上，分别通过大鼠气管插管连接容积为 150ml 的恒压广口瓶（用钠石灰吸收瓶内的 CO_2）和重复刺激家兔一侧颈上交感神经节的方法，模拟小鼠急性重复缺氧模型，分别建立大鼠家兔缺氧和家兔重复脑缺血适应模型，检测缺氧耐受时间，并分别记录大鼠皮层体感 I 区皮层脑电图和体感诱发电位（CSEP）、海马 CA1 和 CA3 区海马群锋电位（PS）和海马脑电图以及家兔躯体感觉诱发电位（SEP），同时监测呼吸及心电的变化。

(2) 低氧预适应动物的低氧耐受性

重复缺氧过程中，小鼠对缺氧的耐受能力随重复缺氧次数的增多而线性增强。重复缺氧各次的耐受时间逐次显著延长，缺氧 1～5 次的耐受时间分别平均为 12.2 ± 0.31、25.1 ± 1.03、44.8 ± 2.72、71.1 ± 4.49 和 95.5 ± 5.85 min（$\bar{x} \pm s_{\bar{x}}$），第 2、3、4、5 次缺氧的耐受时间分别为第 1 次缺氧的 2、4、6、8 倍。体重 16.6～16.9g 的年幼动物的各次耐受时间均显著长于 17.0g 以上的成年动物，1 例幼年动物第 5 次缺氧的耐受时间竟长达 232 min，为其第 1 次耐受时间的 19 倍。在大鼠与家兔的重复缺氧和缺血适应模型上也观测到类似的变化。

在 2.7 kPa 的低压舱中，正常对照小鼠平均只能存活 1.60 ± 0.36min；但同时放入低压舱经 4 次重复缺氧的动物却平均存活 15.33 ± 2.94min，比对照动物长 10 倍。如按体重和性别配对，正常动物在低压舱中平均只存活 1.7min，而重复缺氧 4 次动物却平均存活达 146.0min，为对照动物的 86 倍；个别配对动物中的重复缺氧鼠存活 185 min 时取出后仍能健康存活，其行为与正常动物无异。

(3) 低氧预适应动物脑匀浆对正常动物和离体制备的保护效应

将重复缺氧 5 次动物和正常对照小鼠的全脑分别匀浆、制备出提取液，再分别腹腔注射给正常小鼠后，在低压舱中的存活时间分别平均为 24min 和 11min，注射生理盐水的动物平均生存 13min，接受适应动物匀浆液的正常动物的存活时间分别比接受正常脑匀浆液和生理盐水的正常动物长 1.8 和 2.0 倍。提示适应动物脑组织中存在某种或某些可转移、可通过血脑屏障的抗/耐缺氧的活性物质。

与正常动物脑匀浆提取液共同孵育 48h 的培养 PC12 细胞，低氧下 95% 死亡，MTT 活性仅为 0.02%，LDH 透出率升至 96%；而与重复低氧 3 次组动物脑匀浆提取液共同孵育的 PC12 细胞存活良好，MTT 活性高达 13%，LDH 透出率低到 47%。与正常动物脑匀浆提取液共同孵育 24h 的 PC12 细胞，低氧下 K^+ 透出率高达 50%，而与重复低氧 3 次组动物脑匀浆提取液共同孵育的 PC12 细胞低氧下 K^+ 透出率低至 18%。在急性分离皮层突触体上也观测到类似的变化。

低氧预适应与组织细胞低代谢[8, 9, 11, 12]

(1) 行为与运动功能

在我们的低氧预适应动物模型上，我们观察到第 1 次缺氧过程中，小鼠烦躁不安，上下蹿动，逐渐紫绀，最后出现痉挛样活动并很快出现喘呼吸。其中 10min 左右自主活动消失，12min 左右翻正反射消失。第 2 次缺氧过程中，小鼠自主活动明显减少，烦躁不安减轻，紫绀明显后出现痉挛样活动和喘呼吸。13min 时自主活动消失，25min 时翻正反射消失。第 3、4 次缺氧过程中，小鼠的表现基本相似，更加安静，自主活动极少，直到出现痉挛样活动之前，小鼠才出现轻微的烦躁不安，出现喘呼吸时，小鼠紫绀严重，眼睛呈黑色。第 3、4 次缺氧的动物翻正反射消失出现的时间晚且持续时间长，可达 52.3min 后才出现喘呼吸。大鼠在固定状态下，第 1 次缺氧期间部分大鼠肢体抽动，第 2、3 次缺氧后动物行为基本趋于稳定。

运动记录表明，小鼠的主动运动在第 1 次缺氧过程中平均经 10.4min 消失，平均持续消失 3.1min，第 2 次缺氧时平均经 0.2min 主动运动开始恢复，但平均经 12.6min 再次消失，之后即一直处于一动不动的安静状态，平均持续消失主动运动长达 256.0min 之久。代表脑干活动的小鼠翻正反射在第 1 次缺氧过程中平均比主动运动晚 1.3min 消失，持续消失 1.8min；第 2 次缺氧时比第 1 次缺氧晚 11.4min 消失，平均持续消失 4.7min；第 5 次缺氧时平均经 59.6min 消失，平均持续消失 52.3min。代表延髓活动的喘呼吸出现时间远晚于主动运动和翻正反射消失的时间，第 1、2、3、4、5 次缺氧过程中的平均出现时间分别为 13.5、28.8、60.8、83.4 和 111.8min。

（2）脑与脊髓电活动

随着缺氧程度的持续进行或加重，大鼠皮层自发脑电的波幅与频率逐渐下降成低幅慢波，最后成直线，第 4 次缺氧开始，自发脑电基本为直线，偶见低频慢波；海马 CA1 区常呈癫痫发作样波，CA3 区多呈低频的 δ 节律。刺激腓神经引起的皮层诱发电位的振幅逐渐降低至实验前的 30%，第 4 次缺氧期间成一直线，未见诱发电位。刺激隔区，分别在海马 CA1 区和 CA3 区锥体细胞层记录的群峰电位（population spikes，PS）的振幅均随缺氧加重而逐降，第 1 次缺氧 7min 时 CA1 区 PS 波消失，但 CA3 区仍为缺氧前的 60%，并在喘呼吸出现后始消失；第 4 次缺氧过程中，CA1、CA3 区的 PS 波均处于恢复状态，但 CA3 区早于 CA1 区，随后 CA1 区平均 10min 消失，CA3 区仍为前对照的 30%。

经 5 次脑缺血适应的动物，刺激腓神经引起的同、对侧感觉诱发电位（SEP）的 P 波振幅在缺氧条件下分别下降至各自前对照的 86.9% 和 71.7%，与 1 次缺血动物的 44.7% 和 49.7% 相比存在非常显著性差异。未经脑缺血适应的动物在 1 次和 5 次缺氧条件下的同、对侧 SEP 的 P 波振幅之间均无显著性差异。

（3）呼吸与循环功能

心电与呼吸运动记录表明，随重复低氧次数的增加，小鼠心率和呼吸率逐次降低，心率由实验前的平均 744 次/分 降至第 5 次缺氧末期 157 次/分，心率减少达 80%；呼吸率由实验前的 315 次/分，降至第 5 次缺氧末期 78 次/分，呼吸率减少 75%。整个重复缺氧过程中除心率如心电振幅的变化外，未见到心律的异常。

首次缺氧后，大鼠呼吸急促、心率加快，随着缺氧程度的加重，呼吸逐渐加深变慢、心率减慢，随后出现喘呼吸。第 2、3 次缺氧后，动物基本上亦是由浅快呼吸逐渐转为深慢呼吸。第 4 次缺氧后，先浅快后深慢的双相式呼吸完全为深慢呼吸所取代，且呼吸、心率、体温等生命基本活动在低水平的基础上趋于稳定。

（4）气体与能量代谢

随着重复低氧次数增加，动物单位时间（min）、单位体重（g）的耗氧量和二氧化碳生成量按指数曲线下降。氧耗率由第 1 次耐受极限时的 0.05ml/（g·min）降至第 5 次耐受极限时 0.01ml/（g·min），为第 1 次的 1/5；二氧化碳的生成率也逐次递减。动物体温也指数式地降低，由实验前的平均 35℃降到第 5 次缺氧耐受极限时的 20℃，与室温相近。

为了检测动物在重复缺氧过程中能量代谢途径的变化，我们分别给重复低氧 3 次动物和对照动物腹腔注射碘乙酸、丙二酸和氰化钾，分别阻断能量合成过程中的糖酵解、三羧酸循环和呼吸链 3 条途径后，重复缺氧动物的低氧耐受时间，分别为对照动物的 3.9、1.4、2.6 倍，缺氧预适应后动物能量代谢过程中的糖酵解、三羧酸循环和呼吸链 3 条途径的能效增加及/或能需降低。

低氧预适应与脑保护[8,9,10,12]

在上述组织细胞低能需和低能供的同时，动物脑组织内的一些不利于脑组织耐受低氧的神经化学成分发生下调，另一些有利于脑组织耐受低氧的成分发生上调，我们分别称之为脑敏感/损伤和脑防御/保护成分。

（1）脑敏感/损伤成分

对未缺氧的空白对照组（H_0）、缺氧 1 次的实验对照组（H_1）和重复缺氧 4 次的实验组（H_4）动物脑匀浆提取液进行神经化学分析表明，H_0、H_1、H_4 各组 LPO 含量［nmol/（g wet），$\bar{x} \pm s$］分别为 283±57、614±33、330±62，H_4 组含量非但不继续升高，反而向 H_0 对照组回降。

H_0、H_1、H_4 各组脑细胞内钙离子浓度（$[Ca^{2+}]_i$）、全脑乳酸、谷氨酸、天门冬氨酸、CGRP、AngⅡ、PLA_2、磷脂 PE 和 PS、游离脂肪酸（FFA）、NO、精氨酸、ERK_1/ERK_2、NE、突触核蛋白（synuclein）等成分的含量、活性或磷酸化水平也发生类似的变化，H_1 时升高，H_4 时回降。

（2）脑防御/保护成分

H_0、H_1、H_4 组全脑 SOD（IU/mg protein）和 GSH-PX［$\mu mol/$（L·min·mg protein）］等自由基清除剂，随重复缺氧次数增加而升高：H_0、H_1、H_4 组 SOD 分别为 23.4、30.8、29.7；GSH-PX 分别为 12.3、8.4、9.0。

H_0、H_1、H_4 组腺苷、腺苷 A_1 受体、糖原、GABA、Na^+-K^+-ATPase、Ca^{2+}-ATPase、5-HT、DA、神经颗粒素（neurogranin）、脑红蛋白（neuroglobin）等成分的含量、活性或磷酸化以及新型蛋白激酶 C（nPKCε）膜转位等也随重复低氧次数增加而依次递增。

①HIF-1α：应用 SDS-PAGE 和 Western 印迹法检测动物海马中缺氧诱导因子-1α（HIF-1α）表达的结果表明，Hela 细胞未缺氧组未见表达，缺氧 1 小时组有少量表达，缺氧 4 小时组有所增加；未缺氧小鼠（H_0）几乎检测不到 HIF-1α，缺氧 1 次组（H_1）可见较少的 HIF-1α，缺氧 4 次组（H_4）HIF-1α 表达显著增高。提示 HIF-1α 作为转录因子，参与缺氧预适应。

②抗缺氧相关基因：应用 mRNA 差异显示技术，从总 RNA 入手，经逆转录及 PCR 反应后，将扩增物进行 SDS-PAGE 电泳和放射自显影，分离出 56 条差异条带，将其中 14 条只在缺氧 4 次脑匀浆提取高表达的条带，在相同条件下进行 PCR 扩增、纯化克隆和测序，得到差异片段的序列与 Genebank 进行同源性比较表明，其中 9 条为已知，与 HSP、PLA_2、P53、LDH、酪氨酸激酶等有高度同源性，5 条抗缺氧相关基因的同源性低，可能为新基因片段。

③K_{ATP}通道（K_{ATP}）：膜片钳全细胞记录优降糖（GLI）处理前后急性分离大鼠海马神经元外向钾电流（I_K）的变化表明，给予 NaCl 时 I_K 显著增加（1448→2381 PA），再给予 GLI 时 I_K 增加受抑（2381→1725 PA）；给予腺苷（ADO）和 GLI 后 I_K 为 1399→2584→1703 PA；给予重复 4 次缺氧动物脑提取液后 I_K 亦发生类似的显著变化（1298→2413→1713 PA）；缺氧 1 次和未经缺氧动物脑匀浆提取液对 I_K 未见显著影响，提示缺氧预适应动物脑提取液，通过腺苷样神经活性物质，激活海马神经元 K_{ATP}，参与缺氧预适应。

低氧预适应的理论与实际意义[2-20]

14亿年前地球表面大气层转为有氧氧化时发生的真核细胞和多细胞有机体，大多只有一条有氧呼吸链，利用氧作为唯一的终末氧化剂，在氧不足或氧不可被利用时，在细胞 ATP 减少之前，通过组织特异的氧感受器感受到氧缺乏时，即启动其自身的节能程序，消减或停止不必要的功能活动，降低对氧的依赖或利用。

根据对多种潜水动物的研究，Hochachka 认为，潜水动物潜水时出现的呼吸暂停、心动迟缓、外周血管收缩以及低灌注组织的低代谢等潜水反应，是在进化过程中通过稳定选择（stabilizing selection）产生的，以保存心脑组织氧供而降低外周组织氧供的保守性生理反应；脾重、血量、红细胞量是通过目的选择（directional selection）形成的与低氧耐受能力呈正相关的真适应（true adaptation）；根据对低地和高地居民的比较研究，认为人的心、脑代谢分别为可塑或可适应的和高度保守的两种典型[1]。

人和哺乳动物作为代谢进化的顶点，经历了从水到陆地、由有氧代谢到无氧代谢、慢代谢到快代谢的转变，形成了高代谢率和内源性热生成以保持恒温，但降低了机体对低氧的耐受能力。高等动物应对低氧化有两种对立的选择：一是通过调节机制，调动器官系统反应，维持有氧代谢，保护内环境相对恒定，不随外环境变化而变化；另一选择是改变内环境，降低氧耗和减少能量生成，以顺应外环境的变化。

前一种选择是机体长期进化的产物，是在复杂机能调节和高水平生命活动的基础上实现的。在缺氧防治实践上通常要促进这类反应，但有招致能量耗竭和器官系统损伤的风险。后一种选择是机体在长期进化过程中保存下来的，以降低生命活动水平为特征，有利于机体在严苛的低氧条件下维系生存。有些动物面临强敌"假死"、不利条件下的冬眠或休眠，以及临床上人工低体温的应用，是后一种选择最典型的例证。

如上所述，自从氧对生命活动的重要性被发现以来，人们起先主要注意到低氧的损伤效应，继而侧重于机体器官对低氧的代偿、习服或适应。20 世纪 60 年代，我们提出机体组织细胞对低氧适应的概念，建立相应的动物模型并开始系统研究之后，1986 年 Murry 始报道心肌缺血预适应现象，并成为 90 年代以来的研究热点，被广泛引用。已报告的缺氧预适应的机制有腺苷 A_1 受体、ATP 敏感钾通道、核因子 κB、VEGF、EPO、HIF、NOS、NMDA 受体、MnSOD、TNF、糖原、乳酸等提法[18]，但看来不会是单一的。

根据我们的上述系列研究结果，结合有关报道，可以认为低氧预适应即低氧的组织细胞适应的机制是综合的。从进化角度看来，低氧组织适应/预适应的实质是机体抗/耐缺氧的一种生物学策略，是通过反复的缺氧暴露或训练，在器官系统机能无能为力情况下，对组织细胞耐低氧潜能的一种重新动员、调动和启用，借以在低氧、低能供条件下，维系机体特别是中枢神经系统的生命活动。

这种预适应的前提是重复缺氧暴露，以 HIF-1 为级联反应核心。重复缺氧暴露通过颈动脉体、主动脉体以及其他组织的组织特异的氧感受器-信号转导通路，调节 HIF-1 合成，HIF-1 再以组织特异的方式影响有关靶基因，启动低能需/低能供的低代谢和脑保护程序等一系列进化上可塑和保守的级联反应（图 5-1）。

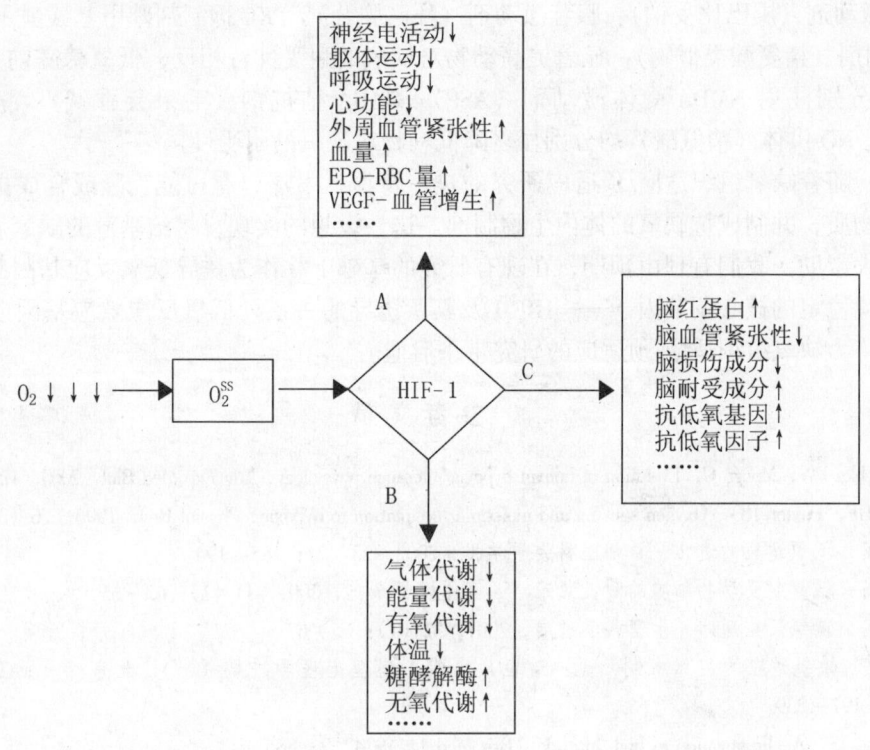

图 5-1 低氧预适应理论机制框架

$O_2\downarrow\downarrow\downarrow$：重复低氧暴露，$O_2^{SS}$：氧感受器-信号转导通路，HIF-1：低氧诱导因子-1
A：低能需，B：低能供，C：脑保护

低氧组织适应/预适应概念的提出及其实质和理论机制框架的揭示，将为低氧适应基础研究开辟出一条有别于传统器官系统适应改变组织氧供完全不同的新理念和新应用。直到目前，人们对缺氧的防治措施还一直限于供氧或吸氧疗法乃至现代高压舱以及 20 世纪 90 年代刚刚报道的脑红蛋白，其目的均仍只限于向组织细胞尽可能地供氧和维持组织氧水平的相对恒定。

但是缺氧组织适应/预适应则侧重于调动组织细胞的一系列耐低氧的潜在策略和机制，从而获得低氧条件下保持组织细胞和机体的生命活动能力。根据图 5-1 的理论框架，可以提出完全不同于改善细胞氧供的传统氧疗的、新的动员机体组织细胞内在的抗/耐缺氧机制和策略：

（1）重复低氧暴露或训练。正常人，高原、航天航空和水下作业人员以及耐力运动员通过自身努力，调动自身组织细胞的抗/耐缺氧的一系列潜能，可起到健身、增强体质和提高缺氧耐受性的作用。一些脑外科术前重复压迫患者颈总动脉的处理似乎即源于低氧预适应原理。

（2）对于临床缺氧症患者，特别需抢救的濒危患者可以降低低氧敏感脑成分及/或增加低氧耐受脑成分的策略，外源性地人为给予治疗或抢救，其中给予镇静剂及/或降低体温特别是低脑温的措施即是简易可行的，其他如注射环己腺苷，补充糖原，以及使用缺氧敏感成分的抑制剂/拮抗、阻断剂，低氧耐受脑成分的兴奋/激动剂等亦属可行。

初步实验表明，低氧暴露前 30min 给正常动物分别注射 NMDA 受体拮抗剂（氯胺酮）、GABA 激动剂（戊巴比妥钠）、腺苷激动剂（环己腺苷）、PKC 抑制剂苯甲基磺酰氟（PMSF）、NO 抑制剂（精氨酸类似物），显著提高动物对缺氧的耐受性；相反，低氧暴露前 30min 给正常动物分别注射 NMDA 受体激动剂（ASP）、GABA 拮抗剂（毛果芸香碱）、腺苷拮抗剂（AMP）、NO 供体（精氨酸）均分别显著降低动物对缺氧的耐受性。

（3）随着缺氧组织适应/预适应研究的进一步深入发展，有可能克隆或合成抗低氧的神经活性物质，并制成抗缺氧的体内生物制剂。这一设想的实现，将给垂危的缺氧病人的抢救带来极大帮助。我们有理由预期，在现有研究的基础上，作为诱导低氧反应基因和修复细胞氧内环境稳定的核心调节因子——HIF-1 及其所诱导的一系列低氧反应效应基因或靶基因的表达，将为缺氧组织适应/预适应的研究带来启迪。

参 考 文 献

1. Hochachka PW, Monge C. Evolution of human hypoxia tolerance physiology. Adv Exp Med Biol, 2000, 475: 25-43
2. Bunn HF, Poyton RO. Oxygen sensing and molecular adaptation to hypoxia. Physiol Rev, 1996, 76 (3): 839-885
3. 吕国蔚. 低氧适应的进化. 首都医科大学学报, 2002, 23 (2): 185-190
4. 吕国蔚. 低氧耐受动物细胞的耐低氧策略. 高原医学杂志, 2001, 11 (1): 63-65
5. 吕国蔚. 低氧反应通路. 生理科学进展, 2001, 32 (1): 65-67
6. 吕国蔚. 缺氧适应的组织机制. 见：潘世崴主编. 病理生理学进展（一）. 北京：人民卫生出版社, 1963. 197-239
7. Haldane JS. Acclimatization to high altitude. Brit Med J, 1924, 2: 885
8. 吕国蔚，崔秀玉，赵兰峰等. 缺氧预适应的脑机制. 中国应用生理学杂志, 2004, 20 (1): 98-103
9. 张晓飞，吕国蔚. 缺氧预适应鼠脑提取液对海马神经元 ATP 敏感性钾通道活动的影响. 中华医学杂志, 2002, 82 (2): 108-110
10. Lu GW, Liu HY. Downregulation of nitric oxide in the brain of mice during their hypoxic preconditioning. J Appl Physiol, 2001, 91 (3): 574-576
11. Lu GW, Cui XY, Zhao BM. Alteration of oxygen consumption and energy metabolism during repetitive exposure of mice to hypoxia. Neurochemic Res, 1999, 24 (5): 625-628
12. Lu GW. Hypoxia and its preconditioning. Biol Signals Recept, 1999, 8 (4-5): 247-332
13. Mortola JP. Hypoxic hypometabolism in mammals. NIPS, 1993, 8: 79-82
14. Hochachka PW, Rupert JL, Monge C. Adaptation and conservation of physiological systems in the evolution of human hypoxic tolerance. Comp Biochem Physiol, Part A, 1999, 124 (1): 1-17
15. Hochachka PW, Buck LT, Doll CJ, et al. Unifying theory of hypoxia tolerance: Molecular/metabolic defence and rescue mechanisms for surving oxygen lack. Proc Natl Acad Sci USA, 1996, 93: 9493-9498
16. Guillemin K, Krasnow MA. The hypoxic response: Huffing and HIFing. Cell, 1997, 89: 9-12
17. Lando D, Peet DJ, Whelan DA, et al. Asparagine hydroxylation of the HIF transactivation domain: A hypoxic switch. Science, 2002, 295: 858-861
18. Sharp FR, Ran R, Lu A, et al. Hypoxic preconditioning protects against ischemic brain injury. Neuro Rx, 2004, 1 (1): 26-35

19. Epstein ACR, Gleadle JM, Mcneil LA, et al. C. Elegans EGL-9 and mammalian homologs define a family of dioxygenase that regulate HIF by prolyl hydroxylation. Cell, 2001, 107: 43-54
20. Ivan M, Kondo K, Yang HF, et al. HIF-alpha targeted for VHL-mediated destruction by proline hydroxylation: implications for O_2 sensing. Science, 2001, 292: 464-468

5.5. Hypoxic preconditioning: A novel intrinsic cytoprotective strategy

A concept of tissue-cell adaptation to hypoxia (hypoxic preconditioning) is raised and its corresponding animal model is developed. A significant strengthened tolerance to hypoxia and protective effect of the homogenate supernatant extracted from the brain of preconditioned animals is presented. Changes in animals' behavior, neuromorphology, neurophysiology, neurochemistry and molecular neurobiology during the preconditioning are described. Procedure of energy saving, hypoxic hypometabolism and cerebral protection in particular is thought to be involved in the development of hypoxic tolerance and protection. The essence and significance of the hypoxic tissue-cell adaptation or preconditioning are discussed in terms of evolution and practical implication.

Key words　hypoxic tolerance; energy saving; hypometabolism; brain protection; mice

缺氧预适应：一种新的内源性细胞保护策略　本文介绍了缺氧组织细胞适应的概念及其相应的动物模型。缺氧预适应动物对缺氧的耐受性显著增高，其脑提取液具有保护作用。动物行为、神经形态学、神经生理学、神经化学和分子生物学发生变化。节能、低代谢，特别是脑保护参与缺氧耐受和细胞保护。从生物进化和实际应用的角度讨论了缺氧组织细胞适应或预适应的实质和意义。

关键词　缺氧耐受性；节能；低代谢；脑保护；小鼠

Hypoxia is a common and important problem in condition of both clinic and extreme environment[1]. A large amount of data has accumulated over a century or more. However, a clear mechanistic understanding of the action of hypoxia and hypoxia adaptation in particular is still elusive. Approaches of medical science in counteracting the devastating effects of hypoxia have been limited to supplement of oxygen via traditional oxygen inspiration and modern high pressure oxygen chamber.

Ischemic/hypoxic preconditioning of the heart and brain is a well-documented phenomenon since late 1980s[2-9]. Preexposure of brain slices to hypoxia in vitro for 5 min could lead to increased tolerance to hypoxia[3]. Tolerance to hypoxia could also be achieved by preexposure to "altitude for 2 h or by pre-progressive hypoxia for solely 3 min"[4-5].

The brain requires a continuous supply of oxygen and glucose to maintain its viability and function. Mechanisms allowing the brain to survive hypoxia are key adaptations for hypoxia tolerance. The mammalian brain is most vulnerable to oxygen deprivation and has thus been one of the major subjects of intensive study for a long period of time.

Attention has been paid to the activity of isolated mammalian brain and to the response of in vitro brain slice preparation to hypoxia[5-6]. Little is known, however, regarding acute adaptation in vivo to hypoxia and its cerebral mechanisms in particular. A concept of tissue-cell adaptation to hypoxia or hypoxic preconditioning was raised in 1963 and an intrinsic ability of tissue and cell to protect themselves from severe hypoxic injury was proposed to be triggered or motivated by repetitive exposure of organism or tissue-cells to condition of hypoxia/ischemia[10]. An unique animal model of hypoxic preconditioning was developed and effects and mechanisms of the preconditioning were studied in our laboratory since early 1960s[11-14,16-63].

A model of repetitive autohypoxia[11-14]

Experiments were conducted at room temperature (18 ± 1℃) on adult BALB/C mice of both sexes, weighing 16.0 ~ 22.0g. The animals were anesthetized with a 1 % solution of sodium pentobarbital (5.5 ml/kg, i.p.) and randomly divided into three basic groups: blank control group with no exposure to hypoxia (H_0), hypoxia control group exposed to hypoxia once (H_1), and hypoxic preconditioning group exposed to hypoxia four or five times (H_4 or H_5). The 4th or 5th exposed mice were regarded as hypoxic preconditioned or hypoxic tolerant/resistant. For dynamic observation, groups exposed to hypoxia two or three times (H_2 or H_3) were also added.

The animal was placed into a 125ml jar with fresh air and the jar was sealed with a rubber plug. The animal was removed from the jar as soon as gasping breath appeared and was switched to another jar containing fresh air of similar volume within 30s. The jar was immediately hermetically sealed again. This procedure was performed once (H_1) and repeated two or three and four or five times (H_2 or H_3 and H_4 or H_5) respectively.

At least three factors, lower oxygen, high carbon dioxide, and low atmospheric pressure, were thought to be involved in the airless condition in the present procedure. It is generally recognized that the main consequence is hypoxia, and the procedure is simply described as "auto-hypoxia"[15]. To make sure, the carbon dioxide was absorbed by calcium hydroxide inside the jar, and the atmospheric pressure was kept constant with a capsule, leaving only hypoxia in the present study (Fig.5 – 2). The suggestion therefore arises that increased tolerance or adaptation to hypoxia was produced by hypoxia itself.

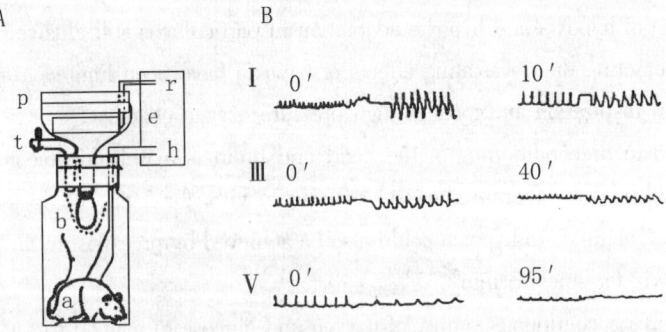

Fig.5 – 2 Diagram showing apparatus for recording electrocardiogram (ECG) and respiration movement (A) and examples of these recordings (B)

A: a, animal; b, balloon; e, ECG; h, ECG recording; p, piezoelectrical crystal microphone; r, respiration movement recording; t, tube for taking air from the jar. Dashed line, metal net. B: left traces are ECG, and right traces are respiration movement in runs 1 (Ⅰ), 3 (Ⅲ), and 5 (Ⅴ). Nos. are time points (in min) at which the records were taken in runs 1, 3, and 5

The appearance of gasping breath was regarded as the tolerance limit in each trial. The time period between the beginning of airtightness (t_0) and the appearance of the first gasping (t_1) was termed as "original duration of tolerance" (T_0) for each run. The standard tolerance duration (T) in a standard jar with an effective fresh air volume of 100 ml (V_e) was calculated as follows:

$$T = (T_0/V_e) \times 100$$
$$= [(t_1 - t_0) / (V_0 - V_a)] \times 100$$
$$= [(t_1 - t_0) / (V_0 - W_a/D_a)] \times 100$$
$$= [(t_1 - t_0) / (V_0 - W_a/0.94)] \times 100$$

Where T is the standard tolerance time (min), t_0 is the starting time of sealing, V_e is the effective jar volume (ml), V_0 is the original jar volume (ml), V_a is the animal's volume (ml), W_a is the animal's body weight (g), and D_a is the animal's density determined from displacement V_a and measured body weight. The average D_a was 0.94 ranging from 0.92 to 1.00.

Strengthened tolerance to hypoxia[11-14,16-63]

Animals' tolerance to hypoxia in vivo was significantly heightened: The tolerance time of each run lasted significantly longer and longer as the exposure run increased. The average **standard tolerance duration** in run 1, 2, 3, 4, and 5 was 12.2, 25.1, 44.8, 71.1, and 95.5 min, respectively. The tolerance limit in successive 2nd, 3rd, 4th, and 5th run of exposure was 2, 4, 6, and 8 times, respectively, as long as that of the 1st run (Fig.5-3).

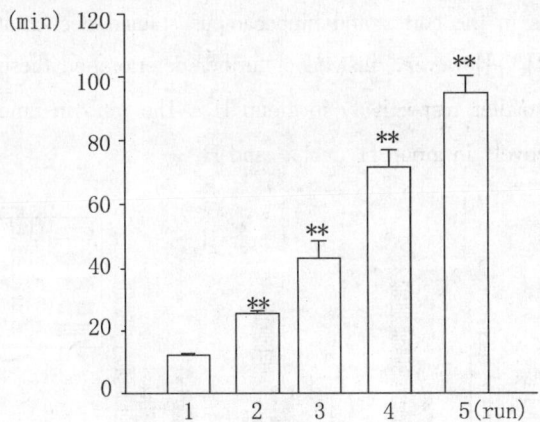

Fig.5-3 Tolerance time in different runs of exposure to hypoxia

*, **, and ***: $P < 0.05$, 0.01, and 0.001 respectively, compared with preceding run

Normal animals in the control group ($n = 15$) survived for only 1.60 ± 0.36 min in the hypobaric chamber with PO_2 at 2.7 kPa. However, the mean **survival time** preconditioned animals ($n = 15$) under the condition of hypobaric chamber survived as long as 15.3 ± 2.9 min, almost 10 times the control survival ($P < 0.001$). A few animals in the exposure group survived for 50 min.

When animals were randomly paired based on their body weight and sex, normal animals survived only for 1.7 min in average under the chamber, whereas the hypoxic preconditioned ones kept alive for 146 min in average, 86 times the survival times as long as their normal partners ($P < 0.001$). One of the preconditioned animals survived as long as 185 min and behaved well since the next day.

The other groups, similarly matched, were intraperitoneally injected with lethal doses of potassium cyanide (50 mg/kg) immediately following the conclusion of 4th run of exposure ($n = 8$) survived for 9.4 ± 2.4 min, 4.1 times as long as the normal controls (2.3 ± 0.3 min, $n = 8$) ($P < 0.01$).

The **residual activity** of the isolated medulla and the spinal cord after decapitation of hypoxia tolerant mice lasted 124 and 66 s in average, respectively, 5 and 3 times that in control mice with no exposure to hypoxia.

Maintained structure of brain cells[16-18]

Light microscopically, no apparent differences were seen in hippocampal neurons among the group H_0, H_1, and H_4. Nissl bodies existed in cytoplasm in these three groups. A few necrotic neurons with cytoplasmic eosinophilia and nuclear pyknosis was detected in hippocampal CA1 in group H_0 but no further increase was shown in group H_1 and H_4.

At the level of **electron microscopy**, the structure of mitochondrion and endoplasmic reticulum in cerebral cortex neurons were almost normal in hypoxic preconditioned group. However, it was destroyed in control group exposed to hypoxia once.

Histochemically the acid phosphophatase (**ACPase**) activity remained unchanged, indicating that no necrosis happens to neurons in the hippocampus (Fig.5-4). In comparison with normal controls, NOS positive neurons in the cortex and hippocampus stained deeper and their processes looked larger and longer in group H_1. However, instead of further deterioration these neurons' stain and processes became lighter and smaller respectively in group H_4. The ratio in number of these neurons was 2.0, 3.6, and 4.4 respectively in group H_0, H_1, and H_4.

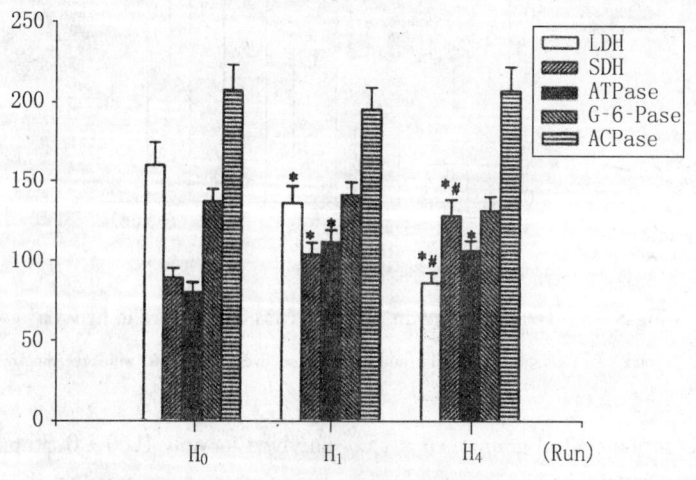

Fig.5-4 Enzyme histochemistry

*, $P < 0.05$, compared with H_0; #, $P < 0.05$, compared with H_1

Reduced energy demand[19-21]

Overall behavior During the first run, the animals' respiration gradually quickened, cyanosis gradually increased and finally spasm-like activity and gasping breath appeared. Similar behavior was evident during the second run. Starting with the third run, the animals remained quiet most of the time and their respiration became slow, deep but regular in pattern. Cyanosis became more apparent than before and the eyeballs showed a black-violet color.

Spontaneous movement of the mice and their righting reflex disappeared in 10.4 and 12.0 min in average, respectively and the disappearence lasted 3.1 min in average in the first run. During the second run, the animals' spontaneous movement recovered in 0.2 min following retightness and then apparently decreased and disappeared in 13 min. Their righting reflex disappeared in 25.0 min. No recovery in spontaneous movement was seen starting the third run through the fifth and the animals kept quiet all the time lasting as long as 256.0 min in average.

Spontaneous EEG in the cerebral cortex gradually decreased in both amplitude and frequency and became a strait line Epileptic-like wave was frequently shown in hippocampal CA1 region while lower frequency of delta rhythm was mostly occurred in region CA3 since run 4. **Evoked cerebral potentials** by stimulation of peroneal nerve gradually reduced and became a straight line in the run 4. The amplitude of population spikes induced by stimulation of septal area gradually decreased and disappeared firstly in the CA2 and then in the CA3.

Respiratory movement and ECG The rate of respiration and heart beat reduced as the exposure runs increased. Respiratory rate was 315 cycles/min at the beginning of the first run and decreased to 78 cycles/min at the end of the fifth run, reducing by 75%. Heart rate was 744 cycles/min at the beginning of the first run and decreased to 157 cycles/min at the end of the fifth run, reducing by 80%. In addition to the reduction in rate of respiration and heart beat, amplitude of respiratory movement and ECG was decreased while no abnormal change was seen in rhythm of respiration and ECG (Fig.5-5).

Reduced energy supply[17,22-24]

Gas metabolism Oxygen consumption and carbon dioxide production were exponentially decreased as exposure run increased; **Oxygen consumption rate** was 0.05 ml/(g·min) at the tolerance limit in run 1 and decreased to 0.01 ml/(g·min) at the tolerance limit in run 5 (Fig.5-5).

Energy metabolism The average survival times (min) in sealed environment after administration of normal saline, iodoacetic acid, malonic acid, potassium cyanide, and potassium plus iodoacetic acide in group exposed repeatedly to hypoxia for three runs were, respectively, 3.1, 3.9, 1.4, 2.6, and 2.8 times those of the control groups that had corresponding administration of the different chemicals, but no exposure to hypoxia. The efficacy of energy via pathway **glycolysis, crebs and respiratory chain** in preconditioned mice was thus 3.9, 1.4, and 2.6 times as large as that of the unexposed animals.

Enzyme histochemistry The activity of lactate dehydrogenease (**LDH**) and succinate dehydrogenase (**SDH**) was found to be increased and decreased respectively in the hippocampus of hypoxic preconditioned animals, leading to increase in anaerobic glycolysis and decrease in aerobic oxidation of glucose. Activity of adenosine triphosphatase (**ATPase**) was decreased in group H_0 but remained the same level without continuing decrease in group H_4. Glucose-6-phosphatase (**G-6-Pase**) activity maintained unchanged, inferring hippocampal neurons keep production of glucose via glycogenolysis (Fig.5 – 4).

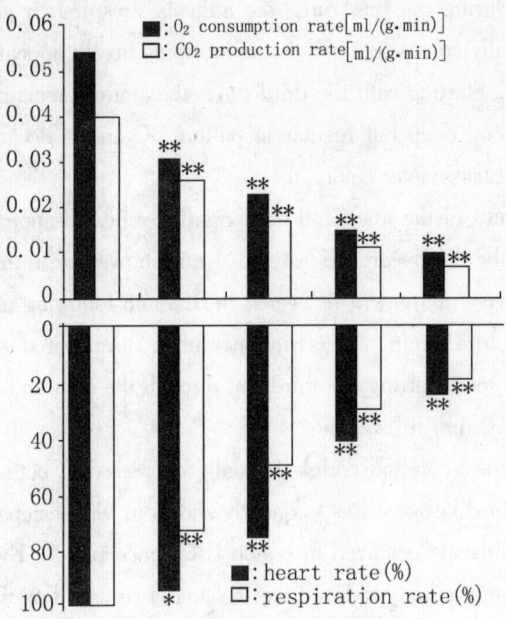

Fig.5 – 5 Heart and respiration rates (lower) and rates of oxygen consumption and carbon dioxide production (upper) in runs 1, 2, 3, 4, and 5 (from left to right)
$* P < 0.05$, $** P < 0.01$, vs preceding run

Body temperature The animals' body temperature was also exponentially decreased; It was 35 °C in average before the first exposure and decreased to 20 °C close to room temperature immediately following the conclusion of the fifth run.

Protective effects of brain homogenate extract[11,14,25 – 26]

The survival time **in vivo** in the hypobaric chamber of the group injected with brain homogenate supernatant from hypoxia resistant mice ($n = 15$, 24.3 ± 6.2 min) was about double that of the saline control group ($n = 15$, 13.2 ± 4.8 min) and the non-hypoxia-exposed controls ($n = 15$, 11.6 ± 3.5 min).

When acutely dissociated **synaptosomes** were cocultured under condition of hypoxia with cerebral homogenate extract taken from animals exposed to hypoxia for different runs, the **LDH** leakadge rated was found to be significantly decreased in group of run 2, 3, and 4 in particular. The LDH efflux rate in group exposed to hypoxia for 4 runs was also significantly lower than group exposed to pure oxygen environment (Fig.5 – 6).

In contrast, when cultured **PC12 cells** were cocultured under condition of anoxia with homogenate extract taken from the brain of hypoxic resistant mice for 48 h, the cells were alive well and their **MTT** activity and LDH leakage were 13% and 47%, respectively, while those cocultured with brain extract taken from the brain of normal animals almost all (95%) died and the cell's measurement of MTT and

LDH was 0.02 % and 96%, respectively.

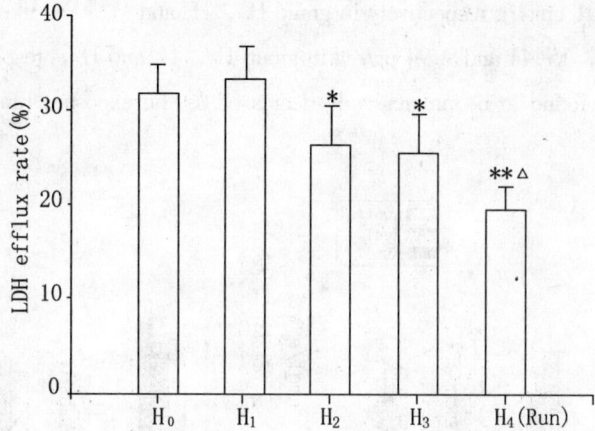

Fig. 5-6 Efflux rates of lactate dehydrogenase (LDH) in groups control and H_1, H_2, H_3, and H_4
  * $P < 0.05$, ** $P < 0.01$, compared with H_0; △$P < 0.05$, compared with H_1

These results indicate that a kind of adaptation to hypoxia was quickly developed by acute and repetitive exposure of mice to progressive autohypoxia and some adaptive elements, including water soluble antihypoxic substances, occur in the brain of hypoxic preconditioned mice.

Down-regulation of sensitive/destructive elements in the brain[27-46]

The level of lipid peroxide (**LPO**) in group blank control with no exposure to hypoxia (H_0), experimental control exposed to hypoxia once (H_1), and hypoxic preconditioning exposed to hypoxia repeatedly for four runs (H_4) was 150.5, 189.5 and 178.2 nmol/g, respectively, the level was firstly significantly increased in group H_1 and then significantly decreased and returned to control (H_0).

Compared with control groups, positive cell percentage of reactive oxygen species (**ROS**) in run 1 was found to be increased. However, the positive percentage of ROS reduced with increased of exposure runs. The positive ROS cell percentage in run 4 was significantly lower than that in run 1.

The increase in tolerance of animals to hypoxia was accompanied with a significant elevation of $[Ca^{2+}]_i$ and calcium ion content in the whole brain of animals exposed to hypoxia once and no apparent elevation was seen in the successive exposure to hypoxia.

Similar tendency of changes was shown in absorption values of cerebral **phospholipids**, contents of cerebral **free fatty acids**, cerebral concentrations of **aspartate** and **glutamate** (Fig.5-7) in the whole brain and different brain regions such as the telencephalon, hippocampus, midbrain, pons, medulla oblongata and cerebellum. PLA2 activity was 9.531, 13.420 and 10.528 respectively in group H_0, H_1 and H_4. No significant difference was shown in lactate content in the brain of group H_4 and H_1 in comparison with H_0.

L-arginine concentration, nitric oxide synthase (**NOS**) activity, and **NO** content in the whole brain and the subregions, telencephalon, diencephalon, and brain stem were significantly increased during the first exposure. Instead of continuing to increase, the concentration, activity and content were significantly decreased in run 4 after the second and third exposure. The content of **noradrenaline** was 0.191, 0.189, and 0.101 nmol/g respectively in group H_0, H_1 and H_4. **PY**-like immunoreactivities in the mice brain was 10.61, 15.44 and 9.94 pg/mg in group H_0, H_1 and H_4, respectively. Phosphorylation level of **ERK**1/2 was found to be progressively decreased as the exposure run increased (Fig.5-8).

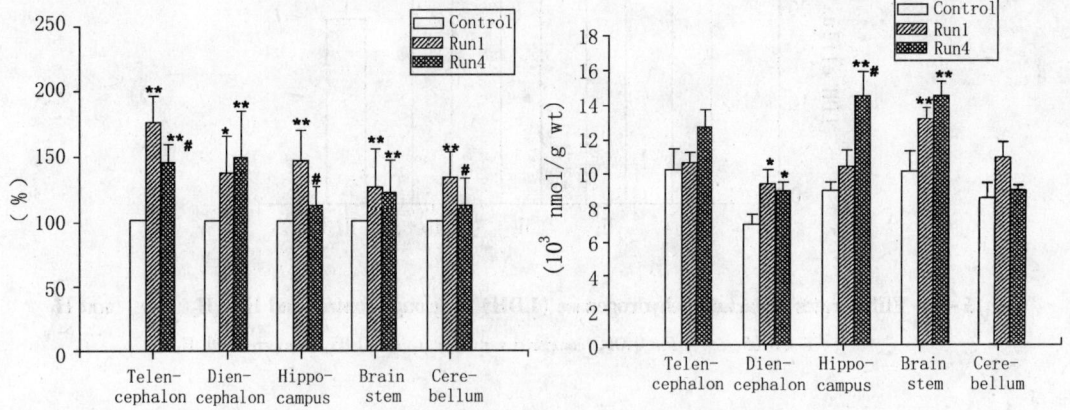

Fig. 5-7　Levels of glutamate (left) and GABA (right) in different subregions of brain
* and **: $P < 0.05$ and 0.01, compared with control; #, $P < 0.05$, compared with run 1

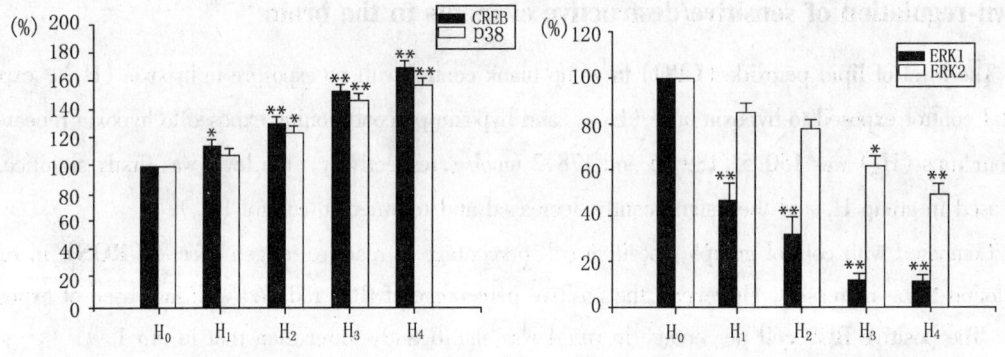

Fig. 5-8　Levels of ERK1/2 (right) and CREB/p38 (left) in groups control, H_1, H_2, H_3, and H_4

Up-regulation of defensive/protective elements in the brain[47-63]

Activities of glutathione peroxide (**GSH-Px**) in the mice exposed to hypoxia once (H_1) (8.42 ± 0.93) were significantly lower than those in the control group (H_0) (12.33 ± 1.54); in the animals exposed to 4 runs of hypoxia (H_4) (9.06 ± 1.67) were significantly higher than those in group H_1. The activity of superoxide dismutase (**SOD**) in the mice exposed to hypoxia was significantly higher than that in the control group. However, following exposure to 4 runs of hypoxia, it was significantly lower than that in controls.

Adenosine content of the hippocampus in group H_4 was markedly higher than that in both group H_1

and H_0 and similar tendency of alterations was also seen in adenosine A_1 receptor affinity. The content of **glycine** and **GABA** in whole brain, diencephalon, hippocampus and brain stem was significantly increased as the animals' tolerance to hypoxia increased (Fig.5 – 7). The content of **5-HT** and **dopamine** was 0.2226 and 0.645, 0.198 and 0.712, and 0.244 and 0.865 nmol/g respectively in group H_0, H_1, and H_4. **Glycogen** content of whole brain in group H_4 was markedly higher than that in the corresponding areas of group H_1 and H_0.

CREB and **p38** phosphorylation level was found to be progressively increased as the exposure run increased (Fig.5 – 8). Expression of neuroglobin (**Ngb**) RNA tended to be gradually increased by in situ hybridization of Ngb RNA in the cerebral cortex of hypoxic preconditioned mice (Fig.5 – 9). When the newly discovered Ngb was cloned into pEGFP-N1 vector, pEGFP-N1-Ngb was transformed into **Sy5y cells**, and the cells endurance was observed under the condition of lack of oxygen, the ability to survive under the condition of hypoxia was found to be improved in the Ngb expressed SY5Y cells.

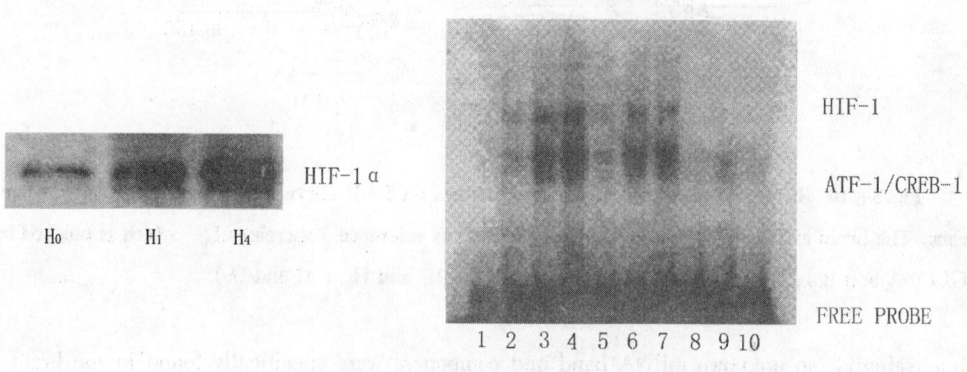

Fig.5 – 9 Western blotting analysis of HIF-1α in hippocampus in groups H_0, H_1, and H_4 ($n = 6$) and DNA binding activity on erythropoietin hypoxia response element in different groups ($n = 3$). Protein free (lane 1), EMSA using nuclear extract was prepared from group H_0 (lane 2, 5, and 8); group H_1 (lane 3, 6, and 9) and group H_4 (lane 4, 7, and 10). For supershift assays (lane 5 ~ 7), binding reactions contained 2 μl antiserum raised against HIF-1α. For competition assays (lane 8 ~ 10), binding reactions included 100 fold excess of unlabled oligonucleotides ($n = 3$)

The level of **HIF-1α** was found to be significantly increased in group H_1 (vs H_0) and decreased in group H_4 (vs H_1). While the level of **HIF-1α** protein was significantly increased in group H_1 (1.3 ~ 3.4 times H_0) and even markedly increased in group H_4 (3.7 ~ 13.1 times H_0) and HIF-1α DNA binding activity was significantly increased in group H_1 (20 times, vs H_0) and H_4 in particular (1.2 times, vs H_1) (Fig.5 – 9).

Outward potassium current(I_K) was significantly increased (1298→2413→1713 pA) and inhibited, respectively, when brain extract of preconditioned mice and glibenclamide were applied to the bath solution of acutely dissociated hippocampal neurons, suggesting **ATP dependent potassium channel**(K_{ATP}) of hippocampal neurons is activated by the brain extract of preconditioned animals (Fig.5 – 10).

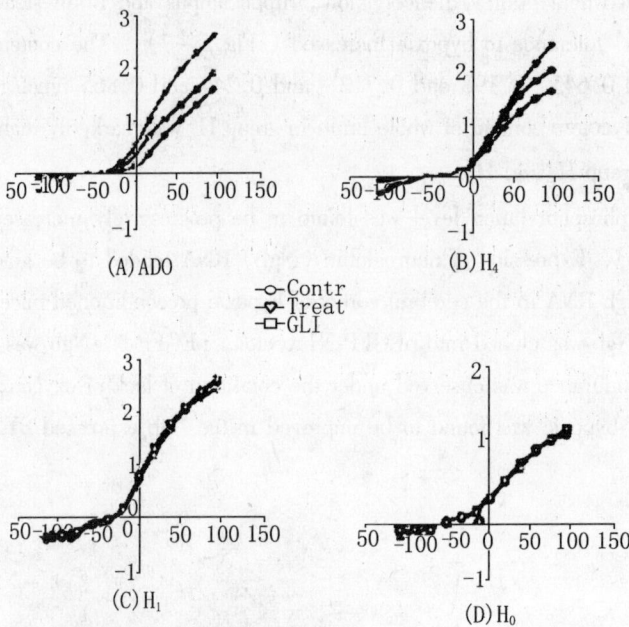

Fig. 5 – 10 Effects of cerebral homogenate extracts on I – V curve of I_K of rat hippocampal neurons. The brain extract of H_4 and adenosine (ADO, as reference) increases I_K, which is blocked by GLI (A and B); No effects are shown by extracts of H_1 and H_0 (C and D)

Interestingly, an unknown mRNA band and component were specifically found in the brain of hypoxic preconditioned mice by differential display and HPLC, respectively (unpublished data, not shown here). The specific band and component were thought to be specifically related to the tolerance increase and were named temporarily as **antihypoxic gene** and **antihypoxic factor** respectively. Further work is highly needed to clarify their molecular structure and biological activity.

Theoretical consideration[1,9,10,64–94]

Mammals are at the end of a gradual metabolic evolution. The increased metabolic rate and the resulting endogenous heat production are the preconditions for enhanced long-term performance and homothermy. The droop in metabolic rate during hypoxia is a well-known phenomenon and a frequent occurrence in both newborn and adult mammals.

The physiological features such as apnea, bradycardia, and peripheral vasoconstriction with hypometabolism of hypoperfused tissues are maintained mainly by stabilizing selection during evolution and referred to as the diving response serving to conserve oxygen for the heart and brain in pinnipeds. Brain metabolic organization in human is recognized as an example of a highly conserved system and genes specifying structure and function of the central nervous system involved in regulated ATP demand and ATP supply pathways are also maintained by stabilizing selection through our phylogeny.

Options available to living organisms against changes in environmental conditions range within two extremes: protect and maintain homeostasis against environmental challenges by active work of internal regulatory mechanisms at one end, and at the opposite end, internal state fluctuates to conform to external situation. The former option is the product of long-term evolution. It can be considered in practice but may take risk of energy exhaustion and organ-system damage. The later is conserved through long-term evolution for life surviving under condition of severe hypoxia or anoxia. The hypoxic survival strategy is all the way down to cellular level in hypoxia tolerant vertebrates.

The data presented above suggest that the hypoxic preconditioning seems to be in range of the later option and a biological strategy to motivate/initiate potential energy largely conserved at tissue-cell level through evolution. Its theoretical mechanisms might be framed in Fig. 5 – 11 based on above mentioned facts and related theory. The precondition is the repetitive exposure to hypoxia at the base of organ-system response are carotid body, glomus cells and other tissue-specific oxygen sensor/signal transduction pathways which in turn regulate the synthesis of hypoxia inducible factor-1 (HIF-1). HIF-1 targets several different genes in tissue-specific manner, initiating cascades shown in the figure. HIF-1 is the critical factor based on recent finding that HIF-1 plays central role in both hypoxic signal sensing/transduction and modulation/control of its target genes.

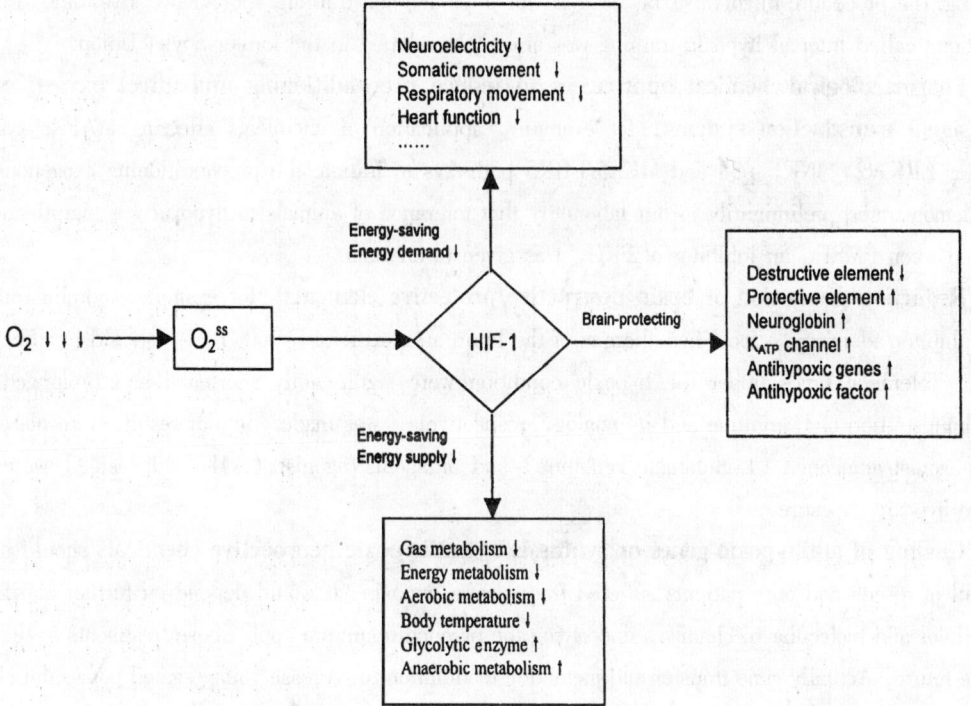

Fig. 5 – 11 A framework of mechanisms underlying hypoxic preconditioning

$O_2 \downarrow \downarrow \downarrow$, repetitive exposure to hypoxia; O_2^{ss}, oxygen sensing/signal transduction pathways

Practical implications[1,9,11,95–100]

Oxygen therapy is almost the sole treatment for fighting against hypoxia induced insults. It may provide 100 percent effective efficacy in case of atmosphere and hypoventilation hypoxia and hypoxia induced by impaired alveolar diffusion. However, in hypoxia caused by anemia, abnormal transport of oxygen, circulatory deficiency, it would be of much less value since normal oxygen is available already in the alveoli. The therapy might also be hardly any measurable benefit in different types of hypoxia caused by inadequate tissue use of oxygen, since abnormality neither of oxygen pickup by the lungs nor transport to the tissues appears and even tissue metabolic enzymes are incapable of using the delivered oxygen.

A strategy completely different than traditional oxygen therapy for prevention/treatment of hypoxic diseases and conditions might thus be figured out based on the theoretical framework. Hypoxic/ischemic preconditioning seems to be a powerful protective strategy against hypoxic injury in many situations via vary approaches.

Repetitive hypoxic exposure or training, the procedures such as repetitively compression of carotid, coronary artery and other arteries, before/after surgery on the brain, heart, and other organs should be helpful in promoting patients' tolerance to hypoxia/ischemia. It has been successfully applied in neurosurgery and cardiosurgery. It would be beneficial to increase hypoxic tolerance of human populations living or working on altitude, under deep water and in spacecraft by repetitive breath holding exercise or training. The procedure might also be used as an approach for training sportsman, flyer and diver. A technique called interval hypoxic training was already developed in the former Soviet Union.

Pharmacological/chemical approaches to induce preconditioning and affect oxygen sensing and signal transduction systems, for example, application of chemicals affecting MAPKs systems, such as ERK1/2, JNK, p38 and MEK5/ERK5 pathways to initiate the preconditioning exogenously. It was demonstrated preliminarily in our laboratory that tolerance of animals to hypoxia was significantly increased when PMSF, an inhibitor of PKC, was given to animals.

Reduction/promotion of brain destructive/protective elements, for example, administration of NO inhibitor/adenosine, local hypothermia of the brain and artificial hypothermia, should be effective in clinic. Tolerance times under the hypoxic condition were significantly shortened and prolonged when preadministration of L-arginine and its analog, respectively, was made. Similar results were also shown when agonist/antagonist (L-glutamate/ketamine) and antagonist/agonist (AMT/adenosine) were given before hypoxic exposure.

Cloning of antihypoxic genes or synthesis of antihypoxic neuroactive chemicals should be very helpful to rescue and cure patients suffered from severe hypoxia. It would depend on further clarification of cellular and molecular mechanisms underlying the preconditioning to apply above treatments to the clinic in the future. Actually gene transfer and metabolic modulation to increase voltage-gated potassium channel function in pulmonary artery, as a new therapy for pulmonary hypertension in rat and human, was demonstrated to be feasible and beneficial.

References

1. Roach RC, Wagner PD, Hackett PH. Hypoxia: From genes to the bedside. New York: Kluwer Academic/Plenum Publisher, 2001
2. Murry CE, Jennings RB, Reimer KA. Preconditioning with ischemia: a delay of lethal cell injury in ischemic myocardium. Circulation, 1986, 74: 1124 – 1136

3. Schurr A. Adaptation of adult rat brain tissue to anoxia and hypoxia in vitro. Brain Res, 1986, 374: 244 – 248
4. Cartheuser CF. Progressive hypoxia until brain electrical silence: a useful model in the rat by graded levels of systemic hypoxia. Can J Physiol Pharmacol (Lond), 1986, 66: 1398 – 1640
5. Ryasina TV, Koshelev VB, Krushinsky AL, et al. The role of short-term hypobaric hypoxia in prevention of disorders of the cerebral circulation in rats during acoustic stress. Brain Res, 1988, 473: 153 – 156
6. Schurr A, Rigor BM. Cerebral ischemia revised: New insights as revealed using in vitro brain slice preparation. Experientia, 1989, 45: 684 – 694
7. Lu GW. Status quo and vistas of the research on preconditioning. Chin J Neurosci, 1996, 3 (2): 92 – 96
8. Rubino A, Yellon DM. Ischemic preconditioning of the vasculature: an overlooked phenomenon for protecting the heart? Trends Pharmacol Sci, 2000, 21: 225 – 230
9. Lu GW, Cui XY, Zhao LF, et al. Cerebral mechanisms underlying hypoxic preconditioning. Chin J Appl Physiol, 2004, 20 (1): 98 – 103
10. Lu GW. Tissue-cell adaptation to hypoxia. In: Pan SC, eds. Advances in pathophysiology. Beijing: People's Health Press, 1963. 196 – 237
11. Lu GW, Shi MT, Li L, et al. Effects of acute repetitive exposure to hypoxia on hypoxic tolerance. Chin J Pathophysiol, 1992, 8: 425 – 429
12. Li L, Lu GW, An YY. Effect of acute and repetitive hypoxia on hypoxic tolerance of Balb/C mice. J Capital Univ Sci, 1995, 16 (4): 249 – 252
13. Lu GW, Ding DW, Shi MT. Acute adaptation of mice to hypoxic hypoxia. Biol Signals Recept, 1999, 8 (4 – 5): 247 – 255
14. Liu HY, Zhao H, Lu GW. Effects of sex and environmental temperature on hypoxic tolerance of mice. J N Bethune Med Univ, 2000, 26 (2): 123 – 125
15. Marshall JM, Metcalfe JD. Analysis of the cardiovascular changes induced in the rat by graded levels of systematic hypoxia. J Physio (Lond), 1988, 407: 385 – 403
16. Zhang JB, Zhang ZS, Lu GW. Light microscopic observation on hippocampal neurons of mice acutely and repetitively exposed to hypoxia. J Armed Policeman Medicine, 1995, 6 (6): 313 – 316
17. LiangYJ. A study on histopathology, enzyme histochemistry and expression of hypoxia inducible factor 1 in the brain of hypoxia preconditioned mice. Dissertation, 2001, 7 – 17
18. Li J, Lu GW. Studies on ultrastructure of cortical neurons of mice exposed acutely and repeatedly to hypoxia. J North China Coal Medical College, 2002, 4 (5): 548 – 549
19. Li HT, Lu GW. Effects of acute and repetitive hypoxia on electrical activity of hippocampus. Chin Appl Physiol, 1996, 12 (2): 124 – 128
20. Cui XY, Lu GW. Changes of tolerance to acute repetitive hypoxia in anesthetized and excited mice. J Capital Univ Med Sci, 1994, 14 (4): 1 – 4
21. Lu GW, Cui XY, Wu BY. Functional changes in the central nervous system during acute and repetitive exposure of mice to hypoxia. Basic Medicine and Clinic, 1997, 17 (1): 34 – 39
22. Cui XY, Lu GW. Effects of acute repetitive hypoxia on energy metabolism in mice. J Capital Univ Med Sci, 1994, 15 (4): 247 – 250
23. Cui XY, Lu GW. Alterations of energy metabolism in mice exposed to hypoxia and hypoxic preconditioned. J Capital Univ Med Sci, 1996, 17 (2): 153 – 155
24. Lu GW, Cui XY, Zhao BM. Alteration of oxygen consumption and energy metabolism during repetitive exposure of mice to hypoxia. Neurochem Res, 1999, 24 (5): 625 – 628
25. Liu L, Lu GW. Protective effect of brain homogenate of hypoxic preconditioned mice on rat cortical synaptosomes. Chin J Neurosci, 2001, 17 (4): 373 – 375

26. Dong CZ, Lu GW. Effects of brain homogenate extract of hypoxic preconditioned mice on PC12 cells. J Capital Univ Med Sci, 2001, 22 (2): 97 – 99
27. Liu HM, Zhu DS, Li HJ, et al. Effects of acute and repetitive hypoxia on free fatty acids in the brain of mice. Basic Medicine and Clinic, 1993, 13 (5): 62 – 64
28. Xu RX, Zhou YL, Lu GW. Effects of acute and repetitive hypoxic exposure on lipid peroxidase in the brain of mice. Basic Medicine and Clinic, 1994, 14 (6): 373 – 375
29. Yan FS, Song XZ, Liu JH, et al. Alterations of phospholipids in the brain of mice acutely exposed to hypoxia. Chin J Pathophysiol, 1995, 11 (4): 375 – 378
30. Zhao G, Lu GW. Effects of acute repetitive hypoxia on content of free calcium in the brain of mice. J Capital Univ Med Sci, 1996, 17 (2): 135 – 137
31. Xie JH, Lu GW. Role of ionic NMDA receptor in hypoxic tolerance. Chin J Appl Physiol, 1997, 13 (4): 369 – 372
32. Duan CL, Yan FS, Song XY, et al. Changes of contents of SOD, GSH-Px and LPO in the brain of mice during hypoxic preconditioning. Chin J Pathophysiol, 1998, 14 (6): 677 – 680
33. Liu HY, Zhao H, Wang WZ, et al. Role of nitric oxide in development of hypoxic tolerance. Chin J Appl Physiol, 1998, 14 (2): 147 – 149
34. Xie JH, Lu GW, Hou YZ. Role of excitatory amino acids in hypoxic preconditioning. Biol Signals Recept, 1999, 8 (4 – 5): 267 – 274
35. Zhao G, Cui XY, Lu GW. Effects of repeated hypoxia and H_2O_2 on lactate production in brain and synaptosome. Chin J Appl Physiol, 1999, 15: 165 – 168
36. Duan CL, Yan FS, Lu GW, et al. Changes in phospholipids and free fatty acids in the brain of mice preconditioned by hypoxia. Biol Signals Recept, 1999, 8 (4 – 5): 261 – 266
37. Liu HY, Zhao H, Lu GW, et al. Changes of nitric oxide level in subregions of mouse brain during development of hypoxic preconditioning. Chin J Appl Physiol, 2000, 16 (2): 170 – 171
38. Liu HY, Zhao H, Lu GW. Changes of NOS and L-arginine in mouse brain during hypoxic preconditioning. J N Bethune Med Univ, 2000, 26 (2): 118 – 120
39. Liu HY, Wu D, Lu GW. Role of excitatory amino acids in formation of hypoxic preconditioning. Chin J Appl Physiol, 2000, 16 (4): 342 – 344
40. Liu HY, Zheng DM, Wang WZ, et al. Alterations of contents of amino acids in subregions of mouse brain during the development of hypoxic tolerance. J Stroke Nerv Dis, 2000, 17: 14 – 16
41. Duan CL, Liu HY, Lu GW. Role of reactive oxygen species in hypoxic preconditioning. Chin J Neuroanat, 2001, 17 (4): 377 – 379
42. Zhao G, Liu HY, Lu GW. Role of calcium ion in cerebral hypoxic preconditioning. Chin J Neuroanat, 2001, 17 (2): 136 – 140
43. Lu GW, Liu HY. Downregulation of nitric oxide in the brain of mice during their hypoxic preconditioning. J Appl Physiol, 2001, 91 (3): 574 – 576
44. Duan CL, Yan FS, Lu GW, et al. Changes of superoxide dismutase, glutathione peroxidase and lipid peroxides in the brain of mice preconditioned by hypoxia. Biol Signals Recept, 1999, 8 (4 – 5): 256 – 260
45. Hou YZ, Jiao XH, Lu GW, et al. Effects of repetitive hypoxia on NPY-like immunoreactivity activity in the brain of mice. Chin J Pathophysiol, 2001, 17 (10): 1016 – 1018
46. Hou YZ, Jiao XH, Lu GW, et al. Changes of contents of CGRP and Ang II in the brain of mice during hypoxic preconditioning. Basic Medicine and Clinic, 2002, 22 (1): 574 – 576
47. Zhang JN, Lu GW. Changes of Na-K-ATPase and Ca-ATPase activity during repetitive exposure to hypoxia in mice. Chin J Appl Physiol, 1994, 10: 237 – 239

48. Zhang WL, Lu GW. Central action of adenosine. Adv Physiol Sci, 1996, 27 (4): 313-318
49. Zhang WL, Lu GW. Effects of adenosine on hypoxic tolerance during acute and repetitive exposure of mice to hypoxia. Basic Medicine and Clinic, 1996, 16 (2): 149-152
50. Zhang WL, Lu GW. Effects of acute repetitive hypoxia on adenosine and its A_1 receptor in the brain of mice. Chin Appl Physiol. 1997, 13 (2): 114-117
51. Zhang WL, Lu GW. Changes of adenosine and its A_1 receptor in hypoxic preconditioning. Biol Signals Recept. 1999, 8 (4-5): 275-280
52. Lu GW. ATP sensitive potassium channel and its role in hypoxic preconditioning. Chin J Neuroanat, 1999, 15 (2): 201-204
53. Cui XY, Li L, An YY, et al. Changes in contents of glycogen and lactate in the brain and blood during hypoxic preconditioning. Acta Physiol Sin, 2001, 53 (4): 325-328
54. Liu HY, Xie XL, Lu GW. Changes of expression of PKC subtypes in mouse brain during hypoxic preconditioning. Chin J Geriat, 2001, 21: 213-214
55. Zhang XF, Lu GW. Effect of brain extract of hypoxic preconditioned mice on activity of ATP dependent potassium channel in hippocampal neurons. Natl Med J China, 2002, 8 (2): 108-110
56. Liang YJ, Lu GW. Expression of NOS and HIF-1 in the brain of hypoxic preconditioned mice. Acta Anat Sin, 2002, 33 (4): 431-434
57. Ma LF, Li JF, Li QJ, et al. Studies on differential expressed genes in the brain of hypoxic preconditioned mice. J Capital Univ Med Sci, 2002, 23 (4): 289-293
58. Li J. Studies on hypoxic endurance of neuroglobin and its expression on hypoxic preconditioned mice. Dissertation, 2003
59. Li JF, Han S, Zhu PY, et al. Membrane translocation of protein kinase C is increased by hypoxic preconditioning in mice. Basic Medicine and Clinic, 2003, 23 (4): 382-385
60. Wang YS, Li JF, Han S, et al. Phosphorylation level of JNK1 is increased by hypoxic preconditioning. Nervous Diseases and Mental Health, 2003, 3 (5): 334-337
61. Li HY. Changes of MAPKs phosphorylation level in the brain of hypoxic preconditioned mice. Dissertation, 2003
62. Li J, Li JF, Lu GW. Neuroglobin expression of cerebral cortex neurons in mice exposed to acute repeated hypoxia. J North China Coal Medical College, 2003, 5 (4): 403-404
63. Shao G, Zhang R, Gao CY, et al. Alterations of HIF-1 alpha expression in the hippocampus of hypoxic preconditioned mice. Chin J Neurosci, Submitted, 2004
64. Lutz PL. Mechanisms for anoxic survival in the vertebrate brain. Ann Rev Physiol, 1992, 54: 601-818
65. Mortola JP. Hypoxic hypometabolism in mammals. NIPS, 1993, 8: 79-82
66. Wang GL, Jian BH, Rue EA, et al. Hypoxia inducible factor 1 is a basic helix-loop-helix PAS heterodimer regulated by cellular oxygen tension. Proc Natl Acad Sci USA, 1995, 92: 5510-5514
67. Bunn HF, Poyton RO. Oxygen sensing and molecular adaptation to hypoxia. Physiol Rev, 1996, 76 (3): 839-885
68. Jiang BJ, Semenza GK, Bauer C, et al. Hypoxia-inducible factor 1 level vary exponentially over a physiologically relevant range of O_2 tension. Am J Physiol, 1996, 271: C1172-C1180
69. Hochachka PW, Buck LT, Doll CJ, et al. Unifying theory of hypoxia tolerance: Molecular/metabolic defence and rescue mechanisms for surviving oxygen lack. Proc Natl Acad Sci USA, 1996, 93: 9493-9498
70. Richalet JP. Oxygen sensors in the organism: Examples of regulation under altitude hypoxia in mammals. Comp Biochem Physiol, 1997, 118 (1): 9-14
71. Guillemin K, Krasnow MA. The hypoxic response: Huffing and HIFing. Cell, 1997, 89: 9-12
72. Perez-Pinzon MA, Luts PL, Sick TJ, et al. Metabolic mechanisms of anoxia tolerance in the turtle brain. Adv Exp

Med Biol, 1997, 411: 75-81

73. Huang LE, Gu J, Schau M, et al. Regulation of hypoxia-inducible 1α is mediated by an O_2-dependent degradation domain via the ubiquitin-proteasome pathway. Proc Natl Acad Sci USA, 1998, 95: 7987-7992
74. Hochachka PW. Mechanism and evolution of hypoxia-tolerance in humans. J Exp Biol, 1998, 201: 1243-1254
75. Singer D. Neonatal tolerance to hypoxia: a comparative-physiological approach. Comp Biochem Physiol, Part A, Mol Integr Physiol, 1999, 123 (3): 221-234
76. Hochachka PW, Rupert JL, Monge C. Adaptation and conservation of physiological systems in the evolution of human hypoxic tolerance. Comp Biochem Physiol, Part A, 1999, 124 (1): 1-17
77. Zhu H, Bunn HF. Oxygen sensing and signaling impact on the regulation of physiologically important genes. Respir Physiol, 1999, 115 (2): 239-247
78. Lu GW. Hypoxia and its preconditioning. Biol Signals Recept, 1999, 8 (4-5): 247-322
79. Hochachka PW, Monge C. Evolution of human hypoxia tolerance physiology. Adv Exp Med Biol, 2000, 475, 25-43
80. Bergeron M, Gidday JM, Yu AY, et al. Role of hypoxia-inducible factor-1 in hypoxia-induced ischemic tolerance in neonatal rat brain. Ann Neurol, 2000, 48 (3): 285-296
81. Semenza GL. HIF-1: mediator of physiological and pathophysiological responses to hypoxia. J Appl Physiol, 2000, 88: 1474-1480
82. Semenza GL. Hypoxia-inducible factor 1: oxygen homeostasis and disease pathophysiology. Trends Mol Med, 2001, 7 (8): 345-350
83. Zhuang JG, Zhang Y, Zhou ZN. Hypoxic preconditioning upregulates K_{ATP} channels through activation of protein kinase C in rat ventricular myocytes. Acta Pharmacol Sin, 2000, 21 (9): 845-849
84. Jones NM, Bergeron M. Hypoxic preconditioning induces changes in HIF-1 target genes in neonatal rat brain. Cereb Blood Flow Metab, 2001, 21 (9): 1105-1114
85. Ivan M, Kondo K, Yang HF, et al. HIF-alpha targeted for VHL-mediated destruction by proline hydroxylation: implications for O_2 sensing. Science, 2001, 292: 464-468
86. Jaakkola P, Mole DR, Tian YM, et al. Targeting of HIF-alpha to the von Hippel-Lindau ubiquitylation complex by O_2-regulated proplyl hydroxylation. Science, 2001, 292: 468-472
87. Epstein ACR, Gleadle JM, Mcneil LA, et al. C. Elegans EGL-9 and mammalian homologs define a family of dioxygenase that regulate HIF by proxyl hydroxylation. Cell, 2001, 107: 43-54
88. Nilsson GE. Surviving anoxia with the brain turned on. NIPS, 2001, 16: 217-221
89. Lu GW. Hypoxic tolerant strategy of cells of hypoxic tolerant animals. J High Altitude Med, 2001, 11 (1): 65-67
90. Lu GW. Pathways of hypoxic responses. Adv Physiol Sci, 2001, 32 (1): 65-57
91. Lu GW. Evolution of hypoxic adaptation. J Capital Med Univ, 2002, 23 (2): 185-190
92. Bernaudin M, Nedelec AS, Divoux D, et al. Normobaric hypoxia induces tolerance to focal permanent cerebral ischemia in association with an increased expression of hypoxia-inducible factor-1 and its target genes, erythropoietin and VEGF, in adult mouse brain. Cereb Blood Flow Metab, 2002, 22 (4): 393-403
93. Lando D, Peet DJ, Whelan DA, et al. Asparagine hydroxylation of the HIF transactivation domain: A hypoxic switch. Science, 2002, 295: 858-861
94. Nakagawa I, Nakase H, Aketa S, et al. ATP-dependent potassium channel mediates neuroprotection: chemical preconditioning with 3-nitropropionic acid in gerbil hippocampus. Neurosci Lett, 2002, 320 (1-2): 33-36
95. Renshaw GM, Warburton J, Girjes A. Oxygen sensors and energy sensors act synergistically to achieve a graded alteration in gene expression: consequences for assessing the level of neuroprotection in response to stressors. Front Biosci, 2004, 9: 110-116
96. Steinberg GK, Panahian N, Sun GH, et al. Interrupted repeated arterial occlusion causes less cerebral ischemic damage than non-interrupted transient occlusion in a focal ischemic model. News Physiol Sci, 1993, 19: 636

97. Hawaleshka A, Jacobsohn E. Ischemic preconditioning: mechanisms and potential clinical applications. Can J Anaesth, 1998, 45 (7): 670-682
98. Xie JH, Lu GW, Hou YZ. Effects of aspartate and ketamine on NOS expression in hippocampus of mice repeatedly exposed to hypoxia. Chin J Neuroanat, 1999, 15 (3): 234-238
99. Liu HY. Role of NMDAR-PPI-NO system in hypoxic preconditioning. Dissertation, 2000
100. Guiton A, Hall JE. Text book of medical physiology. 10th ed. New York: W B Saunders Company, 2000

附录：已发表的论文（第3、4、5部分）

1. 吕国蔚，崔秀玉，赵兰峰等．低氧预适应的脑机制．中国应用生理学杂志，2004，20（1）：98－103
2. 张然，邵国，高翠英等．低氧预适应增加小鼠海马组织内神经细胞黏附分子的表达．基础医学与临床，2004，24（2）：157－160
3. 邵国，张然，吕国蔚．NDR2 mRNA 在缺氧预适应小鼠海马组织中的差异表达．首都医科大学学报，2004，25（2）：141－143
4. 王桥，宋学英，刘永利等．小鼠急性缺氧后心脏匀浆中出现的一种新物质．首都医科大学学报，2004，25（1）：7－8
5. 王一松，李俊发，吕国蔚．丝裂原激活的蛋白激酶及其在低氧研究领域内的进展．首都医科大学学报，2004，25（1）：133－136
6. 王一松，李俊发，韩松等．低氧增高小鼠脑组织内 JNKI 的磷酸化水平．神经疾病与精神卫生，2003，3（5）：334－337
7. 李江，李俊发，吕国蔚．脑红蛋白在急性重复低氧小鼠脑皮质中的表达．华北煤炭医学院学报，2003，5（4）：403－404
8. 吕国蔚，刘宏雁．Downregulation of nitric oxide in the brain of mice during their hypoxic preconditioning（缺氧预适应过程中的小鼠脑一氧化氮下调）．首都医科大学学报，2002，23（1）：13
9. 李江，吕国蔚．急性重复低氧小鼠脑皮质神经元的超微结构研究．华北煤炭医学院学报，2002，4（5）：548－549
10. 马鲁锋，李俊发，李菁锦等．缺氧预适应小鼠海马组织差异表达基因的研究．首都医科大学学报，2002，23（4）：289－292
11. 吕国蔚．低氧适应的进化．首都医科大学学报，2002，23（2）：185－190
12. 张晓飞，吕国蔚．缺氧预适应鼠脑提取液对海马神经元 ATP 敏感性钾通道活动的影响．中华医学杂志，2002，82（2）：108－110
13. 梁元晶，吕国蔚．一氧化碳对缺氧预适应小鼠缺氧诱导因子-1 表达的影响．中国病理生理杂志，2002，18（5）：494－496
14. 梁元晶，吕国蔚．缺氧预适应小鼠中一氧化氮合酶与缺氧诱导因子-1 的表达．解剖学报，2002，33（4）：431－434
15. 侯燕芝，焦晓惠，吕国蔚等．低氧预适应过程中小鼠脑内 CGRP 和 AngⅡ含量的变化．基础医学与临床，2002，22（1）：574－576
16. 唐希，吕国蔚．氧感受与缺氧诱导因子-1．首都医科大学学报，2002，23（1）：83－86
17. Lu GW, Liu HY. Downregulation of nitric oxide in the brain of mice during their hypoxic preconditioning. J Appl Physiol, 2001, 91 (3): 1193－1198
18. Cui XY, Li L, An YY, et al. Changes in the contents of glycogen and lactate in the brain and blood during hypoxic preconditioning. Acta Physiol Sin, 2001, 53 (4): 325－328
19. Liu HY, Lu GW. Changes in glycine content in mouse brain during hypoxic preconditioning. Acta Physiol Sin, 2001, 53 (6): 461－464

20. Duan CL, Liu HY, Lu GW. Role of reactive oxygen species in hypoxic preconditioning. Chin J Neuroanat, 2001, 17 (4): 377 – 379
21. Zhao G, Liu HY, Lu GW. Role of calcium ion in cerebral hypoxic preconditioning. Chin J Neuroanat, 2001, 17 (2): 136 – 140
22. 吕国蔚. 低氧反应通路. 生理科学进展, 2001, 32 (1): 65 – 67
23. 吕国蔚. 低氧耐受动物细胞的耐低氧策略. 高原医学杂志, 2001, 11 (1): 63 – 65
24. 刘亮, 吕国蔚. 缺氧预适应小鼠脑匀浆去蛋白液对缺氧突触体膜的保护作用. 中国神经科学杂志, 2001, 17 (4): 373 – 375
25. 侯艳芝, 焦晓慧, 吕国蔚等. 反复低氧对小鼠脑内神经肽Y免疫反应活性的影响. 中国病理生理杂志, 2001, 17 (10): 1016 – 1018
26. 梁元晶, 吕国蔚. 缺氧预适应小鼠脑组织中缺氧诱导因子-1的表达. 首都医科大学学报, 2001, 22 (4): 258 – 287
27. 董苍转, 吕国蔚. 缺氧预适应小鼠脑匀浆提取液对PC12细胞的影响. 首都医科大学学报, 2001, 22 (2): 97 – 99
28. 刘宏雁, 谢相林, 吕国蔚. PKC α、β、ε、ζ表达在缺氧预适应中的变化. 中国老年学杂志, 2001, 21: 213 – 214
29. 刘宏雁, 赵虹, 吕国蔚. 缺氧耐受形成中脑内一氧化氮合酶及L-精氨酸的变化. 白求恩医科大学学报. 2000, 26 (2): 118 – 120
30. 刘宏雁, 赵虹, 吕国蔚等. 小白鼠缺氧耐受形成中不同脑区一氧化氮水平的变化. 中国应用生理学杂志. 2000, 16 (2): 170 – 171
31. 刘宏雁, 郑德明, 王维忠等. 缺氧耐受形成中各脑区氨基酸含量的变化. 中风与神经疾病杂志, 2000, 17 (2): 14 – 16
32. 刘宏雁, 赵虹, 吕国蔚. 性别和环境温度对小鼠急性缺氧耐受性的影响. 白求恩医科大学学报, 2000, 26 (2): 123 – 125
33. 刘宏雁, 赵虹, 王维忠等. 脑组织 PLA_2 活性在缺氧预适应中的变化. 长春中医学院学报. 2000, 16 (6): 49 – 50
34. 刘宏雁, 吴迪, 吕国蔚. 兴奋性氨基酸在缺氧耐受形成中的变化. 中国应用生理学杂志, 2000, 16 (4): 342 – 346
35. Lu GW, Cui XY, Zhao G. Alteration of oxygen consumption and energy metabolism during repetitive experience of mice to hypoxia. Neurochemic Res, 1999, 24 (5): 625 – 628
36. Xie JH, Lu GW, Hou YZ. Effects of aspartate and ketamine on nos expression in hippocampus of mice repeatedly exposed to hypoxia. Chin J Neuroanat, 1999, 15 (3): 234 – 238
37. Lu GW, Ding DW, Shi MT. Acute adaptation of mice to hypoxic hypoxia. Biol Signals Recept, 1999, 8 (4 – 5): 247 – 255
38. Duan CL, Yan FS, Song XY, et al. Changes of superoxide dismutase, glutathione perioxidase and lipid perioxides in the brain of mice preconditioned by hypoxia. Bioll Signals Recept, 1999, 8 (4 – 5): 255 – 260
39. Duan CL, Yan FS, Lu GW, et al. Changes in phospholipids and free fatty acids in the brain of mice preconditioned by hypoxia. Biol Signals Recept, 1999, 8 (4 – 5): 260 – 266
40. Xie J, Lu GW, Hou YZ. Role of excitatory amino acids in hypoxic preconditioning. Biol Signals

Recept, 1999, 8 (4-5): 267-274

41. Zhang WL, Lu GW. Changes of adenosine and its A_1 receptor in hypoxic preconditioning. Biol Signals Recept, 1999, 8 (4-5): 275-280

42. 吕国蔚. ATP 敏感的 K^+ 通道及其在缺氧预适应中的作用. 神经解剖学杂志, 1999, 15 (2): 201-204

43. 赵光, 崔秀玉, 吕国蔚. 重复缺氧与过氧化氢对脑与突触体乳酸生成的影响. 中国应用生理学杂志, 1999, 15 (2): 165-168

44. 侯燕芝, 吕国蔚. 小鼠脑内兴奋性氨基酸的体外透析法测定. 中国病理生理杂志, 1999, 15 (10): 1-2

45. 谢静晖, 吕国蔚. 缺氧预适应及其机制研究. 首都医科大学学报, 1999, 20 (1): 67-69

46. 刘宏雁, 赵虹, 王维忠等. 一氧化氮在缺氧耐受形成中的作用. 中国应用生理学杂志, 1998, 14 (2): 147-149

47. 段春礼, 燕福生, 宋学英等. 小鼠在急性缺氧过程中脑内 SOD, GSH-Px 及 LPO 含量的变化. 中国病理生理杂志, 1998, 14 (6): 677-680

48. 宋学英, 曾昭辉, 王桥等. 急性重复缺氧对小鼠肝线粒体和微粒体中丙二醛含量的影响. 首都医科大学学报, 1998, 19 (4): 366-369

49. 赵兰峰, 吕国蔚, 宋爱利. 刺激家兔一侧颈上交感神经节引起缺血性脑损伤. 首都医科大学学报, 1998, 专刊 (1): 78-80

50. Hou YZ, Lu GW, Matsui Y. Changes in contents of adenosine and its metabolites in the rabbit hippocampal CA1 after electrical stimulation of the unilateral superior cervical ganglion. Chin J Neurosci, 1997, 4 (4): 145-151

51. Hou YZ, Lu GW, Matsui Y. Changes in extracellular adenosine in the rabbit striatum and cerebral cortex during incomplete cerebral ischemia. Chin J Pathophysiol, 1997, 13 (3): 225-231

52. 吕国蔚, 崔秀玉, 吴滨镛. 小鼠急性重复低氧时中枢神经系统功能的变化. 基础医学与临床, 1997, 17 (1): 34-39

53. 谢静晖, 吕国蔚. 离子型 NMDA 受体在缺氧耐受中的作用. 中国应用生理学杂志, 1997, 13 (4): 369

54. 张伟丽, 吕国蔚. 急性重复缺氧对小鼠脑组织腺苷及其 A1 受体的影响. 中国应用生理学杂志, 1997, 13 (2): 114-117

55. 徐群渊, 吕国蔚, 欧阳楷等. 脑科学研究的现状和展望. 北京科学技术进步梗概, 1997, 22-26

56. 吕国蔚. 代谢型谷氨酸受体的分子构型与转导机制. 神经解剖学杂志, 1997, 13 (2): 185-189

57. 吕国蔚. 脑低氧/缺血性预适应的机制. 基础医学与临床, 1997, 17 (1): 7-12

58. 赵兰峰, 吕国蔚. 刺激家兔一侧颈上神经节对大脑皮层兴奋性的影响. 中国实验动物学杂志, 1996, 6 (2): 85-87

59. 吕国蔚. 预适应研究的现状与前景. 中国神经科学杂志, 1996, 3 (2): 92-96

60. 吕国蔚. 关于脑缺血的分子生物学研究. 生理科学进展, 1996, 27 (2): 157-160

61. 张伟丽, 吕国蔚. 腺苷的中枢作用. 生理科学进展, 1996, 27 (4): 313-318

62. 李海涛,吕国蔚. 缺氧损伤及耐受的细胞机制. 中风与神经疾病杂志, 1996, 13 (5): 316-318

63. 李海涛,吕国蔚. 急性重复缺氧对大鼠海马电活动的影响. 中国应用生理学杂志, 1996, 12 (2): 124-128

64. 张伟丽,吕国蔚. 腺苷对小鼠急性重复缺氧耐受性的影响. 基础医学与临床, 1996, 16 (2): 149-152

65. 吕国蔚. 脑低氧预适应的效应、机制与前景. 北京神经科学会论文汇编, 1996, 22-26

66. 吕国蔚. 脑内细胞因子. 首都医科大学学报, 1996, 17 (4): 313-316

67. 李海涛,吕国蔚. 不同程度缺氧对大鼠缺氧适应形成的影响. 首都医科大学学报, 1996, 17 (4): 247-251

68. 崔秀玉,吕国蔚. 脑的能量代谢及其特点. 首都医科大学学报, 1996, 17 (1): 69-73

69. 赵光,吕国蔚. 急性重复缺氧对小鼠脑游离钙含量的影响. 首都医科大学学报, 1996, 17 (2): 135-137

70. 崔秀玉,吕国蔚. 脑缺氧和脑缺氧适应时能量代谢的变化. 首都医科大学学报, 1996, 17 (2): 153-155

71. 张金波,张致身,吕国蔚. 急性重复缺氧海马锥体层神经元光镜观察. 武警医学, 1995, 6 (6): 313-316

72. 燕福生,宋学宗,刘建辉等. 急性缺氧小鼠脑组织磷脂组分的变化. 中国病理生理杂志. 1995, 11 (4): 375-378

73. 李凌,吕国蔚,安仰原. 急性重复缺氧对 BALB/C 小鼠缺氧耐受性的影响. 首都医学院学报, 1995, 16 (4): 249-252

74. 张锦楠,阎淑莲,刘永利等. 急性缺氧小鼠脑组织 Na^+、K^+-ATP 酶和 Ca^{2+}-ATP 酶活性的变化. 中国应用生理学杂志, 1994, 10 (3): 237

75. 徐瑞兴,周玉兰,吕国蔚. 急性重复缺氧对小鼠脑脂质过氧化水平的影响. 基础医学与临床, 1994, 14 (6): 65-67

76. 史美棠,李凌,安仰原等. 急性重复缺氧动物脑中常量、微量元素含量的变化. 基础医学与临床, 1994, 14 (1): 40-44

77. 赵兰峰,吕国蔚. 不完全脑缺血早期家兔大脑皮层兴奋性的变化. 中国应用生理学杂志, 1994, 10 (4): 375-376

78. 崔秀玉,吕国蔚. 麻醉与兴奋小鼠急性重复缺氧耐受性的变化. 首都医学院学报, 1994, 15 (1): 1-4

79. 崔秀玉,吕国蔚. 急性重复缺氧对小鼠能量代谢的影响. 首都医学院学报, 1994, 15 (4): 247-250

80. 史美棠,李凌,安仰原等. 急性重复缺氧动物脑组织中单胺类神经递质含量的对比研究. 首都医学院学报, 1994, 15 (4): 251-253

81. 赵兰峰,宋爱利,吕国蔚等. 刺激家兔一侧颈上神经节所致脑组织病理改变. 中国实验动物学杂志, 1993, 3 (3-4): 143-145

82. 史美棠,吕国蔚,李凌等. 急性重复缺氧小鼠脑组织中必需微量元素含量的变化. 中国病理生理杂志, 1993, 9 (3): 426-429

83. 刘慧敏,朱冬生,李鸿筠等. 急性重复缺氧对小鼠脑游离脂肪酸的影响. 基础医学与临

床，1993，13（5）：62－64

84. 吕国蔚，史美棠，李凌等．急性重复缺氧对小鼠缺氧耐受性的影响及其机制的初步探讨．中国病理生理杂志，1992，8（4）：425－429
85. 赵兰峰，吕国蔚．重复脑缺血对缺氧耐受性的影响．中国应用生理学杂志，1992，8（2）：163
86. 吕国蔚．缺氧适应的组织机制．见：潘世崴主编．病理生理学进展（一）．北京：人民卫生出版社，1963．196－237